全国中医药行业高等教育"十三五"规划教材

全国高等中医药院校规划教材（第十版）

《针灸甲乙经》理论与实践

（供中医学、针灸推拿学、中西医临床医学等专业研究生用）

主 编

高树中（山东中医药大学）

副主编（以姓氏笔画为序）

王富春（长春中医药大学）　　　　张永臣（山东中医药大学）

陈以国（辽宁中医药大学）　　　　胡幼平（成都中医药大学）

魏连海（天津中医药大学）

编 委（以姓氏笔画为序）

冯淑兰（广州中医药大学）　　　　杨宗保（厦门大学中医学院）

张全爱（浙江中医药大学）　　　　张建斌（南京中医药大学）

郑美凤（福建中医药大学）　　　　宗 蕾（上海中医药大学）

赵建新（北京中医药大学）　　　　赵彩娇（广西中医药大学）

袁宜勤（湖南中医药大学）　　　　贾春生（河北中医学院）

高希言（河南中医药大学）　　　　雒成林（甘肃中医药大学）

学术秘书

衣华强（山东中医药大学）

中国中医药出版社

·北 京·

图书在版编目（CIP）数据

《针灸甲乙经》理论与实践/高树中主编．—北京：中国中医药出版社，2017.9（2020.1 重印）

全国中医药行业高等教育"十三五"规划教材

ISBN 978 - 7 - 5132 - 3560 - 0

Ⅰ．①针…　Ⅱ．①高…　Ⅲ．①《针灸甲乙经》- 中医药院校 - 教材　Ⅳ．①R245

中国版本图书馆 CIP 数据核字（2016）第 190960 号

中国中医药出版社出版

北京经济技术开发区科创十三街 31 号院二区 8 号楼

邮政编码　100176

传真　010 - 64405750

廊坊市晶艺印务有限公司印刷

各地新华书店经销

开本 850×1168　1/16　印张 27.75　字数 698 千字

2017 年 9 月第 1 版　2020 年 1 月第 2 次印刷

书　号　ISBN 978 - 7 - 5132 - 3560 - 0

定价　78.00 元

网址　www. cptcm. com

社 长 热 线　010 - 64405720

购 书 热 线　010 - 89535836

维 权 打 假　010 - 64405753

微信服务号　zgzyycbs

微商城网址　https://kdt. im/LIdUGr

官 方 微 博　http://e. weibo. com/cptcm

天猫旗舰店网址　https://zgzyycbs. tmall. com

如有印装质量问题请与本社出版部联系（010 - 64405510）

全国中医药行业高等教育"十三五"规划教材

全国高等中医药院校规划教材（第十版）

专家指导委员会

名誉主任委员

王国强（国家卫生计生委副主任　国家中医药管理局局长）

主 任 委 员

王志勇（国家中医药管理局副局长）

副主任委员

王永炎（中国中医科学院名誉院长　中国工程院院士）

张伯礼（教育部高等学校中医学类专业教学指导委员会主任委员

　　　　天津中医药大学校长）

卢国慧（国家中医药管理局人事教育司司长）

委　　　员（以姓氏笔画为序）

王省良（广州中医药大学校长）

王振宇（国家中医药管理局中医师资格认证中心主任）

方剑乔（浙江中医药大学校长）

左铮云（江西中医药大学校长）

石　岩（辽宁中医药大学校长）

石学敏（天津中医药大学教授　中国工程院院士）

卢国慧（全国中医药高等教育学会理事长）

匡海学（教育部高等学校中药学类专业教学指导委员会主任委员

　　　　黑龙江中医药大学教授）

吕文亮（湖北中医药大学校长）

刘　星（山西中医药大学校长）

刘兴德（贵州中医药大学校长）

刘振民（全国中医药高等教育学会顾问　北京中医药大学教授）

安冬青（新疆医科大学副校长）

许二平（河南中医药大学校长）

孙忠人（黑龙江中医药大学校长）

孙振霖（陕西中医药大学校长）

严世芸（上海中医药大学教授）

李灿东（福建中医药大学校长）

李金田（甘肃中医药大学校长）

余曙光（成都中医药大学校长）

宋柏林（长春中医药大学校长）

张欣霞（国家中医药管理局人事教育司师承继教处处长）

陈可冀（中国中医科学院研究员　中国科学院院士　国医大师）

范吉平（中国中医药出版社社长）

周仲瑛（南京中医药大学教授　国医大师）

周景玉（国家中医药管理局人事教育司综合协调处处长）

胡　刚（南京中医药大学校长）

徐安龙（北京中医药大学校长）

徐建光（上海中医药大学校长）

高树中（山东中医药大学校长）

高维娟（河北中医学院院长）

唐　农（广西中医药大学校长）

彭代银（安徽中医药大学校长）

路志正（中国中医科学院研究员　国医大师）

熊　磊（云南中医药大学校长）

戴爱国（湖南中医药大学校长）

秘 书 长

王　键（安徽中医药大学教授）

卢国慧（国家中医药管理局人事教育司司长）

范吉平（中国中医药出版社社长）

办公室主任

周景玉（国家中医药管理局人事教育司综合协调处处长）

李秀明（中国中医药出版社副社长）

李占永（中国中医药出版社副总编辑）

全国中医药行业高等教育"十三五"规划教材

编审专家组

组　长

王国强（国家卫生计生委副主任　国家中医药管理局局长）

副组长

张伯礼（中国工程院院士　天津中医药大学教授）

王志勇（国家中医药管理局副局长）

组　员

卢国慧（国家中医药管理局人事教育司司长）

严世芸（上海中医药大学教授）

吴勉华（南京中医药大学教授）

王之虹（长春中医药大学教授）

匡海学（黑龙江中医药大学教授）

王　键（安徽中医药大学教授）

刘红宁（江西中医药大学教授）

翟双庆（北京中医药大学教授）

胡鸿毅（上海中医药大学教授）

余曙光（成都中医药大学教授）

周桂桐（天津中医药大学教授）

石　岩（辽宁中医药大学教授）

黄必胜（湖北中医药大学教授）

前　言

为落实《国家中长期教育改革和发展规划纲要（2010-2020年）》《关于医教协同深化临床医学人才培养改革的意见》，适应新形势下我国中医药行业高等教育教学改革和中医药人才培养的需要，国家中医药管理局教材建设工作委员会办公室（以下简称"教材办"）、中国中医药出版社在国家中医药管理局领导下，在全国中医药行业高等教育规划教材专家指导委员会指导下，总结全国中医药行业历版教材特别是新世纪以来全国高等中医药院校规划教材建设的经验，制定了"'十三五'中医药教材改革工作方案"和"'十三五'中医药行业本科规划教材建设工作总体方案"，全面组织和规划了全国中医药行业高等教育"十三五"规划教材。鉴于由全国中医药行业主管部门主持编写的全国高等中医药院校规划教材目前已出版九版，为体现其系统性和传承性，本套教材在中国中医药教育史上称为第十版。

本套教材规划过程中，教材办认真听取了教育部中医学、中药学等专业教学指导委员会相关专家的意见，结合中医药教育教学一线教师的反馈意见，加强顶层设计和组织管理，在新世纪以来三版优秀教材的基础上，进一步明确了"正本清源，突出中医药特色，弘扬中医药优势，优化知识结构，做好基础课程和专业核心课程衔接"的建设目标，旨在适应新时期中医药教育事业发展和教学手段变革的需要，彰显现代中医药教育理念，在继承中创新，在发展中提高，打造符合中医药教育教学规律的经典教材。

本套教材建设过程中，教材办还聘请中医学、中药学、针灸推拿学三个专业德高望重的专家组成编审专家组，请他们参与主编确定，列席编写会议和定稿会议，对编写过程中遇到的问题提出指导性意见，参加教材间内容统筹、审读稿件等。

本套教材具有以下特点：

1. 加强顶层设计，强化中医经典地位

针对中医药人才成长的规律，正本清源，突出中医思维方式，体现中医药学科的人文特色和"读经典，做临床"的实践特点，突出中医理论在中医药教育教学和实践工作中的核心地位，与执业中医（药）师资格考试、中医住院医师规范化培训等工作对接，更具有针对性和实践性。

2. 精选编写队伍，汇集权威专家智慧

主编遴选严格按照程序进行，经过院校推荐、国家中医药管理局教材建设专家指导委员会专家评审、编审专家组认可后确定，确保公开、公平、公正。编委优先吸纳教学名师、学科带头人和一线优秀教师，集中了全国范围内各高等中医药院校的权威专家，确保了编写队伍的水平，体现了中医药行业规划教材的整体优势。

3. 突出精品意识，完善学科知识体系

结合教学实践环节的反馈意见，精心组织编写队伍进行编写大纲和样稿的讨论，要求每门教材立足专业需求，在保持内容稳定性、先进性、适用性的基础上，根据其在整个中医知识体系中的地位、学生知识结构和课程开设时间，突出本学科的教学重点，努力处理好继承与创新、理论与实践、基础与临床的关系。

4. 尝试形式创新，注重实践技能培养

为提升对学生实践技能的培养，配合高等中医药院校数字化教学的发展，更好地服务于中医药教学改革，本套教材在传承历版教材基本知识、基本理论、基本技能主体框架的基础上，将数字化作为重点建设目标，在中医药行业教育云平台的总体构架下，借助网络信息技术，为广大师生提供了丰富的教学资源和广阔的互动空间。

本套教材的建设，得到国家中医药管理局领导的指导与大力支持，凝聚了全国中医药行业高等教育工作者的集体智慧，体现了全国中医药行业齐心协力、求真务实的工作作风，代表了全国中医药行业为"十三五"期间中医药事业发展和人才培养所做的共同努力，谨向有关单位和个人致以衷心的感谢！希望本套教材的出版，能够对全国中医药行业高等教育教学的发展和中医药人才的培养产生积极的推动作用。

需要说明的是，尽管所有组织者与编写者竭尽心智，精益求精，本套教材仍有一定的提升空间，敬请各高等中医药院校广大师生提出宝贵意见和建议，以便今后修订和提高。

国家中医药管理局教材建设工作委员会办公室

中国中医药出版社

2016 年 6 月

编写说明

　　理论指导实践，学经典、做临床是学习中医、学好中医的有效途径，编写全国中医药行业高等教育"十三五"规划教材《〈针灸甲乙经〉理论与实践》，目的在于为中医学、针灸推拿学等专业的研究生学习中医经典提供一本实用性强、内容丰富、既能使理论基础扎实又能指导临床实践的教科书，为培养高层次、高素质的中医临床人才打好基础。

一、编写思路

　　《针灸甲乙经》是我国医学史上第一部理论系统、临床内容丰富的针灸专科典籍，它是晋代皇甫谧综合《素问》《灵枢》《明堂孔穴针灸治要》三书，"使事类相从，删其浮辞，除其重复，论其精要"撰集而成。该书全称《黄帝三部针灸甲乙经》，亦有简称其为《甲乙针经》《甲乙经》《甲乙》者，备受历代针灸医家推崇，至今仍有不可替代的理论意义和临床应用价值。本教材编写思路主要有以下三点。

1. 基础理论与临床实践紧密结合

　　中医理论源于实践，并在指导实践的过程中不断提高和完善，纵观中医历代的理论大家莫不如此，如医圣张仲景、"金元四大家"、"温病四大家"等，首先是临床家。

　　针灸理论更是如此。《针灸甲乙经》的内容基本上源自《素问》《灵枢》《明堂经》三书，这三部是古代临床家将实践针灸的经验进行总结上升到理论高度而成。

　　临床实践是检验中医科学性的金标准。皇甫谧先文后医，因病学医，《针灸甲乙经》之所以备受历代医家所推崇，并非因其文笔高超，而是因其确实有效。更为可贵和难得的是《针灸甲乙经》既有理论，又有临床，做到了理论与临床的紧密结合。如全书凡十二卷，其中卷一至卷六是理论部分，分述脏腑、营卫、经络、腧穴、脉法、针道、病因、病机、治则、养生等，卷七至卷十二是临床部分，分述针灸对经络病证、脏腑病证及各科杂病等的治疗方法。

　　由此可见，针灸理论与针灸临床的有机结合，理、法、方、穴、术一线贯穿是《针灸甲乙经》固有的优势和特点，对于培养当代高层次中医针灸人才的研究生教材《〈针灸甲乙经〉理论与实践》的编写，也应该遵循、继承和发扬理论和实践有机结合这一思路和原则。

　　本教材的编写着力避免以文解文和脱离临床的倾向，不仅要着眼于让研究生通文理、通医理，还要着眼于通实践、通思维。编写人员，注意吸收从事中医针灸文献、理论和临床三方面的专家，尤其是精通针灸经典理论的针灸临床专家参加。

2. 经典研究与前沿成果紧密结合

　　精通经典著作和大量的临床实践是培养名医的两大必要条件。任何一门学科都有基本不变的内容和规律性的问题。譬如，学习西医必须要学习解剖、生理、病理、药理、诊断，如果不学习这些基本不变的内容，就不可能成为高水平的医生。中医的经典著作就如同中医的解剖、生理、病理、药理、诊断，也是讲这些基本不变的内容和规律性的问题，《针灸甲乙经》作为针灸的经典著作，其内容虽多，但主要还是讲经络、脏腑、营卫、气血、腧穴、针道、脉法、治则、治疗病证等针灸学这一学科基本不变的内容和规律性问题。所以本教材的编写首先本于原著，高度重视经典理论的研究。但仅仅局限于传统经典理论的研究是不够的，经典理论也需要与时俱进。《针灸甲乙经》的多数内容源于《黄帝内经》。《黄帝内经》一书就其内容而言并不是单纯的、封闭的医学体系，而是开放的、多学科的融合体系。《黄帝内经》吸收了当时社会、文化、哲学和科学技术大量的最新研究成果，并与医学融为一体，为医学所用。所以本教材的编写注重遵循国家《中国学位与研究生教育发展战略报告（2002—2010）》中提出的要"及时将各个学科新的理论体系和前沿成果更新和充实到研究生的课程教学内容中去"的要求，将经典研究与前沿成果紧密结合起来，编写时注意上篇经典研究部分与下篇前沿成果部分的前后联系与呼应。

3. 地方特色与求同融合紧密结合

《针灸甲乙经》内容全面丰富，有理论有临床，各中医药院校对其研究多有侧重。加之《针灸甲乙经》多有错简，且文义古奥，各地研究者对某些内容也往往各抒己见，见仁见智，故本教材坚持地方特色与求同融合紧密结合，聘请山东的张灿玾、张登部担任顾问，吸收山东、北京、南京、上海、成都、吉林、辽宁、天津、河南、河北、湖南、甘肃、浙江、广东、福建、广西等中医药院校对《针灸甲乙经》研究有素的有关教师参加。

二、基本内容与主要特点

1. 基本内容

本教材分绪论、上篇、下篇三部分，绪论主要介绍皇甫谧的生平及《针灸甲乙经》的版本、主要学术特点、对后世的影响和海外传播，以及学习和应用方法。上篇第一章至第七章为基础理论部分，第八章为临床治疗部分，第一章至第七章各节的按语紧密结合临床，第八章治疗各节的按语内容紧密联系理论。下篇现代研究部分的编写注意理论与实践的有机结合。

上篇《针灸甲乙经》原文参照1996年人民卫生出版社出版的张灿玾、徐国仟的《针灸甲乙经校注》和1996年华夏出版社出版的黄龙祥主编的《针灸名著集成》。基本按照原著的卷次，分门别类，分章列节，如卷一为第一章脏腑、第二章营卫；卷二为第三章经络，并将卷一的十二经水第七、四海第八、奇邪血络第十四移入本章；卷三为第四章腧穴，将原著35节按部位类分为头部腧穴、背部腧穴、面耳颈肩部腧穴、胸胁部腧穴、腹部腧穴、上肢部腧穴、下肢部腧穴共7节；卷四为第五章脉诊；卷五为第六章针道；卷六为第七章病因病机治则养生；卷七至卷十二为第八章治疗，将所有病证类分为经脉类病证、脏腑类病证、阴阳类病证和其他类病证共4节。

上篇的每一章节均分提要、原文、注释和按语4部分，下篇现代研究分为文献整理研究、经络理论研究、腧穴理论研究、刺灸理论研究和临床治疗研究共5节。

2. 主要特点

本教材的编写，力求突出以下几点：①系统：即本教材既忠实于《针灸甲乙经》原著（上篇），又系统而全面地反映《针灸甲乙经》的现代研究（下篇），每一章相对独立，全书内容互相联系，有理论，有临床，构成一个完整的系统。②精当：即结构、章节的划分，乃至提要、原文、注释、按语等力求层次清晰，准确精当。③实用：表现在一要方便阅读，二要临床实用，避免以文解文，纸上谈兵，目的是增强研究生的文化底蕴，提高其针灸理论水平，增强对针灸经典的学习兴趣，提高临床疗效。④研究：本教材为研究生教材，所以其定位不是浅显的入门书，而是具有一定深度和广度的研究类书籍。本教材的编写既注意准确精当，又注意兼收并蓄，注重思维方式的培养，为研究生的选题和研究提供空间。

三、编写分工

绪论由高树中、张永臣执笔，上篇基础理论第一章脏腑由贾春生执笔；第二章营卫由高希言执笔；第三章经络第一节至第五节由郑美凤执笔，第六节至第十节由张全爱执笔；第四章腧穴第一节由赵建新执笔，第二节至第四节由冯淑兰执笔，第五节至第七节由陈以国执笔；第五章脉法由杨宗保执笔；第六章针道由袁宜勤执笔；第七章病因病机治则养生由雒成林执笔；第八章《内经》病证学原理第一节经脉类病证一至六由张建斌执笔，七至十二由宗蕾执笔，第二节脏腑类病证一至七由胡幼平执笔，八至十五由赵彩娇执笔，第三节阴阳类病证由魏连海执笔，第四节其他类病证一、二、五由魏连海执笔，其余由王富春执笔。下篇《针灸甲乙经》现代研究由高树中、衣华强执笔。张永臣对全书进行统稿、补写遗漏，最后由主编高树中对全稿进行审阅并修订。

本教材得到了各编写单位的大力支持，在此表示感谢！由于本教材为第1版，编者经验不足，若有疏漏之处，希望同仁及各位教师提出宝贵意见和建议，以便再版时修订提高。

《〈针灸甲乙经〉理论与实践》编委会

2017 年 5 月

目　录

下篇 《针灸甲乙经》现代研究 399

第九章 经络理论研究 399

第十章 腧穴理论研究 406

第十一章 刺灸理论研究 412

第十二章 临床治疗研究 417

主要参考文献 426

绪　　论

一、《针灸甲乙经》作者皇甫谧的生平

皇甫谧，幼年名静，字士安，晚年自号玄晏先生，安定朝那人（一作今甘肃平凉灵台，一作今宁夏固原东南），生于东汉建安二十年（215年），属相为羊，卒于晋太康三年（282年），享年68岁，为晋代著名学者，集医学家、史学家、文学家于一身。

据《晋书》记载，皇甫谧出身于东汉名门世族，但非书香门第，祖上多以武功名世，到其父亲时家道中落。皇甫谧出生后，生母即去世，其过继给叔父。15岁随叔父迁居新安（今河南渑池县附近）。20岁时，仍不思学习，终日游荡，无所事事，人多以为他痴呆，然其每得到瓜果都给予叔母任氏。任氏对其哭劝，他深受感动，遂拜乡贤席坦为师，游心物外，勤奋学习，因家贫，只好"带经而农""勤力不息"，甚至到了"耽玩典籍、忘寝与食"的地步，于是学业大有长进。即使处于贫困与疾病之中仍坚持读书、著述，不断探索、不断创新，以使自己的研究服务于社会，为社会和后世做出了不可磨灭的贡献。

皇甫谧生于东汉，长于曹魏，没于西晋，一生经历了社会政治多次大的变动，饱尝了频繁战争所带来的灾难。他对人民所受之苦深表同情，终生未仕，淡泊名利。他认为，"非圣人孰能兼存出处，居田里之中亦可以乐尧、舜之道，何必崇接世利，事官鞅掌，然后以为名乎"（《晋书·皇甫谧传》）。他以读书、著述为务，即他"有高尚之志，以著述为务"（《晋书·皇甫谧传》）。晋武帝曾多次征召他入朝为官，均被他以疾病为由婉言辞绝。其著述涉及面广，成就显著，著有《帝王世纪》《年历》《玄晏春秋》《皇甫谧集》，编撰《高士传》《逸士传》《列女传》《达士传》《韦氏家传》《针灸甲乙经》《论寒食散方》《依诸方撰》《朔气长历》《鬼谷子注》《周易解》《地书》《郡国记》。《三都赋序》对历代赋家的作品进行了恰当的评价，对赋的见解也切合时代的风气和要求。他的著述大都能自成体系，其中在中国历史上影响较大的有《帝王世纪》《高士传》和《针灸甲乙经》。

由于皇甫谧身体素弱，加上常年苦读，又错误地服用五石散以"强身"，故在甘露年间（256—260年）罹患风痹、耳聋，饱受疾病之苦，几至自杀，于是发愤学习医学。在学医的过程中，皇甫谧有感于《素问》《针经》（今传世本为《灵枢》）《明堂孔穴针灸治要》等书之经义深奥，内容重复错杂，为了给后世提供一本专门的针灸著作，他广泛阅读各种医书，将这三部书中的针灸内容加以整理、分析和归纳，"乃撰集三部，使事类相从"；编排方面，"删其浮辞，除其重复，论其精要"，使著述条理分明，便于读者寻检，于甘露四年（259年）编成《针灸甲乙经》。《针灸甲乙经》在中国古代科技史上有着重要的地位，使针灸学成为一门学科，它为后世针灸学术的发展奠定了基础，也给皇甫谧带来巨大的声誉，皇甫谧因此被称为"针灸之鼻祖"。后世言针灸者，必称《针灸甲乙经》。《四库全书提要》谓其"至今与《内

经》并行，不可偏废，盖有由也"。《论寒食散方》（今佚）其部分内容保存在隋巢元方《诸病源候论》中，主要内容为服石的渊源、服石的危害、服散法度和解救方药，为我国医学史上较早论述药源性危害的著作。

皇甫谧倾心于医术并将医道提高到一个很高的地位。他在《针灸甲乙经序》中说："若不精通于医道，虽有忠孝之心，仁慈之性，君父危困，赤子涂地，无以济之。此固圣贤所以精思极论，尽其理也。由此言之，焉可忽乎？"他将整理、精通医道与社会责任感联系起来，把不被传统看重的医学提升到实现儒家仁道的必备之术。序中又说："中古名医有俞跗、医缓、扁鹊，秦有医和，汉有仓公，其论皆经理识本，非徒诊病而已，"强调人人皆应知医，认为一个好医生不仅能够诊治病，还要懂得其中的道理。为病人解除痛苦、治病救人成为他的追求和向往。他注重理论与实践相结合，以身试针，从自己患病的痛苦经历中懂得，受疾病折磨的病人，需要医术精湛、医德仁慈的医生为其祛除疾苦。他所撰医学著作都是自己的亲身经历和灵活运用医学典籍的成果。

皇甫谧将学术研究作为终生奋斗的目标和努力的方向，给后人留下了宝贵的精神财富。他不仅自己从事学术研究，还教书育人，培养了不少栋梁之材，弟子挚虞、张轨等皆为晋元名臣，前者在学术上成就显著，后者在政治上独步一时。他以自己的著述和人格影响着后人。

二、《针灸甲乙经》的版本

唐代《隋书·经籍》记载的"黄帝甲乙经十卷"条下未注明作者，后晋时期的《旧唐书·经籍志》注曰"皇甫谧撰"。而先于此，初唐时杨上善、杨玄操已明确指出《针灸甲乙经》一书的编者为皇甫谧。

今存各种版本，名称不尽一致。《魏书·崔彧传》《五行大义》《千金方》《外台秘要》《素问》王冰注、《太平圣惠方》《铜人腧穴针灸图经》《圣济总录》《针灸资生经》《医心方》等引称均作《针灸甲乙经》或《黄帝针灸甲乙经》。明五车楼本，内封作《针灸甲乙经》，林亿等新校本正序也题作《黄帝针灸甲乙经》，序文则称《针灸经》，皇甫谧序作《黄帝三部针灸甲乙经》，目录及正文均作《针灸甲乙经》。诸书著录或征引本书时，名号不一，实则一书，全称为《黄帝三部针灸甲乙经》，后人称引多用简称，如《黄帝针灸甲乙经》《针灸甲乙经》《甲乙针经》《甲乙经》《甲乙》等。

《针灸甲乙经》自刊行后，辗转流传，几经翻刻。在古代经过两次较大的整理。第一次是宋代林亿等校勘、发行，南宋、金元均未见重刊，但原刻本已不存；第二次是明代万历年间（1601年），徽州吴勉学校刊《古今医统正脉全书》时，收录了《针灸甲乙经》，即现称"医统本"，这是完整的明刻本，现存《针灸甲乙经》多以该本为主要依据。

三、《针灸甲乙经》的主要学术特点

（一）彰显针灸学的架构
《针灸甲乙经》属类书，皇甫谧在对已有针灸理论和方法进行系统整理的基础上加以思考，创造性地列出新的针灸学组织架构，即将全书分为12卷，前6卷论述脏腑阴阳气血、腧穴、经脉、诊法、刺法、刺禁等，为针灸基础理论部分；后6卷以病证为纲，论述各病证的针灸治疗，病证的次序为外感病、内伤病、头面五官病、妇人病和小儿病，前两类又各有经脉辨证和脏腑辨证之别。妇人病和小儿病的针灸治疗乃首次单列，体现了编者对该类病证的重视，为后人提供了针灸治疗妇儿病的宝贵经验，拓宽了针灸的治疗范围。《针灸甲乙经》的内容编排以脏腑、经络、腧穴、诊查（脉诊）、刺法、各科病证的治疗为顺序，体现了基础理论、临床技法和病证治疗之间的内在逻辑关系，将理论与临床融为一个整体，反映了皇甫谧对针灸学体系构成的认识。

《针灸甲乙经》的编排顺序为第一卷论脏腑气血阴阳，目录如下：精神五脏第一、五脏变腧第二、五脏六腑阴阳表里第三、五脏五官第四、五脏大小六腑应候第五、十二原第六、十二经水第七、四海第八、气息周身五十营四时日分漏刻第九、营气第十、营卫三焦第十一、阴阳清浊精气津液血脉第十二、津液五别第十三、奇邪血络第十四、五色第十五、阴阳二十五人形性血气不同第十六。从中可以看出，皇甫谧将脏腑、气血、阴阳思想作为针灸基本理论的重要组成部分，且放在了首要位置，提示学习针灸者首先要明了脏腑气血阴阳理论，这对当今针灸界仍有借鉴意义。皇甫谧认为，人体体质为中医学基础理论的基本内容之一，且在该卷专列一节，收入《灵枢》中《阴阳二十五人》《五音五味》《行针》3篇有关体质的论述，这符合中医临床，尤其是针灸临床的特点，其理论意义和实用价值均不可低估。近几年，中医教材才将有关体质的内容编入《中医基础理论》，足见皇甫谧之远见卓识。

经过皇甫谧的编辑，《素问》《灵枢》《明堂经》三书的针灸内容得以系统化，一门独立的针灸学体系得以确立，这一架构直接影响了后人对针灸框架的认识。

（二）腧穴方面的特点

1. 腧穴以"四肢分经、头面躯干分部画线法"排列　《针灸甲乙经》对魏晋以前的腧穴进行了全面而系统的厘定、归纳和补充，与《黄帝内经》中的腧穴相比，在数量上有所增加，确定经穴349个，并把349个穴位的名称、别名、部位、取法、何经所会、何经脉气所发、禁刺、禁灸，以及误刺、误灸的后果，针刺深度，留针时间，艾灸壮数等都进行了描述。关于腧穴的排列方式，《针灸甲乙经》在《素问·气府论》的基础上，把人体的腧穴按头、背腰、面、耳前后、颈、胸、腹、四肢等部位划分为35条线，既便于理解、记忆和学习，也便于临床应用。头、背腰、面、耳前后、颈、胸、腹部的腧穴均按照部位画线排列，如背腰部的腧穴排列为背自第一椎循督脉下行至脊骶凡十一穴，这是正中线；背自第一椎两旁夹脊各一寸五分下至节凡四十二穴，这是背腰部的第一傍行线；背自第二椎两旁夹脊各三寸行至二十一椎下两旁夹脊凡二十六穴，这是背腰部的第二傍行线。四肢部的腧穴按十二经分类，如分为手太阴及臂一十八穴、手厥阴心主及臂一十六穴、手少阴及臂一十六穴等。

"四肢分经、头面躯干分部画线"的腧穴排列方法，是一种分经与分部相结合的腧穴分类方法，为针灸学史上首次运用，与后世按十四经循行分布之排列顺序不同，但却结束了魏晋以前经、穴分离的状况，使经脉和腧穴理论初步有机地结合起来，开创了以经统穴的先河。之后，唐代甄权的《明堂图》、孙思邈的《备急千金要方》、王惟一的《铜人腧穴针灸图经》、王执中的《针灸资生经》均沿用此法，后经历代医家的发展完善，形成现在的十四经循行分布腧穴排列方法。

2. 对特定穴的发展与完善

（1）五输穴、原穴　五输穴首见于《灵枢·九针十二原》。《灵枢·本输》记述了十一经的井、荥、输、经、合的名称和位置，但缺手少阴心经的五输穴。《针灸甲乙经》才将手少阴心经的五输穴补充完备，指出手少阴心经的五输穴为少冲、少府、神门、灵道、少海，即"心出少冲，少冲者，木也，一名经始。在手小指内廉之端，去爪甲如韭叶，手少阴之所出也，为井"。"少府者，火也，在手小指本节后陷者中，直劳宫，手少阴之所溜也，为荥"。"神门者，土也，手少阴之所注也，为俞"。"灵道者，金也，手少阴之所行也，为经"。"少海者，水，手少阴之所入也，为合。"

原穴首见于《灵枢·九针十二原》，但只论及五脏原穴，即肺的原穴太源、心的原穴大陵、肝的原穴太冲、肾的原穴太溪。《灵枢·本输》除论述五脏原穴外，还指出了六腑的原穴，即膀胱的原穴京骨，胆的原穴丘墟，胃的原穴冲阳，三焦的原穴阳池，小肠的原穴腕骨，大肠的原穴合谷。《难经·六十六难》中的原穴由《灵枢·本输》篇的十一穴发展到十二穴，"心之原"还是"出于大陵"，另增"少阴之原出兑骨"，用"心"和"少阴"巧妙区分了心和心包经原穴。《针灸甲乙经》改"心者，其原出于大陵"之说为"大陵者，手心主脉之所注也，为输"，明确了手少阴心经之输穴为神门，又为原穴；手厥阴心包经之输穴为大陵，又为原穴。

至《针灸甲乙经》，十二原和五输穴的理论得到完善，并多为后世医家所遵从，一直沿用至今。

（2）郄穴　《针灸甲乙经》首次记载了郄穴的穴名和位置。《针灸甲乙经》卷三明确指出："孔最，手太阴之郄。郄门，手心主郄。手少阴郄，在掌后脉中。温溜，手阳明郄。会宗，手少阳郄。养老，手太阳郄。地机，足太阴郄。中都，足厥阴郄。水泉，足少阴郄。梁丘，足阳明郄。外丘，足少阳郄。金门，足太阳郄。阳交，阳维之郄。筑宾，阴维之郄。跗阳，阳跷之郄。交信，阴跷之郄。"同时，明确厘定了16个郄穴的位置及刺灸方法。高等医学院校统编教材《经络腧穴学》关于十六郄穴的位置，有十四个沿用了《针灸甲乙经》，地机、跗阳二穴仅略有差异。《针灸甲乙经》对郄穴的主治规律和主治病证进行了论述，为后世医家提出"阳经郄穴多治痛证、急证，阴经郄穴多治血证"的理论奠定了基础，如肠鸣而痛，温溜主之（卷九第七）；癫疾吐舌、鼓颔、狂言、见鬼，温溜主之（卷十一第二）；狂仆，温溜主之（卷十一第二）。

（3）募穴　募穴首见于《黄帝内经》。《素问·奇病论》指出："此人者数谋虑不决，故胆虚，气上逆而为之口苦，治之以胆募俞。"《素问·通评虚实论》指出："腹暴满，按之不下，取手太阳经络者，胃之募也。"《难经·六十七难》指出了五脏募，但未列出明确的位置。《针灸甲乙经·卷三》记载："中府，肺之募也，一名膺中俞；巨阙，心募也；中脘，一名太仓，胃募也；石门，三焦募也，一名利机，一名精露，一名丹田、一名命门；关元，小肠募也，一名次门；中极，膀胱募也，一名气源，一名玉泉；天枢，大肠募也，一名长溪，一名谷门；期门，肝募也；日月，胆募也；章门，脾募也，一名长平，一名胁次髎；京门，肾募也，一名气府，一名气俞。"其记载募穴11个，并着重阐述了募穴的定位和刺灸方法，为后世运用其治疗脏腑病证打下了基础。之后，《千金翼方》《铜人腧穴针灸图经》《类经图翼》所载募穴与《针灸甲乙经》所载募穴数相同，均为11穴，直至近代才补充心包募为膻中。

募穴属阴，对六腑病证有特殊的疗效，治疗六腑病证当选募穴。某一脏腑病变可选相应的募穴施术治疗，如"腹胀肠鸣，气上冲胸，不能久立，腹中痛濯濯"选用天枢；"小便有热，溺色黄，溢饮下坚痛"选用中极；"狂，妄言，恶火，善骂詈"选用巨阙；"伤忧思气积，腹胀不通，寒中伤饱，食饮不化"选用中脘。

（4）俞穴　俞穴首见于《灵枢·背腧》。其指出："背中大腧，在杼骨之端，肺腧在三焦之间，心腧在五焦之间，膈腧在七焦之间，肝腧在九焦之间，脾腧在十一焦之间，肾腧在十四焦之间。皆夹脊相去三寸所。"指出了五脏的俞穴。《素问·气府论》提及六腑俞穴，即："夹背以下至尻尾二十一节十五间各一，五脏之俞各五，六腑之俞各六。"文中虽未列出六腑俞穴的具体穴名，但可推断六腑的俞穴应在背腰部二十一节范围之内。《难经·六十七难》指出："募在阴，俞在阳。"《针灸甲乙经》明确了肺俞、心俞、肝俞、脾俞、肾俞、大肠俞、小肠俞、膀胱俞、胆俞、胃俞、三焦俞，共计 11 个俞穴的名称和位置，并指出了刺灸法。

根据心包代心受邪理论，唐代医家孙思邈的《备急千金要方》引扁鹊言补充了厥阴俞（厥俞）在"第四椎下两旁"。至此，人体十二俞穴理论才始臻完备。

（5）交会穴　《针灸甲乙经》对交会穴有较为详细的论述，共记载交会穴 95 个，其中头面部 36 个，手足四肢部 13 个，躯干部 46 个。一方面，该书明确厘定交会穴的位置及该穴所能汇集于此的经脉，如对关元穴描述为："关元，小肠募也，一名次门，在脐下三寸，足三阴任脉之会。""百会，一名三阳五会，在前顶后一寸五分，顶中央悬毛中，陷容指，督脉、足太阳之会。""上脘，在巨阙下一寸五分，去蔽骨三寸，任脉、足阳明、手太阳之会。"诸多交会穴中，涉及手三阴经 2 个，手三阳经 13 个，足三阳经 38 个，足三阴经 21 个。另一方面，对交会穴的操作进行了系统整理，如指出"百会……刺入三分，灸三壮……顶上痛，风头痛，目如脱，不可左右顾，百会主之"。交会穴的出现，为腧穴的归经考订提供了依据，扩大了腧穴的主治范围，对运用经络理论指导临床经络辨证、选穴均有一定的意义。如大椎为诸阳经之会，不但能治督脉项强、脊强反折等病证，而且能治发热、惊风、头痛等阳经病证；中极、关元为足三阴经与任脉之会，既能治疗任脉疾患，又能治疗肝、脾、肾的病变。

此外，《针灸甲乙经》卷三曰："委阳，三焦下辅输也，在足太阳之前、少阳之后，出于中外廉两筋间，承扶下六寸，此足太阳之别络也。刺入七分，留五呼，灸三壮，屈身而取之。"指出委阳为"三焦下辅输"，此"下辅输"为下合穴的雏形。

皇甫谧还提出了鸠尾、会阴并存的任脉络穴。《灵枢·经脉》曰："任脉之别，名曰尾翳，下鸠尾，散于腹。"然而，对于鸠尾究竟在何处，后世多存疑问。《针灸甲乙经》卷三云："鸠尾，一名尾翳，一名……在臆前蔽骨下五分，任脉之别。"在论及会阴穴时又曰："会阴，一名屏翳，在大便前、小便后，两阴之间，任脉别络。"

（三）经络方面的特点

皇甫谧在晋代以前医学文献的基础上，对经络学进行了比较全面的整理研究，在经络内容（十二经脉、奇经八脉、十五络脉、十二经别、十二经筋、十二皮部、标本、根结、脉度）、经络循行、经络的生理和病理、经络主病，以及经络与腧穴的关系等方面均作了理论的概括和比较系统的论述，成为后世对经络研究论述的依据，且有一定的创新、发展和完善。《帛书》记载的经脉有 11 条，《内经》发展为 12 条，但《内经》12 条经脉中有穴位的只有 11 条，后补充的手少阴心经没有穴位，但《甲乙经》中手少阴心经已经有 8 个穴位了（少冲、少府、神门、阴郄、通里、灵道、少海、极泉）。

再如督脉的经脉循行，《素问·骨空论》记述得较为复杂，即："督脉者，起于少腹以下骨中央，女子入系廷孔，其孔，溺孔之端也。其络循阴器，合篡间，绕篡后，别绕臀，至少阴与巨阳中络者，合少阴，上股内后廉，贯脊，属肾。与太阳起于目内眦，上额交巅上，入络脑，还出别下项，循肩髆内，夹脊，抵腰中，入循膂，络肾。其男子循茎下至纂，与女子等。其少腹直上者，贯脐中央，上贯心，入喉，上颐环唇，上系两目之下中央。"《难经·二十八难》记载："督脉者，起于下极之输，并于脊里，上至风府，入属于脑。"《针灸甲乙经·卷二·奇经八脉》在此基础上补充了"上颠，循额，至鼻柱"七字，使督脉的循行向面部延伸了一段，使之更加完整，一直沿用至今。

（四）刺法、灸法方面的特点

1. 明确指出腧穴的针刺深度 关于腧穴的针刺深度，魏晋之前，包括《内经》，记载很少。《灵枢·经水》等仅有某经针入几分的原则性记载，不涉及腧穴。《针灸甲乙经》则对每一个腧穴均根据人体不同的部位分别加以说明，人体头面、颈部穴，背部、四肢末端、胸腋、胁肋等处穴，大腿、肩部穴，腹部穴，针刺深度最浅者刺一分，如天牖、颅息、少商、天井、中冲、少冲等。《针灸甲乙经·卷三·颈凡十七穴第十二》云："天牖，在颈筋间，缺盆上，天容后，天柱前，完骨后，发际上，手少阳脉气所发，刺入一分，灸三壮。"刺入二分的如完骨、天柱、鱼际、阳池、蠡沟、足临泣、小海等。《针灸甲乙经·卷三·头缘耳上却行至完骨凡十二穴第五》云："完骨，在耳后，入发际四分，足太阳、少阳之会。刺入二分，留七呼，灸七壮。"最深者刺到2.5寸，如水道。《针灸甲乙经·卷三·腹自不容夹幽门两旁各一寸五分至气冲凡二十四穴第二十一》云："水道，在大巨下一寸，足阳明脉气所发，刺入二寸五分，灸五壮。"

总的看来，头面部诸穴针入三分，肢末、背部、胸胁处针入三至四分，肩部针入五至七分，腹部针入八至十分。根据不同情况选择针刺深度，既保证了针刺的安全，又确立了针灸操作规范。

2. 确定了留针时间 关于留针时间，《灵枢》只有原则性的论述，《针灸甲乙经》则进行了具体的叙述，对近200个较常用穴位的留针时间进行了详细记述。少则留一呼，如少商。《针灸甲乙经·卷三·手太阳凡一十六穴第二十九》云："小肠上合手太阳，出于少泽。少泽者，金也。一名小吉，在手小指之端，去爪甲一分陷者中，手太阳脉之所出也，为井。刺入一分，留二呼，灸一壮。"最多者留二十呼。古代留针时间，多用正常人的呼吸次数作为计数单位，如果按照每分钟18~20次计数，多数穴位留针十呼也不过半分钟左右，可见，留针时间是很短的。

3. 应用化脓灸，明确了艾灸的壮数 《针灸甲乙经》记载了化脓灸。《针灸甲乙经·卷三·足太阳及股并阳跷六穴凡三十六穴第三十五》云："欲令灸发者，灸履熨之，三日即发。"这是记载促使灸疮发的一种方法，即用鞋底，灸之使热，然后将鞋底在灸疮处温熨，约三日，灸疮即发，发则病愈。古人对某些疾病使用灸法时，主张使灸处发生灸疮。若灸疮已愈而病未愈，当使灸疮再发。这对后世各家强调"用灸必发灸疮"的主张影响很大，直到清代，李守先在其《针灸易学》一书中还提到："灸疮必发，去病如把抓。"

关于艾灸的壮数，《针灸甲乙经》记载一般为每穴、每次3~5壮，其中头、面、颈、肩、背等处多灸三壮，胸、腋、腹部多灸五壮；最少的灸一壮，如后溪。《针灸甲乙经·卷三·手太阳凡一十六穴第二十九》云："后溪者，木也。在手小指外侧，本节后陷者中，手太阳脉之所注也，为输。刺入一分，留二呼，灸一壮。"多的灸九壮，如大椎穴。《针灸甲乙经·卷三·

背自第一椎循督脉下行至脊凡十一穴第七》云："大椎，在第一椎陷者中，三阳督脉之会，刺入五分，灸九壮。"甚至有的穴位可灸至 50 壮，如环跳穴。《针灸甲乙经·卷三·足少阳及股并阳维四穴凡二十八穴第三十四》云："环跳，在髀枢中，侧卧伸下足，屈上足取之，足少阳脉气所发。刺入一寸，留二十呼，灸五十壮。"这与现代临床常见的肌肉浅薄处艾灸的壮数少、肌肉丰厚处艾灸的壮数多的情况基本一致。

4. 针灸禁忌　皇甫谧在《内经》的基础上，将针灸禁忌具体到穴位上。《针灸甲乙经》载禁不可刺的有神庭、脐中、手五里、伏兔、三阳络、承筋、乳中、鸠尾，禁不可深刺的有上关、人迎、云门、缺盆，刺不可多出血的有颅息、然谷、复溜。禁不可灸的有头维、承光、脑户、风府、哑门、耳门、人迎、丝竹空、承泣、脊中、白环俞、乳中、石门等，禁灸穴分布于头面、颈部、躯干及四肢，以头面、颈部为最多。晋代，灸法大多为直接灸，三壮、五壮后，灸感就很强，且对皮肤的烧灼刺激亦很大，尤其颜面部皮肤薄嫩，形成灸疮的机会更多，容易形成水疱、灸疮、瘢痕，甚至化脓而形成脉管炎、骨髓炎、败血症等各种感染性疾病。所以禁灸不仅对防止感染，而且对美容亦有重要意义。后世医家对《针灸甲乙经》的禁针、禁灸穴位多加以引录，但也有突破者。

误针、误灸能引起不良后果。如"针人迎，刺过深杀人""云门刺不可深，深则令人逆息不能食""鸠尾禁不可刺""承筋禁不可刺"灸丝竹空"令人目小及盲""承泣禁不可灸"。人迎，"一名天五会，在颈大脉，动应手，夹结喉"。针刺该穴应避开颈总动脉，忌深刺伤及甲状腺及动、静脉，易引起血肿。忌刺激过重、过深，刺激颈动脉窦（压力感受器），会导致血压异常。忌深刺伤及位于颈总动脉、颈内动脉、颈内静脉之间后方的迷走神经，以免引起内脏器官功能异常。若过深刺激，还会伤及颈交感干，同样会引起内脏功能紊乱。故曰："人迎刺过深杀人。"

《针灸甲乙经》中特别就刺灸不当造成感染事故进行了细致的描述。《针灸甲乙经·卷三·腹自鸠尾循任脉下行至会阴凡十五穴第十九》指出："脐中，禁不可刺。刺之令人恶疡，溃矢者死不治。"《针灸甲乙经·卷三·胸自气户侠输府两旁各二寸下行至乳根凡十二穴第十六》云："乳中，禁不可刺灸。灸刺之，不幸生蚀疮，疮中有脓血清汁者可治，疮中有息肉若蚀疮者死。"也有因灸治感染而死亡的。

古代艾灸多采用瘢痕灸，针具比较原始、粗糙，现代艾灸为避免患者痛苦多采用回旋灸，针刺器具多有改进，做工小巧精密。因此，对《针灸甲乙经》中相关穴位的针灸禁忌应灵活对待，不能一味拘泥。禁针（灸）穴位多数位于较大的神经、血管或重要器官附近，仍然要慎重针灸，虽然现在大部分穴位已不作为禁忌，但仍需规范操作，避免针灸意外事故的发生。

（五）治疗方面的特点

《针灸甲乙经》第七至十二卷，共六卷 48 篇，五万余字，对魏晋以前针灸的临床治疗经验进行了总结，主要论述了各种病证的病因、病机、证候、辨证、治疗原则、主治腧穴、禁忌和预后等，已经较为清晰地展示出针灸的辨证施治框架。其中涉及内、外、妇、儿、五官各科，其中内伤杂病计 38 篇，外感病计六篇，五官科病计五篇，外科病计三篇，妇科与儿科病各一篇。全书总结了临床各科病证 200 多种，如内科的外感热病、伤寒、脏腑病、黄疸、溏泄、癫痫、水肿等，外科的痈疽、浸淫、脱疽、痂疥等，妇科的妊娠病、带下病、月经病、不孕症等，儿科的惊痫、泄泻、脐风等，五官科的咽喉肿痛、暴喑、耳痛、聋鸣等。记载针灸处方

500 多个，这些处方大多是现存晋以前其他古籍中没有记载的。书中所载各种病证的主治腧穴为历代针灸医家所遵循，直到今天仍具有较高的临床实用价值。这 500 多个针灸处方反映出《针灸甲乙经》一书在临床治疗方面的特点。

1. 单方数量较大　单方即以一穴治疗疾病的处方，在《针灸甲乙经》中所占比例较大。有的为一病一穴，或一症一穴，如《针灸甲乙经·卷十·阴受病发痹第一》中治疗痹证的处方即以单方为主。

"足不仁，刺风府。

腰以下至足清不仁，不可以坐起，尻不举，腰俞主之。

嗜卧，身体不能动摇，大温（一本作湿），三阳络主之。

骨痹烦满，商丘主之。

足下热痛，不能久坐，湿痹不能行，三阴交主之。

膝内廉痛引髌，不可屈伸，连腹引咽喉痛，膝关主之。

痹，胫重，足跗不收，跟痛，巨虚下廉主之。

胫痛，足缓失履，湿痹，足下热不能久立，条口主之。

胫苔苔（一本作苦）痹，膝不能屈伸，不可以行，梁丘主之。

膝寒痹不仁，不可屈伸，髀关主之。肤痛痿痹，外丘主之。

膝外廉痛，不可屈伸，胫痹不仁，阳关主之。

髀痹引膝股外廉痛，不仁，筋急，阳陵泉主之。

寒气在分肉间痛，上下筋痹不仁，中渎主之。

髀枢中痛不可举，以毫针寒留之，以月生死为痏数，立已，长针亦可。

腰胁相引急痛，髀筋瘈，胫痛不可屈伸，痹不仁，环跳主之。

风寒从足小指起，脉痹上下带，胸胁痛无常处，至阴主之。

足大指搏伤，下车挃地通背指端伤为筋痹，解溪主之。"

此外，也有一病多穴、一症多穴的，有的甚至多达 20 个之多。如《针灸甲乙经·卷七·阴阳相移发三疟第五》曰："痎疟，取完骨及风池、大杼、心俞、上髎、谚谞、阴都、太渊、三间、合谷、阳池、少泽、前谷、后溪、腕骨、阳谷、侠溪、至阴、通谷、京骨，皆主之。"

2. 多种腧穴配伍方法

（1）特定穴配伍　特定穴的选用是在辨别病证所属脏腑、经脉的基础上而定的，或选本经特定穴，或选表里经特定穴。主要体现在四个方面。

①五输穴的配伍。包括荥输相配、荥合相配、荥经相配、输经相配、输合相配、井井相配、井合相配、井经相配等。如《针灸甲乙经·卷七·六经受病发伤寒热病第一》曰："热病夹脐急痛，胸胁满，取之涌泉与阴陵泉，以第四针针嗌里。热病而汗且出，及脉顺可汗者，取鱼际、太渊、大都、太白，泻之则热去，补之则汗出。汗出太甚，取内踝上横脉以止之。"此为肾经的井穴涌泉配伍脾经的合穴阴陵泉，肺经的荥穴、输穴配伍脾经的荥穴、输穴等。

②原穴与荥输穴的配伍。包括原输相配、荥原相配。如《针灸甲乙经·卷七·太阳中风感于寒湿发痓第四》曰："痓，先取太溪，后取太仓之原（冲阳）主之。"即以肾经输穴（原穴）与胃经原穴相配使用。

③背俞穴与原、输穴的配伍。《针灸甲乙经·卷八·五脏六腑胀第三》曰："肺胀者，肺

俞主之，亦取太渊。肝胀者，肝俞主之，亦取太冲。脾胀者，脾俞主之，亦取太白。肾胀者，肾俞主之，亦取太溪。"如取肺的原穴太渊配其背俞穴肺俞，治疗肺的虚损性疾病咳嗽、气喘。心俞配神门治疗心悸失眠、健忘，肝俞配太冲治疗肝郁胁痛、急躁易怒，脾俞配太白治疗腹胀纳差、消化不良，肺俞、脾俞、肾俞配太渊、太白、太溪治疗消渴等。

④俞穴和络穴（八脉交会穴）配伍。如《针灸甲乙经·卷八·五脏六腑胀第三》曰："心胀者，心俞主之，亦取列缺。"

（2）前后配穴法　即胸腹部穴位与背部穴位配伍取穴方法。如《针灸甲乙经·卷九·脾胃大肠受病发腹胀满肠中鸣短气第七》曰："腹满不能食，刺脊中。腹中气胀引脊痛，饮食多，身羸瘦，名曰食晦，先取脾俞，后取季胁。"背部的背俞穴脾俞与腹部的募穴章门相配，即为前后配穴，也称俞募配穴法。

（3）表里配穴法　即相表里的经脉腧穴配伍取穴方法。如《针灸甲乙经·卷九·肾小肠受病发腹胀腰痛引背少腹控睾第八》曰："腰痛不可以久立俯仰，京门及行间主之。"以足少阳胆经的募穴与相表里的经脉足厥阴肝经的荥穴相配，即为表里配穴。

（4）上下配穴法　即取腰部以上的穴位与腰部以下的穴位配伍取穴方法。如《针灸甲乙经·卷十二·手太阳少阳脉动发耳病第五》曰："耳聋，取手足小指（《太素》云小指次指）爪甲上与肉交者，先取手，后取足。"耳聋取手部的少泽和足部的至阴，即为上下配穴法。

（5）远近配穴法　即病变局部穴位与远端穴位配伍取穴方法。如《针灸甲乙经·卷十二·手足阳明脉动发口齿病第六》曰："齿痛，颧髎及二间主之。"以牙齿肿痛取局部的颧髎和远部的荥穴二间相配，即为远近配穴，也称为局部和远道取穴法。

（6）左右交叉取穴法　即左病取右、右病取左的取穴方法。如《针灸甲乙经·卷九·足厥阴脉动喜怒不时发疝遗溺癃第十一》曰："卒疝，少腹痛，照海主之，病在左取右，右取左，立已。"《针灸甲乙经·卷十二·手太阳少阳脉动发耳病第五》曰："耳鸣，取手足中指爪甲上，左取右，右取左，先取手，后取足。"

3. 针灸妇科、儿科独立成篇　《针灸甲乙经》第十二卷第一次使针灸妇科、儿科独立成篇，说明针灸妇科、儿科自起源到晋代已逐步向专科发展。卷十二妇人杂病篇叙述了53种妇科疾病的症状和针灸治疗方法，病证包括月经病（月经过多、月经过少、月经后期、痛经、闭经、崩漏等）、带下病、妊娠病（子暗、堕胎、小产或滑胎、难产）、产后病（产余疾、乳余疾）、妇科杂病（不孕症、癥瘕、阴挺、阴痒、阴寒、乳痈、阴痛）等。

如不孕症，《针灸甲乙经》称绝子、无子、绝产、孕难，可以取上髎、脐中（神阙）、阴交、石门、关元、中极、气冲、商丘、筑宾、曲泉、阴廉、涌泉、然谷、昆仑治疗。原文云："女子绝子，阴挺出，不禁白沥，上髎主之。""绝子，灸脐中，令有子。""女子手脚拘挛，腹满，疝，月水不通，乳余疾，绝子，阴痒，阴交主之。""腹满，疝积，乳余疾，绝子，阴痒，刺石门。""女子绝子，衃血在内不下，关元主之。""妇人无子及少腹痛，刺气冲。""绝子，商丘主之。""大疝绝子，筑宾主之。""妇人绝产，若未曾生产，阴廉主之。""妇人无子，涌泉主之。""女子不孕，阴暴出，经水漏，然谷主之。""女子孕难，若胞不出，昆仑主之。"不孕症与肾的关系密切，并与天癸、冲任、子宫的功能失调、脏腑气血不和有关，现在临床上治疗不孕症也多取用上述穴位。

《针灸甲乙经》第十二卷列"小儿杂病"，病证主要包括小儿惊痫、癫痫发作、泄泻、咳嗽、脐风、食晦、嗜睡、抽搐、遗尿、癃闭、疳积等，并有治疗方法。如对于小儿痫证，有多种治疗方法。云："小儿惊痫，本神及前顶、囟会、天柱主之。如反视，临泣主之。""小儿惊痫加瘛疭，脊急强，目转上插，缩筋主之。""小儿惊痫，瘛疭，脊强互相引，长强主之。""小儿痫发，目上插，攒竹主之。""儿痫瘛，呕吐泄注，惊恐失精，瞻视不明，眵多，长强及瘛脉主之。""小儿惊痫，如有见者，列缺主之，并取阳明络。""小儿羊痫，列缺下空主之。""小儿痫瘛，手足扰，目昏，口噤，溺黄，商丘主之。""小儿痫瘛，遗清溺，虚则病诸瘕溃，实则闭癃，少腹中热，善寐，大敦主之。""小儿马痫，仆参及金门主之。""风从头至足，瘛疭，口闭不能开，每大便腹暴满，按之不下，嚏，悲，喘，昆仑主之。"小儿痫证，《针灸甲乙经》的取穴有本神、前顶、囟会、天柱、头临泣、缩筋、长强、攒竹、瘛脉、列缺、偏历、商丘、大敦、仆参、金门、昆仑，有的取头面部穴位，有的取手足远端穴位、督脉穴位，特定穴有络穴、经穴、郄穴、交会穴。

《针灸甲乙经》对于男性病证也有记述，但未专门列出。如"去衣"即阴囊水肿。《针灸甲乙经·卷九·足厥阴脉动喜怒不时发疝遗溺癃第十一》记载：本病是因为"饮食不节，喜怒不时，津液内流而下溢于睾，水道不通，炅不休息，俯仰不便，趋翔不能，荣然有水，不上不下，砭石所取"，既指出阴囊水肿的病因病机，也形象地记录了该病的症状，并提出用铍针刺之放水而治疗。

《针灸甲乙经》在针灸治疗方面的成就是巨大的，晋以后的许多文献都把本书奉为经典加以引用。如葛洪《肘后备急方》治霍乱灸中脘，先吐者灸巨阙，治身面俱肿灸足内踝下白肉际；王执中《针灸资生经》治衄，灸上星；《续名医类案》载腰脊痛，灸申脉等，在实践中均取得了较好的疗效。

四、《针灸甲乙经》对后世的影响

（一）在针灸学的发展中起到了承前启后的作用

《针灸甲乙经》对我国针灸学的发展影响巨大，起到了承先启后的作用。由晋到宋的针灸论著，如唐代孙思邈的《备急千金要方》《千金翼方》、王焘的《外台秘要》中有关针灸部分也大多出自皇甫谧思想，尤其《外台秘要》几乎完全取材于《针灸甲乙经》。宋代王惟一的《铜人腧穴针灸图经》，其穴位和适应证也基本上出自《针灸甲乙经》，在《针灸甲乙经》的基础上，增加了青灵、厥阴俞、膏肓三个双穴和灵台、阳关两个单穴。王执中根据《针灸甲乙经》《明堂上下经》等书，结合个人临床经验，将针灸学理论与临床实践紧密结合，撰写成《针灸资生经》。明、清两代的针灸著作也多是着重参考本书而进行编辑的，如明代吴崑在《针方六集》首卷神照集考证了十二正经和奇经八脉的循行，以及这些经脉上腧穴的定位，并记载了《针灸甲乙经》《铜人腧穴针灸图经》《标幽赋》等书籍的刺灸法，在《针方六集》的纷署集中，吴崑遵循《针灸甲乙经》的腧穴分部法，对腧穴主治进行了阐述。到今天，在厘定某个穴位的定位和主治，以及临床治疗时，也往往以《针灸甲乙经》为依据，现行高等中医药院校的《针灸学》教材也遵照《针灸甲乙经》确定的针灸基础、针灸技术、针灸治疗的模块进行编写。

（二）被后世确立为授学的主要书籍之一

《针灸甲乙经》注重理论与实际应用相结合，刊行之后，很快得到了医学界的高度评价和重视，故而确立了其在医学教育中的地位，后世将其作为学医者的必读之书，也是针灸传授的主要书籍。晋以后的许多文献都把《针灸甲乙经》奉为经典。唐、宋官方的医学教育，明确规定针灸学为医学院校学习的必修课，并以《针灸甲乙经》为授课及指导临床实践的主要依据。唐代将其列为太医院学习和考核医生的内容之一。《新唐书·百官志》记载："医博士一人，正八品上，助教一人，从九品上，掌教授诸生，以《本草》《甲乙经》《脉经》分而为业。"《备急千金要方·大医习业》云："凡欲为人医，必须谙《素问》《针灸甲乙经》《黄帝针经》《明堂流注》……诸部经方。"《外台秘要》卷 39《明堂经》序曰："《明堂》《甲乙经》，是医人之秘宝，后之学者，宜遵用之，不可苟从异说，致乖正理。"

宋代政府高度重视针灸学科的发展，将《针灸甲乙经》作为针灸科必读之书。王安石于 1076 年改革中医教育，将太医局从太常寺中分离出来，成为独立的教育机构，定期招生，统一教材，改变传统师徒相授及自学为主的中医教育模式，其中针灸科必修《素问》《难经》《诸病源候论》《本草经》《备急千金要方》《针灸甲乙经》等课程，铸造针灸铜人，开创了针灸模型教学的先河，培养了大批中医药与针灸人才。如宋代程迥的《医经正本书》曰："太医令掌诸生医疗之法……诸生读《黄帝素问》《针经》《甲乙经》《脉经》，皆使精熟，博士一试，医令丞并季试也。"又曰："古今方士言医道者多矣，宜折衷于《素问》《难经》《甲乙经》、张仲景、王叔和等书。"

现在的高等中医药教材也将《针灸甲乙经》选录于《针灸医籍选》中，或将《针灸甲乙经选读》作为本科、研究生阶段的必修或选修课程。

（三）《针灸甲乙经》用于协助校勘、整理古籍

《针灸甲乙经》最早、最完整地收集、整理了魏晋以前针灸方面的大量原始资料。随着时间的推移，有的原著已经失佚，如《明堂》一书，唐代以后就已经失佚。《针灸甲乙经》保留了《明堂》的基本内容，使《明堂》中有价值的资料在《针灸甲乙经》中得以比较完整地保存下来。从这方面看，《针灸甲乙经》具有不可替代的文献价值。光绪年间，定海黄以周从日本购得《太素》及杨注《明堂》第一卷，依杨上善《黄帝明堂经》残卷体例，根据《针灸甲乙经》来辑复《黄帝明堂经》，然辑本未见刊行，或辑而未果。1909 年，湘潭孙鼎宜根据《针灸甲乙经》，辑出《明堂孔穴》《针灸治要》各一卷，其与《针灸甲乙经》的编排出入不大，又无注释，1932 年由中华书局印行。1982 年，张善忱、张登部编的《针灸甲乙经腧穴重辑》出版。这一重辑也可说是关于《明堂孔穴》的重辑。其特点一是以经统穴，连带主治。这既继承了杨注的体例，又不完全根于原书的经穴，将后世增加的经穴也随经附入，使之更切合临床实用。二是校勘异同，订正文字。通过校勘，对讹文、错字有所改正，使读者了解某些字句的变异而知所选取。三是增加注释，发扬古义。原书文字古奥，非注释不能明。杨注《明堂》现仅存一卷，但在《太素》中也有不少关于经穴的注释，重辑本对这些注释及字书训诂均广为引证，使内容更加充实。黄龙祥根据现有的《针灸甲乙经》、杨上善《黄帝内经明堂》《外台秘要》等书籍，编辑成《黄帝明堂经辑校》，具有很高的学术和文献价值。

《针灸甲乙经》在后世校勘整理古籍，特别是校勘整理《内经》时发挥了较大的作用。范希曾在《书目答问补正》曰："古类书不特所引佚文足资考证，即见存诸书，亦可订正文字异同。"宋代林亿等在新校正本中多次利用《针灸甲乙经》对王冰次注本《素问》进行校勘。如《气厥论》："大肠移热于胃，善食而瘦人，谓之食亦。"林亿新校正："按《甲乙经》人作又。

王氏注云善食而瘦人也，殊为无义，不若《甲乙经》作又，读连下文。"

隋、唐杨上善的《黄帝内经太素》是类编整理《内经》的著作，几乎包括了唐代所存的《黄帝内经》的全部内容。但由于现存《太素》已非完本，晚清学者萧延平在校正《太素》时，苦无善本，便多处征引《针灸甲乙经》的内容进行校勘整理。如《太素·卷六·脏腑之一》曰："大则喜病胸痹、喉痹、逆气。"平按："大则"下，《灵枢》《甲乙》有"多饮"二字，《甲乙》无"喉痹"二字。又如《太素·卷九·经脉之二》曰："邪之始入于皮也，泝然起毫毛，开腠理。"平按："泝"（甲乙经）作"淅"。

《针灸甲乙经》类编的方法对后代的医经整理产生了较大的影响。明代张景岳将《素问》《灵枢》合二为一，分为 12 类，名之曰《类经》，是类编整理《内经》的代表作。李中梓的《内经知要》，也是明代类编《内经》的较好著作。

五、《针灸甲乙经》的海外传播

《针灸甲乙经》对国外针灸学普及发展也产生了深远的影响。自南北朝到隋唐，随着中外文化交流的日益频繁，《针灸甲乙经》传到了日本和朝鲜。562 年，我国将《针经》赠予日本钦明天皇，同年吴人知聪携带《明堂图》《针灸甲乙经》到日本。702 年，日本仿照唐制的医学制度，制定医药职令《大宝律令·疾医令》，规定医学生必修《甲乙经》《本卓纲目》《素问》《黄帝针经》等书。日本的《大同类聚方》等也都较多地引用了《针灸甲乙经》的内容。

在朝鲜孝昭王元年（692 年），新罗王朝建立了医政制度，让两名博士负责医学生的教育，内容有《本草经》《素问》《明堂经》《难经》《针灸甲乙经》等，设立了针灸教育部门，当时新罗的医学教育以基础理论为主，没有区分针灸师和医师，即使一般医师也能精通针灸术。高丽王朝时的寅宗十四年（1136 年），将医科考试制度分为医业式和咒禁式两类，两种考试都必须考《明堂经》《脉经》《针经》《难经》，医业式还要加考《素问经》《甲乙经》《本草经》《灸经》。由此可知，在当时的医学教育制度上针灸是何等的重要。

16 世纪，针灸传播到欧洲，其中法国为针灸传播的主要国家，印度、越南、俄罗斯、阿拉伯、荷兰、英国、美国、法国等国的针灸学也源于我国，其中《针灸甲乙经》是主要的学习和参考书籍。现《针灸甲乙经》已多次被节译或全译为英、日、法等多种文字在世界各国流传，并为欧美一些大图书馆所收藏，作为学习与研究的重要文献。《针灸甲乙经》不仅对我国医学做出了卓越的贡献，在国际上也产生了深远的影响。

六、《针灸甲乙经》的学习与应用方法

（一）《针灸甲乙经》文本的选择

为了更好地学习、研究《针灸甲乙经》，除了要了解作者皇甫谧的生平、所处年代、其他方面的成就和著作，还要选择权威的、可靠的《针灸甲乙经》文本。

《针灸甲乙经》传世版本中的问题较多，《外台秘要·明堂》辑录自《针灸甲乙经》的"明堂"条文，而《外台秘要》现存有宋版，错误比较少，故而阅读和学习时可参照《外台秘要》的相关条文。现今校注、校释《针灸甲乙经》的书籍较多，如 1962 年刘衡如校的《针灸甲乙经》，1979 年山东中医学院的《针灸甲乙经校释》，1993 年黄祥龙校刊的《黄帝针灸甲乙经》，1996 年张灿玾、徐国仟主编的《针灸甲乙经校注》，以及 2011 年李鼎主编的《针灸甲乙

经理论和实践》等，对《针灸甲乙经》作了比较全面的校勘，可以作为学习和研究《针灸甲乙经》的重要参考书。

（二）理解 《针灸甲乙经》 的序， 掌握序例

对于《针灸甲乙经》的序和序例，学习者要认真理解序，并掌握序例。《针灸甲乙经》在序中曰："今有《针经》九卷，《素问》九卷，二九十八卷，即《内经》也，亦有所亡失，其论遐远。然称述多而切事少，有不编次，比按《仓公传》，其学皆出于《素问》，论病精微；《九卷》是原本经脉，其义深奥，不易觉也。又有《明堂》，孔穴、针灸治要，皆黄帝、岐伯选事也。三部同归，文多重复，错互非一。"即《针经》《素问》《明堂》三部书，皆为针灸方面的书籍，义理皆深，不易理解。又曰："乃撰集三部，使事类相从，删其浮辞，除其重复，论其精要，至为十二卷。"即按照"事类相从，删其浮辞，除其重复，论其精要"的原则，将这三部书重新编辑为十二卷，故而全名为《黄帝三部针灸甲乙经》。所以我们在学习《针灸甲乙经》时，也要参考《素问》《灵枢》的相关章节。

《针灸甲乙经》序后载有序例一篇，全文如下。

诸问，黄帝及雷公皆曰"问"。其对也，黄帝曰"答"，岐伯之徒皆曰"对"。上章问及对已有名字者，则下章但言"问"、言"对"，亦不更说名字也。若人异，则重复更名字，此则其例也。诸言"主之"者，可灸、可刺；其言"刺之"者，不可灸；言"灸之"者，不可刺，亦其例也。

根据序例，可以明确理解卷七至卷十二病证中的腧穴所使用的刺灸法，如《针灸甲乙经·卷八·经络受病入肠胃五脏积发伏梁息贲肥气痞气奔豚第二》曰："脐疝绕脐痛，冲胸不得息，灸脐中。"《针灸甲乙经·卷九·脾胃大肠受病发腹胀满肠中鸣短气第七》曰："肠中常鸣，时上冲心，灸脐中。"即说明脐中（神阙）不能针刺，只能艾灸。《针灸甲乙经·卷九·肾小肠受病发腹胀腰痛引背少腹控睾第八》曰："腰痛控睾、小腹及股，卒俯不得仰，刺气冲。"《针灸甲乙经·卷九·足太阳脉动发下部痔脱肛第十二》曰："脱肛下，刺气冲。"即说明气冲只能针刺，不能艾灸。《针灸甲乙经·卷八·经络受病入肠胃五脏积发伏梁息贲肥气痞气奔豚第二》曰："环脐痛，阴骞两丸缩，坚痛不得卧，太冲主之。"即说明太冲既能针刺，又能艾灸。

根据序例，可以很容易地辨识出后世其他医籍中所引录的《针灸甲乙经》中的原文。如《备急千金要方》中载录了大量的《针灸甲乙经》文，既有孙思邈直接引录者，也有间接引自他书者，更有大量的宋人校正时所增补者，这些引文大多未注明出处，借助序例，可以识别。序例更重要的作用，还可用来校勘现行本《针灸甲乙经》中的错误。由于该书宋代以后主要靠抄写流传，后人因不明序例，多将卷七至卷十二所载禁刺、禁灸穴主治条文形式改成与一般腧穴主治条文完全相同的形式，例如"气冲"系禁灸穴，其条文形式当作"刺气冲"，而有的版本主治条文均被改成"刺气冲主之"。

（三）《针灸甲乙经》 对 《难经》 的引用

皇甫谧认为，《难经》成书年代早到几乎与《内经》同时，其在《帝王世纪》一书中指出："黄帝有熊氏，命雷公、岐伯论经脉傍通，问难八十一为《难经》，教制九针，著《内外术经》十八卷。"（转引自《太平御览·卷七二一·方术部二·医一》）其在《针灸甲乙经》中对《难经》也有引用，引用方式有《难经》《八十一难》和又曰三种，如《针灸甲乙经·卷之二·奇经

NOTE

八脉第二》记载："《素问》曰：任脉者，起于中极之下，以上毛际，循腹里，上关元，至咽喉。冲脉者，起于气冲，并少阴之经（难经作阳明之经），侠脐上行，至胸中而散（其言冲脉与《九卷》异）。"此句"阳明之经"见《难经·二十八难》。《针灸甲乙经·卷之二·奇经八脉第二》又记载："八十一难曰：督脉者，起于下极之俞，并于脊里，上至风府，入属于脑。"此句见《难经·二十八难》。《针灸甲乙经·卷之二·奇经八脉第二》还记载："又曰：阳维阴维者，维络于身，溢蓄不能环流溉灌也。故阳维起于诸阳会，阴维起于诸阴交也。又曰：带脉起于季胁，回身一周（自冲脉以下是谓奇经八脉）。又曰：阴跷为病，阳缓而阴急。阳跷为病，阴缓而阳急。阳维维于阳，阴维维于阴。阴阳不能相维，则怅然失志，容容不能自收持。"第一、第二个"又曰"见《难经·二十八难》，第三个"又曰"见《难经·二十九难》。

纵观《针灸甲乙经》，皇甫谧引用《难经》的条文可见于二十八、二十九、五十六、五十八难中，但对《难经》的引用没有对《灵枢》《素问》《明堂》三部经典的引用细密。所以，学习《针灸甲乙经》时也要参阅《难经》。

附1

《黄帝针灸甲乙经》序

夫医道所兴，其来久矣。上古神农始尝草木而知百药。黄帝咨访岐伯、伯高、少俞之徒，内考五脏六腑，外综经络血气色候，参之天地，验之人物，本性命，穷神极变，而针道生焉。其论至妙，雷公受业传之于后。伊尹以亚圣之才，撰用《神农本草》，以为《汤液》。中古名医有俞跗、医缓、扁鹊，秦有医和，汉有仓公，其论皆经理识本，非徒诊病而已。汉有华佗、张仲景。其他奇方异治，施世者多，亦不能尽记其本末。若知直祭酒刘季琰病发于畏恶，治之而瘥，云："后九年季琰病应发，发当有感，仍本于畏恶，病动必死。"终如其言。仲景见侍中王仲宣时年二十余，谓曰："君有病，四十当眉落，眉落半年而死，令服五石汤可免。"仲宣嫌其言忤，受汤勿服。居三日，见仲宣谓曰："服汤否？"仲宣曰："已服。"仲景曰："色候固非服汤之诊，若何轻命也。"仲宣犹不言。后二十年果眉落，后一百八十七日而死，终如其言。此二事虽扁鹊、仓公无以加也。华佗性恶矜技，终以戮死。

仲景论广伊尹《汤液》为十数卷，用之多验。近代太医令王叔和撰次仲景遗论甚精，皆事施用。按《七略·艺文志》《黄帝内经》十八卷，今有《针经》九卷，《素问》九卷、二九十八卷，即《内经》也，亦有所亡失，其论遐远。然称述多而切事少，有不编次，比按《仓公传》，其学皆出于《素问》，论病精微；《九卷》是原本经脉，其义深奥，不易觉也。又有《明堂》，孔穴、针灸治要，皆黄帝、岐伯选事也。三部同归，文多重复，错互非一。

甘露中，吾病风加苦聋百日，方治要皆浅近，乃撰集三部，使事类相从，删其浮辞，除其重复，论其精要，至为十二卷。《易》曰："观其所聚，而天地之情事见矣。"况物理乎，事类相从，聚之义也。夫受先人之体，有八尺之躯，而不知医事，此所谓游魂耳。若不精通于医道，虽有忠孝之心，仁慈之性，君父危困，赤子涂地，无以济之，此固圣贤所以精思极论尽其理也。由此言之，焉可忽乎？其本论，其文有理，虽不切于近事，不甚删也。若必精要，后其闲暇，当撰核以为教经云尔。

晋·玄晏先生皇甫谧

附 2

新校正《黄帝针灸甲乙经》序

臣闻通天地人曰儒，通天地不通人曰技，斯医者虽曰方技，其实儒者之事乎。班固序《艺文志》，称儒者助人君，顺阴阳，明教化，此亦通天地人之理也。又云："方技者，盖论病以及国，原诊以知政。"非能通三才之奥，安能及国之政哉。晋皇甫谧博综典籍百家之言，沉静寡欲，有高尚之志。得风痹，因而学医，习览经方，遂臻至妙。取《黄帝素问》《针经》《明堂》三部之书，撰为《针灸经》十二卷，历古儒者之不能及也。或曰：《素问》《针经》《明堂》三部之书，非黄帝书，似出于战国。曰：人生天地之间，八尺之躯，脏之坚脆，腑之大小，谷之多少，脉之长短，血之清浊，十二经之血气大数，皮肤包络其外，可剖而视之乎？非大圣上智，孰能知之？战国之人何与焉。大哉！《黄帝内经》十八卷、《针经》三卷最出远古，黄甫士安能撰而集之，惜简编脱落者已多，是使文字错乱，义理颠倒，世失其传，学之者鲜矣！唐甄权但修《明堂图》，孙思邈从而和之，其余篇第亦不能尽言之。国家诏儒臣校正医书，令取《素问》《九墟》《灵枢》《太素经》《千金方》及《翼》《外台秘要》诸家善书校对，玉成缮写，将备亲览。恭惟主上圣哲文明，光辉上下，孝慈仁德，蒙被众庶，大颁岐黄，远及方外，使皇化兆于无穷，和气浃而充塞，此亦助人灵，顺阴阳，明教化之一端云。

国子博士臣高保衡、尚书屯田郎中臣孙奇、光禄卿直秘阁臣林亿等上

附 3

序　例

诸问，黄帝及雷公皆曰"问"。其对也，黄帝曰"答"，岐伯之徒皆曰"对"。上章问及对已有名字者，则下章但言"问"、言"对"，亦不更说名字也。若人异，则重复更名字，此则其例也。诸言"主之"者，可灸、可刺；其言"刺之"者，不可灸；言"灸之"者，不可刺，亦其例也。

晋·玄晏先生皇甫谧士安集
朝散大夫守光禄直秘阁判登闻检院上护军臣林亿
朝奉郎守尚书屯田郎中同校正医书上骑都尉赐绯鱼袋臣孙奇
朝奉郎守国子博士同校正医书上骑都尉赐绯鱼袋臣高保衡
明·新安吴勉学校

上篇　基础理论

第一章　脏　腑

第一节　精神五脏论

【提要】

本节重点指出了神对针刺治疗的重要意义及神与五脏的关系。

1. 阐明了德、气、生、精、神、魂、魄、意、志等的含义及不同情志变化对内脏的影响和九气发病的临床表现。

2. 举例说明脏气虚实的发病情况。

3. 情志致病的临床表现和预后。

【原文】

黄帝问曰：凡刺之法，必先本于神[1]。血脉营气精神，此五脏之所藏也。何谓德、气、生、精、神、魂、魄、心、意、志、思、智、虑？请问其故。岐伯对曰：天之在我者德也，地之在我者气也，德流气薄而生也[2]。故生之来谓之精，两精相搏谓之神，随神往来谓之魂，并精出入谓之魄，所以任物谓之心，心有所忆谓之意，意有所存谓之志，因志存变谓之思，因思远慕谓之虑，因虑处物谓之智。故智者之养生也，必顺四时而适寒暑，和喜怒而安居处，节阴阳而调刚柔，如是则邪僻不生，长生久视。是故怵惕[3]思虑者则神伤，神伤则恐惧流淫而不止[4]；因悲哀动中者，则竭绝而失生；喜乐者，神惮散而不藏；愁忧者，气闭塞而不行；盛怒者，迷惑而不治；恐惧者，荡惮而不收（《太素》不收作失守）。

《素问》曰：怒则气逆，甚则呕血，及食而气逆，故气上。喜则气和志达，营卫通利，故气缓。悲则心系急，肺布叶举，而上焦不通，营卫不散，热气在中，故气消。恐则神却，却则上焦闭，闭则气还，还则下焦胀，故气不行。寒则腠理闭，营卫不行，故气收。热则腠理开，营卫通，汗大泄，故气泄。惊则心无所倚，神无所归，虑无所定，故气乱。劳则喘且汗出，内外皆越，故气耗。思则心有所伤，神有所止，气流而不行，故气结（以上言九气，其义小异大同）。

　　肝藏血，血舍魂；在气为语，在液为泪。肝气虚则恐，实则怒。《素问》曰：人卧血归于肝，肝受血而能视，足受血而能步，掌受血而能握，指受血而能摄。

　　心藏脉，脉舍神；在气为吞，在液为汗。心气虚则悲忧，实则笑不休。

　　脾藏营，营舍意；在气为噫，在液为涎。脾气虚则四肢不用，五脏不安；实则腹胀，泾溲[5]不利（噫音作嗳）。

　　肺藏气，气舍魄；在气为咳，在液为涕。肺气虚则鼻息不利，少气；实则喘喝，胸盈仰息。

　　肾藏精，精舍气；在气为欠，在液为唾。肾气虚则厥，实则胀，五脏不安。

　　必审察五脏之病形，以知其气之虚实而谨调之。

　　肝气悲哀动中则伤魂，魂伤则狂妄，其精不守（一本作不精，不精则不正当）。令人阴缩而筋挛，两胁肋骨不举。毛悴色夭[6]，死于秋。《素问》曰：肝在声为呼，在变动为握，在志为怒，怒伤肝。《九卷》及《素问》又曰：精气并于肝则忧。解曰[7]：肝虚则恐，实则怒，怒而不已，则生忧矣。肝之与肾，脾之与肺，互相成矣。脾者土也，四脏皆受成焉。故恐发于肝而成于肾；忧发于脾而成于肝，肝合胆，胆者中精之腑也。肾藏精，故恐同其怒，怒同其恐，一过其节则二脏俱伤（《经》言若错，其归一也）。

　　心，怵惕思虑则伤神，神伤则恐惧自失，破䐃[8]脱肉。毛悴色夭，死于冬。《素问》曰：心在声为笑，在变动为忧，在志为喜，喜伤心。《九卷》及《素问》又曰：精气并于心则喜。或言：心与肺脾二经有错，何谓也？解曰：心虚则悲，悲则忧；心实则笑，笑则喜。心之与肺，脾之与心，亦互相成也。故喜发于心而成于肺，思发于脾而成于心，一过其节，则二脏俱伤。

　　此经互言其义耳，非有错也。又杨上善云：心之忧在心变动，肺之忧在肺之志。是则肺主于秋，忧为正也；心主于忧，变而生忧也。

　　脾，愁忧不解则伤意，意伤则闷乱，四肢不举。毛悴色夭，死于春。《素问》曰：脾在声为歌，在变动为哕，在志为思，思伤脾。《九卷》及《素问》又曰：精气并于脾则饥（一作畏）。

　　肺，喜乐乐极则伤魄，魄伤则狂，狂者意不存，其人皮革焦。毛悴色夭，死于夏。《素问》曰：肺在声为哭，在变动为咳，在志为忧，忧伤肺。《九卷》及《素问》又曰：精气并于肺则悲。

　　肾，盛怒未止则伤志，志伤则喜忘其前言，腰脊不可俯仰。毛悴色夭，死于季夏。《素问》曰：肾在声为呻，在变动为栗[9]，在志为怒，怒伤肾。《九卷》及《素问》又曰：精气并于肾则恐，故恐惧而不改（一作解）则伤精，精伤则骨酸痿厥，精时自下。是故五脏主藏精者也，不可伤，伤则失守阴虚，阴虚则无气，无气则死矣。

　　是故用针者，观察病人之态，以知精神魂魄之存亡得失之意。五者已伤，针不可以治也。

【注释】

　　[1] 必先本于神："神"指"神气"而言，它能反映脏腑虚实、气血盛衰、精神存亡等情况，所以针刺治疗时，首先应以患者的神气变化为依据。

　　[2] "天之在我者德也"三句：意思是说，天所赋予人的是生生之机，地所赋予人的是物质基础，两相结合，才能构成人的生命。如《易经》曰："天地之大德曰生。"

［3］怵惕：恐惧不安。

［4］流淫而不止：《类经》本神注："流淫谓流泄淫溢……精时自下者是也。思虑而兼怵惕，则神伤而心怯，心怯则恐惧，恐惧则伤肾，肾伤则精不固。盖以心肾不交，故不能收摄如此。"

［5］泾溲：《素问·调经论》王冰注："泾，大便。溲，小便也。"

［6］毛悴色夭：毛发枯落，面色枯槁。"悴"，憔悴枯槁。"夭"，色恶而不泽。

［7］解曰：下文属旧时注解及宋称校语。下段"或言"以下文字类此。

［8］䐃：音窘，指肢体丰满肥大的肌肉。

［9］栗：《类经》四时阴阳外内之应注："战栗也，大寒甚恐则有之，故属水。"

【按语】

本节原文见于《灵枢·本神》《素问·举痛论》《素问·宣明五气》《灵枢·九针》《素问·五脏生成》《素问·阴阳应象大论》。

1. 不同情志、不同气候及过劳等因素对气血均有不同影响，如"热则腠理开；营卫通，汗大泄""劳则喘且汗出"等。

古人把各种情志分别联属于各个脏腑，而各个内脏又各有不同性能，所以不同情志就影响不同内脏，从而导致某些生理活动发生改变而出现不同病变和征象。这就是"怒则气上""悲则气消"等的实质。这些论断都是古人长期医疗实践的经验总结，对指导医疗实践具有一定的现实意义。

2. 脏气虚实可致相应的病变。所谓脏气包括阴阳两个方面，所谓虚实即《素问·通评虚实论》所说的"邪气盛则实，精气夺则虚"。故脏气虚多指气血阴阳不足所致之病，脏气实多指脏气亢盛或邪气内侵所致之病。所以我们在治疗疾病时，必须先根据五脏的病证分辨脏气的虚实，从而进行正确的治疗。

3. 《针灸甲乙经》开篇即提出"凡刺之法，必先本于神"，强调治神的重要性。同时论述了神在人体生理、病理等方面的变化。所谓"神"，是指神气而言，包括魂、魄、意、志、思、虑、智等。总的来说，神的活动是由心主持的。若分而言之，则与五脏都有密切的关系。如肝藏魂、肺藏魄、脾藏意、肾藏志等。神的活动是以五脏精气为基础的，精气的盛衰可以从神的变化反映出来，表现为不同的病理变化。神对于五脏疾病的辨证、诊断、预后和治疗有着重要的意义，故《素问·移精变气论》说："得神者昌，失神者亡。"

4. 神、魂、魄、意、志分属五脏，故五脏又名"五神脏"。此有两层含义：一是五神的活动以五脏的生理活动为基础，二是五神的活动可视作五脏功能活动的表现。五神与五脏不可分割，故五神过用则伤五脏；五脏不和，或虚或实也可伤神，这体现了"形神合一"的学术观念，对于针灸临床具有深刻的意义，故用针治疗时必须观察患者的神气变化。

第二节　五脏变腧

【提要】

本节主要内容：

1. 五脏之时、音、色、味等五变各有所主，而原穴"不应五时"。

2. 五输穴的主治特点。

3. 提出违逆四时阴阳则灾害丛生、顺从四时阴阳则苛疾不起的原则。

4. 提出防重于治的原则。

【原文】

黄帝问曰：五脏五腧，愿闻其数？岐伯对曰：人有五脏，脏有五变[1]，变有五腧，故五五二十五腧，以应五时。

肝为牡脏[2]，其色青，其时春，其日甲乙，其音角，其味酸（《素问》曰肝在味为辛，于经义为未通）。

心为牡脏，其色赤，其时夏，其日丙丁，其音徵，其味苦（《素问》曰心在味为咸，于经义为未通）。

脾为牝脏[3]，其色黄，其时长夏，其日戊己，其音宫，其味甘。

肺为牝脏，其色白，其时秋，其日庚辛，其音商，其味辛（《素问》曰肺在味为苦，于经义为未通）。

肾为牝脏，其色黑，其时冬，其日壬癸，其音羽，其味咸。是谓五变。

脏主冬，冬刺井；色主春，春刺荥；时主夏，夏刺腧；音主长夏，长夏刺经；味主秋，秋刺合。是谓五变，以主五腧。

曰：诸原安合，以致五腧？曰：原独不应五时，以经合之，以应其数，故六六三十六腧。

曰：何谓脏主冬，时主夏，音主长夏，味主秋，色主春？

曰：病在脏者取之井，病变于色者取之荥，病时间时甚[4]者取之输，病变于音者取之经，经（一作络）满而血者，病在胃（一作胸），及以饮食不节得病者，取之合，故曰味主合，是谓五变也。

人逆春气则少阳不生，肝气内变；逆夏气则太阳不长，心气内洞[5]；逆秋气则太阴不收，肺气焦满；逆冬气则少阴不藏，肾气浊沉[6]。

夫四时阴阳者，万物之根本也。所以圣人春夏养阳，秋冬养阴，以从其根，逆其根则伐其本矣。

故阴阳者，万物之终始也。顺之则生，逆之则死；反顺为逆，是谓内格。是故圣人不治已病治未病。论五脏相传所胜也。假使心病传肺，肺未病逆治之耳。

【注释】

[1] 五变：指五时、五行、五音、五色、五味而言。

[2] 牡脏：即阳脏。牡，指雄性的。

[3] 牝（pìn）脏：即阴脏。牝，指雌性的。

[4] 时间时甚：时轻时重。"间"，指病情好转。

[5] 心气内洞：《素问·四气调神大论》注云："洞谓中空也，阳不外茂，内薄于心，燠热内消，故心中空也。"心中空虚之意。

[6] 肾气浊沉：少阴应藏而不藏则肾气紊乱，而为沉下不摄，关门不固，如泄泻等病。《类经》四时阴阳从之则生，逆之则死注："藏者藏于中，沉者沉于下，肾气不蓄藏则注泻沉寒等病生矣。""浊"，乱的意思。

【按语】

本节原文见于《灵枢·顺气一日分为四时》和《素问·四气调神大论》。

1. 宫、商、角、徵、羽是我国古代的五声音阶。五声音阶中的每一个音都有其特点。如唐代徐景安《乐书》中引刘歆说：宫，其声重厚；商，其声敏疾；角，其声圆长经贯清浊；徵，其声抑扬递续，其音如事之续而为迭；羽，其声低平掩映，鬲而下。古人认为，这些不同的乐音反映了不同的情感，对五脏能产生不同的影响，所以将五音配属五脏。说明古人早已认识到音乐对人的情志变化和脏腑的功能活动有一定影响。

2. 本节所说"逆春气""逆夏气"等，乃古人从四时气候的不同特点，联系到五脏的不同性能，提示人们养生时要顺适四时的变化和各脏的特性。如春气内通于肝而主生，是说肝性条达舒发，若违逆了条达舒发的性能，就会抑郁而成病，所以说"肝气内变"。其他各脏也同样如此。气候有生长和收藏的不同，脏气也有升发布达和肃降蛰藏的不同，但升发与肃降、布达与蛰藏又是相反相成相互为用的。所以善养生者，就要根据各脏的不同性能，应时而治，以适应自然界气候的变化。这就是"春夏养阳，秋冬养阴"的实际意义。

3. "五变主五输"的思想反映了针灸治疗中"人与天地相应"的思想。《难经·七十四难》与本说略有差异，即"春刺井，夏刺荥，季夏刺输，秋刺经，冬刺合"。《难经·六十七难》云："井主心下满，荥主身热，输主体重节痛，经主喘咳寒热，合主逆气而泄。"通过比较可以发现，两者的主要矛盾在于四时与取穴的变化上，而在治疗上却有相通之处。比如"病在脏者取之井"与"井主心下满"都主内脏疾病；再如"病变于色者取之荥"与"荥主身热"；"病时间时甚者取之输"与"输主体重节痛"；"病变于音者取之经"与"经主喘咳寒热"；"病在胃及以饮食不节得病者，取之合"与"合主逆气而泄"并没有矛盾，并且可以相互补充，帮助我们完善对五输穴的认识，至于在四时与取穴的问题上，要求针刺治疗要因时制宜，不可以生搬硬套。

五输穴择时选穴应用法的典型代表是宋、金、元之后成熟起来的子午流注针法。

第三节　五脏六腑阴阳表里

【提要】

本篇以论述五脏六腑的阴阳表里配合关系为重点。

1. 五脏和六腑、三阴经与三阳经的表里配合关系。

2. "奇恒之腑"和"传化之腑"的意义，五脏满而不实、六腑实而不满的生理特点。

3. 通过对躯干、五官的观察，测知脏腑大小强弱的方法。

【原文】

肺合大肠，大肠者传道之腑。心合小肠，小肠者受盛之腑。肝合胆，胆者中精之腑。脾合胃，胃者五谷之腑。肾合膀胱，膀胱者津液之腑。少阴属肾，上连肺，故将两脏。三焦者，中渎之腑[1]，水道出焉，属膀胱，是孤之腑。此六腑之所合也。

《素问》曰：夫脑、髓、骨、脉、胆、女子胞，此六者，地气之所生也。皆藏于阴，象于地，故藏而不泻，名曰奇恒之府。胃、大肠、小肠、三焦、膀胱，此五者，天气之所生也。其气象天，故泻而不藏，此受五脏浊气，名曰传化之府。此不能久留，输泻者也。魄门[2]亦为五脏使，水谷不得久藏。五脏者，藏精神而不泻，故满而不能实。六腑者，传化物而不藏，故实而不能满。水谷入口，则胃实而肠虚，食下则肠实而胃虚，故实而不满，满而不实也。

气口何以独为五脏主？胃者，水谷之海，六腑之大源也（称六腑虽少错，于理相发为佳）。

肝胆为合，故足厥阴与少阳为表里。脾胃为合，故足太阴与阳明为表里。肾膀胱为合，故足少阴与太阳为表里。心与小肠为合，故手少阴与太阳为表里。肺大肠为合，故手太阴与阳明为表里。

五脏者，肺为之盖，巨肩陷咽喉[3]见于外。心为之主，缺盆为之道，骺骨[4]有余，以候内髑骬[5]。肝为之主将，使之候外，欲知坚固，视目大小。脾主为胃（《九墟》《太素》作卫），使之迎粮，视唇舌好恶，以知吉凶。肾者主为外，使之远听，视耳好恶，以知其性。六腑者，胃为之海，广骸[6]（《太素》作胕）、大颈、张胸，五谷乃容。鼻隧以长，以候大肠。唇厚人中长，以候小肠。目下裹大，其胆乃横。鼻孔在外，膀胱漏泄。鼻柱中央起，三焦乃约。此所以候六腑也。上下三等[7]，脏安且良矣。

【注释】

[1] 三焦者，中渎之腑：《说文》：“渎，即水沟。”《五行大义》云：“三焦处五脏之中，通上下行气，故为中渎之腑也。”《类经》脏腑有相合三焦曰孤腑注：“中渎者，谓如川如渎，源流皆处其中也。即水谷之入于口，出于便，自上而下，必历三焦，故曰中渎之腑，水道出焉。”

[2] 魄门：即肛门。以其为排泄糟粕之处，故名。“魄”通“粕”。

[3] 巨肩陷咽喉：巨肩，肩高耸之意；陷咽喉，咽喉内陷之意，两者均与肺有密切关系。

[4] 骺（huá）骨：《释骨》：“乃缺盆骨两旁之端，则肩端骨。”

[5] 髑骬（hú yī）：《释骨》：“蔽心者曰髑骬，曰鸠尾，曰心蔽骨，曰臆前蔽骨。”即胸骨剑突。也叫蔽心骨。

[6] 广骸：全身骨骼广大的意思。

[7] 上下三等：上、中、下三停相等的意思。面上三停：自发际至印堂为上停、山根至准头为中停、人中至地阁为下停。身上三停：头、腰、足。

【按语】

本篇从人体的生理活动论述脏腑的相互配合，进而体现了阴阳的互用关系。如六腑是传化水谷的，应运化不息，停滞便是病；五脏是贮藏精神的，应宁静潜谧，反之也是病。五脏易过泻而虚损，六腑易失通而留滞，为临床诊治提示了方向和思路，例如补益法多用于五脏病证，如养心安神、滋补肝阴、补肺益气等，通降腑气多用于六腑病证，如攻下通便、疏利膀胱、和胃止呕等。

古人在长期医疗实践中认识到，奇恒之府是不同于其他腑的一些脏器，其功能有类似于五脏之处，所以说它“藏于阴”“象于地”，这是对五脏学说的一个补充，对于临床实践具有指导意义。

“魄门亦为五脏使”，指出了肛门的生理与心之统摄、肝之条达、脾之升提、肺之宣降、肾之固摄有密切关系，肛门的功能可反映五脏的状况，故为“五脏使”。

"气口独为五脏主"理论，在《素问·经脉别论》云："寸口成寸，以决死生。"但是《内经》另有三部九候诊法，尺肤诊，天府、神门、冲阳、太溪、太冲等脉法，最早讨论并倡导本理论的是《难经·第一难》有关"独取寸口"的论述。

脏腑外候，说明了脏腑与体表某些特定部位或器官有着密切的联系，对于诊断方面有一定参考价值。但其中有些内容和这种联系的物质基础与机理尚待今后进一步观察和研究。

第四节　五脏五官

【提要】

本篇以论述脏腑与五官的关系为重点。

1. 五脏和五官的分属情况，五脏发病在五官所反映的症状和对九窍的影响。

2. 邪在腑则气留之而阳气盛的"关"证；邪在脏则血留之而阴气盛的"格"证；阴阳俱盛的"关格"证所形成的病机。

【原文】

鼻者肺之官，目者肝之官，口唇者脾之官，舌者心之官，耳者肾之官。凡五官者，以候五脏。肺病者喘息鼻张，肝病者目眦青，脾病者唇黄，心病者舌卷颧赤，肾病者颧与颜黑。故肺气通于鼻，鼻和则能知香臭矣；心气通于舌，舌和则能知五味矣。《素问》曰：心在窍为耳（一云舌）。夫心者火也，肾者水也，水火既济。心气通于舌，舌非窍也，其通于窍者，寄在于耳（王冰云：手少阴之络会于耳中）。故肝气通于目，目和则能视五色矣。《素问》曰：诸脉者，皆属于目。又《九卷》曰：心藏脉，脉舍神。神明通体，故云属目。脾气通于口，口和则能别五谷[1]味矣。肾气通于耳，耳和则能闻五音矣。《素问》曰：肾在窍为耳。然则肾气上通于耳，下通于阴也。

五脏不和，则九窍不通；六腑不和，则留结为痈。故邪在腑则阳脉不和，阳脉不和则气留之，气留之则阳气盛矣。邪在脏则阴脉不和，阴脉不和则血留之，血留之则阴气盛矣。阴气太盛，则阳气不得相营也，故曰关。阳气太盛，则阴气弗能荣也，故曰格。阴阳俱盛，不得自相营也，故曰关格[2]。关格者，不得尽（一作尽期）而死矣。

【注释】

[1] 五谷：指麦、黍、稷、稻、豆。

[2] 关格：关，为关闭不通。格，为格拒不纳。

【按语】

五脏藏于内，五官见于外，有诸内必形诸外。五脏有病，其色证则见于所属之器官。

古人在长期的医疗实践中认识到五官与五脏有密切的关系，故提出鼻为肺之官、肺气通于鼻等五脏与五官相关的理论，对临床实践有重要的指导意义。如鼻病治肺、耳病治肾、目病治肝等都属此例。人是一个有机的整体，任何一个器官的活动都与整体活动和其他脏器相关。如目虽为肝窍，但在肾精亏损时也可引起视力减退；耳虽为肾窍，但在心脏有病变时也可引起耳鸣耳聋。所以对五官疾病的辨别，除应注意到与其相关的脏器外，还应注意到与整体变化的关系及与其他脏器的关系，这样认识才能较为全面。

关格证的形成主要是阴阳偏盛达到一定程度导致阴阳离决的结果。对本证的症状，后人在《内经》的基础上又有所发挥，如《伤寒论》认为，关则小便不利，格则吐逆，或吐逆食不得入，亦名关格。《诸病源候论》认为，大便不通为关，小便不通为格。朱丹溪又根据《伤寒论》的论点，立关格门，以吐逆与癃闭分立关格病名，后世多从其说。总之，关格都是生理功能壅闭不通所导致的病变。

第五节　五脏大小六腑应候

【提要】

本篇根据脏腑与体表外内相应的整体观念，从人体表的脉、肉、筋、骨、皮及五官等二十五变，以推究五脏六腑的吉凶。主要内容包括三个方面。

1. 人之寿夭与五脏六腑的大小坚脆有着密切关系。

2. 通过皮肤纹理、色泽、骨骼、五官等形态，推测五脏的大小、高下、端正、坚脆、偏倾等二十五变，论述二十五变在生理病理上的影响及所发生的疾病。

3. 从皮、脉、筋、肉、毫毛、爪甲等的形态，推测六腑的厚薄、大小、长短、结直、缓急等变异。

【原文】

黄帝问曰：人俱受气于天，其有独尽天寿者，不免于病者，何也？岐伯对曰：五脏者，固有大小、高下、坚脆、端正、偏倾者；六腑亦有大小、长短、厚薄、结[1]直、缓急者。凡此二十五变[2]者，各个不同，或善或恶，或吉或凶也。

心小则安，邪弗能伤（《太素》云：外邪不能伤），易伤于忧；心大则忧弗能伤，易伤于邪（《太素》亦作外邪）；心高则满于肺中，悗而善忘，难开以言；心下则脏外，易伤于寒[3]，易恐以言；心坚则脏安守固；心脆则善病消瘅[4]热中；心端正则和利难伤；心偏倾则操持不一[5]，无守司也（杨上善云：心脏言神有八变，后四脏但言脏变不言神变者，以神为魂魄意之主，言其神变则四脏可知，故略而不言也）。

肺小则少饮，不病喘（一作喘喝）；肺大则多饮，善病胸痹逆气；肺高则上气喘息咳逆；肺下则逼贲迫肝，善胁下痛；肺坚则不病咳逆上气；肺脆则善病消瘅易伤也（一云易伤于热，喘息、鼻衄）；肺端正则和利难伤；肺偏倾则病胸胁偏痛。

肝小则安，无胁下之病；肝大则逼胃迫咽，迫咽则善（一作苦）膈中[6]，且胁下痛；肝高则上支贲加胁下急，为息贲[7]；肝下则逼胃，胁下空，空则易受邪；肝坚则脏安难伤；肝脆则善病消瘅易伤；肝端正则和利难伤；肝偏倾则胁下偏痛。

脾小则安，难伤于邪；脾大则善凑䏚[8]而痛，不能疾行；脾高则䏚引季胁而痛；脾下则下加于大肠，下加于大肠则脏外易受邪；脾坚则脏安难伤；脾脆则善病消瘅易伤；脾端正则和利难伤；脾偏倾则瘛疭善胀。

肾小则安难伤；肾大则（一本云耳聋或鸣，汗出）善病腰痛，不可以俯仰，易伤于邪；

肾高则善病背膂[9]痛，不可以俯仰（一本云背急缀，耳脓血出，或生肉塞）；肾下则腰尻[10]痛，不可俯仰，为狐疝[11]；肾坚则不病腰痛；肾脆则善病消瘅易伤；肾端正则和利难伤；肾偏倾则善腰尻痛。凡此二十五变者，人之所以善常病也。

曰：何以知其然？曰：赤色小理[12]者心小，粗理者心大，无髑骬者心高，髑骬小短举者心下，髑骬长者心坚，髑骬弱小以薄者心脆，髑骬直下不举者心端正，髑骬向（一作面）一方者心偏倾。

白色小理者肺小，粗理者肺大，巨肩反（一作大）膺陷喉[13]者肺高，合腋张胁[14]者肺下，好肩背厚者肺坚，肩背薄者肺脆，背膺厚者肺端正，膺偏竦[15]（一作欹）者肺偏倾。

青色小理者肝小，粗理者肝大，广胸反骹[16]者肝高，合胁脆骹者肝下，胸胁好者肝坚，胁骨弱者肝脆，膺胁腹好相得者肝端正，胁骨偏举者肝偏倾。

黄色小理者脾小，粗理者脾大，揭唇者脾高，唇下纵者脾下，唇坚者脾坚，唇大而不坚者脾脆，唇上下好者脾端正，唇偏举者脾偏倾。

黑色小理者肾小，粗理者肾大，耳高者肾高，耳后陷者肾下，耳坚者肾坚，耳薄不坚者肾脆，耳好前居牙车者肾端正，耳偏高者肾偏倾。

凡此诸变者，持[17]则安，减[18]则病也。

曰：愿闻人之有不可病者，至尽天寿，虽有深忧大恐怵惕之志，犹弗能感也，大寒甚热弗能伤也；其有不离屏蔽室内，又无怵惕之恐，然不免于病者何也？曰：五脏六腑，邪之舍也。五脏皆小者，少病，善焦心，大愁忧。五脏皆大者，缓于事，难使以忧。五脏皆高者，好高举措。五脏皆下者，好出人下。五脏皆坚者，无病。五脏皆脆者，不离于病。五脏皆端正者，和利得人心。五脏皆偏倾者，邪心善盗，不可为人卒，反复言语也。

曰：愿闻六腑之应。曰：肺合大肠，大肠者，皮其应也。《素问》曰：肺之合皮也，其荣毛也，其主心也（下章言肾之应毫毛，于义为错）。

心合小肠，小肠者，脉其应也。《素问》曰：心之合脉也，其荣色也，其主肾也。其义相顺。

肝合胆，胆者，筋其应也。《素问》曰：肝之合筋也，其荣爪也，其主肺也。其义相顺。

脾合胃，胃者，肉其应也。《素问》曰：脾之合肉也，其荣唇也，其主肝也。其义相顺。

肾合三焦、膀胱，三焦、膀胱者，腠理毫毛其应也。《九卷》又曰：肾合骨。《素问》曰：肾之合骨也，其荣发也，其主脾也。其义相同。

曰：应之奈何？曰：肺应皮。皮厚者大肠厚，皮薄者大肠薄，皮缓腹里[19]大者，大肠缓而长，皮急者大肠急而短，皮滑者大肠直，皮肉不相离者大肠结。

心应脉。皮厚者脉厚，脉厚者小肠厚；皮薄者脉薄，脉薄者小肠薄；皮缓者脉缓，脉缓者小肠大而长；皮薄而脉冲[20]小者，小肠小而短；诸阳经脉皆多纡屈者，小肠结。

脾应肉。肉䐃坚大者胃厚，肉䐃么[21]者胃薄，肉䐃小而么者胃不坚，肉䐃不称其身者胃下，胃下者小脘约不利（《太素》作下脘未约）。肉䐃不坚者胃缓，肉䐃无小裹条（一本作无小裹累）者胃急，肉䐃多小裹条（一本亦作累字）者胃结，胃结者上脘约不利。

肝应筋。爪厚色黄者胆厚，爪薄色红者胆薄，爪坚色青者胆急，爪濡色赤者胆缓，爪直色白无约者胆直，爪恶色黑多纹者胆结。

肾应骨。密理厚皮者三焦、膀胱厚，粗理薄皮者三焦、膀胱薄；腠理疏者三焦、膀胱缓，皮急而无毫毛者三焦、膀胱急；毫毛美而粗者三焦、膀胱直，稀毫毛者三焦、膀胱结。

曰：薄厚美恶，皆有其形，愿闻其所病。曰：各视其外应，以知其内脏，则知所病矣。

【注释】

[1] 结：屈曲的意思。

[2] 二十五变：指五脏各有大小、高下、坚脆、端正、偏倾等五变，五五二十五种情况。六腑有大小、长短、厚薄、结直、缓急等五变（三焦膀胱俱合于肾，二者同论），五五亦为二十五变。

[3] 心下则脏外，易伤于寒：《太素》五脏命分注："心下则在肺脏之外，神亦居外，故寒易伤也。"

[4] 消瘅：内热消中，津液不足而肌肤消瘦。

[5] 操持不一：即志念不定。"操"，志念。

[6] 膈中：食道隔塞不通。

[7] 息贲：指肝气上逆，以致肺气不能肃降而喘息上贲而言。与肺之积"息贲"病不同。

[8] 腠胁：腠，别本作凑，聚的意思。胁，胁下空软处。

[9] 膂：夹脊两旁的肉叫膂。

[10] 尻：即骶尾骨。

[11] 狐疝：《伤寒直格》曰："言狐者，疝气之变化，隐见往来不可测如狐也。"《类证治裁》曰："为狐疝，言卧则入腹，立则入囊。"言疝气在阴囊中时上时下，如狐之出入不定，故名。

[12] 小理：肌肉纹理细致。理，肌肉的纹理。

[13] 陷喉：《类经》本脏二十五变注："肩高胸突其喉必缩，是为陷喉。"

[14] 合腋张胁：指腋内敛而胁向外张大的形状。

[15] 竦：通耸，上也，高也。

[16] 反骹：《类经》本脏二十五变注："胻骨近足之细处曰骹，今详此反骹、兔骹以候肝，似以胁下之骨为骹也。反骹者，胁骨高而张也，兔骹者，胁骨低合如兔也。"

[17] 持：保持。

[18] 减：损害。

[19] 腹里：腹周围。

[20] 冲：《太素》注："冲，虚也。"与冲字不同。

[21] 么：《广雅》："么，小也。"细薄之意。

【按语】

本篇阐述了从人体外形观察内脏，并根据内脏强弱推测其发病的情况。

古人在长期医疗实践中认识到，脏腑与皮、肉、脉、筋、骨之间存在相应相合的关系。因此，脏腑发生了变异往往会反映到体表器官；通过体表器官又可以诊察脏腑的疾患。文中所说的"各视其外应，以知其内脏，则知所病矣"就是这个意思。

人的生理活动，时刻受着自然界阴阳变化的影响。脏腑是人的生理活动中心。脏腑端正坚实，方能适应自然界的变化，以及正常的生理活动。假若脏腑有了大小、高下、偏倾、脆弱及厚薄、长短、结直、缓急等变异，即会影响脏腑本身和整体的功能活动，成为"不免于病"和"邪气易伤"的原因。但也应注意到，人若能加强身体的锻炼，注意精神的保养，也可以补救生理上的某些不足之处。

本篇所述通过体表器官，以测知内脏各种情况的诊察方法是有一定意义的。但必须指出，脏腑的变异常常会影响到人的精神活动，人的思想意识与道德品行是社会因素对人的影响的反映，绝不是脏腑的正常与否所决定的。文中如"五脏皆端正者，和利得人心。五脏皆偏倾者，邪心善盗"等内容，在认识上属唯心主义，是不符合科学实际的，应当加以批判。

第六节 十二原

【提要】

本节主要内容有：

1. 十二原的含义、主治、诊断和治疗价值，十二原的腧穴名称。

2. 将疾病比喻为刺、污、结、闭，可以用针刺治疗。

【原文】

五脏有六腑，六腑有十二原。十二原者，出于四关[1]。四关主治五脏，五脏有疾，当取之十二原。十二原者，五脏之所以禀[2]三百六十五骨之气味者也。五脏有疾，出于十二原，而原各有所出。明知其原，睹其应，知五脏之害矣。

阳中之少阴，肺也，其原出于太渊二；阳中之太阳，心也，其原出于大陵二；阴中之少阳，肝也，其原出于太冲二；阴中之太阴，肾也，其原出于太溪二；阴中之至阴，脾也，其原出于太白二；膏之原，出于鸠尾一；肓之原，出于脖胦[3]一。凡十二原主治五脏六腑之有病者也，胀取三阳[4]，飧泄[5]取三阴[6]（一云滞取三阴）。

今夫五脏之有病，譬犹刺也，犹污也，犹结也，犹闭也。刺虽久，犹可拔也；污虽久，犹可雪也；结虽久，犹可解也；闭虽久，犹可决也。或言久疾之不可取者，非其说也。

夫善用针者，取其疾也，犹拔刺也，犹雪污也，犹解结也，犹决闭也。疾虽久，犹可毕[7]也。言不可治者，未得其术也。

【注释】

[1] 四关：指部位而言，为腕、踝、膈、脐四个部位。

[2] 禀：聚集。

[3] 脖胦（bō yáng）：指气海穴，一名下肓，在脐下1.5寸。

[4] 三阳：即足三阳经的穴位，脘腹胀满取胃经的足三里以健脾和胃消胀，胆经的阳陵泉以疏肝利胆除胀，膀胱经的脾俞、胃俞、大肠俞、小肠俞以通调胃肠的功能。

[5] 飧（sūn）泄：泄泻中的一种，即便质稀薄、完谷不化、肠鸣、腹痛等症。

[6] 三阴：即足三阴经的穴位，泄泻取脾经的阴陵泉、公孙以健脾利湿，取肝经的太冲以疏肝理气，取肾经的太溪以温补肾阳。

[7] 可毕：疾病可以针刺治疗而取效、治愈。

【按语】

本节原文见于《灵枢·九针十二原》。

NOTE

1. 关于"四关"

（1）腕、踝、脐、膈为《灵枢》"四关"之依据　《灵枢·九针十二原》中的十二原穴即太渊二、大陵二、太冲二、太白二、太溪二、鸠尾一、脖胦（气海）一，十二原出于"四关"，暗示"四关"的位置在太渊、大陵、太冲、太白、太溪、鸠尾、气海所在之处，即腕、踝、鸠尾、气海所在处，即腕、踝、膈、脐为《内经》所说的"四关"。

腕、踝正当关节之处，是元气所经过和留止的部位（即原穴所在处），理解为"关"是可以的。但是脐与膈是否也是"关"呢？元气即肾间动气，是人体生命活动的原动力，三焦是元气之别使，是运行元气的通路。张介宾在《类经》中说："三焦乃是脏腑之外躯体之内，包罗诸脏一腔之大府也。"三焦分上、中、下，上焦即心、肺所在（膈以上），中焦即肝、胆、脾、胃所属（膈以下、脐以上），肾、大小肠属下焦（脐以下）。可见，膈是上焦和中焦的关口和枢纽，脐是中焦和下焦的关口和枢纽。元气根于肾，通过三焦充沛于全身。所以，脐是三焦元气从下焦转输至中焦的"关"，膈为三焦元气从中焦转输至上焦的"关"，气海为元气从下焦向中焦转输时所经过和留止之处，鸠尾为元气从中焦向上焦转输时所经过和留止之处，所以脐、膈亦为"关"。第7胸椎棘突下旁开3寸的穴位名"膈关"，也是膈、脐可称之为"关"的明证。

从病理上看，五脏有疾时既可以在腕、踝关节附近出现反应点，也可以在膈和肚脐附近出现反应点，如胃脘痛、真心痛时在剑突下出现疼痛和压痛。《难经·十六难》记载，"假令得肝脉……其内证脐左有动气，按之牢若痛……假令得心脉……其内证脐上有动气，按之牢若痛……假令得脾脉……其内证当脐有动气，按之牢若痛……假令得肺脉……其内证脐右有动脉，按之牢若痛……假令得肾脉……其内证脐下有动气，按之牢若痛"，说明五脏有疾时在脐周都有相应压痛点，通过这些点就可以诊察五脏之患。

从治疗上看，五脏有疾时可以取腕、踝、膈、脐四个部位的腧穴治疗。太渊、大陵、太冲、太白、太溪位于腕、踝关节附近，均可以治疗相应的肺、心、肝、脾、肾的疾病。鸠尾位于膈附近，可以治疗心系病、胃脘痛。膏肓也位于膈附近，可治疗五脏六腑之疾。唐代孙思邈在《备急千金要方》记载："膏肓俞穴，无所不治，主羸瘦损，梦中失精，上气咳逆，狂惑妄误。"宋代庄绰所著《灸膏肓俞穴法》中提到石用之、叶潘等古代医者皆用膏肓俞治好了许多难治之疾。所以，膈可以治疗五脏六腑之疾患。《素问·六微旨大论》曰："天枢以上天气主之，天枢以下地气主之，气交之分人气从之，万物由之。"天枢在脐旁2寸，说明肚脐是人体气机升降出入的枢纽，可以调节人体气机。脐与人体五脏六腑通过十二经脉、奇经八脉相联，不仅可治疗五脏之疾，而且对全身各个系统功能失常都有调理作用。

由此看来，四关在《灵枢》中的本意实指腕、踝、膈、脐四个部位，而非指穴位。

（2）后世是如何理解"四关"的　《灵枢·九针十二原》首次提到"四关"，之后金元医家窦汉卿的《标幽赋》中也提到"四关"："寒热痛痹，开四关而已之。"但均未指出，"四关"是什么？之后，后世医家对"四关"一词分别进行了解释，总的来说有两种：一是"四关"为4个部位。明代吴崑在《针方六集》中对《标幽赋》四关的解释为："四关乃十二经别达之路，为阴阳表里交通险塞之地，在于四末，如往来之关隘，故曰四关。"即"四关"为部位，指四肢末端。明代张介宾在《类经》中说："四关者，即两肘两膝，乃周身骨节之大关也……"即两肘、两膝为"四关"。二是"四关"是穴位。元代王国瑞在《扁鹊神应针灸玉龙经》中解释《标幽赋》之"四关"时说："四关者，两手两足刺之而已矣，正所谓六十六穴之中也。"即"四关"为两手足六十六穴，十二经脉在肘膝之下的井、荥、输、原、经、合66个穴位。明代徐凤在《针灸大全》中注解《标幽赋》之"四关"时曰："四关者，五脏有六腑，六腑有十二原，十二原出于四关，太冲、合谷是也。"即"四关"为双侧合谷与太冲。明代杨继洲在《针灸大成》中也认为"四关"为双侧的合谷与太冲。现代针灸界以双侧合谷、太冲两穴为"四关"者居多。

2. 关于"所出为原"和"所过为原"　原文所讲的十二原穴包括肺原太渊、心（实指心包）原大陵、肝原太冲、脾原太白、肾原太溪，每穴两个，两侧共10个穴位，均在腕、踝关节附近；加上膏之原鸠尾和肓之原气海，部位在腹部，共计12个。指出了五脏的原穴，但以心包代替心。

关于原穴，《灵枢·本输》为"所过为原"。五输穴皆出自《灵枢·本输》，其将"脉之所过为原"与五输穴合在一起加以讨论，以区别于《灵枢·九针十二原》所论十二原穴。六阳经于输穴之外另有原穴，曰："膀胱……过于京骨，京骨足外侧大骨之下，为原；胆……过于丘墟，外踝之前下，陷者中也，为原。"其他如胃，过于冲阳；三焦，过于阳池；小肠，过于完骨；大肠，过于合谷。即除论述五脏原穴外，还指出了六腑的原穴，共计11个原穴。

《难经·六十六难》中的原穴由《灵枢·本输》篇的11个发展到12个，"心之原"还是"出于大陵"，另增"少阴之原，出兑骨"，用"心"和"少阴"巧妙地区分了心和心包经原穴。

《针灸甲乙经》明确指出心经的原穴为神门，心包经的原穴为大陵。《针灸甲乙经》卷三列出了手少阴心经的五输穴："心出少冲……神门者，土也。一名兑冲，一名中都，在掌后兑骨之端陷者中，手少阴脉之所注也，为俞。"并改"心者，其原出于大陵"之说为"大陵者……手心主脉之所注也，为俞"，明确了手少阴心经之输穴为神门，又为原穴；手厥阴心包经之输穴为大陵，又为原穴。膏之原、肓之原不在原穴之列。至此，完备了十二原的理论，并为后世多数医家所遵从，沿用至今。

由此可以看出，两种"十二原"名同但意义不同，《灵枢·本输》的经脉脉气"所过为原"和《灵枢·九针十二原》的脏腑之气"所出为原"应区别开来。

3. 原穴的临床应用

（1）用于诊断　五脏六腑发病往往通过经络反映到相应的原穴，出现压痛点、敏感点、阳性物（条索、结节等），通过望诊、切诊原穴（测原穴电阻的变化等）可诊断病情、判断病位。

（2）用于治疗　脏腑有病，可以取原穴治疗，主要有以下6种配伍方法：

①循经取穴法　某一脏腑有病取该脏腑的原穴治疗，如肺病取太渊、大肠病取合谷、脾病取太白、心病取神门等。

②表里配穴法　某脏腑有病取其相表里经的原穴配合治疗，如脾病取太白配冲阳、肝病取太冲配丘墟等。

③原络配穴法　又称"主客配穴法"，是以经络、脏腑的先病、后病为依据，以先病脏腑为主取其经的原穴，后病脏腑为客取其经的络穴治之，如肺病取太渊、偏历，大肠病取合谷、列缺等。

④同气相求配穴法　即脏腑或经络有病，可取其手足同名经的原穴治疗，如胃病取合谷配冲阳，胆病取丘墟、阳池等。

⑤原合配穴法　因"合治内腑","五脏有疾,当取之十二原",合穴和原穴两者配合治疗五脏六腑的疾病,可起到相辅相成作用,如脾病取太白配阴陵泉、肝病取太冲配曲泉等。

⑥原募配穴法　即原穴与募穴相配用,如肾病取太溪配京门、肝病取太冲配章门等。

4. 言不可治者,未得其术也　疾病有其发生、发展乃至治愈的规律,既可以被认识,也可以用针刺的方法治疗。故在治疗疑难杂病方面,如心脑血管病、肿瘤、艾滋病等,医者要不断进取,不断寻求新的治疗方法,不能轻易言此疾无法治疗或治愈。

第七节　津液五别

【提要】

本节主要内容有:

1. 汗、溺、泣、唾、精髓五液的化生及其功用。

2. 五液运行失常所导致的水胀、精虚等病变的病理与症状。

【原文】

黄帝问曰:水谷入于口,输于肠胃,其液别为五。天寒衣薄,则为溺与气;天暑衣厚,则为汗;悲哀气并,则为泣;中热胃缓,则为唾;邪气内逆,则气为之闭塞而不行,不行则为水胀,不知其何由生?

岐伯对曰:水谷皆入于口,其味有五,分注其海[1],津液各走其道[2]。故上焦(一作三焦)出气以温肌肉、充皮肤者,为津;其留而不行者,为液。天暑衣厚则腠理开,故汗出;寒留于分肉之间,聚沫则为痛;天寒则腠理闭,气涩不行,水下流于膀胱,则为溺与气。五脏六腑,心为之主[3],耳为之听,目为之候[4],肺为之相[5],肝为之将[6],脾为之卫[7],肾为之主外[8]。故五脏六腑之津液尽上渗于目,心悲气并则心系急,急则肺叶举,举则液上溢。夫心系急,肺不能常举,乍上乍下,故咳而涎出矣。中热则胃中消谷,消谷则虫上下作矣,肠胃充郭故胃缓,缓则气逆,故唾出矣。五谷之津液和合而为膏者,内渗入于骨空,补益脑髓,而下流于阴股。阴阳不和,则使液溢而下流于阴,髓液皆减而下,下过度[9]则虚,虚则腰脊痛而胫酸。阴阳气道不通,四海闭塞,三焦不泻,津液不化,水谷并于肠胃之中,别于回肠,留于下焦,不得渗于膀胱,则下焦胀,水溢则为水胀,此津液五别之顺逆也。

【注释】

[1] 分注其海:《太素》注:"五味走于五脏四海,肝、心二脏主血,故酸、苦二味走于血海;脾主水谷之气,故甘味走于水谷海;肺主于气,故辛味走于膻中气海;肾主脑髓,故咸走髓海也。"

[2] 津液各走其道:《太素》注:"目为泣道,腠理为汗道,廉泉为涎道,鼻为涕道,口为唾道。"

[3] 心为之主:《素问·灵兰秘典论》:"心为君主之官。"

[4] 目为之候:《说文解字》:"候,伺望也。"即观察之用。

[5] 肺为之相:《素问·灵兰秘典论》:"肺者相傅之官,治节出焉。"

[6] 肝为之将:《素问·灵兰秘典论》:"肝者将军之官,谋虑出焉。"

［7］脾为之卫：《类经·卷十六》第五十八注："脾主肌肉而护养脏腑，故为心之卫。"

［8］肾为之主外：《类经·卷十六》第五十八注："肾主骨而成立其形体，故为心之主外也。"

［9］下过度：《医学纲目·水胀通论》："下过度谓房劳过度也。"

【按语】

本节原文见于《灵枢·五癃津液别》。

津液乃水谷精微所化，具有温煦肌肉，充养皮肤，濡养脏腑、骨髓等作用。而它能发挥这些作用，必须通过机体的生理活动，这就是所谓"三焦出气，以温肌肉充皮肤"的意义。正因为它是随着机体的生理活动而发挥作用，所以在机体不同活动时也就有不同表现，这就是天暑衣厚则汗多，天寒衣薄则溺多，悲哀则为泪，胃缓则为唾。当生理机能发生障碍，津液得不到输布运化而停蓄积聚时，就不能发挥其营养作用而成为致病因素的痰饮或水饮等，这就是所谓"气道不通，四海闭塞，三焦不泻，津液不化"而形成水胀的原因所在。《灵枢集注》云："水谷所生之津液，各走其道，别而为五，如五道癃闭，则为水胀。"张介宾说："治此者，当以气化为主。"后人也说"气水无二治"，意思就是用调整或增强人体的某些生理机能，恢复其运化功能以达到治愈津液停聚的病变。这在理论上或实践上都是符合客观实际的。

第八节　五　色

【提要】

本篇论述了五色与疾病的辩证关系。

1. 五色所主病证，以及从色泽变化诊察疾病深浅、轻重、善恶等方法。

2. 脏腑肢节在面部的分属部位。

【原文】

雷公问曰：闻风者百病之始也，厥逆，寒湿之所起也。别之奈何？黄帝答曰：当候眉间（《太素》作阙中）。薄泽为风，冲浊为痹，在地为厥，此其常也，各以其色言其病也。

问曰：人有不病卒死，何以知之？答曰：大气入于脏腑者，不病而卒死矣。问曰：凡病少愈而卒死者，何以知之？答曰：赤色出于两颧，大如拇指者，病虽少愈，必卒死。黑色出于颜（《太素》作庭），大如拇指，不病，亦必卒死矣。

问曰：其死有期乎？答曰：察其色以言其时。颜者，首面也；眉间以上者，咽喉也（《太素》眉间以上作阙上）；眉间以中（《太素》亦作阙中）者，肺也；下极[1]者，心也；直下者，肝也；肝左者，胆也；下者，脾也；方上[2]者，胃也；中央者，大肠也[3]；夹傍者，肾也；当肾[4]者，脐也；面王[5]以上者（王，古本作壬字），小肠也；面王以下者，膀胱字子处也；颧者，肩也；后颧者，臂也；臂以下者，手也；目内眦上者，膺乳[6]也；夹绳而上者，背也[7]；循牙车以上者，股也；中央者，膝也；膝以下者，胻也；当胻以下者，足也；巨分[8]者，股里也；巨屈[9]者，膝膑也。此五脏六腑支局（一作节）之部也。五脏五色之见者，皆出其部也。其部骨陷者，必不免于病也。其部色乘袭者，虽病甚不死也。

问曰：五官具五色，何也？答曰：青黑为痛，黄赤为热，白为寒，是谓五官。问曰：以色言病之间甚，奈何？答曰：其色粗以明者为间；沉垩（一作夭，下同）者为甚。其色上行者，病亦甚；其色下行如云彻散者病方已。五色各有脏部，有外部，有内部。其色从外部走内部者，其病从外走内；其色从内部走外部者，其病从内走外。病生于内者，先治其阴，后治其阳，反者益甚；病生于外者，先治其阳，后治其阴（《太素》云：病生于阳者，先治其外，后治其内。与此文异，义同），反者益甚。用阳和阴，用阴和阳，审明部分，万举万当，能别左右[10]，是谓大通，男女异位，故曰阴阳，审察泽垩，谓之良工。

沉浊为内，浮清为外，黄赤为风，青黑为痛，白为寒，黄而膏泽者为脓，赤甚者为血，痛甚者为挛，寒甚者为皮不仁。各见其部，察其沉浮以知浅深，审其泽垩以观成败，察其散浮以知近远，视色上下以知病处，积神于心以知往今。故相气不微，不知是非，属意勿去，乃知新故。色明不粗，沉垩为甚；不明不泽，其病不甚。其色散，驹驹然[11]未有聚，其病散而气痛，聚未成也。肾乘心，心先病，肾为应[12]，色其（一作皆）如是。

男子色在面王，为少腹痛，下为卵痛，其圜直为茎痛，高为本，下为首，狐疝、㿗、阴病之属也。女子色在面王，为膀胱病。散为痛，薄为聚，方圜左右各如其色形，其随而下至骶为淫，有润如膏状，为暴食不洁，左为右（一作左），右为左（一作右），其色有邪聚，空满而不端，面色所指者也。色者，青黑赤白黄，皆端满[13]。有别乡[14]，别乡赤者，其色亦赤，大如榆荚，在面王为不月。其色上锐，首空上向，下锐下向[15]，在左右如法。

以五色命脏，青为肝，赤为心，白为肺，黄为脾，黑为肾。肝合筋，青当筋；心合脉，赤当脉；脾合肉，黄当肉；肺合皮，白当皮；肾合骨，黑当骨。

夫精明五色者，气之华也。赤欲如白裹朱，不欲如赭色也；白欲如白璧之泽（一云鹅羽），不欲如垩（一云盐）也；青欲如苍璧之泽，不欲如蓝也；黄欲如罗裹雄黄，不欲如黄土也。黑欲如重漆色，不欲如炭（《素问》作地苍）也。五色精微象见，其寿不久也。

青如草滋，黑如炲煤，黄如枳实，赤如衃（音披）血，白如枯骨，此五色见而死也。青如翠羽，黑如鸟羽，赤如鸡冠，黄如蟹腹，白如豕膏，此五色见而生也。生于心，如以缟裹朱；生于肺，如以缟裹红；生于肝，如以缟裹绀；生于脾，如以缟裹栝蒌实；生于肾，如以缟裹紫。此五脏所生之外荣也。

凡相五色，面黄目青，面黄目赤，面黄目白，面黄目黑者，皆不死也；面青目赤（一作青），面赤目白，面青目黑，面黑目白，面赤目青者，皆死也。

【注释】

[1] 下极：《类经》卷六第三十二注："下极者，两目之间，相家谓之山根。"

[2] 方上：《类经》卷六第三十二注："准头两旁谓方上，即迎香之上，鼻隧是也。"

[3] 中央者，大肠也：《灵枢注证发微》注："胃之外为大肠，乃正颧之下，大肠之外为肾，则大肠为中央，而胃与肾所以挟大肠也。"

[4] 当肾：《类经》卷六第三十二注："肾与脐对，故当肾之下应脐。"

[5] 面王：《类经》卷六第三十二注："面王，鼻准也。"

[6] 膺乳：《类经》卷六第三十二注："胸两旁高处为膺，膺乳者，应胸前也。"

[7] 夹绳而上者，背也：《灵枢注证发微》注："夹，近也。近耳边直上之部分曰夹绳。"

[8] 巨分：《类经》卷六第三十二注："巨分者，口旁大纹处也。"

[9] 巨屈：《类经》卷六第三十二注："巨屈，颊下屈骨也。"

[10] 左右：《类经》卷六第三十二注："阳从左，阴从右，左右者，阴阳之道路也。"

[11] 驹驹然：《灵枢注证发微》注："驹驹然者，色散如驹马之逸也。"

[12] 肾乘心，心先病，肾为应：《灵枢注证发微》注："此承上文而言，病有先克之色，所以受克者为必病也。上文言下极者心也，心之色主赤。夹大肠者肾也，肾之色主黑。今下极之色黑，乃肾之先乘心也。故心先受病，以肾色来克为之应耳。"

[13] 端满：《类经》卷六第三十二注："端谓无邪，满谓充满。"

[14] 别乡：《灵枢注证发微》注："别者，异也，别乡者，即分部也。"

[15] "其色上锐"三句：《灵枢注证发微》注："此右言五色上锐则上向，下锐则下向……首空者，即上文颜为庭，庭者，首面也。今曰首空，尤云脑空。"

【按语】

古人以木居左，金居右，木主升，金主降，升者为阳，降者为阴，故以左为阳，右为阴。所谓"能别左右"，意思是要认识阴阳的升降运动。所谓男女异位，乃根据阴阳的不同属性引申出的理论。因阳主动主升，象征着男性的特点；阴主静主降，象征着女性的特点。这仅是就男女的特性而言，在生理上除生殖方面女子与男子有所不同外，其他应是相同的。所以有关"男女异位"的理论，尚待进一步研究。

"色在面王"，不能认为就是准头，因为色见于面王是主脾胃病，而本文所论是男子为少腹痛、睾丸痛，女子为子宫病，这就不属面王所主之病，所以李念莪认为"面王下宜有下字，面王下为人中，主膀胱子处"，可做参考。

察色，是望诊的主要组成部分，这是古人长期医疗实践的经验总结。从本篇原文分析，大致有以下几个方面。

（1）从颜色的润、枯分析病情　凡颜色光明润泽而含蓄微露者，是正气尚未受到损耗，病多轻浅易治；反之若晦暗焦枯或暴露无遗，乃正气耗损过甚或元气外越，病多深重难治。原文所说"赤欲如帛裹朱，不欲如赭色也。白欲如白璧之泽，不欲如垩也……"又"生于心，如以缟裹朱；生于肺，如以缟裹红……"就属这种情况。

（2）从不同的颜色分析病情　古人认为，"气从脏发，色随气华"，气血的正常与否，面色必然出现相应的变化。如实热病则血行迅疾而表皮充血，故面色多赤。

（3）从病色所在部位分析病情　古人认为，内脏和肢体在面部都有相应的部位，从病色出现的部位，就可推知是哪一脏器或肢体发生病变。如原文所说"男子色在面王，为少腹痛，下为卵痛"等就属这种情况。汉代张仲景所说的"鼻头色青，腹中痛……鼻头色微黑者有水气"，就是这一理论在医疗实践中的具体阐述。

古人还认为，凡出现黄色者，病多吉，反之，若无黄色则病多凶。这是因为黄色属脾胃，脾胃为后天之本，提示医者在治疗疾病时，必须注意顾护胃气。

第九节　阴阳二十五人形血气不同

【提要】

本篇主要根据阴阳五行的理论，将人划分为五人与二十五人的不同类型，指出其在生理形态、气血多少及思想意识等方面的差异，并提出针刺时应当遵循的一些原则。

1. 太阴、少阴、太阳、少阳、阴阳和平等五态之人的阴阳多少与思想意识的特点及针刺的原则。

2. 木、火、土、金、水五形之人及二十五人在肤色形态、思想意识等方面的特点；形色相得与不相得及人之大忌的具体情况；对二十五人的针刺原则及造成脉气不同感应的原因。

3. 手足六阳经经脉上部下部气血多少的外候。

【原文】

黄帝问曰：人有阴阳，何谓阴人，何谓阳人？少师对曰：天地之间，不离于五，人亦应之，非徒一阴一阳而已。盖有太阴之人，少阴之人，太阳之人，少阳之人，阴阳和平之人。凡此五人者，其态不同，其筋骨血气亦不同也。

太阴之人，贪而不仁，下济湛湛[1]，好内而恶出，心抑而不发，不务于时，动而后人，此太阴之人也。

少阴之人，少贪而贼心，见人有亡，常若有得，好伤好害，见人有荣，乃反愠怒，心嫉而无恩，此少阴之人也。

太阳之人，居处于于[2]，好言大事，无能而虚说，志发于四野，举措不顾是非，为事如常自用，事虽败而无改（一作悔），此太阳之人也。

少阳之人，谛谛[3]好自贵，有小小官，则高自宣，好为外交而不内附，此少阳之人也。

阴阳和平之人，居处安静，无为惧惧，无为欣欣，宛然从物，或与不争，与时变化，尊而谦让，卑而不谄，是谓至治。

古之善用针灸者，视人五态乃治之，盛者泻之，虚者补之。

太阴之人，多阴而无阳，其阴血浊，其卫气涩，阴阳不和，缓筋而厚皮，不之疾泻，不能移之。

少阴之人，多阴而少阳，小胃而大肠，六腑不调，其阳明脉小而太阳脉大，必审而调之。其血易脱，其气易败。

太阳之人，多阳而无阴，必谨调之，无脱其阴而泻其阳，阳重脱者易狂，阴阳皆脱者，暴死不知人。

少阳之人，多阳而少阴，经小而络大，血在中而气在外，实阴而虚阳。独泻其络脉则强，气脱而疾，中气重不足，病不起矣。

阴阳和平之人，其阴阳之气和，血脉调。宜谨审其阴阳，视其邪正，安其容仪，审其有余，察其不足，盛者泻之，虚则补之，不盛不虚，以经取之。此所以调阴阳，别五态之人也。

太阴之人，其状黮黮（音朕）然[4]，黑色，念然下意[5]，临临然[6]长大，腘然未偻[7]。

少阴之人，其状清然窃然[8]，固以阴贼，立而躁险，行而似伏。

太阳之人，其状轩轩储储[9]，反身折腘。

少阳之人，其状立则好仰，行则好摇其两臂，两臂肘皆出于背。

阴阳和平之人，其状逶逶然[10]，随随然[11]，颙颙然[12]，愒愒然[13]，豆豆然[14]，众人皆曰君子（一本多愉愉然，暶暶然）。

【注释】

[1] 下济湛湛：此言取法乎下而积厚者，亦贪而好纳也，"湛湛"，积厚貌。

[2] 居处于于：居处，仪容举止。于于，自大貌。

[3] 谛谛：审慎意。

［4］罢罢然：黑貌。

［5］念然下意：意念不扬之意。

［6］临临然：肌肉丰厚的样子。

［7］然未偻：肉多，体不屈曲。

［8］清然窈然：《灵枢注证发微》注："清然者，言貌似清也，窈然者，消沮闭藏之貌。"

［9］储储：《灵枢注证发微》注："储储者，挺然之意。"

［10］逶逶然：柔顺之意。

［11］随随然：不急躁之意。

［12］颙颙然：温雅恭敬之意。

［13］衮衮然：说话滔滔不绝的样子。

［14］豆豆然：豆的本义是一种祭器，故有严肃整齐之意。

【原文】

黄帝问曰：余闻阴阳之人于少师，少师曰：天地之间，不离于五。故五五二十五人之形，血气之所生，别而以候，从外知内何如？岐伯对曰：先立五形，金木水火土，别其五色，异其五声，而二十五人具也。

木形之人，比于上角，苍色，小头长面，大肩平背直身，小手足，有材，好劳心，少力多忧，劳于事，奈春夏，不奈秋冬，感而成病，主足厥阴，佗佗然[1]。大角（一曰左角）之人，比于左足少阳，少阳之上遗遗然[2]。右角（一曰少角）之人，比于右足少阳，少阳之下随随然。钛角（音太，一曰右角）之人，比于右足少阳，少阳之下鸠鸠然[3]（一曰推推然）。判角之人，比于左足少阳，少阳之下括括然[4]。

火形之人，比于上徵，赤色，广䏖，兑面小头，好肩背髀腹，小手足，行安地，疾心，行遥肩，背肉满，有气轻财，少信，多虑，见事明了，好顾，急心，不寿暴死。奈春夏，不奈秋冬，感而生病，主手少阴，窈窈然[5]（一曰核核然）。太徵之人，比于左手太阳，太阳之上肌肌然[6]。少徵之人，比于右手太阳，太阳之下慆慆然[7]（慆音剔，又音惆）。右徵之人，比于右手太阳，太阳之上鲛鲛然[8]（一曰熊熊然）。判徵之人，比于左手太阳，太阳之下支支然[9]，熙熙然[10]。

土形之人，比于上宫，黄色，大头圆面，美肩背，大腹，好股胫，小手足，多肉，上下相称，行安地，举足浮，安心，好利人，不喜权势，善附人，奈秋冬，不奈春夏，春夏感而生病，主足太阴，敦敦然。太宫之人，比于左足阳明，阳明之上婉婉然。加宫之人，比于左足阳明，阳明之下炫炫（音咳）然[11]（一曰坎坎然）。少宫之人，比于右足阳明，阳明之上枢枢然[12]。左宫之人，比于右足阳明，阳明之下兀兀然[13]（一曰众之人，一曰阳明之上）。

金形之人，比于上商，白色，小头方面，小肩背，小腹，小手足，如骨发踵外[14]，骨轻身（一曰发动轻身），清廉，急心，静悍，善为吏。奈秋冬，不奈春夏，春夏感而生病，主手太阴，敦敦然。太商之人，比于左手阳明，阳明之上廉廉然[15]。右商之人，比于左手阳明，阳明之下脱脱然[16]。左商之人，比于右手阳明，阳明之上监监然[17]。少商之人，比于右手阳明，阳明之下严严然[18]。

水形之人，比于上羽，黑色，大头，面不平（一云曲面），广颐，小肩大腹，小手足（小一作大），发行摇身，下尻长背[19]，延延然[20]，不敬畏，善欺绐人[21]，殆戮死[22]。奈秋冬，不奈春夏，春夏感而生病，主足少阴，污污然[23]。大羽之人，比于右足太阳，太阳之上颊颊然[24]。少羽之人，比于左足太阳，太阳之下纡纡然[25]。众之为人[26]，比于右足太阳，太阳之下洁洁然。桎之为人，比于左足太阳，太阳之上安安然。

曰：得其形，不得其色，何如？曰：形胜色，色胜形者，至其胜时年加[27]，害则病行，失则忧矣。形色相得，富贵大乐。曰：其形色相胜之时，年加可知乎？曰：凡人之大忌，常加七岁、九岁、十六岁、二十五岁、三十四岁、四十三岁、五十二岁、六十一岁，皆人之忌，不可不自安也。感则病，失则忧矣。

曰：脉之上下，血气之候，以知形气奈何？曰：足阳明之上，血气盛则须美长，血多气少则须短，气多血少则须少，血气俱少则无须，两吻多画[28]（须字一本俱作髯字，吻，音稳）。足阳明之下，血气盛则下毛美长至胸；血多气少则下毛美短至脐，行则善高举足，足大指少肉，足善寒；血少气多则肉善瘃[29]；血气皆少则无毛，有则稀而枯瘁，善痿厥足痹。

足少阳之上，血气盛则通髯美长；血多气少则通须美短；血少气多则少须；血气皆少则无须，感于寒湿则善痹，骨痛爪枯。足少阳之下，血气盛则胫毛美长，外踝肥；血多气少则胫毛美短，外踝皮坚而厚；血少气多则胻毛少，外踝皮薄而软；血气皆少则无毛，外踝瘦而无肉。

足太阳之上，血气盛则美眉，眉有毫毛；血多气少则恶眉，面多小理；血少气盛则面多肉，血气和则美色。足太阳之下，血气盛则跟肉满，踵坚；气少血多则瘦，跟空；血气皆少则善转筋，踵下痛。

手阳明之上，气血盛则上髭美，血少气多则髭恶；血气皆少则善转筋，无髭。手阳明之下，血气盛则腋下毛美，手鱼肉以温；气血皆少则手瘦以寒。

手少阳之上，血气盛则眉美以长，耳色美；血气皆少则耳焦恶色。手少阳之下，血气盛则手拳多肉以温；血气皆少则瘦以寒；气少血多则瘦以多脉。

手太阳之上，血气盛则多髯，面多肉以平；血气皆少则面瘦黑色；手太阳之下，血气盛则掌肉充满；血气皆少则掌瘦以寒。

黄赤者多热气，青白者少热气，黑色者多血少气。美眉者太阳多血，通须极须者少阳多血，美须者阳明多血，此其时然也。夫人之常数，太阳常多血少气，少阳常多气少血，阳明常多血多气，厥阴常多气少血，少阴常多血少气，太阴常多血少气，此天之常数也。

曰：二十五人者，刺之有约[30]乎？曰：美眉者，足太阳之脉血气多；恶眉者，血气少。其肥而泽者，血气有余；肥而不泽者，气有余，血不足；瘦而无泽者，血气俱不足；审察其形气有余不足而调之，可以知顺逆矣。曰：刺其阴阳奈何？曰：按其寸口人迎，以调阴阳，切循其经络之凝泣，结而不通者，此于身背为痛痹，甚则不行，故凝泣[31]。凝泣者，致气以温之，血和乃止。其结络者，脉结血不行，决之乃行。故曰：气有余于上者，导而下之；气不足于上者，推而往之；其稽留不至者，因而迎之。必明于经隧，乃能持之。寒与热争者，导而行之；其宛陈血不结者，即而取之。必先明知二十五人，别血气之所在，左右上下，则刺约毕矣。

曰：或神动而气先针行，或气与针相逢，或针已出气独行，或数刺之乃知，或发针而气逆，或数刺病益甚。凡此六者，各不同形，愿闻其方？曰：重阳之盛人，其神易动，其气易往也，矫矫蒿蒿[32]（一本作熇熇高高），言语善疾，举足喜高，心肺之脏气有余，阳气滑盛而扬，故神动而气先行。此人颇有阴者也，多阳者多喜，多阴者多怒，数怒者易解[33]，故曰颇有阴。其阴阳之离合难[34]，故其神不能先行。阴阳和调者，血气淖泽滑利，故针入而气出，疾而相逢也。其阴多而阳少，阴气沉而阳气浮者内藏，故针已出，气乃随其后，故独行也。其多阴而少阳者，其气沉而气往难，故数刺之乃知。其气逆与其数刺病益甚者，非阴阳之气也，浮沉之势也，此皆粗之所败，工之所失，其形气无过也。

【注释】

[1] 佗佗然：佳丽美艳。一说雍容自得的样子。

[2] 遗遗然：《灵枢集注》张志聪注："遗遗，谦下之态。"

[3] 鸠鸠然：聚集貌。

[4] 括括然：《灵枢集注》张志聪注："正直之态。"

[5] 穹穹然：明通畅达的意思。

[6] 肌肌然：《类经》阴阳二十五人注："肤浅貌。"

[7] 慆慆然：《类经》阴阳二十五人注："慆慆，不反貌，又多疑也。"

[8] 鲛鲛然：《灵枢注证发微》："鲛鲛，踊跃之义也。"

[9] 支支然：《类经》阴阳二十五人注："支支，支离貌。"

[10] 熙熙然：和盛之意。

[11] 焱焱然：炽盛的样子。

[12] 枢枢然：圆转貌。

[13] 兀兀然：劳苦健作之意。

[14] 骨发踵外：指足跟外肌肉坚硬如骨。

[15] 廉廉然：廉洁的意思。

[16] 脱脱然：脱，音兑。舒缓之意。

[17] 监监然：此指能明察是非之意。

[18] 严严然：威严庄重之意。

[19] 下尻长背：即屁股较低下，脊背较长。

[20] 延延然：长也。

[21] 善欺绐人：即喜欢欺骗别人。

[22] 戮死：《灵枢集注》张志聪注："戮死者，戮力劳伤而死，盖水质柔弱而不宜过劳也。"

[23] 污污然：即秽恶不洁的意思。

[24] 颊颊然：《类经》阴阳二十五人注："颊颊，得色貌。"

[25] 纡纡然：屈曲也。《灵枢集注》张志聪注："纡纡，纡洄之态，如水之洄旋也。"

[26] 众之为人：《灵枢集注》倪仲宣注："不曰左羽右羽，而曰众之为人，桎之为人，此即以众桎而为左右也。"

[27] 至其胜时年加：《灵枢注证发微》注："至其形色相胜之时，值有年忌相加，则感之而病行。"

[28] 画：画纹之意。

[29] 瘃：音烛。肌肤受冻而形成的肿块，即所谓冻疮。

[30] 约：约法之意。

[31] 泣：同"涩"。

[32] 矫矫蒿蒿：气势壮勇的样子。《尔雅》释训："番番、矫矫，勇也。"注云："皆壮勇之貌。""蒿"，气蒸出貌。

[33] 数怒者易解：《灵枢集注》仇汝霖注："言其人易怒而易解者，重阳之人颇有阴也，盖多阴者多怒，此阳中之阴，故易怒而易解也。"

[34] 阴阳之离合难：《灵枢注证发微》注："盖以阳中有阴则阳为阴滞，初虽针入而与阳合，又因阴滞而复相离，其神气不能易动，而先针以行也。"

【按语】

本篇内容主要是用阴阳五行的理论，说明人体可分为不同的类型；各种类型具有一定的特征，并根据不同的类型进行针刺。由于人体阴阳之气存在着或多或少的差异，所以分为太阴、少阴、太阳、少阳四种人，其阴阳之气各有所偏；而阴阳和平之人，则阴阳之气较为平衡协调。在针刺时，必须根据其阴阳多少，运用不同的原则和手法，以调和其阴阳。

五形之人是以木、火、土、金、水五行来分型的，并根据五行得气之全与偏，每行之中又分为五型，共有 25 种类型。本篇对二十五人的肤色、形态、思想等特点都做了具体的说明。

人的体质，在阴阳多少、气血盛衰、形态肤色、思想意识等方面确实存在着一定的差异。体质在疾病的易感性、发病的倾向性及疾病的转归、预后等方面有重要的制约作用。章虚谷言："六气之邪，有阴阳不同，其伤人也，又随人身阴阳强弱变化而为病。"所以临床治疗必须重视体质的差异，"古人善用针艾者，视人五态乃治之"。

文中对不同体质的人所出现不同针刺感应的论述，既反映了中医学形神统一的整体观念，更突出了体质个体差异具体指导临床实践的辨证论治思想。由于"百姓之血气，各不同形"，体质各有差别，因此患者在接受针刺治疗时会产生不同的得气感应，可概括为四个方面：针后即刻有感应，即"神动而气先针行"；针后适时获得感应，即"气与针相逢"；出针后始有感应，或感应一直存在，即"针已出气独行"；经过反复刺激后才产生感应，即"数刺之乃知"。这些感应之所以不同，与人体阴阳之气的多少密切相关。偏于阳的人（即重阳之人），针感出现较快；阴阳之气平衡者（阴阳调和之人），针感能适时而至；阳气衰少者（阴气多而阳气少之人），因阳主动，阳气滑利易行，阴主静，阴气沉滞难往，故针感出现较慢或出针后始有针感，或数刺才知等现象。因此临床时必须认真诊察患者的情况，根据不同特点和生理上的差异，采用恰当的针刺方法，这样才能收到较好的疗效，避免不必要的过失。

第二章 营 卫

第一节 气息周身五十营四时十分漏刻

【提要】

本篇重在论述呼吸气息以应营卫运行周身五十环次及与四时二十八宿、日夜漏水百刻的关系，故以此名篇。主要内容包括三个方面。

1. 呼吸定息、周身长度及日夜五十营之计数。

2. 周天二十八宿与卫气运行的关系；营卫运行的具体情况。

3. 漏水百刻之人气所在，刺实刺虚的基本原则。

【原文】

黄帝问曰：五十营奈何[1]？岐伯对曰：周天二十八宿[2]，宿三十六分[3]，人气行一周[4]千八分[5]。人经络上下左右前后二十八脉[6]，周身十六丈二尺[7]，以应二十八宿，漏水下百刻[8]，以分昼夜。故人一呼脉再动[9]，气行三寸，一吸脉亦再动，气行三寸，呼吸定息[10]，气行六寸。十息脉行六尺，日行二分[11]。二百七十息，气行十六丈二尺，气行交通于中[12]，一周于身，下水二刻，日行二十分有奇[13]。五百四十息，气行再周于身，下水四刻，日行四十分有奇。二千七百息，气行十周于身，下水二十刻，日行五宿二百十分有奇[14]。一万三千五百息，气行五十营于身，水下百刻，日行二十八宿，漏水皆尽，脉已终矣（王冰曰：此略而言之也。细言之，则常以一千周加一分又十分分之六，乃奇分尽也）。所谓交通者，并行一数也[15]。故五十营备得尽天地之寿[16]矣，气凡行八百一十丈也。

【注释】

[1] 五十营奈何：《灵枢注证发微》注："此篇详言经脉之行，昼夜有五十度之数也。营者，运也。五十营者，谓五十度也。"按营与萦、环、还等古通，绕也，周回也。五十营，营气运行于周身，每天为五十周次。

[2] 周天二十八宿：古代天文学的星座名称。周天，绕天一周的意思。把周天黄道（太阳和月亮所经天区）的恒星，分成二十八个星座。《淮南子·天文训》："五星、八风、二十八宿。"高诱注："二十八宿，东方角亢氏房心尾箕，北方斗牛女虚危室壁，西方奎娄胃昴毕觜参，南方并鬼柳星张翼轸也。"

[3] 宿三十六分：《太素》注："此据大率言耳，其实约三十六分。"此以周天一千零八分之数所得平均值，实则宿与宿之间的距离，并非等值。

［4］一周：《太素》注："谓昼夜周。"

［5］千八分：《太素》"千"上有"一"字。"分"下有"二十八分"四字。《灵枢》"分"下有"二十八宿"四字。杨上善注："其实千分耳。据三十六全数剩之，故剩八分也。宿各卅五分七分分之五，则千分也。知必然者，下云气行一周，日行二十分。气行再周，日行四十分。人昼夜五十周，故知一千分也。"按杨注据《太素》后文气行一周，日行二十分及气行再周，日行四十分之数计之，故得一千分。然本经后文二十分、四十分之下，均云"有奇"，则仍合一千八分之数。若据此前明言"宿三十六分"及"一千八分"两说，当以本经为是。

［6］二十八脉：《类经·卷八》注："人之经脉十二，左右相同，则为二十四脉。加以跷脉二，任督脉二，共为二十八脉。"

［7］十六丈二尺：二十八脉计长十六丈二尺之数，见《灵枢·脉度》。

［8］漏水下百刻：漏者，漏壶，古代计时之器，亦称漏刻。壶中插一标杆，称为箭，标记百刻，水入箭浮，视其度以测时也。《说文·水部》："漏，以铜受水，刻节，昼夜百节。"段玉裁注："《文选》注引司马彪曰：孔壶为漏，浮箭为刻，下漏数刻，以考中星，昏明星焉。按昼夜百刻，每刻为六小刻，每小刻又十分之，故昼夜六千分，每大刻六十分也。其散于十二辰，每一辰八大刻，二小刻，共得五百分也。此是占法。乐记：百度得数而有常。注云：百度，百刻也。《灵枢经》：漏水下百刻，以分昼夜。"

［9］脉再动：脉动二次也。《玉篇·冂部》："再，两也。"

［10］呼吸定息：呼吸定息者，《素问·平人气象论》云："人一呼脉再动，一吸脉亦再动，呼吸定息脉五动，闰以太息，名曰平人。"王冰注："呼吸脉各再动，定息脉又一动，则五动也。"指一个呼吸周期。

［11］日行二分：《太素》注："二分，谓二十七分分之四分也。人气十息。行亦未一分也。十三息半，则一分矣。"萧延平按："注四分，据下注十息得二十七分之二十，此四字恐系二十之误。"《类经》卷8第二十六注："凡一呼一吸，是为一息，脉气行六寸。十息，气行六尺。其日行之数，当以每日千八分之数为实，以一万三千五百息为法除之，则每十息，日行止七厘四毫六丝六忽不尽。此云日行二分者，传久之误也。"《医学纲目·阴阳脏腑部》注："日行二分之上，当有二十七息，气行一丈六尺二寸十二字。"按张注言本文有误者，以十息日行不足一分，是则不得连上义。故楼全善提出此上有脱文之说甚是。若是则由二十七息，以至二百七十息，五百四十息等，续及五十营之数，文安理顺。

［12］气行交通于中：二十八脉气行，交相通达于内也。以此非指一脉之气行，故曰交通，实指二十八脉气行一周也。

［13］二十分有奇：二十，《灵枢》作"二十五"，非。有奇，《灵枢》《太素》均无此二字。杨上善注："日行二十分者，十息得二十七分之二十，百息得二百，二百息得四百，二百七十息得五百四十分，以二十七除之，则为二十分矣。"《类经》卷8第二十六注："凡一百三十五息，水下一刻之度也，人气当半周于身，脉行八丈一尺。故二百七十息，气行于身一周，水下当二刻，日行当得二十分一厘六毫为正。"杨注以《太素》无"有奇"二字，故从二十分为释。张注以周天一千八分计，故得二十分一厘六毫之数，合有奇之义。详后文论卫气行时，亦言"有奇分"，论骨度时，亦言"有奇"，可证诸言具体数时，则以"奇分"以代尾数。故

此文仍从本经。

[14] 五宿二百十分有奇：有奇，《灵枢》《太素》均无此二字。杨上善注："宿各三十六分，故当五宿二十分也。由此言之，故知五十周以一千分为实也。"《类经》卷八第二十六注："气行十周，脉行一百二十六丈，日行当得五宿二十一分六厘为正。"每宿三十六分，五宿计得一百八十分，加二十分为二百分，再加尾数，故有奇。

[15] 并行一数也：《太素》注："谓二手足脉气并行，而以一数之。即气行三寸者，两气各三寸也。"《类经》卷八第二十六注："并行一数，谓并二十八脉，通行一周指数也。"按，当以张注为是。并，合也。此言合二十八脉之数为一也。

[16] 得尽天地之寿：《太素》注："寿，即终之义也。天地以二十八宿水下百刻为一终也。"《类经》卷八第二十六注："使五十营之数常周备无失，则寿亦无穷，故得尽天地之寿亦。"寿，本言寿命，此引申为事物之期限。五十营备，则天地一周期即一昼夜之数尽矣。

【按语】

关于一日一夜一万三千五百息之数见于《难经·一难》。二者均以人一呼气行三寸，一吸气行三寸，呼吸定息，气行六寸为基础，以一日一夜漏水下百刻为时限，总计一万三千五百息，每刻得135息。若以今时钟计之，日夜24小时，计得1440分。则漏水一刻，合14分15秒，按今人每分钟呼吸16～18次计，则每漏刻应在230～260息之间。两数相差较大，其中疑问难解。或以此行深呼吸法所得，则每分钟约九息许。然则深呼吸法，终非人体生理活动之正常呼吸规律也。此说似亦难自圆。故一万三千五百息之数，究属何意，尚待后考。

【原文】

曰：卫气之行，出入之会[1]何如？曰：岁有十二月，日有十二辰[2]，子午为经，卯酉为纬[3]。天一面七宿，周天四七二十八宿[4]，房昂为纬，张虚为经[5]。是故房至毕为阳，昂至心为阴[6]，阳主昼，阴主夜。故卫气之行，一日一夜五十周于身，昼日行于阳二十五周，夜行于阴亦二十五周，周于五脏（一本作岁）。是故平旦阴气尽，阳气出于目，目张则气行于头，循于项，下足太阳，循背下至小指端。其散者，分于目别（一云别于目锐眦），下手太阳，下至手小指外侧。其散者，别于目锐眦，下足少阳，注小指次指之间。以上循手少阳之分侧[7]，下至小指之间。别者以上至耳前，合于颌脉[8]，注足阳明，下行至跗上。入足五指之间[9]。其散者，从耳下手阳明，入大指之间，入掌中。直至于足也，入足心[10]，出内踝下行阴分[11]，复合于目，故为一周。

【注释】

[1] 出入之会：会，《灵枢》《太素》均作"合"。会与合通。《吕氏春秋·大乐》："离则复合。"高诱注："合，会也。"卫气之行，出则行于外，入则行于内，气之出入，有所会合，故设此问。

[2] 十二辰：指每日子丑寅卯辰巳午未申酉戌亥。辰，时也。《周礼·春官·冯相氏》："掌十有二岁，十有二月，十有二辰。"贾公彦疏："云有十二辰者，谓子丑寅卯之等，十有二辰也。"

[3] 子午为经，卯酉为纬：《类经》卷8第25注："天象定者为经，动者为纬。子午当南北二极，居其所而不移，故为经。卯酉常东升西降，列宿周旋无已，故为纬。"

[4]"天一面七宿"二句:《灵枢》作"天周二十八宿,而一面七星,四七二十八星"。

[5]房昴为纬,张虚为经:张虚,《灵枢》《太素》均互倒。杨上善注:"经云虚张为经者错矣,南方七宿星为中也。"《类经》卷8第25注:"房在卯中,昴在酉中,故为纬。虚在子中,张在午中,故为经。"按:张注"张在午中",未确,以杨注星宿居中为是。然以午位约言之,张宿亦当午位,故言"张虚为经",亦未为不可。

[6]"是故房至毕为阳"二句:毕下明抄本有"者"字。心,《太素》作"尾",杨上善注:"经云昴至尾为阴,便漏心宿也。"此说是。《类经》卷8第25注:"自房至毕,其位在卯辰巳午未申,故属阳而主昼。自昴至尾,其位在酉戌亥子丑寅,故属阴而主夜。又二十八宿昼夜之位,四时不同,此所言者,昼夜平时,乃概言其分阴阳之义耳。"

[7]分侧:侧,《太素》无。《类经》卷8第25注:"分侧,当作外侧。"指循行的部分。

[8]颔脉:颔,《太素》作"颔"。按颔与颔通。《方言》卷十:"颔、颐,颔也。南楚谓之颔,秦晋谓之颔,颐其通语也。"杨上善注:"卫之悍气别者,合于颔脉,谓足阳明也。"《类经》卷8第25注:"合于颔脉,谓由承泣颊车之分,下注足阳明经。"颔脉,指颊车处的动脉。

[9]足五指之间:足,《灵枢》《太素》均无。杨上善注:"入五指间者,谓足阳明脉,散入十指间。故刺疟者,先刺足阳明十指间也。"

[10]入足心:《太素》注:"卫之悍气,昼日行手足三阳已,从于足心。"《类经》卷8第25注:"此自阳明入足心。"按足心为足少阴脉之分,卫之入阴后,先由足少阴入肾,后注诸脏,故入足心。

[11]下行阴分:夜行于阴也。以夜行于阴二十五周者,皆周于五脏,故曰行阴分。

【原文】

是故日行一舍[1],人气行于身一周与十分身之八[2];日行二舍,人气行于身三周与十分身之六;日行三舍,人气行于身五周与十分身之四;日行四舍,人气行于身七周与十分身之二;日行五周,人气行于身九周;日行六舍,人气行于身十周与十分身之八;日行七舍,人气行于身十二周与十分身之六[3];日行十四舍,人气二十五周于身有奇分[4]与十分身之四,阳尽于阴,阴受气矣。其始入于阴,常从足少阴注于肾[5],肾注于心,心注于肺,肺注于肝,肝注于脾,脾复注于肾为一周。是故夜行一舍,人气行于身(一云阴脏)一周与十分脏之八,亦如阳之行二十五周而复会于目[6]。阴阳一日一夜,舍于奇分十分身之四与十分脏之四(一作"二"。上文"十分脏之八",此言"十分脏之四",疑有误)。是故人之所以卧起[7]之时有早晏[8]者,以奇分不尽故也[9]。

【注释】

[1]舍:《类经》卫气运行之次注:"舍",即宿也。如日月星辰之舍止,故曰舍。《史记·律书》:"七正,二十八舍。"司马贞索隐:"二十八宿,七正之所也。舍,止也。言日月五星运行,或舍于二十八次之分也。"

[2]人气行……身之八:《太素》注:"以下俱言行阳二十五周,人气行身一周,复行第二周内十分之中八分,即日行之一舍也。"《类经》卷8第25注:"此下言卫气运行之数也。天周二十八舍,而一日一周,人之卫气昼夜凡行五十周。以五十周为实,而用二十八归除之,

则日行一舍，卫气当行一周，与十分身之七分八厘五毫有奇为正数。此言一周与十分身之八者，亦如天行过日一度而犹有奇分也。"按：古人以为太阳每昼夜行遍周天二十八宿，而卫气则每昼夜行遍全身五十周次。以五十周被除于二十八，得一又七八五七周有余，经四舍五入法处理，为一又十分之八周，此即所谓"一周与十分身之八"。

[3] 十分身之六：《类经》卷 8 第 25 注："人气当行十二周与十分身之四分九厘有奇为正数。余者为奇分。此一面七星之数也。"

[4] 二十五周于身有奇分：《类经》卷 8 第 25 注："日行七舍为半日，行十四舍则自房至毕为一昼，人气当行二十五周为正数。今凡日行一舍，人气行一周与十分身之八，则每舍当除一厘四毫有奇，为其分。"

[5] 从足少阴注于肾：《类经》卷 8 第 25 注："此言卫气夜行阴分，始于足少阴肾经。以周五脏。"按卫气之昼行，不论直行、别行、散行者，皆循三阳脉而行，至二十五周尽，始自三阳脉入足少阴脉注于肾，行于五脏亦二十五周。故云常从足少阴注于肾也。

[6] 复会于目：会，《灵枢》《太素》均作"合"。杨上善注："前行阳中，目行一舍，人气行身一周，复行后周十分身之八分，此夜行一舍，人气行阴藏一周，复行后，周十分藏之八，与前行阳二十五周数同，亦有二十五周。合五十周，复合于目，终而复始也。"

[7] 卧起：卫气日行于阳，夜行于阴，行于阳则寤而起，行于阴则寐而卧。如《灵枢·口问》云："卫气昼日行于阳，夜半则行于阴，阴者主夜，夜者卧……阳气尽阴气盛则目瞑；阴气尽而阳气盛则寤矣。"又《邪客》篇言目不瞑者："饮以半夏汤一剂，阴阳已通，其卧立至。"《说文·梦部》云："寐，卧也。"此言卧起者，夜卧早起，具寤寐之义。

[8] 晏：晚也。《小尔雅·广言》："晏，晚也。"

[9] 以奇分不尽故也：《类经》卷 8 第 25 注："所谓奇分者，言气有过度不尽也。故人之起卧，亦有早晏不同耳。"

【按语】

上文言卫气之行与后文所言疑义颇多，如楼全善云："右卫气之行，昼行阳则目张而寤，夜行阴则目瞑而寐。谨按：此即言平旦阳气之出目而下行于手足三阳也，皆一时分道并注，非有先后次第也。此经篇末言，水下一刻人气在太阳，水下二刻人气在少阳，水下三刻人气在阳明，水下四刻人气在阴分者，则是先下太阳究竟，然后下少阳，候少阳究竟，然后下阳明，候阳明究竟，方上行阴分，大与此即矛盾，盖衍文也。"楼氏言前后矛盾处甚是，然并非衍文，当是两种不同学说，并存于本篇，故难尽合。

【原文】

曰：卫气之在身也，上下往来无已，其候气而刺之奈何？曰：分有多少，日有长短[1]，春秋冬夏，各有分理，然后常以平旦为纪[2]，夜尽为始。是故一日一夜漏水百刻，二十五刻者，半日之度也[3]。常如是无已，日入而止，随日之长短，各以为纪[4]。谨候气之所在而刺之，是谓逢时[5]。病在于阳分，必先候其气之加在于阳分而刺之；病在于阴分，必先候其气之加在于阴分而刺之，谨候其时，病可与期，失时反候，百病不除。

【注释】

[1] 分有多少，日有长短：行于阴分，行于阳分，各随四时之变，而有多少之不同。岁之

四立二分二至，昼夜之长短各不同，故日日有长短。

[2] 常以平旦为纪：《类经》卷 8 第 25 注："四十分至昼夜，虽各有长短不同，然候气之法，必以平旦为纪，盖阴阳所交之候也。"

[3] 半日之度也：《类经》卷 8 第 25 注："一昼一夜凡百刻，司天者纪以漏水，故曰水下百刻。二十五刻者，得百刻四分之一，是为半日之度。"

[4] 各以为纪："纪"下《灵枢》《太素》均有"而刺之"三字。《类经》卷 8 第 25 注："分一日为二，则为昼夜。分一日为四十，则朝为春，日中为夏，日入为秋，夜半为冬。故当以平旦为始，日入为阳止。各随日之长短，以查其阴阳之纪而刺之也。"

[5] 逢时：《类经》卷 8 第 25 注："此次卫气之道，是谓逢时。逢时者，逢合阴阳之气候也。"

【原文】

水下一刻，人气[1]在太阳；水下二刻，人气在少阳；水下三刻，人气在阳明；水下四刻，人气在阴分[2]。水下五刻，人气在太阳；水下六刻，人气在少阳；水下七刻，人气在阳明；水下八刻，人气在阴分；水下九刻，人气在太阳；水下十刻，人气在少阳；水下十一刻，人气在阳明；水下十二刻，人气在阴分。水下十三刻，人气在太阳；水下十四刻，人气在少阳；水下十五刻，人气在阳明；水下十六刻，人气在阴分。水下十七刻，人气在太阳；水下十八刻，人气在少阳；水下十九刻，人气在阳明；水下二十刻，人气在阴分。水下二十一刻，人气在太阳；水下二十二刻，人气在少阳；水下二十三刻，人气在阳明；水下二十四刻，人气在阴分。水下二十五刻，人气在太阳。此少半日之度也。

【注释】

[1] 人气：卫气也。

[2] 人气在阴分：《灵枢发微》注："卫气剽悍疾利，故日间虽当行于阳经，而又于漏下四刻之时，即入足少阴肾经。"《本经·邪客》篇云：卫气者，出其悍气之慓疾，而先行于四末分肉皮肤之间而不休者也。昼日行于阳，夜行于阴，当从足少阴之分间，行于五脏六腑者是也。故曰水下四刻，卫气在阴分。下文水下八科、十二刻、十六刻、二十刻、二十四刻，皆曰在阴分者，俱指足少阴肾经而言也。《类经》卷 8 第 25 注："此以平旦为始也，太阳、少阳、阳明，俱兼手足两经为言。阴分则单以足少阴经为言。此卫气行于阳分之一周也。"

【按语】

本文言半日之度人气所在，与前文卫气行"一日一夜五十营"及"日行一舍，人气行于身一周与十分身之八"之义颇难契合。如张介宾云："按前数二十五刻，得周日四分之一。而卫气之行止，六周有奇。然则总计周日之数，惟二十五周于身，乃与五十周之义未合。意者，水下一刻，人气在太阳者二周，或以一刻作半刻，则正和全数。此中或有别解，惟后之君子再正。"详张氏所谓"乃与五十周之义未合"则是，然后复谓"水下一刻，人气在太阳者二周，或以一刻作半刻"之义，则与后文"日行一舍者，水下三刻与七分刻之四。大要常以日加之于宿上也，则知人气在太阳"之义亦不合。故细翻后文，可见此与前文所论，自有异同，不得强合也。

【原文】

从房至毕一十四宿，水下五十刻，半日之度也。从昴至心亦十四宿，水下五十刻，终日之度也。日行一舍者，水下三刻与十分（《素问》作七）刻之四[1]。大要[2]常以日加之于宿上也[3]，则知人气在太阳[4]，是故日行一宿，人气在三阳与阴分，常如是无已，与天地同纪，纷纷盼盼（普巴切），终而复始。一日一夜水行百刻而尽矣。故曰：刺实者刺其来，刺虚者刺其去[5]，此言气之存亡之时，以候虚实而刺之也。

【注释】

[1] 日行一舍……刻之四：《灵枢》《太素》均作"回行一舍"。漏水下百刻即日行二十八舍，每行一舍相当于 3.5714 刻，化为分数即 $3\frac{4}{7}$ 刻。

[2] 大要：古医籍名。如《灵枢·九针十二原》云："《大要》曰：徐而疾则实，疾而徐则虚。"又《素问·五常政大论》云："故《大要》曰：无代化，无违时。"王冰注："《大要》，上古经法也。"

[3] 常以日加之于宿上也："加之"，《灵枢》《太素》均作"之加"。此言其常法乃以日行度过宿时为例。故日行一宿，人气复更也。常，常法也。加，踰也，踰犹度也。

[4] 则知人气在太阳："则知"，《灵枢》《太素》均无此二字。此正与前文言水下二十五刻人气所在之脉相应，其中一刻、五刻、九刻、十三刻、十七刻、二十一刻、二十五刻皆日行更宿之时，故人气亦均复在太阳也。

[5] "刺实者刺其来"二句：《太素》注："刺实等，卫气来而实者，可刺而泻之。卫气去而虚者刺其去，谓随其气去而补之也。"

【按语】

本篇前后两论卫气行，然义则有异，故历代注家颇有疑义存焉。详考《灵枢》本文，虽属之一篇，然前者为黄帝问岐伯，后者为黄帝问伯高。是则可知，二说原非出于一家。必由《灵枢》作者，合二为一，故前后所论，义有不同。此亦可证《内经》一书，本系博采众言、广收诸说者也。

本篇经文，前者乃以五十营为实，以周天一百零八度及漏水百刻为依据。故卫行一周，需时水下二刻，日行二十分有奇，得合五十营之数，且明确提出昼行于阳夜行于阴的具体方式及时间。后者以日宿上则知人气在太阳为基本点，以周天二十八宿及漏水百刻为依据，故人气所在之每一周期，需时水下三刻与七分刻之四，一日一夜实得二十八个周期，且每以日之加于宿上为周期转换点。至其日行与夜行，文中不曾明言，然后所列半日之度诸周期试看，似昼夜相同，从而说明本篇前后文，虽皆论述卫气，然义则有别。又如《灵枢·岁露论》所谓"卫气之行风府，日下一节，二十一日，下至尾底，二十二日入脊内，注于伏冲之脉，其行九日，出于缺盆之中"。此则一月为一周也。可知，《内经》中论卫气行有多方面的意义。以上所述，一者体现卫气行与日行的关系，即五十营说；一者体现卫气行与二十八宿的关系，即日加宿上知人气在太阳说；一者体现卫气行与脏的关系，即卫气行风府说。

第二节　营　气

【提要】

主要论述营气的生成与流注次序，亦即后世十四经的流注次序。

【原文】

营气之道，纳谷为宝[1]。谷入于胃，气传之肺，流溢于中，布散于外[2]。精专者行于经隧，常营无已，终而复始，是谓天地之纪[3]。故气从太阴出[4]，循臂内上廉，注手阳明上行至面，注足阳明下行至跗上，注大指间，与太阴合，上行抵脾。从脾注心中，循手少阴出腋下臂，注小指之端，合手太阳，上行乘腋[5]，出䪼[6]（一作项）内，注目内眦，上颠下项，合足太阳，循脊下尻，下行注小指之端。循足心，注足少阴，上行注肾。从肾注心，外散于胸中，循心主脉出腋下臂，入（一作出）两筋之间，入掌中，出手中指之端，还注小指次指之端，合手少阳，上行注膻中，散于三焦，从三焦注胆出胁，注足少阳，下行至跗上，复从跗注大指间，合足厥阴，上行至肝，从肝上注膈，上循喉咙，入颃颡[7]之窍，究于畜门[8]（一作关）。其支别者，上额循颠下项中，循脊入骶，是督脉也[9]，络阴器，上过毛中[10]，入脐中，上循腹里，入缺盆，下注肺中，复出太阴[11]。此营气之行，逆顺之常也[12]。

【注释】

[1] 营气之道，纳谷为宝：《类经》卷8第25注："营气之行，由于谷气之化，谷不入则营气衰，故云内谷为宝。"又《素问·痹论》云："荣者，水谷之精气也，和调于五藏，洒陈于六府，乃能入于脉也。"此亦可明"内谷为宝"之义。

[2] 流溢于中，布散于外：《太素》注："谷入胃已，精浊下流，清经注肺。肺得其气，流溢五脏，布散六腑也。"中，内也，与外相对。详《素问·经脉别论》云："肺朝百脉，输精于皮毛，毛脉合精，气行于府，腑精神明，留于四脏，气归于权衡。"此正可以明水谷之精气，流溢于中，布散于外之义。

[3] 天地之纪：营气之行，与天地之气相应。如《灵枢·营卫生会》所谓："营在脉中，卫在脉外。营周不休，五十而复大会……常与营俱行于阳二十五度，行于阴亦二十五度。"此亦与天地同纪之理。

[4] 气从太阴出：太阴者，肺手太阴脉也。前云"谷入于胃，乃传之肺……精专者，行于经隧"。此云从太阴出者，营气自手太阴脉出而环周不休也。

[5] 乘腋：逾越腋部。乘，加也。加，逾也。

[6] 䪼：《广雅·释骨》："自下曰䪼。"目眶骨之下部。

[7] 颃颡：喉上鼻后孔也。《太素》注："颃颡，当会厌上双孔。"又《太素·经脉连环》注："喉咙上孔名颃颡。"按《灵枢·忧愤无言》云："颃颡者，分气之所泄也……颃颡不闻，分气失也。"是亦言颃颡为通气之窍。

[8] 究于畜门：《太素》注："畜门，鼻孔也。"《类经》卷8第25注："究，深也。畜门，即喉屋上通鼻之窍门也。如评热病论启玄子有云：气街突于畜门而出于鼻，即此谓也……畜，

臭同，许救切。"《灵枢集注》张志聪注："畜门，鼻之外窍。"《灵枢识》："简案：张所谓畜门，即颃颡耳……畜门者鼻孔中通于脑之门户。畜，嗅同。以鼻吸气也。亦作齅、嗅。并许救切。"按究于畜门者，穷尽于畜门也。以营卫之行，至畜门为尽处，后行者，乃其支别者，故曰灸。《说文·穴部》："究，穷也……穷，极也。"窮即穷字。畜门，张介宾与波氏等言畜与臭、嗅、齅等同，其是。故畜门即嗅门。杨注指鼻孔，志聪指鼻外窍，可从，以鼻司嗅。如《灵枢·邪气脏腑病形》云："其宗气上出于鼻二维臭。"义可证。

[9] 是督脉也：《类经》卷8第25注："其支别者，自颃颡上出额，循颠交于督脉，循脊下行入尾骶也。"按经文所云，应是自畜门上出额也。

[10] 毛中：阴毛中也。如肝足厥阴之脉，"循阴股，入毛中，过阴器，抵小腹"。

[11] 下注肺中，复出太阴：《太素》注："足厥阴脉从肝上注肺，上循喉咙上至于颠，与督脉会。督脉自从畜门上额至颠，下项入骶，与厥阴不同。此言别者，乃是营气行足厥阴至畜门。别于足厥阴之脉，循督脉至颠，下项入骶，络阴器，上循腹里，入缺盆，复别于督脉，注于肺中，复出手太阴之脉，此是营气循列度数常行之道，与足厥阴及督脉各异也。"《类经》卷8第25注："下肺中，复出于手太阴经。前经脉篇未及任督，而此始全备，是十四经营气之序。"按杨注从督脉为解，不言任脉，张注则从任脉为解，亦各有所本。详《素问·骨空论》云："任脉者，起于中极之下，以上毛际，循腹里，上关元，至咽喉，上颐循面入目。"又言督脉者，起于少腹以下之骨中央，"其少腹直上者，贯齐中央，上贯心，入喉，上颐环唇"。若据此义，杨、张二注似均通。然其前行者，后人多从任脉为解。

[12] "此营气之行"二句：之行，《灵枢》作"之所行也"。《太素》注："逆顺者，在手循阴而出，循阳而入；在足循阴而入，循阳而出。此为营气行逆顺常也。"

【按语】

本篇见《灵枢·营气》，言营气的运行，始于手太阴而终于足厥阴。其运行经络，基本上与十二经脉循行次序相同。其循行次序为：从手太阴始，依次流注于手阳明、足阳明、足太阴、手少阴、手太阳、足太阳、足少阴、手厥阴、手少阳、足少阳、足厥阴，又复从肝上注肺，尽于畜门。其支别者，注入督、任二脉后，复注手太阴肺。此当为后世言针刺十四经理论之依据。

第三节　营卫三焦

【提要】

本篇重在论述营卫之气的生成、运行。主要包括三方面内容。

1. 营卫生会与相互关系，营卫与三焦的关系。

2. 不夜瞑少壮不夜寤、热饮食下胃其气未定则汗出、饮酒入胃小便独先下等为例，以说明营卫三焦的作用。

3. "上焦如雾，中焦如沤，下焦如渎"的特点。

【原文】

黄帝问曰：人焉受气？阴阳焉会[1]？何气为营？何气为卫？营安从生？卫安从会[2]，老壮不同气[3]，阴阳异位[4]，愿闻其会。岐伯对曰：人受气于谷，谷入于胃，气传于肺，五脏六腑皆以受气[5]。其清者为营，浊者为卫[6]，营行脉中，卫行脉外[7]，营周不休，五十而复大会。阴阳相贯，如环无端。卫气行于阴二十五度，行于阳亦二十五度，分为昼夜[8]，故至阳而起，至阴而止。故日中而阳陇（一作袭，下同）为重阳[9]，夜半而阴陇为重阴[10]。故太阴主内，太阳主外[11]，各行二十五度，分为昼夜。夜半为阴陇，夜半后而阴衰，平旦阴尽而阳受气；日中为阳陇，日西而阳衰，日入阳尽而阴受气。夜半而大会[12]，万民皆卧，名曰合阴[13]。平旦阴尽而阳受气。如是无已，与天地同纪。

【注释】

[1] 阴阳焉会：焉：疑问代词，何也。会，合也。此言阴阳何以会合。据后文"五十而复大会，阴阳相贯，如环无端"及"日入阳尽而阴受气，夜半而大会"之义，此言阴阳者，卫气之行于阴行于阳也。

[2] 卫安从会：安从：《灵枢》《太素》均作"于焉"，义同。此与上句"营安从生"互为其义，言营之与卫，皆何以生，何以会。

[3] 老壮不同气：老者气衰，壮者气盛，故老壮不同气。详《灵枢·卫气失常》云："五十以上为老，二十以上为壮。"《礼记·曲礼》："二十曰弱冠，三十曰壮有室，四十曰强而仕，五十曰艾服官政，六十曰耋指使，七十曰老而传。"

[4] 阴阳异位：指营卫气行。营行脉中，卫行脉外，阴阳异位也；卫气行于阴二十五度，行于阳二十五度，亦阴阳异位也。

[5] 五脏六腑皆以受气：以，明抄本无。《太素》注："人之受气，受谷气也。肺以主气，故谷之精气，传之与肺，（按：此下缺二字，疑为'肺之'二字）气传与脏腑，故脏腑皆受气于肺也。"《类经》卷8第25注："人之生由乎气，气者，所受于天，与谷气并行而充身者也。故谷食入胃，化而为气，是为谷气，亦曰卫气。此气出自中焦，传化于脾，上归于肺，积于胸中气海之间，乃为宗气。宗气之行，以息往来，通达三焦，而五脏六腑，皆以受气。"

[6] 清者为营，浊者为卫：《类经》卷8第25注："谷气出于胃，而气有清浊之分。清者，水谷之精气也；浊者，水谷之悍气也。诸家以上下焦言清浊者皆非。"清者属阴，其性精专，故化生血脉，而周行于经隧之中，是为营气。浊者为阳，其性慓疾滑利，故不循经络而直达肌肤，充实于皮毛分肉之间，是谓卫气。

[7] 营行脉中，卫行脉外：两"行"字，《灵枢》《太素》均作"在"。《类经》卷8第25注："营，营运于中也。卫，护卫于外也。脉者，非气非血，其犹气血之橐籥也。营属阴而主里，卫属阳而主表，故营在脉中，卫在脉外。《卫气》篇曰：其浮气之不循经者为卫气，其经气之行于经者为营气。正此之谓。"

[8] 分为昼夜：卫气昼行于经脉阳分，夜行于五脏阴分。

[9] 日中而阳陇为重阳：《太素》注："陇，大也。日中为极，故为大也。日为阳也，极至日中，故曰重阳也。"《灵枢发微》注："陇，当作隆。《素问·生气通天论》云：日中而阳隆。盖古以隆陇通用。"按：隆，高也，盛也。陇与垄通，《楚辞·七谏》："比干之丘垄。"《考异》："垄，一作陇。"田中高处也。故引申为高起。《素问·离合真邪论》"经水波涌而陇

起"即此义也。是隆陇义通，有拥起隆盛之意。原校"作袭"者，疑为"垄"之误。

[10] 夜半而阴陇为重阴：《太素》注："夜为阴，极至夜半，故曰重阴也。"

[11] 太阴主内，太阳主外：太，《太素》均作"大"。太，故作大。杨上善注："内，五脏也。外，三阳也。卫气夜行五脏二十五周，昼行于阳二十五周，阴阳分昼夜也。"《类经》卷8第23注："太阴，手太阴也。太阳，足太阳也。内言营气，外言卫气，营气始于手太阴，而复会于太阴，故太阴主内。卫气始于足太阳，而复会于太阳，故太阳主外。"按：张注以营卫释内外，言营卫之行，释太阴太阳，亦属有据。然与上文阳陇阴陇之义似未尽合。详《素问·金匮真言论》云："平旦至日中，天之阳，阳中之阳也……合夜至鸡鸣，天之阴，阴中之阴也。"又如《经》言心为阳中之太阳，肾为阴中之太阴。《独断》云："冬为太阴，夏为太阳。"《灵枢·顺气一日分为四时》云："日中为夏，夜半为冬，若以是义解此太阴太阳，则与上文言阳陇阴陇义合；与下文言`各行二十五度，分为昼夜`之理亦顺。"故杨注虽简，于义当是。

[12] 夜半而大会：《类经》卷8第23注："大会，言营卫阴阳之会也。"按：指卫气之大会。

[13] 合阴：《类经》卷8第23注："营卫之行，表里异度，故常不相值，惟于夜半子时，阴气已极，阳气将生，营气在阴，卫气亦在阴，故万民皆瞑而卧，命曰合阴。合阴者，营卫皆归于藏。"详前言营气行，每周之内，既循乎经，亦注于藏。而卫气之行，则日循乎经，夜入于藏。故营卫之行也，本不同路。据上言"日西而阳衰，日入阳尽而阴受气，夜半而大会，万民皆卧"文义，此仍当以言卫气为是。卫气至夜半时，大会于五脏，会者，合也。故人在夜半，睡最熟时。是合阴者，卫气合于阴也。

【原文】

曰：老人不夜瞑，少壮不夜寤[1]者，何气使然？曰：壮者之气血盛，其肌肉滑，气道利[2]，营卫之行不失其常，故昼精[3]而夜瞑。老者之气血减，其肌肉枯，气道涩，五脏之气相薄[4]，营气衰少而卫气内伐[5]，故昼不精而夜不得瞑。

【注释】

[1] 不夜瞑：《太素》同，《灵枢》作"不昼瞑"。

[2] 利：《灵枢》《太素》均作"通"。通与利义通。

[3] 精：精与清通。《灵枢·大惑论》："其气不清则欲瞑。"

[4] 薄：《太素》同。《灵枢》作"搏"，《类经》卷八第二十三注从本义，训搏聚，非是。薄与搏通。《山海经·西山经》："西望帝之搏兽之山。"郭璞注："搏，或作薄。"

[5] 卫气内伐：伐《太素》作"代"，杨上善注："营气衰少，脉中气衰也。卫气内代，脉外气衰。代，蹇息也。"《说文·人部》："伐……一曰败也。"《说文通训定声·泰部》："伐，假借又为悖。《诗·宝之初筵》：是谓伐德。按，乱也。"是伐者，败乱也。以五脏之气相薄，卫气之行，失其常序，故乱败于内也。《太素》作"代"，疑有误。

【原文】

曰：愿闻营卫之所行，何道从始？曰：营出于中焦[1]，卫出于上焦[2]。上焦出于胃上

NOTE

口[3]，并咽[4]以上贯膈，布胸中，走腋，循足太阴之分而行，还注手阳明[5]，上至舌[6]，下注足阳明，常与营俱行于阴阳各二十五度为一周，故日夜五十周而复始，大会于手太阴[7]。

【注释】

[1] 营出于中焦：《类经》卷8第23注："营气者，由谷入于胃，中焦受气取汁，化其精微而上注于肺，乃自手太阴始，周行于经隧之中，故营气出于中焦。"

[2] 卫出于上焦：上焦，原作"下焦"。按：若作"下焦"，则与本节所论文义不合，故据明抄本、嘉靖本、《太素》《灵枢略》《千金要方》卷24、《外台秘要》卷6三焦脉病论引《删繁》《伤寒明理论》卷三热入血室改。焦，《太素》《灵枢略》均作"膲"。膲与焦同。《灵枢集注》张志聪注："下当作上。《决气》篇曰：上焦开发，宣五谷味，熏肤充身泽毛，若雾露之溉，是谓气。《五味论》篇曰：辛入于胃，其气走于上焦。上焦者，受气而营诸阳也。卫者，阳明水谷之悍气，从上焦而出，卫于表阳，故曰卫出上焦。"

[3] 胃上口：上，原脱，据《灵枢》《太素》《诸病源候论·三焦病候》《千金要方》卷20第五原校引本经补。又《千金要方》《外台秘要》卷6三焦脉病论引《删繁》均作"胃上管"，亦可徵。胃上管者，胃上脘也。杨上善注："咽胃之际，名胃上口。"

[4] 咽：指食管。

[5] "循足太阴之分而行"二句：太阴，原作"足太阴"，详气出走腋，循臂而行，不得言足太阴，故据《灵枢》《太素》《诸病源候论·焦病候》删"足"字，《灵枢》作"至"，此下《千金要方》卷20第5有"于"字。手阳明，《灵枢》《太素》均无"手"字，《千金要方》《外台秘要》卷6三焦脉病论引《删繁》均同本经。律以上文"太阴"不言手，则此阳明似亦不当言手，故疑手为"于"之误。杨上善注："胃之上口出气，即循咽上布于胸中，从胸中之掖，循肺脉手太阴，行至大指次指之端，注手阳明脉，循指上廉，上至下齿中。"按此以先循手太阴脉下行，复注手阳明脉上行，故曰还注。

[6] 上至舌：《太素》注："气到于舌，故曰上至舌也。"详阳明脉不至舌，故杨注云："气到于舌。"

[7] 大会于手太阴：手，正抄本无。阴下《灵枢》有"矣"字，《东医宝鉴》卷三引《灵枢》有"命曰卫气"四字，又《寿世内镜·附录》卷上引本文有"命曰卫"三字。按"命曰卫气"，恰与后文论营气"命曰营气"为封文，与本节所论义亦合，故此文可参。诸本无者，疑其夺也久矣。杨上善注："营气行昼，故即行阳也；行夜，故即行阴也。其气循二十八脉十六丈二尺，昼行二十五周，夜行二十五周，故一日一夜行五十周，平旦会手太阴也。"一度有一周，五十周（按此下原有"五十周"二字，据萧延平刊本删）为日夜一大周矣。上焦卫气循营气行，终而复始，常行无已也。《类经》卷8第23注："上焦者，肺之所居，宗气之所聚，营气随宗气以行于十四经脉之中。故上焦之气，常与营气俱行于阳二十五度，阴亦二十五度……昼夜周行五十度，至次日寅时复会于手太阴肺经，是为一周。然则营气虽出于中焦，而施化则由于上焦也。"按杨注言"卫气循气行"，张注言"营气随宗气以行"。据本节文义，似当以杨注为是。若此，则卫气之行，又一式矣，《灵枢·五乱》及《难经·三十难》所谓"营卫相随"者，义当属此。

【原文】

曰：人有热饮食下胃，其气未定，则汗出于面[1]，或出于背，或出于身半，其不循卫气之道而出何也？曰：此外伤于风，内开腠理，毛蒸理泄[2]，卫气走之，固不得循其道。此气剽悍滑疾，见开而出，故不得从其道，名曰漏泄[3]。

【注释】

[1] 则汗出于面：《灵枢》《太素》《千金要方》卷二十《外台秘要·三焦脉病论》均作"则汗出，或出于面"。

[2] 毛蒸理泄：热气出于皮毛，腠理开泄。毛，皮毛。蒸同烝。《说文·火部》："烝，火气上行也。"《集韵·证韵》："烝，气之上达也。或作蒸。"毛蒸，指皮毛被风热之邪所蒸。

[3] 漏泄：泄，《千金要方》卷二十第五作"气"。《太素》注："言卫气急勇，遂不循其道，即出其汗，谓之漏泄风也。"

【按语】

有关卫出上焦问题，由于《灵枢》作"卫出于下焦"，历来注家多随文顺释，或加按以发挥之，致使二义并存已久，莫衷一是。今考校众书，得以正本经误文。又据《内经》别篇诸多言气或言阳气处，而多有指卫气而暗合卫气出上焦之义者，亦足以为征也。现列举诸例如下。《灵枢·决气》云："上焦开发，宣五谷味，熏肤充身泽毛，若雾露之溉，是谓气。"与《本脏》篇所谓"卫气者，所以温分肉，充皮肤，肥腠理，司开合者也"义同，是"上焦开发"者，卫自上焦出也。《灵枢·平人绝谷》云："上焦泄气，出其精微，剽悍滑疾。"与《素问·痹论》所谓"卫气者，水谷之悍气也，其气剽疾滑利也"之义相同。则"上焦泄气"者，亦即上焦发泄卫气也。《灵枢·五癃津液别》云："故三焦出气，以温肌肉，充皮肤，为其津。"《本经》卷一第十三及《太素·津液》"两焦"均作"上焦"。杨上善注："上焦出气，出胃上口，名曰卫气。"《灵枢·五味》云："谷始入于胃，其精微者，现出于胃之两焦，以溉五脏，别出两行，营卫之道。"杨上善注："卫气出胃上口，营气出于中焦之后，故曰两行道也。"其他如《素问·五味论》《痈疽》篇及《素问·调经论》等亦有类于此义之文，颇与卫出上焦之义合，亦可以为证。

【原文】

中焦亦并于胃口[1]，出上焦之后[2]，此所以受气[3]，泌糟粕，蒸津液[4]，化其精微，上注于肺，乃化而为血[5]，以奉生身[6]，莫贵于此，故独得行于经隧，命曰营气[7]。

【注释】

[1] 胃口：《灵枢》作"胃中"。《千金要方》卷二十五、《外台秘要·三焦脉病论》均作"胃中管"。

[2] 上焦之后：以上焦出于胃上口，中焦亦并于胃口，故有前后之别。

[3] 受气：此下《灵枢》《太素》《千金要方》卷二十均有"者"字，义胜。《类经》卷8第23注："受气者，受谷食之气也。"

[4] 蒸津液：蒸，正抄本、《太素》《诸病源候论·三焦病候》均作"承"，杨上善注："承津液之汁。"按：蒸与烝、承古通。《集韵·证韵》："烝，气之上达也。或作蒸。"《庄子·知北游》："舜问乎丞曰。"《列子·天瑞》："丞作烝。"《礼记·文王世子》："有疑丞。"《书·

益稷》正义引丞作"承"。《说文·手部》："承，受也。"是蒸津液者，受津液也。

[5] 化而为血：《灵枢·邪客》云："营气者，泌其津液，注之于脉，化以为血，以荣四末，内注五脏六腑，以应刻数焉。"与本文义同，皆言水谷之精微，泌津入脉化血之道。

[6] 以奉生身：《灵枢发微》注："凡心中所生之血，赖此营气而化，以奉养生身。"按：奉，养也。《左传·昭公六年》："奉之以仁。"杜预注："奉，养也。"生身，犹人之肉体。《列子·杨朱》："虽全生身，不可有其身；虽不去物，不可有其物。"

[7] 命曰营气：气，原脱，据嘉靖本、四库本、《灵枢》《太素》《千金要方》卷二十《外台秘要·三焦脉病论》引《删繁》补。营下明抄本有"悍，音旱。慓，音票"六小字注音。杨上善注："人眼受血，所以能视；手之受血，所以能握；足之受血，所以能步。身之所贵，莫先于血，故独得行于十二经络之道，以营于身，故曰营气也。"

【原文】

曰：血之与气，异名同类何也？曰：营卫者，精气也[1]，血者神气也[2]，故血之与气，异名同类也[3]，故夺血者无汗，夺汗者无血[4]。故人有两死而无两生也[5]。

【注释】

[1] 营卫者，精气也：《千金要方》卷二十作"卫气是精"。《外台秘要》卷六"中焦热及寒泄痢方"引《删繁》作"卫是精气"。《类经》卷8第23注："营卫之气，虽分清浊，然皆水谷之精华，故曰营卫者精气也。"详本篇所论及《千金要方》《外台秘要》文，"营"字疑衍。

[2] 血者神气也：《千金要方》卷二十第五作"血气是神"。《外台秘要》"中焦热及寒泄痢方"引《删繁》作"营是神气"。《灵枢发微》注："血则由营气所生，乃气之神化者也。"《类经》卷八第二十三注："血由化而赤，莫测其妙，故曰血者神气也。"据《外台秘要》文义，似"血"作"营"义胜。营者，神气也，与上文"卫者，精气也"恰为对文，与本篇言营卫之义亦合。

[3] 异名同类也：卫与气虽异名而同类，营与血虽异名亦同类焉。

[4] "夺血者无汗"二句：《灵枢发微》注："血以营气而化以液而成汗，即心之液，是血与汗亦一物而异名也。故夺血而泻之者，无得再发其汗；夺汗而发之者，无得再去其血。"《类经》卷8第23注："而血之与汗，亦非两种。但血主营，为阴为里。汗属卫，为阳为表。一表一里，无可并攻。故夺血者无取其汗，夺汗者无取其血。"详此前文义，皆言气血，无涉于汗，而本文言"无汗""夺汗"及注家释文虽近乎理，然统而论之，似悖于义。据上文言血与气异名同类义，似当作"夺血者无气，夺气者无血"。《太素》文虽上句仍作"无汗"，然下句作"多气"已见端倪，似亦可为证。

[5] "故人有两死"句：人，下明抄本、《灵枢》《太素》均有"生"字。"也"《灵枢》《太素》《千金要方》卷二十第五均无。《外台秘要》卷六"中焦热及寒泄痢方"引《删繁》作"故人有一死而无再生也"。杨上善注："脱血亦死，脱气亦死，固有两死也。有血亦生，有气亦生，随有一即生，故无两生也。"《类经》卷8第23注："若表里俱夺，则不脱于阴，必脱于阳。脱阳亦死，故曰人生有两死。然而人之生也，阴阳之气，皆不可无，未有孤阳能生者，亦未有孤阴能生者，故曰无两生也。"《灵枢识》："简案：《外台秘要》引《删繁论》云：

夫血与气，异形而同类……故人有一死而无再生也。视之正文觉稍明备。"详"两死"者，杨注是也，此与前言气血之义正合。而"两生"者，似《外台秘要》引《删繁》义胜，"两"疑"再"之误。言人或脱血而死，或脱气而死，均无再次之生也。

【原文】

下焦者，别于回肠[1]，注于膀胱而渗入[2]焉。故水谷者，常并居于胃中，成糟粕而俱下于大肠，而为下焦[3]，渗而俱下，渗泄别汁[4]，循下焦而渗入膀胱也[5]。

【注释】

[1] 别于回肠：此言下焦起自胃下脘，由回肠而别出。

[2] 渗入：渗洒而入，非径直流入。

[3] 而为下焦：为，《灵枢》《太素》均作"成"。杨上善注："下焦在脐下，当膀胱上口，主分别清浊而不内，此下焦处也。"《类经》卷8第23注："自水分穴而下，皆下焦之部分也。按三十一难曰：下焦者，当膀胱上口，主分别清浊。其言上口者，以渗入之处为言，非真谓有口也。"

[4] 渗泄别汁：渗泄，《灵枢》《太素》均作"济泌"，亦通。《类经》卷8第23注："济，沛同。犹醴滤也。泌，如狭流也。别汁，分别清浊也。"

[5] 循下焦而渗入膀胱也：也，《灵枢》《太素》均作"焉"。杨上善注："济泌别汁，循下焦渗入膀胱，此下焦气液也。"

【原文】

曰：人饮酒，酒亦入胃，谷[1]未熟而小便独先下者何也？曰：酒者熟谷之液也，其气悍以滑（一作清），故后谷而入，先谷而液出也。故曰上焦如雾，中焦如沤，下焦如渎[2]，此之谓也。

【注释】

[1] 谷：原作"米"，据明抄本、《灵枢》《太素》《千金要方·卷二十》《外台秘要·下焦热方》引《删繁》及此后文义改。

[2] "上焦如雾"三句：《外台秘要·卷六下焦热方》引《删繁》云："雾者，霏霏起上也；沤者，在胃中沤也；渎者，如沟水决泄也。"《太素》注："上焦之气，如雾在天，雾含水气，谓如雪（按雪，疑'云'之误）雾也。沤，屋豆反，久渍也。中焦血气在于脉中润□（按：此字模糊不清，萧刻本作'一顷'，义晦），谓之沤也。下焦之气泄液等，如沟渎流在地也。"《灵枢发微》注："宗气出于上焦，出喉咙以司呼吸而行于十二经遂之中……如天之有雾也。营气并胃中，出上焦之下，泌别糟粕，蒸为精微之气，而心中之血，赖之以生，凝聚浮沉，如水中之有沤也。胃纳水谷，脾实化之，糟粕入于大肠，水液渗入膀胱，故三焦为决渎之官，膀胱为州都之官。正以下焦如渎之渗泄乎水也。"《医学入门·脏腑》云："上焦出阳气，温于皮肤分肉之间，若雾露之溉焉，故曰上焦如雾。中焦主变化水谷之味，其精微上注于肺，化而为血，行于经隧，以荣五脏周身，故曰中焦如沤。下焦主通利溲便，以时传下，出而不纳，开通秘塞，故曰下焦如渎。"又《白虎通·情性》引《礼运记》曰："三焦者包络府也，水谷之道路，气之所终始也。故上焦若窍，中焦若编，下焦若渎。"按此当别有所本也。又

《黄帝内经灵枢校注语译》云："沤疑为枢之误字。中焦消化谷物，升清降浊，其开阖之机，像枢轴一样。"详沤与枢古义通。《诗经·唐风·山有枢》："山有枢。"陆德明释文："枢，本或作蓲。"《汉石经》枢，作蓲。《太玄·养》："阳蓲万物。"司马光集注："陆曰：蓲读与沤营之沤同。"故此说亦可参。

【按语】

有关三焦问题，经中论述甚多，而以本篇论述最详。综观全部论三焦经文，可见三焦一腑，亦有名有形，有表里配合，有官能所司，有经脉运行，有俞穴可循，有病候可徵也。然《难经·二十五难》则云："心主与三焦为表里，俱有名而无形也。"历代医家及至今日，围绕三焦问题，考析殆尽，争辩颇多，众说纷纭，终难定论。详《难经》论三焦，原与《内经》所论，非一家言，故诸多歧义，难得尽通，不必强合。诸家争议，亦仅供参考，兹不烦引。

第四节　阴阳清浊精气津液血脉

【提要】

本篇重在论述阴阳清浊及精气津液血脉的基本概念。

1. 清浊的含义、阴阳气别、经脉归属及针刺原则。

2. 精气津液血脉的基本概念、六气有余不足之病候等。

【原文】

黄帝问曰：愿闻人气之清浊者何也？岐伯对曰：受谷者浊，受气者清[1]。清者注阴，浊者注阳[2]。浊而清者上出于咽[3]，清而浊者下行于胃[4]。清者上行，浊者下行，清浊相干，名曰乱气[5]。曰：夫阴清而阳浊，浊中有清，清中有浊，别之奈何？曰：气之大别[6]，清者上注于肺[7]，浊者下流于胃[8]。胃之清气上出于口[9]，肺之浊气下注于经，内积于海[10]。

【注释】

[1] 受谷者浊，受气者清：《太素》注："受谷之浊，胃气也。受气之清，肺气也。"《类经》卷4第19注："人身之气有二，曰清气，曰浊气。浊气者，谷气也。清气者，天气也。"

[2] 清者注阴，浊者注阳：《太素》注："阴，肺也。阳，胃也。"《类经》卷4第19注："喉主天气，故天之清气，自喉而注阴。阴者，五脏也。咽主地气，故谷之浊气，自咽而注阳。阳者，六腑也。"详《素问·六节藏象论》云："天食人以五气，地食人以五味。五气入鼻，藏于心肺，上使五色修明，音声能彰。五味入口，藏于肠胃，胃有所藏，以养五气。"亦合此义。张注释阴阳，浑指脏腑，当是。

[3] 浊而清者上出于咽：《太素》注："谷气浊而清者，上出咽口，以为噫气也。"《类经》卷4第19注："浊之清者，自内而出，故上行。"《灵枢集注》张志聪注："浊而清者，谓水谷所生之清气，上出于咽喉，以行呼吸。"按：杨注"噫气"之义，恐非。此言清浊之气，亦可相互转化。故水谷之浊气亦可转化为清气，而上出于咽喉。咽，指食道。

[4] 清而浊者下行于胃：下行于胃，《灵枢》《太素》均作"则下行"，义胜。《太素》注："谷气清而浊者，下行经脉之中，以为营气。"《类经》卷4第19注："清之浊者，自外而

入，故下行。"《灵枢集注》张志聪注："清而浊者，肺之浊气，下注于肺，内注于海。"按：此言清，当指天气。天之清气，自肺而入，亦可转化为浊气。

[5] 清浊相干，名曰乱气：名，《灵枢》《太素》均作"命"，义同。凡清浊之气，各循其道，各专其能，如是则顺之而治。若清浊之气，不循其道，相互干犯，则为乱气。故《灵枢·五乱》专论乱气者也。

[6] 气之大别：《太素》注"气之细别多种，晋言其大略耳。"《类经》卷4第19注："大别，言大概之分别也。"大别，概略也。

[7] 清者上注于肺：《太素》注："谷之清气，上注于肺。"《灵枢发微》注："受气者清，故清者上注于肺。肺为阴，所以曰受气者清，而清者注阴也。"《类经》卷4第19注："上文以天气谷气分清浊，而此言清中之浊，浊中之清，其所以复有不同也。清者上升，故注于肺。"

[8] 浊者下流于胃：流，《灵枢》作"走"，亦通。《太素》注："谷之浊者，下流于胃。"《灵枢发微》注："受谷者浊，故浊者下走于胃。所以曰受谷者浊，而浊者注阳也。"《类经》卷4第19注："浊者下降，故走于胃。"详本节设问，原有二义。一者阴清阳浊，一者浊中有清，清中有浊。答词中亦当合此二义。故"清者上注于肺，浊者下流于胃"二语，乃是答阴清阳浊之问。若此，则当以马注义是。

[9] 胃之清气上出于口：《类经》卷4第19注："浊中有清，故胃之清气，上出于口，以通呼吸津液。"

[10] 肺之浊气……内积于海：《类经》卷4第19注："清中有浊，故肺之浊气下注于经，以为血脉营卫。而其积气之所，乃在气海间也。上气海在膻中，下气海在丹田。"详《灵枢·五味》云："其大气之搏而不行者，积于胸中，命曰气海，出于肺，循喉咽，故呼则出，吸则入。"《灵枢·邪客》云："宗气积于胸中，出于咽喉，以贯心脉，而行呼吸焉。"《灵枢·刺节真邪》云："宗气留于海，其下者，注于气街，其上者，走于息道。"此皆可明本文"内积于海"之义。且经中不言下气海者，故张注复出丹田之说，似为蛇足。

【原文】

曰：诸阳皆浊，何阳独甚[1]？曰：手太阳独受阳之浊[2]，手太阴独受阴之清[3]。其清者上走孔窍[4]，其浊者下行诸经[5]。故诸阴皆清，足太阴独受其浊[6]。

曰：治之奈何？曰：清者其气滑，浊者其气涩[7]，此气之常也。故刺阴者，深而留之；刺阳者，浅而疾取之[8]；清浊相干者，以数调之也[9]。

【注释】

[1] 独甚：独，《灵枢》作"浊"，据下文义，作"独"是，疑涉上而误。"甚"下《灵枢》《太素》均有"乎"字，义胜。

[2] 手太阳独受阳之浊：《太素》注："胃者，腐熟水谷，传与小肠，小肠受盛，然后传与大肠，大肠传过，是为小肠受秽浊最多，故小肠经受阳之浊也。"《灵枢发微》注："手太阳小肠经者，则上承胃之所受，脾之所化，其水谷尚未及分，而秽污俱存，此所以独受阳经之最浊者也，其为浊之浊乎。"此解上文"诸阳皆浊，何阳独甚"之义。

[3] 手太阴独受阴之清：《灵枢发微》注："诸阴经皆受清气，何阴经独受清气之甚？惟手太阴肺经，则为五脏之华盖，独受阴经之最清者也。"此进而补叙诸阴皆清，何阴独甚之义。

[4] 其清者上走孔窍：清者，明抄本无此二字。孔，《灵枢》《太素》均作"空"，空与孔通。《说文·学部》："空，窍也。"段玉裁注："今俗语所谓孔也。"杨上善注："肺脉手太阴受于清气，其有二别。有清清之气，行于三百六十五络，皆上于面，精阳之气，上行目而为精，其别气走耳而为聪，其宗气上出于鼻而为臭，其浊气出于唇口为味，皆是手太阴清气行之故也。"《类经》卷4第19注："此即上文胃之清气上出于口。"杨注据文发挥，亦合经义。

[5] 其浊者下行诸经：浊者，明抄本无此二字。《太素》注："手太阴清而浊者，下入于脉，行十二经中。"

[6] "诸阴皆清"二句：杨上善注："六阴之脉皆清，足太阴以是脾脉，脾主水谷浊气，故足太阴受阴之浊也。"《灵枢发微》注："诸阴皆受清气，惟足太阴脾经，则胃中浊气，赖以运化。所谓独受其浊也，其为清中之浊乎。"详《素问·六节藏象论》云："脾胃大肠小肠三焦膀胱者，仓廪之本，营之居也。"所谓仓廪之本者，受水谷也，惟脾为脏，余皆为腑。又《素问·太阴阳明论》云："足太阴者，三阴也，其脉贯胃属脾络嗌。故太阴为之行气于三阴。"

[7] 清者其气滑，浊者其气涩：《灵枢发微》注："清气属阴，故阴经必清，其气必滑。浊气属阳，故阳经必浊，其气必涩。"此承前文"受谷者浊，受气者清。清者注阴，浊者注阳"之义，进而言气犹有滑涩之别。

[8] "刺阴者"四句：杨上善注："诸经多以清者为阳，浊者为阴。此经皆以谷之悍气为浊为阳，谷之精气为浊为阴，有此不同也。故人气清而滑利者，刺浅而疾之；其气浊而涩者，刺深而留之。"详《灵枢·根结》云："气滑即出疾，其气涩则出迟。气悍则针小而入浅，气涩则针大而入深。深则欲留，浅则欲疾。"《灵枢·邪气脏腑病形》云："刺滑者，疾发针而浅内之，以泻其阳气，而去其热。刺涩者，必中其脉，随其逆顺而久留之。"又《灵枢·逆顺肥瘦》云：刺肥人者，其血黑以浊，则"深而留之"；刺瘦人者，其血清气滑，则"浅而疾之"。刺壮士者，"此人重则气涩血浊，刺此者，深而留之，多益其数；劲则气滑血清，刺此者，浅而疾之"。

[9] "清浊相干者"二句：杨上善注："阴阳清浊气并乱，以理调之。理数然也。"数者，常数也，即不守"深而留之""浅而疾之"之限。如《灵枢·逆顺肥瘦》论刺常人云："视其白黑，各为调之，其端正敦厚者，其血气和调，刺此者，无失常数也。"常数犹常法，数，法也。《韩非子·制分》云："任数不任人。"陈奇猷校注："本篇数字用为法字之义。"又如《灵枢·五乱》论刺乱气法云："有道以来，有道以去，审知其道，是谓身宝。"并视乱气所在，随而为刺，此亦"以数调之"之法。

【按语】

原文见于《灵枢·阴阳清浊》，论述人体清气、浊气在性质、分布上的区别，以此讨论发病时的一般刺法。人受纳的水谷有形之物是浊气，吸收的天空之气是清气。天空之气注于脏，水谷浊气注于腑。水谷浊气化生的清阳之气，上出于咽；天空之气中的浊气则下降。如果清气和浊气相互干扰不能正常的升降就叫乱气。

小肠受胃的水谷，将清浊分离，所以它及手太阳小肠经受的浊气最多。肺主气，司呼吸，所以它及手太阴肺经所受的清气最多。清气滑利，浊气滞涩。阳经受浊气，针刺时应深刺而长时间留针；阴经受清气，治疗时要浅刺，不留针。如果清浊相干、升降失常，应查清病情，掌握病机，了解清浊混乱的病位和程度，采用相应的方法进行调治。即杨上善所说："阴阳清浊气并乱，以理调之。理数然也。"

【原文】

曰：人有精、气、津、液、血、脉，何谓也？曰：两神相搏，合而成形[1]，常先身生，是谓精[2]。上焦开发，宣五谷味[3]，熏肤充身泽毛，若雾露之溉，是谓气[4]，腠理发泄，汗出腠理（一作溱溱）是谓津[5]。谷入气满，淖泽注于骨[6]，骨属[7]屈伸，出泄[8]补益脑髓[9]，皮肤润泽，是谓液[10]。中焦受汁[11]变化而赤，是谓血[12]。壅遏营气，令无所避，是谓脉也[13]。

【注释】

[1] 两神相搏，合而成形：搏，《太素》《素问·调经论》王冰注引《针经》均作"薄"。搏与薄通。杨上善注："雄雌二灵之别，故曰两神。阴阳二神相得，故谓之薄。和为一质，故曰成形。"《灵枢发微》注：《易》曰：男女构精，万物化生。盖当男女相构之时，两神相合，而成所生男女之形。

[2] 常先身生，是谓精：《灵枢发微》注："此精常先其身而生，有其精，斯有其形，夫是之谓精也。"《类经》卷4第25注："按本神篇曰：两精相搏谓之神。而此曰两神相搏，合而成形，常先生身是谓精。盖彼言由精以化神，此言由神以化精。二者若乎不同，正以明阴阳之互用者，即其合一之道也。"此精乃男女媾精之精，既非广含物质概念之精气之精，亦非物质之精微之精。

[3] 上焦开发，宣五谷味：《灵枢发微》注："宗气即大气，积于上焦，上焦开发于脏腑，而宣布五谷精微之气味。"《类经》卷4第25注："上焦，胸中也。开发，通达也。宣，布散也。"详《灵枢·平人绝谷》云："上焦泄气，出其精微，剽悍滑疾。"又《灵枢·痈疽》云："肠胃受谷，上焦出气，以温分肉而养骨节，通腠理。"此与本文义甚合。是上焦者，即前篇所论上焦也。五谷味者，五谷之精微也，即《灵枢·五味》所谓"谷始入于胃，其精微者，先出于胃之两焦，以溉五脏，别出两行营卫之道"者也。

[4] 气：杨上善指卫气，马莳指宗气。《类经》卷4第25注亦谓："人身之大气，名为宗气，亦名真气。"并别出《灵枢·邪客》及《刺节真邪》《营卫生会》等文为证。然《营卫生会》言"五脏六腑皆以受气"之后，复言"其清者为营，浊者为卫""营出于中焦，卫出于下焦"。本文既云"上焦开发""熏肤充身泽毛"，舍卫气而何为？故当以杨注为是。

[5] 津：《类经》卷4第25注："津者阳之液，汗者津之泄也。"详《素问·阴阳别论》云："阳加于阴谓之汗。"汗本阴类，因阳加而出，古称阳液。津本润泽之义，此以汗出以释津者，以此例论之，津非专指汗也。

[6] 淖泽注于骨：《太素》注："淖，文卓反。濡润也……五谷之精膏，注于诸骨节中。"《类经》卷4第25注："淖泽，濡润也。液者，阴之津，谷入于胃，其气满而化液，故淖泽而注于骨。"淖，音闹，又音浊。《集韵·觉韵》："淖，濡甚也。"又《尔雅·释言》陆德明释文："淖，奴孝反，又文卓反。《字林》云：濡甚也。"此杨注与《集韵》所本。泽与液古通。《觉韵·昔韵》："释、泽、绎，施只切……或作泽、绎，通作醳。"又"液、醳，渍也。《素问·八正神明论》云："是故天明日温则人血淖液而卫气浮。"《太素·天忌》注："天温血气

湻泽。"故杨上善以泽释液。又《素问·经络论》云:"热多则湻泽。"王冰注:"泽,润液也。"《素问·疏五过论》云:"今泽不息。"王冰注:"泽者,液也。"此王冰以液释泽也。此言五谷之湻液,注之于骨。

[7]骨属:《太素》注:"骨节相属之处。"《素问·阴阳应象大论》:"溪谷属骨皆有所起。"王冰注:"属骨者,为骨相连属处。"此亦疑为骨属。《灵枢·卫气失常》云:"骨有属……骨之属者,骨空之所以受益而益脑髓者也。"《灵枢识》:"简案:属,跌属之属,两骨相交之处,十二关节皆是。"

[8]出泄:《灵枢》作"泻泽",《太素》作"光泽"。均通。光与桄古通。《灵枢·释言》:"桄颖,充也。"陆德明释文:"桄,系作光。"《说文·木部》:"桄,充也。"

[9]补益脑髓:《类经》卷4第25注:"凡骨属举动屈伸,则经脉流行而泻其泽,故内而补益脑髓。"详《灵枢·海论》:"脑为髓之海。"《素问·五脏生成》云:"诸髓者,皆属于脑。"此所以为液之补诸脑与髓也。

[10]液:津液本为同类,然亦有阴阳之分。盖津者,液之清者也;液者,津之浊者也。津为汗而走腠理,故属阳。液注骨而补脑髓,故属阴。观《灵枢·五癃津液别》篇曰:三焦出气以温肌肉,充皮肤,为其津。其留而不行者为液。其义正与此合。

[11]受汁:《灵枢》作"受气取汁",《太素》《灵枢略》均作"受血于汁"。

[12]血:《太素》注:"五谷精汁在于中焦,注手太阴脉中,变赤循脉而行,以奉生身谓之为血也。"《类经》卷4第25注:"中焦者,并胃中,出上焦之下,凡水谷之入,必先归胃,故中焦受谷之气,取谷之味,输脾达脏,由黄白而渐变为赤,以奉生身者,是谓之血。"又《灵枢·邪客》云:"营气者,泌其津液,注之于脉,化以为血。"与本文义同,以营出中焦也。

[13]"拥遏营气"三句:《灵枢》《太素》"拥"均作"雍";也,均无。"拥"与"雍"古通。《史记·司马相如列传》:"此壤卫雍。"《汉书·司马相如传》雍作拥。杨上善注:"盛雍营血之气,日夜营身五十周,不令避散,故谓之脉也。"《类经》卷4第25注:"雍遏者,堤防之谓,犹道路之有封疆,江河之有崖岸,俾营气无所回避而必行其中者,是谓之脉。"又《素问·脉要精微论》云:"脉者,血之府也。"是脉者,运行营血之管道也。

【原文】

曰:六气者[1],有余不足,气之多少,脑髓[2]之虚实,血脉之清浊,何以知之?曰:精脱者,耳聋[3];气脱者,目不明[4];津脱者,腠理开,汗大泄[5];液脱者,骨痹屈伸不利,色夭,脑髓消,胻酸[6],耳数鸣[7];血脱者,色白,夭然不泽;脉脱者,其脉空虚,此其候也。曰:六气贵贱何如?曰:六气者各有部主[8]也,其贵贱善恶可为常主[9],然五谷与胃为大海也[10]。

【注释】

[1]六气者:《类经》卷4第25注:"前言一气,总言之也。此言六气,分言之也。盖精、气、津、液、血、脉,无非气之所化也。"此言气者,非六气中之"气",盖精、气、津、液、血、脉功用之混称耳。以其重在言气,而非言质,故谓六气。

[2]脑髓:按脑髓二字,与问六气之义甚不协,疑为"津液"二字之误。

［3］精脱者，耳聋：《太素》注："肾以主耳，故精脱则耳聋。"

［4］气脱者，目不明：《太素》注："五脏精气为目，故气脱则目暗。"《灵枢发微》注："目之精明五色者，气之华也，故气脱者目不明。"前文杨注释气为卫气，此释气为五脏精气，颇难契合。盖卫气与目，至为关切。如前第九篇言卫气昼行阳夜行阴，"平旦阴气尽，阳气出于目，目张则气行于头"。又《灵枢·大惑论》论"病而不得卧者"及"病目而不得视者"，并以卫气常留于阳，故目不瞑，卫气常留于阴，故目闭等为解，足可为证。此言气脱者，亦卫气脱也。

［5］汗大泄：《类经》卷4第25注："汗，阳津也。汗大泄者，津必脱。故曰亡阳。"

［6］胻酸：此下明抄本分别有"音行""音酸"四小字音注。"胻"，《灵枢》作"胫"，胻同胫。此因髓消，无以充胻，故胻酸。

［7］耳数鸣：《类经》卷4第25注："液脱则阴虚，故耳鸣也。"详《灵枢·口问》云："上气不足，脑为之不足，耳为之苦鸣，头为之苦倾，目为之眩。"脑髓消，亦上气不足也，故耳数鸣。

［8］部主：《类经》卷4第25注："部主，谓各部所主也。如肾主精，肺主气，脾主津液，肝主血，心主脉也。"

［9］"其贵贱善恶"句：《类经》卷4第25注："贵贱善恶，以衰旺邪正言。如春夏则木火为贵，秋冬则金水为贵，而失时者为贱也。六气之得正者为善，而太过不及者为恶也。贵贱善恶，主各有时，故皆可为常主。"观前文问六气贵贱之义，则善恶之与贵贱，亦互文也。此贵者亦善，贱者亦恶，非贵贱自贵贱，善恶自善恶也。

［10］五谷与胃为大海也：《太素》无"胃""也"二字。《类经》卷4第25注："然六气资于五谷，五谷运化于胃，是为水谷之海，故卫气为脏腑之本。"

【按语】

原文见于《灵枢·决气》，论述人体精、气、津、液、血、脉六气的生成、功能及病理表现。

第三章　经　络

第一节　十二经脉络脉支别

【提要】

本节分上、下两篇，重点论述十二经脉、十五络脉、十二经别的循行径路和发病情况。

1. 十二经脉的循行径路和发病情况。

2. 手足少阴、手足太阴、足厥阴之脉气绝、五阴俱绝，太阳、少阳、阳明脉绝及六阳俱绝的症状和预后。

3. 足太阴脉、足阳明脉、足少阳脉常动不休的道理。

4. 经脉和络脉的区别，十五络脉的循行、穴名、发病情况、诊法、刺法。

5. 十二经脉分属的皮部之络脉诊色法，外邪由络到内的规律、病理、症状与诊法。

6. 十二经别的循行情况。

【原文】

雷公问曰：禁脉[1]之言，凡刺之理，经脉为始……愿闻其道[2]？

黄帝答曰：经脉者，所以决死生，处百病，调虚实，不可不通也。

【注释】

[1] 禁脉：《太素》均作"禁服"。古医书名。

[2] 愿闻其道：原引经文已经节略，故加省略号。《灵枢·经脉》云："禁服之言，凡刺之理，经脉为始，营其所行，制其度量，内次五脏，外别六腑，愿尽闻其道。"其中"凡刺之理"以下六句皆出自《灵枢·禁服》，是黄帝授书与雷公时所说的话："慎之慎之，吾为子言之。凡刺之理……"这里雷公以此发问。

【按语】

此段文字说明经脉的重要意义。

【原文】

肺手太阴之脉[1]，起于中焦[2]，下络大肠，还循胃口，上膈属肺，从肺系横出腋下，下循臑[3]内，行少阴、心主之前，下肘中，循臂内上骨[4]下廉[5]，入寸口，上鱼[6]，循鱼际，出大指之端。其支者，从腕后直出次指内廉，出其端。是动则病[7]肺胀满，膨膨然而喘咳，缺盆中痛，甚则交两手而瞀[8]（音务，又音茂），是谓臂厥。是主肺所生病[9]者，咳，上气，喘喝，烦心，胸满，臑（音如）臂内前廉痛厥，掌中热。气盛[10]有余则肩背痛，风寒，汗出中风，小便数而欠。气虚则肩背痛寒，少气不足以息，溺色变[11]（一云卒遗矢无度），为此诸病。凡十二经之病，盛则泻之，虚则补之，热则疾之，寒则留之，陷下则灸之，不盛不虚，以经取之。盛者则寸口大三倍于人迎，虚者则寸口反小于人迎也。

大肠手阳明之脉，起于大指次指之端外侧，循指上廉，出合骨两骨之间，上入两筋之中，循臂上廉，入肘外廉，上循臑外廉上肩，出髃骨之前廉，上出柱骨之会上，下入缺盆，络肺，下膈属大肠。其支者，从缺盆直上至颈，贯颊，下入齿中，还出夹口，交人中，左之右，右之左，上夹鼻孔。是动则病齿痛，颈肿。是主津液所生病者，目黄，口干，鼽衄，喉痹，肩前臑痛，大指次指痛不用。气盛有余则当脉过者热肿，虚则寒栗不复。为此诸病[12]……盛者则人迎大三倍于寸口，虚者则人迎反小于寸口也。

胃足阳明之脉，起于鼻，交頞中，旁约太阳之脉，下循鼻外，入上齿中，还出夹口，环唇，下交承浆，却循颐后下廉，出大迎，循颊车，上耳前，过客主人，循发际至额颅。其支者，从大迎前下人迎，循喉咙，入缺盆，下膈属胃络脾。其直者，从缺盆下乳内廉，下夹脐，入气街中。其支者，起于胃口，下循腹里，下至气街中而合，以下髀关，抵伏兔，下入膝膑中，下循胫外廉，下足跗，入中指内间。其支者，下膝三寸而别，以下入中指外间。其支者，别跗上，入大指间，出其端。是动则病凄凄然振寒，善伸数欠，颜黑。病至则恶人与火，闻木音则惕然惊，心欲动，独闭户塞牖而处，甚则欲上高而歌，弃衣而走，贲响腹胀，是为骭厥。是主血所生病者，狂瘨（一作疟），温淫汗出，鼽衄，口㖞，唇紧，颈肿，喉痹，大腹水肿，膝膑肿痛，循膺乳、气街、股、伏兔、胻外廉、足跗上皆痛，中指不用。气盛则身以前皆热，其有余于胃，则消谷善饥，溺色黄。气不足则身以前皆寒栗，胃中寒则胀满。为此诸病……盛者人迎大三倍于寸口，虚者人迎反小于寸口也。

脾足太阴之脉，起于大指之端，循指内侧白肉际，过核骨后，上内踝前廉，上腨内，循胫骨后，交出厥阴之前，上循膝股内前廉，入腹属脾络胃，上膈，夹咽，连舌本，散舌下。其支者，复从胃别上膈，注心中。是动则病舌本强，食则呕，胃脘痛，腹胀善噫，得后与气则快然如衰，身体皆重。是主脾所生病者，舌本痛，体不能动摇，食不下，烦心，心下急，寒疟，溏、瘕泄，水闭，黄疸，不能食[13]，唇青，强立股膝内肿痛、厥，足大指不用。为此诸病……盛者则寸口大三倍于人迎，虚者则寸口反小于人迎也。

心手少阴之脉，起于心中，出属心系，下膈络小肠。其支者，从心系，上夹咽，系目系（一本作循胸出胁）。其直者，复从心系却上肺，上出腋下，下循臑内后廉，循太阴、心主之后，下肘中内廉，循臂内后廉，抵掌后锐骨之端，入掌内后廉，循小指内出其端。是动则病嗌干、心痛，渴而欲饮，是为臂厥。是主心所生病者，目黄，胁满痛，臑臂内后廉痛、厥，掌中热痛。为此诸病……盛者则寸口大再倍于人迎，虚者则寸口反小于人迎也。

小肠手太阳之脉，起于小指之端，循手外侧上腕，出踝中，直上循臂骨下廉，出肘内侧两骨之间，上循臑外后廉，出肩解，绕肩胛，交肩上，入缺盆，向腋下，络心，循咽，下膈抵胃属小肠。其支者，从缺盆循颈上颊，至目锐眦，却入耳中。其支者，别颊上䪼抵鼻，至目内眦，斜络于颧。是动则病嗌痛颔肿，不可以顾，肩似拔，臑似折。是主液所生病者，耳聋目黄，颊肿，颈、颔、肩、臑、肘臂外后廉痛。为此诸病……盛者则人迎大再倍于寸口，虚者则人迎反小于寸口也。

膀胱足太阳之脉，起于目内眦，上额交颠。其支者，从颠至耳上角。其直者，从颠入络脑，还出别下项，循肩髆[14]内，夹脊抵腰中，入循膂，络肾属膀胱。其支者，从腰中下会于后阴[15]，贯臀入腘中。其支者，从髆内左右别下贯胛（一作髋）夹脊内，过髀枢，循髀外后廉，下合腘中，以下贯踹[16]（足跟也）内，出外踝之后，循京骨，至小指外侧。是动则病冲头痛，目似脱，项似拔，脊腰似折，髀不可以曲[17]，腘如结，踹如裂，是谓踝厥。是主筋所生病者，痔疟，狂颠疾，头囟项颈间痛，目黄泪出，鼽衄，项背腰尻腘踹脚皆痛，小指不用。为此诸病……盛者则人迎大再倍于寸口，虚者则人迎反小于寸口也。

肾足少阴之脉，起于小指之下，斜趣足心，出然谷（骨）[18]之下，循内踝之后，别入跟中，以上踹内，出腘中内廉，上股内后廉，贯脊属肾络膀胱。其直者，从肾上贯肝膈，入肺中，循喉咙，夹舌本（一本云从横骨中夹脐循腹里上行而入肺）。其支者，从肺出络心，注胸中。是动则病饥不欲食，面黑如炭色，咳唾则有血，喝喝（一作喉鸣）而喘，坐而欲起，目䀮䀮无所见，心如悬若饥状，气不足则善恐，心惕惕如人将捕之，是为骨厥。是主肾所生病者，口热舌干，咽肿上气，嗌干及痛，烦心，心痛，黄疸，肠澼，脊股内后廉痛，痿厥嗜卧，足下热而痛。灸则强食生肉[19]，缓带被发，大杖重履而步[20]。为此诸病……盛者则寸口大再倍于人迎，虚者则寸口反小于人迎也。

心主手厥阴[21]之脉，起于胸中，出属心包络，下膈，历络三焦。其支者，循胸出胁，下腋三寸，上抵腋下，循臑内，行太阴、少阴之间，入肘中，下循臂，行两筋之间，入掌中，循中指出其端。其支者，别掌中，循小指次指出其端。是动则病手心热，臂肘挛急，腋肿，甚则胸胁支满，心中憺憺大动，面赤目黄，喜笑不休。是主脉（一作心包络）所生病者，烦心，心痛，掌中热。为此诸病……盛者则寸口大一倍于人迎，虚者则寸口反小于人迎也。

三焦手少阳之脉，起于小指次指之端，上出两指之间，循手表腕，出臂外两骨之间，上贯肘，循臑外上肩，而交出足少阳之后，入缺盆，布膻中，散络心包，下膈，遍属三焦。其支者，从膻中，上出缺盆，上项夹耳后，直上出耳上角，以屈下额（一作颊）至𬱟。其支者，从耳后入耳中，出走耳前，过客主人前，交颊，至目锐眦。是动则病耳聋，浑浑焞焞，嗌肿喉痹。是主气所生病者，汗出，目锐眦痛，颊、耳后、肩、臑、肘臂外皆痛，小指次指不为用。为此诸病……盛者则人迎大一倍于寸口，虚者则人迎反小于寸口也。

胆足少阳之脉，起于目锐眦，上抵头角，下耳后，循颈行手少阳之前，至肩上，却交出手少阳之后，入缺盆。其支者，从耳后入耳中，出走耳前，至目锐眦后。其支者，别锐眦，下大迎，合手少阳，抵于𬱟下（一本云别目锐眦，上迎手少阳于𬱟），加颊车，下颈合缺盆，以下胸中，贯膈络肝属胆，循胁里出气街，绕毛际，横入髀厌中。其直者，从缺盆下腋，循胸中过季胁，下合髀厌中，以下循髀阳，出膝外廉，下外辅骨之前，直下抵绝骨之端，下出外踝之前，循足跗上，出小指次指之端。其支者，别跗上，入大指之间，循大指歧骨内出其端，还贯入爪甲，出三毛。是动则病口苦，善太息，心胁痛不能反侧，甚则面微尘，体无膏泽，足外反热，是为阳厥。是主骨所生病者，头面额痛[22]，目锐眦痛，缺盆中肿痛，腋下肿痛，马刀夹瘿，汗出振寒，疟，胸中、胁肋、髀、膝外至胻、绝骨、外踝前及诸节皆痛，小指次指不用。为此诸病，盛者则人迎大一倍于寸口，虚者人迎反小于寸口也。

肝足厥阴之脉，起于大指丛毛之际，上循足跗上廉，去内踝一寸，上踝八寸，交出太阴之后，上腘内廉，循股阴入毛中，环阴器，抵少腹，夹胃属肝络胆[23]，上贯膈，布胁肋，循喉咙之后，上入颃颡，连目系，上出额，与督脉会于颠[24]（一云：其支者，从小腹与太阴、少阳结于腰髁，夹脊下第三、第四骨孔中）。其支者，从目系下颊里，环唇内。其支者，复从肝别贯膈，上注肺中。是动则病腰痛不可以俯仰，丈夫㿉疝，妇人少腹肿，甚则嗌干，面尘脱色。是主肝所生病者，胸满呕逆，洞泄，狐疝，遗溺癃闭。为此诸病，盛者则寸口大一倍于人迎，虚者则寸口反小于人迎也。

【注释】

[1] 肺手太阴之脉：十二经脉条文分为四层意思，循行路线、是动则病、是主所生病、为此诸病。《针灸甲乙经》转载时于"诸病"后加注"凡十二经之病"六字，意指十二经病的诊治总则均相同，故此后各经文字不再重复。

[2] 中焦：上腹胃脘所在部。《铜人腧穴针灸图经》补注："中焦者，在胃中脘（此指胃腑，非指穴位），主腐熟水谷，水谷精微，上注于肺，肺行荣卫，故十二经脉自此为始。"《灵枢·营卫生会》云："中焦亦并胃中，出上焦之后，此所受气者，泌糟粕，蒸津液，化其精微，上注于肺脉……"说明水谷（饮食）入胃后，其精微之气通过中焦散发上行。中焦是指中部气化的通路，其上部为上焦，下部为下焦。血气为水谷之气所化，故经脉起始于中焦。《灵枢·五味论》云："咸入于胃，其气上走中焦，注于脉。"又言："血脉者，中焦之道也。"意义均相通。《发挥》加注为："在胃中脘，当脐上四寸之分。"专指体表穴位，不合原意，应从内部通路去理解为妥。中焦出自胃脘，《素问·玉机真脏论》云："胃者，五脏之本也。藏气者不能自致于手太阴，必因于胃气，乃至于手太阴也。"说明经脉起于中焦，是因为奇穴的产生和运行有赖于胃气。

[3] 臑：指上臂部。

[4] 臂内上骨：指桡骨。

[5] 廉：指侧边，棱角处。滑注："廉，隅也；边也。"《说文》："仄也。"《玉篇》："棱也。"从"广"，表示与房屋有关。本义为厅堂的侧边。本文"下廉"指下侧、下缘。

[6] 鱼：指大鱼际部，又称"手鱼"。《铜人》注："鱼，谓手大指之后也，以其处如鱼之形，故曰鱼。鱼际，谓手鱼之际，有穴居此，故名曰鱼际也。"可知，大鱼际部总称"鱼"，其边缘白肉际侧称"鱼际"。马注："大指本节之后，其肥肉隆起处，统谓之鱼；鱼际，则其间之穴名也（首先是部位名）。"指手拇指（或足大趾）后方的掌（或跖）骨处有明显肌肉隆起，状如鱼腹的部位。

[7] 是动则病：经脉病候的一类。张景岳《类经》注："动，言变也，变则变常而为病也。""是"，指这一经脉（包括所属络的脏腑），"动"即变动之义。由于经脉及其相联系脏腑之气的变化，才产生脉的盛虚、肌肤的寒热、络脉的陷下等症状，以及各经所过、所络属部位的特有病证。包括：①本经及所联络脏腑之气异常变动引致的病证。②经脉循行径路上所发生的病证。

[8] 瞀：本义眼睛昏花。本文指心胸闷乱，视力模糊而言。

[9] 是主肺所生病：指该经经穴的主治病证。某一经有病，不但出现本经所过、所络属部位的病证，也会影响所联系的经、脏而发生相应的证候。

[10] 气盛：指实证、阳证，与气虚相对而言。

[11] 溺色变：《脉经》卷六、《铜人腧穴针灸图经》卷二、《十四经发挥》均作"卒遗矢

无度"。

[12] 为此诸病：此后《针灸甲乙经》节后去原经文"盛则泻之……以经取之"。后同。

[13] 不能食：《灵枢·经脉》《太素》等均作"不能卧"，后无"唇青"二字。《脉经》卷六作"好卧不能食肉"。

[14] 腨：《灵枢·经脉》作"䯒"。

[15] 会于后阴：《灵枢·经脉》《圣济总录》均作"挟脊"。《脉经》卷六、《千金要方·膀胱腑》篇"胅"均作"肿"，并无"挟脊内"三字。疑"挟脊内（当为肉）"为"肿"字注文，误入正文。

[16] 踹：原注："足跟也"，于义不合，《脉经》卷六、《太素》卷八首篇、《千金要方·膀胱腑》《素问·厥论》王注等均作"腨"，应据改。

[17] 髀不可以曲：原无"髀"字，据《素问·至真要大论》新校正引《甲乙经》《太素》卷八首篇、《铜人》《十四经》补。

[18] 然谷：《素问·阴阳离合论》王注、《脉经》卷六、《太素》卷八首篇、《千金要方·肾脏》《铜人》卷一均作"然骨"。

[19] 生肉：《太素》卷八首篇作"生食"，《脉经》卷六作"生害"，校注："一作肉。"《千金要方·肾脏》作"生灾"。

[20] 步：自"灸则"至"而步"，正统本无此十六字。

[21] 厥阴：《灵枢·经脉》有"心包络"三字。《太素》卷八首篇有"心包"二字。

[22] 头面颔痛：《太素》卷八作"头痛颜痛"，《脉经》卷六、《铜人》卷一均作"头痛角颔痛"。

[23] 胆：正统本此下有"其直者从肝"五字。

[24] 颠：此下原校有"一云：其支者从小腹与太阴、少阳结于腰髁，夹脊下第三、第四骨孔中。"《素问·刺腰痛》王注、《千金要方·肝脏》与原校同。疑足厥阴脉的支脉内容，错简于此。

【按语】

本段经文出自《灵枢·经脉》。论述十二经脉的循行和主治病候，其分布特点：内部，隶属于脏腑；外部，分布于躯体。因经脉"行血气"，其循行有一定的方向，即"脉行之逆顺"，或为后称为"流注"；各经脉之间还通过分支互相联系，即"外内之应，皆有表里"。每条经皆分三个层次描述，首先是经脉的循行路线，其次是经脉气血异常时所出现的证候即"是动则病……"以及各经脉所主病即"是主……经所生病者……"最后指出脉诊盛虚之不同。

1. 关于经络　经络是运行气血、联系脏腑和体表及全身各部的通路。经，原意是"纵丝"，有路径的意思，是经络系统中直行的主干，深而在里，贯通上下、沟通内外；络，有网络的意思，是经脉别出的分支，浅而在表，纵横交错，遍布全身。经络系统包括经脉系统和络脉系统。前者包括十二经脉、十二经别、十二经筋、十二皮部、奇经八脉；后者包括十五络脉、孙络、浮络等。十二经脉是经络系统的主干，"内属于脏腑，外络于支节"，将人体上下内外联系成一个有机的整体。经络学说阐述人体经络的循行分布、生理功能、病理变化及其与脏腑的相互关系，是针灸学科乃至中医基础理论的基础和重要组成部分。经络理论贯穿于中医的生理、病理、诊断和治疗等各个方面，对中医临床各科的实践有重要的指导意义。

2. 关于十二经循行 十二经脉是经络系统的主要部分，每一条经皆有不同的起止，分别络属于相应的脏腑，深入浅出循行于不同的组织器官。手足阴阳经依一定的规律彼此交接、相互联系、如环无端。原文在描述循行路线时涉及了一些古老的人体组织及体表部位的名词术语，如臑（上臂）、髃骨（肩峰）、柱骨（颈椎）、頞（鼻根）、客主人（上关）、腨（小腿）、髆（肩胛）、顑（颧骨部）、骱（胫骨）、兑骨（腕骨）等。

3. 关于"是动则病""是主所生病者" 马王堆帛书《阴阳十一脉灸经》对各经病候的记述形式为"是动则病……其所产病……"《灵枢·经脉》等保留了这种病候记述体例，但在内容取舍上改动了帛书的文句。"是动病"是指此条经脉发生病变（变动）所出现的病证；"是主某所生病者"则是指本条经脉主治的病证。

4. 关于"为此诸病" "盛则泻之，虚则补之，热则疾之，寒则留之，陷下则灸之，不盛不虚，以经取之"，这是《经脉》篇提出关于针灸治病的总则。"为此诸病"是指治疗这些病证，应当遵守下述治则。在《灵枢·经脉》中十二经脉主治病候之后 12 次重复，《针灸甲乙经》于第二条经脉之后就从略了，因首条已注明，"凡十二经治病"都是相同的。

【原文】

足少阴气绝[1]则骨枯。少阴者，冬脉也，伏行而濡骨髓者也。故骨不濡（一作软）则肉不能著骨也，骨肉不相亲，则肉濡而却，肉濡而却，故齿长而垢，发无润泽，无润泽者骨先死，戊笃己死，土胜水也。

手少阴气绝则脉不通[2]，脉不通则血不流，血不流则发色不泽。故面色如黧（一作漆柴）者，血先死，壬笃癸死，水胜火也。《灵枢》[3]云：少阴终者，面黑齿长而垢，腹胀闭，上下不通而终矣。

足太阴气绝则脉不营其口唇。口唇者，肌肉之本也。脉弗营则肌肉濡，肌肉濡则人中满[4]（一作舌痿），人中满则唇反，唇反者，肉先死，甲笃乙死，木胜土也。

手太阴气绝则皮毛焦。太阴者，行气温于皮毛者也，气弗营则皮毛焦，皮毛焦则津液去，津液去则皮节著，皮节著则爪枯毛折。毛折者，毛先死[5]，丙笃丁死，火胜金也。《九卷》云：腹胀闭不得息，善噫善呕[6]，呕则逆，逆则面赤，不逆上下不通，上下不通则面黑皮毛焦而终矣。

足厥阴气绝则筋弛[7]。厥阴者，肝脉也，肝者，筋之合也，筋者聚于阴器而脉络于舌本，故脉弗营则筋缩急，筋缩急则引卵与舌，故唇青，舌卷卵缩则筋先死，庚笃辛死，金胜木也。《九卷》云：中热嗌干，喜溺，烦心，甚则舌卷卵上缩而终矣。

五阴俱绝，则目系转，转则目运，运为志先死。故志先死，则远一日半而死矣。

太阳脉绝[8]，其终也，戴眼，反折瘛疭，其色白，绝汗乃出则终矣。少阳脉绝，其终也[9]，耳聋，百节尽纵，目䏮（一作罦，一本无此字）系绝，系绝一日半[10]死，其死也，目白（一作色青白）乃死。阳明脉绝，其绝也[11]，口目动作，善惊妄言，色黄，其上下经盛而不行（一作不仁），则终矣。

六阳俱绝，则阴阳相离。阴阳相离则腠理发泄，绝汗乃出，大如贯珠，转出不流则气先死矣。故旦占夕死，夕占旦死。

此十二经之败也。

【注释】

[1]"足少阴气绝……一日半而死矣"：内容见《灵枢·经脉》，但原文前后次序有异，《灵枢》本按"手太阴、手少阴、足太阴、足少阴、足厥阴"顺序描述。

[2]通：《脉经》卷三、《千金要方·心脏》"通"下有"少阴者心脉也，心者脉之合也"12字。

[3]前文见于《灵枢》，此处不当再言《灵枢》。有明抄本中，此《灵枢》，并下两处《九卷》文字均回行低一格书，疑是后人注文。其原文内容均见于《灵枢·终始》《素问·诊要经终论》。

[4]人中满：《灵枢·经脉》作"舌痿人中满"。《难经·二十四难》作"肉满"，下同。

[5]毛先死：《脉经》卷三、《千金要方·肺脏》作"气先死"。

[6]"善噫善呕"：《素问·诊要经终论》新校正作"善噫，噫则呕"。

[7]弛：《灵枢·经脉》作"绝"。《脉经》卷三、《千金要方·肝脏》均作"缩，引卵与舌"。

[8]太阳脉绝：《素问·诊要经终论》《灵枢·终始》均作"太阳之脉"。

[9]少阳脉绝，其终也：《素问·诊要经终论》《灵枢·终始》均作"少阳终者"。

[10]一日半：原作"一半日"，据《素问·诊要经终论》《灵枢·终始》改。

[11]阳明脉绝，其绝也：《素问·诊要经终论》《灵枢·终始》均作"阳明终者"。

【按语】

原文见于《灵枢·经脉》，并补充了部分《素问·诊要经终论》原文，重点论述了五脏阴经经气竭绝时的症状表现。

【原文】

黄帝问曰：经脉十二，而手太阴之脉独动不休，何也？岐伯对曰：足阳明胃脉也。胃者，五脏六腑之海，其清气上注于肺，肺气从太阴而行之。其行也，以息往来，故人脉一呼再动，一吸脉亦再动，呼吸不已，故动而不止。

曰：气口何以独为五脏主？曰：胃者，水谷之海，六腑之大源也。五味入于口，藏于胃，以养五脏气。气口亦太阴也，是以五脏六腑之气味皆出于胃，变见于气口，故五气入于鼻，藏于心肺，肺有病而鼻为之不利也（《九卷》言其动，《素问》论其气，此言其为五脏之所主，相发明也）。

曰：气之过于寸口也，上出焉息，下出焉伏，何道从还，不知其极也？曰：气之离于脏也，卒然如弓弩之发，如水岸之下，上于鱼以反衰，其余气衰散以逆上，故其行微。曰：足阳明因何而动？曰：胃气上注于肺，其悍气上冲头者，循喉上走空窍，循眼系入络脑，出颔，下客主人，循牙车合阳明，并下人迎，此胃气别走于阳明者也，故阴阳上下，其动也若一。故阳病而阳脉小者为逆，阴病而阴脉大者为逆，阴阳俱盛与其俱动若引绳，相倾者病。

曰：足少阴因何而动？曰：冲脉者，十二经脉之海也，与少阴之大络起于肾下，出于气街，循阴股内廉，斜入腘中，循胻骨内廉并少阴之经，下入内踝之后足下。其别者，斜入踝内，出属跗上，入大指之间，以注诸络，以温足跗，此脉之常动者也。

曰：卫气之行也，上下相贯，如环无端。今有卒遇邪气及逢大寒，手足不随，其脉阴阳之道，相腧之会，行相失也，气何由还？曰：夫四末，阴阳之会，此气之大络也，四街者，气之经也（经一作径）。故络绝则经通。四末解则气从合，相输如环。黄帝曰：善。此所谓如环无端，莫知其纪，终而复始，此之谓也。

十二经脉伏行于分肉之间，深而不见。其常见者，足太阴脉，过于内踝之上[1]，无所隐。故诸脉之浮而常见者，皆络脉也。六经络，手阳明、少阴之大络起五指间，上合肘中。饮酒者，卫气先行皮肤，先充络脉，络脉先盛，则卫气以平，营气乃满，而经脉大盛也。脉之卒然动者，皆邪气居之，留于本末，不动则热，不坚则陷且空，不与众同，是以知其何脉之动也。

雷公问曰：何以知经脉之与络脉异也？黄帝答曰：经脉者常不可见也。其虚实也以气口知之。脉之见者，皆络脉也。诸络脉皆不能经大节之间，必行绝道而出，入复合于皮中，其会皆见于外。故诸刺络脉者，必刺其结上，甚血者虽无血结，急取之以泻其邪而出其血，留之发为痹也。

凡诊络脉，脉色青则寒且痛，赤则有热。胃中有寒，则手鱼际之络多青；胃中有热，则鱼际之络赤；其暴黑者，久留痹也；其有赤有青有黑者，寒热也；其青而小短者，少气也。凡刺寒热者，皆多血络，必间日而取之，血尽乃止，调其虚实。其小而短者少气，甚者泻之则闷，闷甚则仆，不能言，闷则急坐之也。

手太阴之别名曰列缺，起于腕上分间，并太阴之经直入掌中，散入于鱼际。其病实则手兑骨掌热，虚则欠欱（音掐，开口也），小便遗数，取之去腕一寸半，别走阳明。

手少阴之别名曰通里，在腕一寸，别而上行，循经入于心中，系舌本，属目系。实则支膈，虚则不能言，取之腕后一寸，别走太阳。

手心主之别名曰内关，去腕二寸，出于两筋之间，循经以上，系于心包，络心系。实则心痛，虚则为烦心，取之两筋间。

手太阳之别名曰支正，上腕五寸，内注少阴。其别者，上走肘，络肩髃。实则筋弛肘废，虚则生疣，小者如指痂疥，取之所别。

手阳明之别名曰偏历，去腕三寸，别走太阴。其别者，上循臂，乘肩髃，上曲颊遍齿。其别者入耳，会于宗脉。实则龋齿、耳聋，虚则齿寒、痹膈，取之所别。

手少阳之别名曰外关，去腕二寸，外绕臂，注胸中，合心主。实则肘挛，虚则不收，取之所别。

足太阳之别名曰飞扬，去踝七寸，别走少阴。实则窒鼻（一云鼽窒），头背痛，虚则鼽衄，取之所别。

足少阳之别名曰光明，去踝上五寸，别走厥阴，并经下络足跗。实则厥，虚则痿躄，坐不能起，取之所别。

足阳明之别名曰丰隆，去踝八寸，别走太阴。其别者，循胫骨外廉，上络头项，合诸经之气，下络喉嗌。其病气逆则喉痹、卒喑。实则癫狂，虚则足不收，胫枯，取之所别。

足太阴之别名曰公孙，去本节后一寸，别走阳明。其别者，入络肠胃。厥气上逆则霍乱，实则腹中切痛，虚则鼓胀，取之所别。

足少阴之别名曰大钟，当踝后绕跟，别走太阳。其别者，并经上走于心包，下外贯腰脊。其病气逆则烦闷，实则癃闭，虚则腰痛，取之所别。

足厥阴之别名曰蠡沟，去内踝上五寸，别走少阳。其别者，循经上睾，结于茎。其病气逆则睾肿卒疝，实则挺长热，虚则暴痒，取之所别。

任脉之别名曰尾翳，下鸠尾，散于腹。实则腹皮痛，虚则瘙痒，取之所别。

督脉之别名曰长强，夹脊，上项，散头上，下当肩胛左右，别走太阳，入贯膂。实则脊强，虚则头重，高摇之，夹脊之有过者（《九墟》无此九字），取之所别。

脾之大络名曰大包，出渊腋下三寸，布胸胁。实则一身尽痛，虚则百脉皆纵，此脉若罗络之血者，皆取之。

凡此十五络者，实则必见，虚则必下，视之不见，求之上下，人经不同，络脉异所别也。

黄帝问曰：皮有分部，脉有经纪，愿闻其道[2]？岐伯对曰：欲知皮部以经脉为纪者，诸经皆然。

阳明之阳，名曰害蜚，十二经上下同法，视其部中有浮络者，皆阳明之络也。其色多青则痛，多黑则痹，黄赤则热，多白则寒，五色皆见，则寒热也。络盛则入客于经，阳主外，阴主内。

少阳之阳，名曰枢杼（一作持），视其部中有浮络者，皆少阳之络也。络盛则入客于经。故在阳者主内，在阴者主外，以渗于内也。诸经皆然。

太阳之阳，名曰关枢，视其部中有浮络者，皆太阳之络也。络盛则入客于经。

少阴之阴，名曰枢儒，视其部中有浮络者，皆少阴之络也。络盛则入客于经，其入于经也，从阳部注于经，其出者，从阴部内注于骨。

心主之阴，名曰害肩，视其部中有浮络者，皆心主之络也。络盛则入客于经。

太阴之阴，名曰关执，视其部中有浮络者，皆太阴之络也。络盛则入客于经。凡此十二经络脉者，皮之部也。

是故百病之始生也，必先客于皮毛，邪中之则腠理开，开则入客于络脉，留而不去，传入于经，留而不去，传入于腑，廪于肠胃。邪之始入于皮也，淅然起毫毛，开腠理；其入于络也，则络脉盛色变；其入客于经也则盛，虚乃陷下；其留于筋骨之间，寒多则筋挛骨痛，热多则筋弛骨消，肉烁䐃破，毛直而败也。

曰：十二部，其生病何如？曰：皮者，脉之部也。邪客于皮则腠理开，开则邪入客于络脉，络脉满则注于经脉，经脉满则入舍于腑脏。故皮有分部，不愈而生大病也。

曰：夫络脉之见，其五色各异，其故何也？曰：经有常色，而络无常变。

曰：经之常色何如？曰：心赤、肺白、肝青、脾黄、肾黑，皆亦应其经脉之色也。

曰：其络之阴阳亦应其经乎？曰：阴络之色应其经，阳络之色变无常，随四时而行。寒多则凝泣，凝泣则青黑；热多则淖泽，淖泽则黄赤。此其常色者，谓之无病。五色俱见，谓之寒热。

曰：余闻人之合于天地也，内有五脏，以应五音、五色、五味、五时、五位；外有六腑，以合六律。主持阴阳诸经[3]，而合之十二月、十二辰、十二节、十二时、十二经水、十二经脉，此五脏六腑所以应天道也。夫十二经脉者，人之所以生，病之所以成，人之所以治，病之所以起，学之所始，工之所止，粗之所易，工之所难也。其离合出入奈何？曰：此粗之所过，工之所悉也，请悉言之。

足太阳之正，别入于腘中，其一道下尻五寸，别入于肛，属于膀胱，散之肾，循膂，当心入散。直者，从膂上出于项，复属于太阳，此为一经也。

足少阴之正，至腘中，别走太阳而合，上至肾，当十四椎，出属带脉。直者，系舌本，复出于项，合于太阳，此为一合（《九墟》云：或以诸阴之别者皆为正也）。

足少阳之正，或以诸阴别者为正（一本云：绕髀入毛际，合于厥阴）。别者入季胁之间，循胸里属胆，散之上肝，贯心，以上夹咽，出颐颔中，散于面，系目系，合少阳于外眦。

足厥阴之正，别跗上，上至毛际，合于少阳，与别俱行，此为二合。

足阳明之正，上至髀，入于腹里，属于胃，散之脾，上通于心，上循咽，出于口，上颜顽，还系目，合于阳明。

足太阴之正（别），上至髀，合于阳明，与别俱行，上终于咽，贯舌本，此为三合。

手太阳之正，指地，别入于肩解，入腋走心，系小肠。

手少阴之正（别），下于渊腋两筋之间，属心主，上走喉咙，出于面，合目内眦，此为四合。

手少阳之正，指天，别于巅，入于缺盆，下走三焦，散于胸中。

手心主之正（别），下渊腋三寸，入胸中，别属三焦，出循喉咙，出耳后，合少阳完骨之下，此为五合。

手阳明之正，从手循膺乳，别于肩髃，入柱骨，下走大肠，属于肺，上循喉咙，出缺盆，合于阳明。

手太阴之正（别），入渊腋少阴之前，入走肺，散之大肠，上出缺盆，循喉咙，复合阳明，此为六合。

【注释】

[1] 足太阴脉，过于内踝之上：《类经·经络之辨刺诊之法》注：“足太阴，当作手太阴。经脉深而直行，故手足十二经脉，皆伏行分肉之间，不可得见，其有见者，唯手太阴一经，过于手外踝之上，因其骨露皮浅，故不能隐。下文云经脉者，常不可见也，其虚实也，以气口知之，正谓此耳。”

[2] 愿闻其道：《素问·皮部论》此前有“筋有结络，骨有度量，其所生病各异。别其分部，左右上下，阴阳所在，病之始终”一段文字，《针灸甲乙经》从略。

[3] 主持阴阳诸经：《灵枢·经别》作“六律建阴阳诸经”，《太素》作“六律建主阳”。杨上善注：“建，立也。”前文“天地”，《灵枢》《太素》同作“天道”。

【按语】

1. 本段论述了手太阴、足阳明和足少阴三经气血输注的部位、搏动不休的道理，以及三经与全身气血输注的关系；论述了气口理论、十五络脉及主病、六经皮部理论、络脉色诊，以及十二经别的阴阳六合关系。

2. 关于气口诊脉理论。原文首先在《灵枢·动输》论述的基础上又充实了《素问·五脏别论》篇关于“气口”的论述。《灵枢·动输》指出手太阴、足阳明和足少阴经脉循行体表有三处之脉常搏动不休。一是手太阴的气口；一是足阳明的人迎；一是足少阴的内踝后（太溪）。前二者的搏动与胃气和肺气有关，后者与冲脉有关。并指出，肺主气，胃为水谷之海，冲脉为血海，五脏六腑皆受其养，所以脉的搏动虽分三处，但仍是有机的统一整体，而起动也若一。若五脏六腑出现病变，可从三处之脉的搏动反映出来。临床上常以气口诊病，《类经·气口独为五脏主》有注曰：“气口之义，其名有三：手太阴肺经脉也，肺主诸气，气之盛衰见于此，故曰气口；肺朝百脉，脉之大会聚于此，故曰脉口；脉出太渊，其长一寸九分，故曰寸口。是名虽三而实则一耳。”

3. 关于十五络脉及络诊。主要见原文（四）和（六）内容。十二经脉在四肢部各分出一络，再加上躯干的任脉络（身前）、督脉络（身后）及脾之大络（身侧），总为十五络脉。四肢部的十二络，主要沟通相应的表里两经，补充经脉循行路线的不足；躯干部的三络，分布身前、身后、身侧，起渗灌气血的作用。每条络脉各有一络穴，并有所主病证。正常情况下经脉隐伏于内，当发生病变时，其虚实除可从气口部位的脉象变化来测知，也可从浮现于外的络脉变化来判定，并有相应的体表诊络方法。

4. 关于皮部。在体表的皮肤也是按经络来分区，称作皮部。脏腑、经络的病变能反映到皮部，因此从外部的诊察和施治可推测和治疗内部的疾病。十二皮部在诊断、治疗时手足相通，即所谓"上下同法"。杨上善指出："阳明之脉有手有足，手则为上，足则为下。又手阳明在手在下，在头在上；足阳明在头为上，在足为下。诊色、行针皆同法也。余皆如此。"十二皮部合为六经皮部，各有专名。六经皮部名称"关枢""害蜚""枢杼""关执""枢儒""害肩"，是在"关、阖、枢"基础上的进一步分化，不是指单纯的体表部位（病位），还反映疾病的发展过程（病程），以及表里、寒热、虚实的病情变化（病机），可参考"关、阖、枢"《灵枢·根结》等。

5. 关于经别。十二经别是从十二经脉分出，分布于胸腹和头部，沟通表里两经并加强与脏腑、头面的联系。其有"离、入、出、合"的关系。从十二经脉分出"离"（别），进入胸腹腔"入"，于头颈部出来称"出"，又与其相应表里经回合，为"合"。手足三阴三阳经共组成六对，称"六合"。

6. 关于诊察之"脉"、经脉之"脉"、血管之"脉"。古人将之三者视为一体。脉诊所察之"动脉"只在体表的某些地方才较明显。"是主动，疾则病"，于是将脉之搏动异常的意义与经脉本身联系在一起。关于常动之经脉，《内经》有多处记载，如《灵枢·三部九候论》《灵枢·动输》《灵枢·终始》篇等对常动之经脉的记载差异，是古人探索诊脉方法积累诊脉经验过程的反映。较早的诊脉方法要诊察多处的脉动情况，即令所称的"遍诊法"，后渐为"独取寸口"诊法所取代，但"遍诊法"与经脉理论密切关联，特别是"人迎寸口脉法"涉及古代针灸理论的众多内容，在考察经络学说的形成过程与临床运用问题时，仍有极其重要的意义，需要进一步的深入研究。

7. 关于络脉与经别。二者均有加强表里两经联系的作用，所不同的是，经别主内，没有所属穴位，也没有所主病证；而络脉主外，各有一络穴，并有所主病证。

8. 关于足太阴脾经已有"足太阴之络"公孙，又有"脾之大络"大包。"足太阴之络"是四肢部的络，属于"经"的分支，"别走阳明"，沟通足太阴与足阳明表里两经之间的联系。"脾之大络"是躯干部之络，通于"脏"，"布胸胁……实则身尽痛，虚则百节皆纵"，突出了脾与四肢百节的联系。之所以称之为"大络"，主要是为了与四肢之络相区分。从脾的重要性而言，脾居中焦，与胃相表里，共为后天之本、气血生化之源。正如《素问·太阴阳明论》所言："四脏皆禀气于胃，而不得至经，必因于脾乃得禀也。"《素问·厥论》也指出："脾主为胃行其津液者也。"脾之大络就是这种"土旺四旁"功能的体现。此外，人体前有任脉络，沟通腹部经气；后有督脉络，沟通背部经气；侧面有脾之大络，出腋布胁，沟通胸胁部经气。这样躯干的前、后、侧三部各有一络，加上四肢部的十二络，使人体上下左右、内外前后紧密联系，形成一个有机整体。

第二节 奇经八脉

【提要】

本节内容系汇集奇经八脉的文献，主要内容包括三个方面。

1. 手足三阴三阳经脉循行的逆顺。

2. 足少阴之脉独下行的原因。

3. 奇经八脉的循行路线、生理功能及发病的证候。

【原文】

黄帝问曰：脉行之逆顺[1]奈何？岐伯对曰：手之三阴，从脏走手；手之三阳，从手走头；足之三阳，从头走足；足之三阴，从足走腹。

曰：少阴之脉独下行何也？曰：冲脉者，五脏六腑之海也，五脏六腑皆禀焉。其上者出于颃颡，渗诸阳，灌诸阴。其下者注少阴之大络[2]，出于气冲，循阴股内廉，斜入腘中，伏行骭骨内，下至内踝之后属而别。其下者，至于少阴之经，渗三阴。其前者，伏行出属跗[3]，下循跗，入大指间，渗诸络而温肌肉，故别络结则跗上不动，不动则厥，厥则寒矣。曰：何以明之？曰：以言道之，切而验之，其非必动，然后可以明逆顺之行也[4]。

冲脉[5]、任脉者，皆起于胞中，上循脊里，为经络之海。其浮而外者，循腹上（一作右）行，会于咽喉，别而络唇口。血气盛则充肤热肉，血独盛则渗灌皮肤，生毫毛。妇人有余于气，不足于血，以其月水下，数脱血，任冲并伤故也。任冲之交脉，不营其唇，故髭须不生焉。《素问》曰：任脉者，起于中极之下，以上毛际，循腹里，上关元，至咽喉。冲脉者，起于气冲，并少阴之经[6]（《难经》作阳明之经），夹脐上行，至胸中而散（其言冲脉与《九卷》异）。任脉为病，男子内结七疝[7]，女子带下瘕聚。冲脉为病，逆气里急[8]。督脉为病，脊强反折（亦与《九卷》互相发也）。

曰：人有伤于阴，阴气绝而不起，阴不为用，髭须不去，宦者独去，何也？曰：宦者，去其宗筋，伤其冲脉，血泻不复，皮肤内结，唇口不营，故无髭须。夫宦者，其任冲之脉不盛，宗筋不成，有气无血，口唇不营，故髭须不生（督脉者，经缺不具，见于《营气》曰：上额循颠，下项中，循脊入骶，是督脉也）。

《素问》曰：督脉者，起于少腹以下骨中央[9]，女子入系廷孔[10]，其孔，溺孔之端[11]也。其络循阴器，合篡间，绕篡后[12]，别绕臀，至少阴与巨阳中络者，合少阴上股内后廉，贯脊属肾，与太阳起于目内眦，上额交颠上，入络脑，还出别下项，循肩髆内，夹脊抵腰中，入循膂络肾。其男子循茎下至篡，与女子等。其小腹直上者，贯脐中中央，上贯心入喉，上颐环唇，上系两目之中[13]。此生病：从小腹上冲心而痛，不得前后，为冲疝；其女子不孕，癃痔遗溺，嗌干。督脉生病治督脉。

《难经》曰：督脉者，起于下极之俞[14]，并于脊里，上至风府，入属于脑，上颠循额至鼻柱，阳脉之海也（《九卷》言营气之行于督脉，故从上下。《难经》言其脉之所起，故从上下，所以互相发也。《素问》言督脉似谓在冲，多闻阙疑，故并载以贻后之长者云）。

曰：跷脉[15]安起安止，何气营也？曰：跷脉者，少阴之别，起于然骨之后[16]，上内踝之上，直上循阴股入阴[17]，上循胸里入缺盆，上循人迎之前，上入鼽（《灵枢》作顺字），属目内眦，合于太阳、阳跷而上行，气相并相还，则为濡（一作深）目[18]，气不营则目不合也[19]。

曰：气独行五脏，不营六腑，何也？曰：气之不得无行也，如水之流，如日月之行不休，故阴脉营其脏，阳脉营其腑，如环之无端，莫知其纪，终而复始。其流溢之气，内灌脏腑，外濡腠理[20]。

曰：跷脉有阴阳，何者当其数？曰：男子数其阳，女子数其阴；其阴（一本无此二字）当数者为经，不当数者为络也。《难经》曰：阳跷脉者起于跟中，循外踝上行，入风池[21]。阴跷脉者亦起于跟中，循内踝上行，入喉咙，交贯冲脉。（此所以互相发明也。）又曰：阳维、阴维者，维络与身，溢蓄不能环流溉灌也[22]。故阳维起于诸阳会，阴维起于诸阴交也。又曰：带脉起于季肋，回身一周[23]（自冲脉以下，是谓奇经八脉）。又曰：阴跷为病，阳缓而阴急；阳跷为病，阴缓而阳急[24]。阳维维于阳，阴维维于阴。阴阳不能相维，则怅然失志，容容不能自收持[25]。带脉之为病，腰腹纵容如囊水之状（一云：腹满腰溶溶如坐水中状）。此八脉之诊也（维脉、带脉皆见如此，详参《素问·痿论》及见于《九卷》）。

【注释】

[1]"脉行之逆顺"：经脉从身走向四肢为顺，从四肢上行至身为逆。

[2]少阴之大络：《灵枢注证发微》注："肾经之大络曰大钟。"

[3]属跗：指胫骨与足背相接处。《太素》注："胫骨与跗骨相连之处，曰属也。"

[4]以言道之……逆顺之行也：《类经》注："何以明者，恐人因厥而疑畏也，故先导以言，次切其脉，其有素所必动，而今则非者，如冲阳、太溪、太冲等脉，当动不动，乃可知其不动者为逆，动者为顺，而其厥逆微甚，可以明矣。"

[5]冲脉：杨玄操《难经注》曰："冲者，通也。言此脉下至于足，上至于头，通受十二经之气血，故曰冲焉。"《奇经八脉考》曰："冲脉起于会阴，夹脐而行，直冲于上，为诸脉之冲要，故曰十二经脉之海。"

[6]并少阴之经：《难经》二十八难虞庶注："《素问》曰'并足少阴之经'，《难经》却言'并足阳明之经'，况少阴之经，夹脐左右各五分，阳明之经，夹脐左右各二寸，气冲又是阳明脉气所发，如此推之，则冲脉自气冲起，在阳明、少阴二经之内，夹脐上行，其理明矣，大体督脉、任脉、冲脉，此三脉皆自会阴穴会合而起，一脉分为三歧，行于阴阳部分不同，故名各异也。"《类经》注："冲脉，起于气街，并足少阴之经会于横骨、大赫等十一穴，夹脐上行，至胸中而散，此言冲脉之前行者也。然少阴之脉，上股内后廉，贯脊属肾，冲脉亦如脊内，为伏冲之脉，然则冲脉之后行者，当亦并少阴无疑也。"《灵枢·痿论》曰："冲脉者，经脉之海也，主渗灌溪谷，与阳明合于宗筋，阳明宗筋之会，会于气街而阳明为之长……《灵枢·五音五味》篇曰："冲脉、任脉皆起于胞中，上循背里，为经络之海，其浮而外者，循腹右上行，会于咽喉，别而络口唇。"《灵枢·逆顺肥瘦》篇曰："冲脉者五脏六腑之海也，其下者，注少阴之大络，出于气街。"又云："其下者并于少阴之经，渗三阴。"《灵枢·动输》篇曰："冲脉者，十二经之海也，与少阴之大络，起于肾下，出于气街，并足少阴之经入足下……"《灵枢·海论》曰："冲脉者，为十二经之海，其输上在于大杼，下出于巨虚之上下廉。"按：此诸篇主义，则冲脉之下行者，虽会于阳明之气街，而实并于少阴之经。且其上自

头，下自足，后自背，前自腹，内自溪谷，外自肌肉，阴阳表里无所不涉……故凡十二经之气血，此皆受之以荣养周身，所以为五脏六腑之海也。关于冲脉是并少阴还是并阳明的问题，目前多从《针灸甲乙经》之说，但是各家记载不一，选录于此，以供参考。

[7] 七疝：《难经汇注笺正》云："疝之有七，隋唐以前，谓有厥疝、癥疝、寒疝、气疝、盘疝、胕疝、狼疝之名。元以后，则曰寒疝、筋疝、水疝、气疝、血疝、癫疝、狐疝。要之，疝以气言，皆气滞不行为病。"

[8] 逆气里急：逆气，如有气从少腹循冲脉上冲心胸咽喉。王冰注："所以谓之冲脉者以其气上冲也，故《经》云此生病从少腹上冲心而痛也。"里急，系指出现腹内剧烈疼痛的一类病证。

[9] "起于少腹"句：王冰注："起，非初起，亦犹任脉、冲脉起于胞中也，其实乃起于肾下，至于少腹，则下行与腰横骨围之中央也。""少腹以下骨中央"当会阴穴处。

[10] 廷孔：指阴道。王冰注："系廷孔者，谓窈漏，近所谓前阴穴也，以其阴廷系属于中，故名之。"

[11] 其孔，溺孔之端：王注："孔，则窈漏也，窈漏之中，其上有溺孔焉。端，谓阴廷在此溺孔之上端也，而督脉自骨围中央，则至于是。"

[12] "其络循阴器"三句："篡间"，指前后二阴之间，即会阴部。《类经》注："督脉别络自溺孔之端，循阴器分行向后，复合于篡间，乃又自篡间分而为二，绕行于篡之后。"

[13] 两目之中：《太素》《素问》作"两目之下中央"。

[14] 下极之俞：虞庶云："督脉流行，起自会阴穴。"《奇经八脉考》："任脉起于会阴，循腹而行与身之前；冲脉起于会阴，夹脐而行，直冲于上；督脉起于会阴，循背而行于身之后。"冲、任、督三脉，一源三歧，下极之俞，即会阴穴。

[15] 跷脉：《难经》杨玄操注："跷，捷疾也。言此脉是人行走之机要，动足之所由，故曰跷脉焉。"

[16] 然骨之后：指足内踝下一寸照海穴处，此穴为阴跷脉之所生。

[17] 入阴：《太素》注："入阴者，阴跷脉入阴器也。"

[18] 濡目：指阴跷脉能濡润眼睛而言。

[19] 气不营则目不合也：《类经》注："若跷气不荣，则目不能合，故《寒热病》篇曰：阴跷、阳跷，阴阳相交，阳入阴，阴出阳，交于目锐眦，阳气盛则瞋目，此所以目之瞑与不瞑，皆跷买为之主也。"

[20] 如水之流……外濡腠理：《类经》注："如水之流，如日月之行，皆言不得无行也。阴荣其脏，指阴跷也；阳荣其腑，指阳跷也。言无分脏腑，跷脉皆所必至也。流者，流于内；溢者，溢于外。故曰'流溢之气，内溉脏腑，外濡腠理'，谓其不独在脏也。按：此跷脉之义，阴出阳则交于足太阳；阳入阴则交于足少阴。阳盛则目张，阴盛则目瞑，似皆随卫气为言者，故阴脉荣其脏，阳脉荣其腑也。"

[21] 阳跷脉者……入风池：《难经》丁德用注："阳跷脉起于跟中，循外踝者，中冲穴也，上入风池穴者也。"《奇经八脉考》："阳跷者，足太阳之别脉。其脉起于跟中，出于外踝下足太阳申脉穴，当踝后遶根，以仆参为本，以外踝上三寸，以附阳为郄，直上循股外廉循胁后髀，上会手太阳、阳维于臑腧，上行肩髆外廉，会手阳明于巨骨，会手阳明、少阳于肩髃，上

人迎，夹口吻，会手足阳明、任脉于地仓，同足阳明上而行巨窌，复会任脉于承泣，至目内眦，与手足太阳、足阳明、阴跷五脉会于睛明穴。从睛明上行入发际，下耳后，入风池而终。"

[22] 溢蓄不能环流溉灌也：义指十二经血气入于奇经后，则充满蓄积于八脉之内，不能循环回流再灌溉十二经脉。

[23] "带脉起于季胁"二句：《奇经八脉考》："带脉者，起于季胁足厥阴之章门穴，同足少阳循带脉穴，围身一周，如束带然，又与足少阳会于五枢、维道。"

[24] 阴跷为病……阴缓而阳急：《难经》吕广注："阴跷在内踝上，病则其脉从内踝以上急，外踝以上缓也；阳跷在外踝上，病则其脉从外踝以上急，内踝以上缓也。"丁德用注："诸阳脉盛，散入阳跷，则阳跷病；诸阴脉盛，散入阴跷，则阴跷病。故阴跷阳跷乃为病耳。"

[25] 阴阳不能……自收持：《难经》吕广注："怅然者，其人惊，惊即维脉缓，故令人身不能收持，惊则失志，善忘恍惚也。"丁德用注："阳维者（疑下脱阴维二字），是阴阳之纲维也，而主持阴阳之脉。今不能相维者，是阳不能主持诸阳，阴不能主持诸阴，故言怅然失志也，溶溶者，缓慢，所以不能收持也。"

【按语】

本节主要讨论奇经八脉的循行路线及其生理、病理情况。

1. 关于十二经脉的走向和交接　十二经脉的走向和交接是有一定规律的。如《本经》所说："手之三阴，从脏走手；手之三阳，从手走头；足之三阳，从头走足；足之三阴，从足走腹。"即手三阴经从胸腔走向手指末端，交手三阳经；手三阳经从手指末端走向头面部，交足三阳经；足三阳经从头面部走向足趾末端，交足三阴经。足三阴经从足趾走向腹腔、胸腔，交手三阴经，这样就构成一个"阴阳相贯，如环无端"（《灵枢·营卫生会》）的循环路径。只有掌握十二经脉的循行方向，才能正确运用针刺手法，尤其是迎随补泻等。

2. 关于十二经脉及其腧穴起止　十二经脉的起止和其所属腧穴的首末穴并非都在同一个部位，见表3－1。

表3－1　十二经脉起止和首末腧穴

阴阳	手足	经名	经脉起止	首末腧穴
三阴经	手之三阴 从胸走手	手太阴肺经	起于中焦，止于大指端	首穴中府，末穴少商
		手少阴心经	起于心中，止于小指端	首穴极泉，末穴少冲
		手厥阴心包经	起于胸中，止于无名指端	首穴天池，末穴中冲
	足之三阴 从足走腹	足太阴脾经	起于足大趾，止于心中	首穴隐白，末穴大包
		足少阴肾经	起于足小趾下，止于胸中	首穴涌泉，末穴俞府
		足厥阴肝经	起于足大趾，止于肺中	首穴大敦，末穴期门
三阳经	手之三阳 从手走头	手阳明大肠经	起于食指端，止于鼻翼旁	首穴商阳，末穴迎香
		手太阳小肠经	起于小指端，止于目内眦	首穴少泽，末穴听宫
		手少阳三焦经	起于无名指端，止于目外眦	首穴关冲，末穴丝竹空
	足之三阳 从头走足	足阳明胃经	起于鼻翼旁，止于二趾端	首穴承泣，末穴厉兑
		足太阳膀胱经	起于目内眦，止于足小趾	首穴睛明，末穴至阴
		足少阳胆经	起于目外眦，止于足四趾端	首穴瞳子髎，末穴足窍阴

3. 关于奇经八脉　奇经八脉是十二正经之外"别道奇行"的八条经脉，包括督脉、任脉、冲脉、带脉、阳跷脉和阴跷脉、阳维脉和阴维脉。奇经八脉的内容，最早散见于《内经》各

篇，到了《难经》才提出"奇经八脉"这一总称，并进行了集中阐述；其后《甲乙经》记载了其有关穴位；《脉经》记载了所主病证。奇经八脉与十二正经不同，既不直属脏腑，又无表里配合关系，"别道奇行"。奇经八脉的分布部位与十二经脉纵横交互。督脉行于后正中线，任脉行于前正中线，任、督脉各有本经所属穴位，故与十二经脉相提并论，合称为"十四经"。其余的冲、带、跷、维六脉的穴位均交会于十二经和任、督脉中。冲脉行于腹部第一侧线，交会足少阴肾经穴。带脉起于季肋下方，横斜地行于腰腹，前平脐，后平十四椎，交会足少阴经穴。阳维行于下肢外侧、肩和头颈，交会足少阳等经及督脉穴。阴维行于下肢内侧、腹部第三侧线和颈部，交会足少阴等经及任脉穴（表3-2）。

表3-2 奇经八脉分布和交会经脉简表

八脉名称	分布部位	交会经脉
督脉	后正中线	足太阴、任
任脉	前正中线	足阳明、督
冲脉	腹部第一侧线	足少阴
带脉	腰侧	足少阳
阳跷脉	下肢外侧、肩、头部	足太阳、足少阳、手太阳、手阳明、足阳明
阴跷脉	下肢内侧、眼	足少阴
阳维脉	下肢外侧、肩、头项	足太阳、足少阳、手太阳、手少阳、督
阴维脉	下肢内侧、腹部第三侧线、颈	足少阴、足太阴、足厥阴、任

4. 奇经八脉在经络系统中居重要地位 它对于十二经脉、经别、络脉起广泛的联系作用，并可主导调节全身气血的盛衰。关于奇经八脉的含义及其功能、作用，李时珍给予了高度的概括："凡人一身，有经脉络脉……经凡十二……络凡十五……共二十七气，相随上下，如泉之流，如日月之行不得休息。故阴脉营于五脏，阳脉营于六腑，阴阳相贯，如环无端，莫知其纪，终而复始，其流溢之气，入于奇经，转相灌溉，内温脏腑，外濡腠理。奇经凡八脉，不拘制于十二正经，无表里配合，故谓之奇。盖正经犹夫沟渠，奇经犹夫湖泽。正经之脉隆盛，则溢于奇经。故秦越人比之天雨降下，沟渠溢满，霶霈妄行，流于湖泽；此发灵素未发之秘者也。"明代李时珍《奇经八脉考》总结前人经验，对临床运用有重要的参考意义。

5. 关于任脉、督脉、冲脉 任、督、冲三脉皆起于胞中，同出会阴而异行，称为"一源三歧"。其中任脉的分布和循行路线有两条：一是起于小腹部中极穴下，沿胸腹正中线上至咽喉，再上颐，循面、入目。二是由胸中贯脊，上循背部正中。

督脉的分布和循行路线比较复杂，除了主干以外，尚有三条分支。

主干起于小腹内，出于会阴部，沿脊内上行，到项后风府穴进入脑内，联络于脑，再回出上行至头顶，循前额正中线到鼻柱下方，至龈交穴止。

分支第一，与冲任二脉起于胞中，出于会阴部，在尾骶端与足少阴肾经在大腿内侧的主干及足太阳膀胱经的脉相会合，一起贯通脊内，出来属于肾脏。

分支第二，从小腹内直上贯通脐窝，由上贯心，到达咽喉部与任脉、冲脉相会合，向上到下颌部，环绕口唇，至两目下中央。

分支第三，与足太阳膀胱经同起于目内眦，上行至前额，交会于颠顶，入络于脑，再别出于项，沿肩胛骨内，脊柱两旁，到达腰中，进入脊柱两侧的肌肉，与肾脏相联络。冲脉上行至头部，下行至足趾，前散于胸，后循于背，既可渗达诸阳，又可灌溉诸阴，故称为"五脏六腑之海""十二经之海""血海"。

原文所描述的冲脉循行路线较为复杂，概括有以下五条：①从小腹内部浅出气冲部，与足少阴肾经并行而上，经过脐旁抵达胸中而弥漫散步。②从胸中分散后上行到达鼻之内窍。③起于肾下，出于气冲，循阴股内廉入腘中，经过胫骨内廉至内踝后面，入足下。④从胫骨内廉斜入内踝，至足跗上，循行于足大趾。⑤从小腹分出，向内贯脊，行于背部。

6. 关于阴阳跷脉、阴阳维脉　阴阳跷二脉交相往返于目内眦，起到濡润眼目的作用，故目之开阖、寤寐与此二脉关系密切；阴阳维脉的循行结合交会穴来定部位，前者起于"诸阴交"而会于任脉的天突、廉泉；后者起于"诸阳会"而会于督脉的风府、哑门。

第三节　脉　度

【提要】

主要内容包括两方面。

1. 手足六阴六阳经和任脉、督脉、跷脉的长度。

2. 经脉、络脉、孙络的区别，络脉瘀血速除及盛则泻、虚则补的治则。

【原文】

黄帝问曰：愿闻脉度[1]。岐伯对曰：手之六阳，从手至头，长五尺，五六合三丈。手之六阴，从手至胸中，长三尺五寸，三六合一丈八尺，五六合三尺，凡二丈一尺。足之六阳，从头至足，长八尺，六八合四丈八尺。足之六阴，从足至胸中，长六尺五寸，六六合三丈六尺，五六合三尺，凡三丈九尺。跷脉从足至目，长七尺五寸，二七一丈四尺，二五合一尺，凡一丈五尺[2]。督脉、任脉各长四尺五寸，二四合八尺，二五合一尺，凡九尺。凡都合一十六丈二尺。此气之大经隧[3]也。

经脉为里，支而横者为络，络之别者为孙络。孙络之盛而有血者，疾诛之[4]，盛者泻之，虚者饮药以补之。

【注释】

[1] 脉度：测度经脉长短的度数。

[2] 一丈五尺：跷脉分阴阳，左右共四条，男子以左右阳跷为数，女子以左右阴跷为数，故只有一丈五尺。可与《甲乙经·奇经八脉第二》所谓"当数者为经，不当数者为络"互参。

[3] 大经隧：指脉气流行较大的经脉通络。

[4] 疾诛之：指用针速刺去瘀血之意。诛，除也。

【按语】

1. 关于脉的长短　此文中所计之脉度，是手足六阴、六阳、任、督、跷二十八条脉的总和，共十六丈二尺。但是根据经脉的循行与配合昼夜循环时间上却不相符合，所以历来不少医家对此提出质疑。如《灵枢识》引《医灯续焰》云："据越人二十三难云：脉数总长十六丈二尺，任、督、二跻在内，其始从中焦注于手太阴，终于足厥阴，厥阴复还注手太阴，所谓如环无端者，不知二跻、任、督从何处接入，岂附行于足少阴、太阳耶，附则不能在循环注接之内，当俟知者。"存疑待考。本篇是针对《灵枢·营气》所说营气通行的大经隧而言，描述了十四经的长度，了解经脉的长短有助于临床针灸候气、行气时间的把握。

2. 关于经脉与络脉的关系 经脉在里，为经络系统的主干，经脉分出的分支为络，行于表，络脉再别处为孙络、浮络，络脉为经脉的分支，通过络脉不仅可以判断经脉的气血虚实，还可以指导临床治疗。络脉盛者可刺络放血以泻之，络脉虚者当饮药以补之。

第四节 十二经标本

【提要】

主要内容包括两方面。

1. 十二经脉上下标本穴位所在。

2. 头、胸、腹、胻四气街的部位与主治。

【原文】

黄帝问曰：五脏者，所以藏精神魂魄也；六腑者，所以受水谷而化物[1]者也。其气内循于五脏，而外络支节。其浮气之不循于经者为卫气；其精气之行于经者为营气。阴阳相随，外内相贯，如环无端，亭亭淳淳[2]乎，孰能穷之？然其分别阴阳，皆有标本[3]虚实所离之处。能别阴阳十二经者，知病之所生；候虚实之所在者，能得病之高下；知六经之气街[4]者，能知解结绍于门户[5]；能知虚实之坚濡者，知补泻之所在；能知六经标本者，可以无惑于天下也。岐伯对曰：博哉，圣帝之论！臣请悉言之。

足太阳之本在跟上五寸中[6]，标在两络命门[7]，命门者，目也。

足少阴之本在内踝下上三寸中，标在背腧与舌下两脉[8]。

足少阳之本在窍阴之间[9]，标在窗笼之前[10]，窗笼者，耳也（《千金》云：窗笼者，耳前上下脉，以手按之动者是也）。

足阳明之本在厉兑，标在人迎上颊颃颡（《九卷》云：标在人迎颊上侠颃颡）。

足厥阴之本在行间上五寸所[11]，标在背腧[12]。

足太阴之本在中封前上四寸之中[13]，标在背腧[14]与舌本。

手太阳之本在外踝之后[15]，标在命门之上一寸[16]（《千金》云：命门在心上一寸）。

手少阳之本在小指、次指之间上三寸[17]（一作二寸），标在耳后上角下外眦[18]。

手阳明之本在肘骨中[19]，上至别阳[20]，标在颜下合钳上[21]。

手太阴之本在寸口之中[22]，标在腋下内动脉是也[23]。

手少阳之本在兑骨之端[24]，标在背腧[25]。

手心主之本在掌后两筋之间[26]，标在腋下三寸[27]。

凡候此者，主下虚则厥，下盛则热；上虚则眩，上盛则热痛[28]。故实者绝而止之，虚者引而起之[29]。

　　请言气街：胸气有街，腹气有街，头气有街，胫气有街。故气在头者，止之于脑[30]；气在胸者，止之膺与背俞[31]；气在腹者，止之背腧与冲脉于脐左右之动脉者[32]；气在胫者，止之于气街，与承山、踝上以下[33]。取此者用毫针，必先按而久存之。应于手乃刺而予之[34]。所治者，头痛眩仆，腹痛中满，暴胀，及有新积可移者，易已也；积不痛者，难已也[35]。

【注释】

　　[1] 受水谷而化物：谓六腑的受纳水谷、转输营养、排出糟粕的作用而言。

　　[2] 亭亭淳淳：形容营卫的运行像水一样长远不息。亭亭，远貌。淳淳，流行貌。

　　[3] 标本：木之末曰标，木之根曰本。此指经脉的本末而言。

　　[4] 六经之气街：经，《灵枢·卫气》《太素·经脉标本》篇均作"腑"，此处作"经"为当（肖延龄："六腑之气街"质疑，引自《天津中医》）。气街，此指经气所通行的径路，非足阳明经的气街穴。

　　[5] 知解结绍于门户：绍，《说文解字》："绍，继也。"本义：继承，紧密连续。门户，指气血通行的要道或腧穴。《太素》注："门户，输穴也。"《灵枢识》注："卫气篇之所谓契绍之门户，乃气血从孙络而出于皮肤之门也。故俟其气之出门而刺之者。"此句是说邪气往往循正气出入往来的道路侵入人体，所以能够知道六经之气通行的径路，就可以知道邪气结聚的所在，进而可以采取恰当解除邪气的方法。

　　[6] 在跟上五寸中：指足外踝上三寸处的跗阳穴。

　　[7] 两络命门：命门，此指睛明穴，左右各一，故曰两络。

　　[8] 内踝下上……舌下两脉：《灵枢注证发微》注："内踝下上三寸中，即交信穴。其标在于背肾俞穴与舌两脉。据《根结》篇当是廉泉穴。"

　　[9] 窍阴之间：足第四趾端的窍阴穴处。

　　[10] 窗笼之前：即听宫穴。

　　[11] 行间上五寸所：《灵枢注证发微》注："疑是中封穴。"

　　[12] 背腧：指肝俞穴。

　　[13] 中封前上四寸之中：《灵枢注证发微》注："疑是三阴交穴。"

　　[14] 背腧：指脾俞穴。

　　[15] 外踝之后：《灵枢注证发微》注："疑养老穴。"《太素》注："手腕之处，当大指者为内踝，当小指者为外踝也。"

　　[16] 命门之上一寸：《类经》注："命门之上一寸，当是睛明穴上一寸，盖睛明为手、足太阳之会也。"

　　[17] 小指、次指之间上三寸：指液门穴。

　　[18] 耳后上角下外眦：《类经》注："耳后上角，当是角孙穴；下外眦，当是丝竹空也。"

　　[19] 肘骨中：指肘部的曲池穴。

　　[20] 别阳：指臂臑穴。另《太素》注："背臑，手阳明络，名曰别阳。"其意不明。

　　[21] 颜下合钳上：颜，《太素》作"颊"。《太素》注："颊下一寸，人迎后，扶突上，名为钳。钳，颈铁也，当此铁处名为钳上。"

　　[22] 寸口之中：指太渊穴。

[23] 标在腋下内动脉是也：《灵枢·寒热病》："腋下动脉，臂太阴也，名曰天府。"

[24] 兑骨之端：指神门穴。"兑"同"锐"。

[25] 背腧：指心俞穴。

[26] 掌后两筋之间：指内关穴。

[27] 腋下三寸：指天池穴。

[28] "下虚则厥"四句：《类经》注："此诸经之标本，上下各有所候。在下为本，本虚则厥，元阳下衰也；下盛则热，邪热在下也。在上为标，上虚则眩，清阳不升也；上盛则热痛，邪火上炽也。"

[29] "实者绝而止之"二句：《灵枢注证发微》注："故盛者实也，当泻之，所谓绝其邪气而止之者是也；虚者当补之，所谓引其正气而起之者是也。"

[30] 故气在头者，上之于脑：《太素》注："脑为头气之街，故头有气，止百会也。"《类经》注："诸髓者，皆属于脑，乃至高之气所聚，此头之气街也。"

[31] 气在胸者，上之膺与背俞：《类经》注："胸之两旁为膺，气在胸之前者止之膺，谓阳明、少阴经分也。胸之后者在背俞，谓自十一椎隔膜之上，足太阳经诸脏之俞，皆为胸之气街也。"

[32] 气在腹者……动脉者：《类经》注："腹之背，谓自十一椎隔膜以下，太阳经诸脏之俞，皆是也。其行于前者，则冲脉并少阴之经行于腹，与脐之左右动脉，即肓俞、天枢等穴，皆为腹之气街也。"

[33] 气在胫者……踝上以下：《类经》注："此云气街，谓足阳明经穴，即气冲也。承山，足太阳经穴，以及踝之上下，亦皆足之气街也。"

[34] "必先按而久存之"二句：《太素》注："刺气街法也，皆须按之良久，或手下痛，或手下动脉应手知已，然后予行补泻之。"

[35] 新积可移者……难已也：《类经》注："若以新感之积，知痛而可移者，乃血气所及，无固结之形也，故治之易已；若其不痛，及坚硬如石不动者，其积结已深，此非毫针能治矣。"

【按语】

1. 关于十二经脉的作用 生理上，十二经脉的运行，内而五脏六腑，外而四肢百骸，运行气血灌注而通达于全身而形成有机的整体。病理上，十二经脉也是病邪由外内传于脏腑的通道，同样，脏腑的病变也可循经络反应于体表。因此，在临证诊断治疗时即可根据邪之所在而调之，循经取穴，或祛邪，或调整经气。正如前所述："十二经脉者，人之所以生，病之所以成，人之所以治，病之所以起，学之所始，工之所止。"

2. 关于"标本" "标"和"本"是两个相对的概念。"标"原为树梢之意，引申为上部，与人体头面胸背的部位相应；"本"是树根，引申为下部，与人体四肢下端相应。"标本"二字在中医学中很常用，在不同的情况下具有不同的含义。如从人体与致病因素来说，机体正气是本，致病的邪气是标；从疾病本身来说，病因是本，症状是标；从疾病的新旧、原发和继发来说，旧病和原发病是本，新病和继发病是标等。在经络理论中则是指经气集中于四肢部位为"本"，扩散于头身一定部位为"标"，以此阐明四肢与头面躯干之间气血运行的升降关系。经脉的"本"，是指经气集中的本源部位；"标"，是指经气弥漫散布的部位。末梢与根本，其位置有高下之分，故"标"在上而"本"在下。人体头面胸背与四肢比较，其部位有上下之异，前者位置较高。因此，十二经脉中，"标"都在头面胸背等上部，而"本"则在四肢下部。标本相互呼应，是临床上病下取、下病上取的重要理论依据之一。

从经文可以看出，各阳经都是以头面部为标，各阴经主要以俞募穴为标，各阴阳经都是以四肢为本。本的部位不像"根"（见下节）那样专指井穴，而是位置有高有低，范围较大；标的部位也不像"结"那样着重是指器官，而是指经气散布较广的部位（表3-3）。十二经脉的标本理论，在诊断疾病性质及辩证选穴中有着重要的意义。正如本经所说："能知六经标本者，可以无惑于天下。"《标幽赋》说："更穷四根三结，依标本而刺无不痊。"都说明了经脉标本理论在治疗上的重要作用。

表3-3　十二经标本部位表

经名	本部相应穴	标部相应穴
足太阳	足跟上五寸跗阳	命门（目）睛明
足少阳	足四趾趾甲根外侧角足窍阴	窗笼（耳前）听会
足阳明	足二趾趾甲外侧角厉兑	颊、颃颡人迎、地仓
足太阴	中封前上四寸三阴交	背俞、舌本脾俞、廉泉
足少阴	内踝上二寸交信	背俞、舌下两脉肾俞、廉泉
足厥阴	行间上五寸中封	背俞肝俞
手太阳	手外踝之后养老	命门（目）、上一寸攒竹
手少阳	小指、次指间上二寸中渚	耳后上角、目外眦丝竹空
手阳明	肘骨中、上至别阳曲池、臂臑	颜下合钳上扶突
手太阴	寸口之中太渊	腋内动脉处中府
手少阴	锐骨之端神门	背俞心俞
手厥阴	掌后两筋之间二寸中内关	腋下三寸天池

3. 关于"气街"　"气"指经气，"街"本义是道路、交通要道。气街，是经气汇聚、纵横同行的共同道路，形容经气比较集中的部位。《灵枢·动输》说："夫四末阴阳之会者，此气之大络也；四街者，气之径路也。故络绝则径通，四末解则气从合，相输如环。"意指四肢末端既是阴阳经会合之处，也是经气通行的大络脉，而头、胸、腹、胫各部都有经气较聚集之处，是经气循行的径路。若气阻塞了小络脉，则四街径路就会开通，使经气运行如常。当四末的邪气得以解除，则络脉沟通，经气又会从这里输转会合，如环无端，周而复始，运行不息。依据原文描述，"气在头者，止之于脑"，指经气到头部的（手、足三阳）都联系脑；"气在胸者，止之膺与背俞"，指经气到胸部的（手三阴）都联系膺（胸前）和背俞（肺、心）；"气在腹者，止之背俞与冲脉"，指经气到腹部的（足三阴）都联系背俞（肝、脾、肾）和腹部的冲脉；"气在胫者，止之气街"，指经气到下肢（足三阴三阳）的都联系气冲部。

4. 关于"气街"与"结""标"　十二经脉的脉气，在正常情况下是沿一定径路运行的；头、胸、腹、背等处是经气流行、集中和布散的主要部位，是气街所在范围。这些部位与标本、根结中所说的经气布散归结于头、胸、腹、背部位相似，故气街可以认为与标本、根结中的标和结的范围相一致，是头、胸、腹、背（分上腹、下腹）及胫的横斜通道（表3-4）。气街理论着重阐明头脑和躯干部位是经气汇合通行的共同通道。基于这一原理，分布在这些部位的腧穴，既能治疗其局部和有关内脏的疾病，又可以治疗四肢部分的疾病，对临床治疗起着一定的指导作用。

表3-4 气街与"结""标"部位对照

部位	气街		"结"	"标"
头 脑			目（命门）	目（命门）上
			耳（窗笼）	耳（窗笼）前
			鼻咽（颃颡）	耳后上角、目外眦、颊、颃颡
胸	膺、背俞	肺	胸喉（玉英、膻中）	背俞（心俞）
		心	舌（廉泉）	腋内动脉（肺）
				腋下三寸（心）
腹	冲脉、背俞	肝	胃（太仓）	背俞（心俞）
		脾		舌本（脾）
		肾		舌下两脉（肾）
胫	气街（气冲）、承山、踝上下			

第五节　经脉根结

【提要】

主要内容包括三方面。

1. 根结及其相关的内容：三阴三阳十二经脉的根结部位和穴名。

2. 三阴三阳开、阖、枢的不同功能和开折、阖折、枢折所主的病证。

3. 手足左右十二阳脉的根、流、注、入的穴位，刺治的方法。

【原文】

黄帝曰：天地相感，寒暖相移，阴阳之数，孰少孰多？阴道偶而阳道奇[1]。发于春夏，阴气少而阳气多，阴阳不调，何补何泻？发于秋冬，阳气少而阴气多，阴气盛而阳气衰，故茎叶枯槁，湿雨下归[2]，阴阳相离，何补何泻？奇邪离经，不可胜数[3]，不知根结[4]，五脏六腑，折关败枢，开阖而走[5]，阴阳大失，不可复取。九针之要，在于终始[6]，能知终始，一言而毕，不知终始，针道绝矣。

太阳根于至阴，结于命门，命门者目也[7]。阳明根于厉兑，结于颃颡，颃颡者钳大，钳大者耳也[8]。少阳根于窍阴，结于窗笼[9]，窗笼者耳中也。

太阳为开，阳明为阖，少阳为枢[10]。故开折[11]则肉节[12]渎缓，而暴病起矣。故候暴病者，皆取之太阳，视有余不足。渎缓者，皮肉缓膲[13]而弱也。阖折则气无所止息，而痿病起矣。故痿病者，皆取之阳明，视有余不足。无所止息[14]者，真气稽留，邪气居之也。枢折即骨摇[15]而不安于地。故骨摇者，取之少阳，视有余不足。骨摇者，节缓而不收也，当核其本。

太阴根于隐白，结于太仓[16]。厥阴根于大敦，结于玉英，络于膻中[17]。少阴根于涌泉，结于廉泉。

太阴为开，厥阴为阖，少阴为枢[18]。故开折则仓廪无所输，膈洞[19]，膈洞者取之太阴，视有余不足。故开折者，则气不足而生病。阖折则气弛而善悲，善悲者取之厥阴，视有余不足。枢折则脉有所结而不通。不通者取之少阴，视有余不足，有结者皆取之。

足太阳根于至阴，流于京骨，注于昆仑，入于天柱、飞扬。足少阳根于窍阴，流于丘墟，注于阳辅，入于天容（疑误）、光明。足阳明根于厉兑，流于冲阳，注于下陵，入于人迎、丰隆。

手太阳根于少泽，流于阳谷，注于小海，入于天窗（疑误）、支正。手少阳根于关冲，流于阳池，注于支沟，入于天牖、外关。手阳明根于商阳，流于合谷，注于阳溪，入于扶突、偏历。

此所谓根十二经也，盛络者，当取之。

一日一夜五十营[20]，以营五脏之精，不应数者，名曰狂生[21]。所谓五十营者，五脏皆受也。

【注释】

[1] 阴道偶而阳道奇：寓天属阳，地属阴之义。单数为奇，双数为偶。

[2] 湿雨下归：指秋冬季节，水湿之气下渗，使植物上部的茎叶反而枯槁。

[3] 奇邪离经，不可胜数：奇邪，特殊的邪气。张景岳注："奇，异也。邪自皮毛而溢于络，以左注右，以右注左，其气无常处，而不入于经，是为奇邪。"《太素》注："风寒暑湿百端奇异，侵经络为病，万类千殊，故不可胜数也。离，历也。"

[4] 根结：脉气所起为根，所归为结。根有根本的意思，结有终结的意思。经脉以四肢末端的井穴为根，头面胸腹的一定部位为结，用以说明四肢与头面胸腹之间生理功能和穴位主治上的联系。

[5] 折关败枢，开阖而走：三阴三阳均有开、阖、枢。这里所说的"关"，是指主持开、阖、枢的功能而言。如果奇邪侵入经络，便会影响"关"的正常活动，使开、阖、枢的功能失常，导致阴阳失去约束而其气耗散。

[6] 终始：指阴阳、脏腑、气血、经脉运行的始终。

[7] 命门者目也：命门，指目部。《太素》杨上善注："肾为命门，上通太阳于目，故目为命门。"《素问·阴阳离合论》王冰注："命门者，藏精光照之所，则两目也。太阳之脉，起于目而下至于足，故根于指端，结于目也。"由此可知"命门"指眼目，其意义与"肾为命门"和督脉穴命门相联系。"命门者目也"可看成是对"命门"含义的早期注解。目，是手足太阳共同所结之处。

[8] "颃颡者钳大"二句：其义不详，存疑待考。颃颡指鼻咽部，为手足阳明所结之处。

[9] 窗笼：人体部位名称。①指耳。《灵枢·卫气》："窗笼者，耳也。"②指听宫穴。参考《类经·卷之二·十二经标本第四》。

[10] "太阳为开"三句：《类经》注："此总三阳为言也。太阳为开，谓阳气发于外，为三阳之表也。阳明为阖，谓阳气在于内，为三阳之里也。少阳为枢，谓阳气在表里之间，可出可入。如枢机也。"系对经脉生理特点的一种表述。

[11] 折：损折、毁坏之意。

[12] 肉节：指肌肉与骨节相连的部位。

[13] 皮肉缓膲（jiāo）：《淮南子·天文》："膲，肉不满也。"《类经》注："即消瘦干枯之谓。"

[14] 无所止息：《太素》注："能止气不泄，能行气滋息者，真气之要也。"杨上善注所指乃气的正常功能。气无所止息，即气机不用的意思。

[15] 骨摇：少阳主筋，又主骨所生病，少阳枢病，则筋骨不得滋养，所以骨节纵弛无力，而动摇不安。

[16] 太仓：①指胃。《灵枢·胀论》："胃者，太仓也。"以其容纳水谷，故名。②中脘穴之别名。此处当指穴位名。

[17] 根于大敦……络于膻中：《太素》注："厥阴先出大敦为根，行至行间上五寸所为本，行至玉英、膻中为结，后至肝输为标，有此不同也。"玉英，经穴别名，即玉堂穴。

[18] "太阴为开"三句：《类经》注："此总三阴为言，亦有内外之分也。太阴为开，居阴分之表也；厥阴为阖，居阴分之里也；少阴为枢，居阴分之中也。开者主出，阖者主入，枢者主出入，亦与三阳之义同。"

[19] 膈洞：病证名。膈，指饮食格拒；洞，为洞泄泻下。《太素》注："太阴主水谷以资身肉，太阴脉气关折，则水谷无由得行，故曰仓无输也。以无所输，膈气虚弱，洞泄无禁，故气不足而生病也。"

[20] 五十营：经脉之气在人体内按一定规律运行，一昼一夜间循行全身五十周，使五脏的精气得以畅行，保持正常的功能状态。《类经》注："营：运也，其数则周身上下，左右前后凡二十八脉，共长十六丈二尺。"

[21] 狂生：《类经》注："人之宗气积于胸中，主呼吸而行经隧，呼吸定息，脉行六寸，则一昼一夜，凡一万三千五百息，通行五十周于身，则脉行八百一十丈。其有太过不及而不应此数者，名曰狂生。"

【按语】

原文见于《灵枢·根结》。

1. 关于针灸治病的关键问题　针灸临床治病的要求：一是根据人与自然相参的道理，说明受自然气候影响所发生的病变，应根据阴阳多少进行补泻。二是示人用针刺治病必须熟练掌握阴阳气血经脉运行的终始，才能在复杂多变的疾病中抓住治疗的关键。

2. 关于"开、阖、枢"　"开、阖、枢"的本义是指门户上的三部件。《说文解字》："关，以木横特门户也。""关"指的是门闩；"阖，门扇也"，指的是门板；"枢，户枢也"，指的是门轴。三者的功能和方位各有不同：关，主关闭和开启，部位在后；阖，是门的主体，主防卫，部位在前；枢，主转动，部位在侧。古代医家用"开、阖、枢""关、阖、枢"比喻三阳、三阴气机变化的功能特点，解释六经皮部的正常功能。三阳有如外门，三阴有如内门，各有关、阖、枢的区分。

三阳以太阳为关、阳明为阖、少阳为枢，三阴以太阴为关、厥阴为阖、少阴为枢。这早在《灵枢·根结》已有明文记载，《素问·阴阳离合论》引用《根结》相关内容并做了阐发。对此杨上善《太素·阴阳合》注："三阳离合为关、阖、枢，以营于身也。夫为门者，具有三义：一者门关，主禁者也。膀胱足太阳脉，主禁津液及于毛孔，故为关也。二者门阖，谓是门

NOTE

扉，主关闭也。胃足阳明脉，令真气止息，复无留滞，故名为阖也。三者门枢，主转动者也。胆足少阳脉主筋，纲维诸骨，令其转动，故为枢也。"又说："三阳为外门，三阴为内门。内门亦有三者：一者门关，主禁者也。脾脏足太阴脉，主禁水谷之气，输纳于中不失，故为关也。二者门阖，主开闭者也。肝脏足厥阴脉，主守神气，出入通塞悲乐，故为阖也。三者门枢，主动转也。肾脏足少阴脉，主行津液，通诸津液，故为枢者也。"所说阴阳有分有合，阳分为三阳，阴分为三阴。阴阳的起始都称为"关"，阳之盛或阴之衰都称为"阖"，阴阳的转换都称为"枢"。

太阳、太阴为"关"，唐以后的传本多数误作"开"。现存《素问》王冰注均作"开"，探究其字义原文应是"关"字。《素问·阴阳离合论》王冰注说："开（关）、阖、枢者，言三阳之气多寡不等，动用殊也。夫开（关）者所以司动静之基，合者所以执禁锢之权，枢者所以主动转之微，由斯殊气之用，故三变之也。"这里的"开"原本应是"关"字。因为作为门闩（关键）才能有"司动静"开与关的作用，"开"字则与注解不合。《素问·水热穴论》王注："关者，所以司出入也。"正与此义相合，说明只有"关"才能起司动静、出入的双向作用，而不是单一的开或闭。王注所说的较杨注全面。关、阖、枢是从三阳或三阴的证候特点而做出的分析，历代医家对此都十分重视。虽然有的片面从"开"字作解，但也有仍从"关"字立论。如明代江机《读素问钞》说："太阳居表，在于人身如门之关，使荣卫流于外者固；阳明居里，在人身如门之合，使荣卫守于内者固；少阳居中，在人身如门之枢，转动由之，使荣卫出入内外也常……分而言之，三阳虽有表里之殊，概而言之，则三阴俱属于里，三阳俱属于表。"清代柯韵伯《伤寒论翼》论"六经正义"，主要从《皮部论》，实际从开（关）、阖、枢的意义进行分析。罗美在序文中说："六经列而三气从，三气定而六经显。"就是指将三阳三阴与关、阖、枢结合起来可以阐明六经皮部辨证的基本意义。

3. 关于"根结" "根"，根本，有起始的意思；"结"，结聚，有归结的意思。马玄台注："脉气所起为根，所归为结。"因此，"根结"结合经络是说明十二经脉的脉气起始和归始的部位。"根"是经气所起的根源处，为四肢末端的"井穴"；"结"是经气所归的结聚处，在头面、胸、腹的一定器官和部位。《针灸甲乙经》除了论述足三阳、足三阴经的根结部位之外，还论述了手足三阳经的"根、溜、注、入"部位，所欠缺的只是手三阴经。

"根、溜、注、入"是指手足阳经中脉气出入流行的部位。"根"，经气所起的根源处，为"井穴"；"溜"，经气所流经之处，多为"原穴"；"注"，经气所灌注之处，多为"经穴"；"入"，经或络气所进入之处，上部为颈部各阳经穴，下部为"络穴"。

根结理论，说明了经气循行两极相连的关系，阐述了人体四肢与头面躯干的有机联系和腧穴之间的配合作用。在临床应用上，四肢部腧穴除了可治疗所在部位疾患外，还能治疗头面、胸、腹、背部的疾患。此外，因经气上下、内外相通，故头面、躯干部腧穴，除了能治疗局部病痛之外，也可治疗四肢部疾病。古代医家由此总结出"上病下取，下病上取，中病旁取"的选穴原则。

根结理论表明，经气在经脉中的输注，出发于根部，并循着"根→溜→注→入"的方向上入于头，这说明肘膝以下诸穴的重要作用。根为四肢末端的井穴，流为原穴，注多为经穴，下入为络穴，这些穴均在四肢肘膝以下，与特定穴中的五输穴、原穴、络穴理论有相通之处。根、溜、注、入，除肘膝以下各穴外，它还联系了颈部一些腧穴，如上部入穴均在颈部。故根、溜、注、入理论，说明了四肢肘膝以下各穴具有全身治疗作用，以及四肢部与颈项部腧穴的上下相通关系（表3-5、表3-6）。

表3-5 足六经根结部位表

经 名 \ 类 别	根	结
足太阳	至阴	命门（目）
足阳明	厉兑	颃颡（鼻咽）
足少阳	足窍阴	窗笼（耳）
足太阴	隐白	太仓（胃）
足少阴	涌泉	廉泉（舌下）
足厥阴	大敦	玉英（玉堂）络膻中

表3-6 六阳经根溜注入穴位表

穴 名 \ 类 别 \ 经 名	根	溜	注	入 下（络）	入 上（颈）
足太阳	至阴（井）	京骨（原）	昆仑（经）	飞扬	天柱
足少阳	足窍阴（井）	丘墟（原）	阳辅（经）	光明	天容
足阳明	厉兑（井）	冲阳（原）	足三里（合）	丰隆	人迎
手太阳	少泽（井）	阳谷（经）	小海（合）	支正	天窗
手少阳	关冲（井）	阳池（原）	支沟（经）	外关	天牖
手阳明	商阳（井）	合谷（原）	阳溪（经）	偏历	扶突

4. 关于经脉的"根、溜、注、入"和五输穴的"出、溜、注、行、入" 经脉的根、溜、注、入和十二经脉的五输穴所说的出、溜、注、行、入不同，五输穴皆在肘膝以下，而本篇所指穴位包括四肢和颈面部。这一问题，杨上善曾作了对比说明。《太素》经脉根结注："输穴之中，言六阳之脉流井、荥、输、原、经、合，五行次第，至身为极，今此手足六阳，从根至入，流注上行，与本输及《明堂》流注有所不同。此中根者，皆当彼所出；此中流者，皆当彼所过。唯手太阳流，不在完骨之过，移当彼经阳谷之行，疑其此经异耳。此中注者，皆当彼行，唯足阳明，不当解溪之行，移当彼合下陵，亦谓此经异耳。此中入者，并与彼不同，六阳之脉，皆从手足指端为根，上络行至其别走大络称入。入有两处：一入大络，一道上行至头入诸天柱，唯手、足阳明至颈于前人迎、扶突。流注以所出为井，此为根者，井为出水之处，故根即井也。"

5. "根结""根溜注入""关阖枢"理论的内在联系 从原文描述看，"根结"阐明了近端与远端的联系性；"根溜注入"阐明了近远端间经气流注的规律；"关阖枢"则阐明了生理病理状态。这些名称的意义是很明确的，表示三阳三阴各部属对于病邪起防御作用，各有其特点。"折关、败枢、开阖而走"，就是形象地表明了门闩折断了，门轴败坏了，门板开裂了，人体的防御紊乱、疾病因此而起了。

第六节　十二经水

【提要】

本节主要内容包括两方面。

1. 从"天人相应"的整体观念出发，取类比象地论述了人体十二经脉内属于五脏六腑，外应于十二经水。

2. 根据气血多少、经脉浅深而应用补泻。

【原文】

黄帝问曰：经脉十二者，外合于十二经水，而内属于五脏六腑。夫十二经水者，受水而行之。五脏者，合神气魂魄而藏之[1]；六腑者，受谷而行之，受气而扬之[2]；经脉者，受血而营之[3]。合而以治[4]奈何？刺之深浅，灸之壮数，可得闻乎？岐伯对曰：脏之坚脆，腑之大小，谷之多少，脉之长短，血之清浊，气之多少，十二经中多血少气，与其少血多气，与其皆多血气，与其皆少血气，皆有定数。其治以针灸，各调其经气，固其常有合也[5]。此人之参天地而应阴阳，不可不审察之也。

足阳明外合于海水，内属于胃。

足太阳外合于清水[6]，内属于膀胱，而通水道焉。

足少阳外合于渭水，内属于胆。

足太阴外合于湖水[7]，内属于脾。

足厥阴外合于沔水[8]，内属于肝。

足少阴外合于汝水[9]，内属于肾。

手阳明外合于江水[10]，内属于大肠。

手太阳外合于淮水，内属于小肠，而水道出焉。

手少阳外合于漯水[11]，内属于三焦。

手太阴外合于河水[12]，内属于肺。

手心主外合于漳水[13]，内属于心包。

手少阴外合于济水[14]，内属于心。

凡此五脏六腑十二经水者，皆外有源泉而内有所禀，此皆内外相贯，如环无端，人经亦然。故天为阳，地为阴，腰以上为天，下为地。故海以北者为阴，湖以北者为阴中之阴，漳以南者为阳，河以北至漳者为阳中之阴，漯以南至江者为阳中之阳，此一州之阴阳也。此人所以与天地相参也。

曰：夫经水之应经脉也，其远近之浅深，水血之多少各不同，合而刺之奈何？曰：足阳明，五脏六腑之海也，其脉大而血多，气盛热壮，刺此者不深弗散，不留不泻[15]。

足阳明多血气，刺深六分，留十呼。

足少阳少血气，刺深四分，留五呼。

足太阳多血少气，刺深五分，留七呼。

足太阴多血少气，刺深三分，留四呼。

足少阴少血气，刺深二分，留三呼。

足厥阴多血少气，刺深一分，留一呼。

手之阴阳，其受气之道近，其气之来也疾，其刺深皆无过二分，留皆无过一呼。其少长小大肥瘦，以心料之，命曰法天之常。灸之亦然。灸而过此者得恶火[16]，则骨枯脉涩；刺而过此者，则脱气。

曰：夫经脉之大小，血之多少，肤之厚薄，肉之坚脆，及䐃之大小，可以为度量乎？

曰：其可为度量者，取其中度者也，不甚脱肉而血气不衰者也。若失度人之瘠（音消，渴病）瘦而形肉脱者，乌[17]可以度量刺乎！审切循扪按，视其寒温盛衰而调之，是谓因适而为之真也。

【注释】

[1] 合神气魂魄而藏之：《黄帝内经太素》注曰："五脏合五神之气，心合于神，肝合于魂，肺合于魄，脾合于营，肾合于精。五脏与五精神气合而藏之也。"

[2] 受气而扬之：《黄帝内经太素》注曰："五脏与三焦共气，故六腑受气，三焦行之为原，故曰扬之。"

[3] 受血而营之：《黄帝内经太素》注曰："营气从中焦，并胃口出上焦之后，所谓受气泌糟粕，蒸津液，化津液精微，注之肺脉之中，化而为血，流十二脉中，以奉生身，故生身之贵，无过血也。故营气独行于十二经，导营身，故曰营气。营气行经，如雾者也。经中血者，如渠中水也，故十二经受血各营也。"

[4] 合而以治：合，应也。指以自然界十二经水比喻人体十二经脉以治病。张景岳云："经脉犹江河也，血犹水也，江河受水而经营于天下，经脉受血而运行于周身。合经水之道以施治，则其源流远近，固自不同。而刺之浅深，灸之壮数，以当有所辞也。"

[5] 固其常有合也：固，本来也。合，应也。杨上善曰："夫人禀气受形，既有七种不同，以针艾调养，固有常契，不可同乎天地无度量也。"

[6] 清水：对清水的说法不一，《太素》十二水注："清水出魏郡内黄县，经清泉县东北，流入河也。"；张介宾认为是大、小清河（在山东境内）；《辞海》认为是在甘肃省境，源出清水县。

[7] 湖水：《太素》十二水注："湖当为雨乎（上下结构），雨乎陀水出代郡卤城县东，流过郡，九行千三百四十里，为并州川。一解云：湖当为沽，沽水出渔阳郡东南入海，行七百五十里。"《类经》十二经水阴阳刺灸之度注："湖即五湖，谓彭蠡、洞庭、巢湖、太湖、鉴湖也，五湖皆在东南。"

[8] 沔（miǎn）水：《太素》十二水注："沔水出武郡番冢山东流入江也。"在陕西省勉县境，其下流即为汉水。

[9] 汝水：《太素》十二水注："汝水出汝南郡定陵县高陵山东南流入淮。"

[10] 江水：指长江而言。

[11] 漯（tà）水：《太素》十二水注："漯水出平原郡东北，流入于海。又河内亦有漯水，出王屋山东南，流入河。"《类经》十二经水阴阳刺灸之度注："漯水源出章丘长白山，入小清河归海，今属山东省济南府。"

[12] 河水：即黄河。

[13] 漳水：《太素》十二水注："漳水，清漳水也，出上党沽县西北少山，东流合浊漳入于海。一解是浊漳，浊漳出上党长子县西发鹤山，东流入海也。"

[14] 济水：《太素》十二水注："济水出河东恒县，至王屋山东北，流入于河。"《类经》十二经水阴阳刺灸之度注："江源初发王屋山下曰沇（左加水字偏旁）水，既见而伏，复出为济，济截河而流，不混其清，故又曰清济。流虽微而独尊，故居四渎之一，今属河南省怀庆府济源县。"

[15] 不深弗散，不留不泻：即"不深则弗散，不留则不泻"。张介宾曰："凡刺此者，不深入则邪弗能散，不久留则邪不能泻。"

[16] 恶火：指施灸过度，灸火可灼伤人体气血。

[17] 乌：何也，表疑问，可作"怎么"解。

【按语】

1. 十二经脉外合自然界的十二水　人体十二经脉与自然界十二水相应，十二经脉外有源泉，内有所禀，内外相贯，如环无端。自然界十二水有大小、深浅、广狭、远近的不同，人体十二经脉的循行部位也有深浅、长短、气血多少的差别。经水、五脏、六腑、经脉各有其功能，经水受气血而行，五脏合神气魂魄而藏，六腑受谷而行，受气而扬，经脉受血而营。脏腑有大小硬脆之别，血气有清浊多少之异，针灸治疗当应于天道自然之理。

十二水区分阴阳与十二经脉阴阳相应。海以北为阴。胃经外合于海，与胃经并行的为膀胱、胆二经，这三条经脉都自头下行至足。分布在下肢部位的情况是：胃经在前缘，胆经居中，膀胱经在后缘。若仰卧，则胆和膀胱二经的部位都在胃经的下方，所以说海以北为阴。

湖水以北为阴中之阴。湖水配合脾经，阴中之阴指人体下肢的内侧。湖水以北，指脾经以下的肝、肾二经。足之三阴经，都循行于下肢的内侧，脾经在前缘，肝经居中，肾经在后缘。若仰卧，则肝、肾二经的位置都在脾经的下方，所以湖水以北为阴。

漳以南者为阳，十二水漳水以南为阳，在人体腰以上为阳。漳水配合心包经，漳以南指心包经以上的肺经；阳指人体的上肢。心包经与肺经均循行于上肢，肺经在前，心包经在后。若仰卧，则心包经的上方为肺经，所以说漳以南为阳。

河以北至漳以南者为阳中之阴。阳中之阴，指人体的上肢内侧，漳水配心包经，河水配肺经，肺经与心包经都循行于上肢的内侧。若仰卧，则肺的下方就是心包经。所以说河以北至漳以南者为阳中之阴。

漯以南至江者为阳中之阳。阳中之阳指人体上肢的外侧，漯水配三焦经，江水配大肠经。三焦经和大肠经都循行在上肢的外侧，大肠经在外缘，三焦经居中。如仰卧，则三焦经的上方，就是大肠经。所以说漯以南至江者为阳中之阳。

篇中还详细论述了十二经脉与自然界十二水的对应关系，即足阳明外合于海水，足太阳外合于清水，足少阳外合于渭水，足太阴外合于湖水，足厥阴外合于沔水，足少阴外合于汝水，手阳明外合于江水，手太阳外合于淮水，手少阳外合于漯水，手太阴外合于河水，手厥阳外合于漳水，手少阴外合于济水。十二经脉有血气多少之异。因此，刺有浅深之不同，灸有壮数之多少，临证当细审详辨。

2. 针刺刺激的量化标准　本节讲针灸治疗的刺激量，古人以针刺的深浅和留针时的呼吸次数来计刺激的量度，如"刺深六分留十呼、刺深五分留七呼、刺深四分留五呼"等。这是刺灸量学要素的早期记载。

针刺刺激的轻重，不是单一的手法用量，与使用的针具粗细、长短，刺入的角度、深度，行针时的幅度、频率等亦有关。一般来说，粗毫针用的指力要重，刺激量大。细毫针用的指力较轻，刺激量就小。毫针刺入腧穴的角度、深度不同，其刺激的轻重程度也不同，一般直刺、深刺的量大些，平刺、浅刺的量小些。行针时的幅度、频率不同，与针刺手法轻重密切相关，提插的幅度大、捻转的角度大，其刺激量就大。反之，提插的幅度小、捻转的角度小，其刺激量就小。年龄不同，针刺方法也有差别。《灵枢·逆顺肥瘦》说："年质壮大，血气充盈，肤革坚固，因加以邪，刺此者，深而留之……婴儿者，其肉脆血少气弱，刺此者，以毫针，浅刺而疾发针，日再可也。"患者个体差异亦是决定针灸治疗方法的重要环节之一，如体质虚弱、皮肤薄嫩、对针刺较敏感者，针刺手法宜轻；体质强壮、皮肤粗厚、针感较迟钝者，针刺手法可重些。要掌握毫针针刺手法的轻重，就要熟悉针刺手法的量化要求，知常达变，熟能生巧，心中有数，指下分明。

3. 关于留针　现代临床多以闹钟规定留针时间，一般留针 20～30 分钟为宜，但需根据体质、病情、病因、病性及病程等予以综合考虑。如婴幼儿形体弱小，气血未充，针刺时应疾入疾出浅刺不留针；青壮年患者体质强，正气盛，邪气衰，经治疗易康复，留针时间可短；老年患者正气衰，邪气盛，病程长，根据具体情况，留针时间可稍长。寒证宜用补法，久留针；热证宜用泻法，不留针，或短暂留针。虚证宜用补法，久留针；实证宜用泻法或刺血法，不留针，或短时间留针。急性病证宜用重刺激，留针时间短；慢性痛证一般用轻刺激，久留针效果好，如三叉神经痛、血管性头痛、肩周病、胃脘痛等。慢性、顽固性、痉挛性疾病需要长时间留针，如面肌痉挛、破伤风痉挛等。病情轻，病程短者，留针时间短；病情重，久治不愈者，宜久留针。

本段讲针刺、艾灸治疗疾病，刺激量要适度，达到"中度"即可，既不可不及，亦不可太过。临证要采用"审、切、循、扪、按"等多种手法，仔细审查。总之，针灸的轻重和刺激量的大小都是相对而言的。施术时，不能以医者的主观愿望而定，必须客观地依据辨证施治的原则，掌握"毋太过，毋不足"的刺激量，防止太过伤正、不足留邪之弊，以针下气至，切中病机为要。

第七节　四　海

【提要】

主要内容包括两方面。

1. 四海的含义及其所纳腧穴。

2. 四海病变的临床表现，针灸调治大法。

【原文】

人有四海[1]，十二经水者，皆注于海。有髓海，有血海，有气海，有水谷之海。胃者，为水谷之海，其腧上在气街[2]，下至三里。冲脉者，为十二经之海[3]，其腧上在大杼，下出巨虚上下廉[4]。膻中者，为气之海，其腧上在柱骨之上下[5]，前在人迎。脑者，为髓之海，其腧上在其盖[6]，下在风府。凡此四海者，得顺者生，得逆者败，知调者利，不知调者害。

曰：四海之逆顺奈何？曰：气海有余，则气满胸中悗[7]，悗急息面赤；不足则气少不足以言。血海有余，则常想其身大，怫（郁也）然不知其所病[8]；不足则常想其身小，狭然[9]不知其所病。水谷之海有余，则腹胀满；不足则饥，不受谷食。髓海有余，则轻劲多力，自过其度；不足则脑转耳鸣，胫眩酸，眩冒目无所见，懈怠安卧。

曰：调之奈何？曰：审守其腧，而调其虚实，无犯其害；顺者得复，逆者必败。

【注释】

[1] 四海：海，比喻汇聚之处。胃、冲脉、膻中、脑是人体精神气血的汇聚之处。

[2] 气街：指气冲穴。

[3] 十二经之海：即血海。冲脉含蓄十二经气血，故有二名。

[4] 巨虚上下廉：即上巨虚、下巨虚二穴。《黄帝内经太素》云："巨虚上下廉，则足阳明脉所发之穴。此等诸穴，皆是冲脉致气之处。"

[5] 柱骨之上下：郭霭春《黄帝内经灵枢校注语译》云："柱骨，即颈椎。上，指哑门穴；下，指大椎穴。"

[6] 盖：即头顶百会穴。

[7] 气满胸中悗："满""悗"二字音近义同，指气机郁滞不畅，胸中憋闷不舒。

[8] 怫然不知其所病：《黄帝内经太素》注云："怫郁不安，不知所苦也。"

[9] 狭然：张介宾注曰："狭，隘狭也，索然不广之貌。"

【按语】

原文见于《灵枢·海论》。

1. 四海的含义及生理作用 四海的含义，即脑为髓海、冲脉为血海、膻中为气海、胃为水谷之海。以脑、冲脉、膻中、胃四个部位分别称为髓海、血海、气海、水谷之海，并指出四海各有输注的腧穴。

脑为髓海，与"头者精明之府"及后人所称的"脑为元神之府"有相通之处，即头脑是精神的最高主宰，是神气的本源。与头脑直接相关的经脉是督脉和足太阳，再扩大为手足三阳，阳气即以髓海为依归。

冲脉称为血海和十二经之海，其部位主要在下腹，与足三阴经和任脉关系密切，源出于肾下、胞中，为"脐下肾间动气"所在。肾主藏精，故冲脉又与肾精相关。后人称肾精为先天之精，与称为后天之精的水谷之精相区分。因其属于下焦，故称为下元。《难经》称此气为元气，说"脐下肾间动气者，人之生命也。十二经之根本也故名曰原"，这是对冲脉理论的阐发。

膻中为气海，是指心肺之间的空隙，为宗气所聚之处，属于上焦。主通心肺而行呼吸，运行营卫之气于全身。其外部为胸膺和背部，与手三阴经关系最密切。

胃为水谷之海，指胃主受纳水谷，化其精微以出于中焦，是营卫、气血的本源，为五脏六腑所禀受，故又称"五脏六腑之海"。位居上腹，经脉为足阳明胃经，其气血最盛。

四海的生理功能：四海是全身血气、精神生成和汇聚所在，是十二经脉的依归，是对头、胸和上、下腹功能的最大概括。十二经脉通于四海，以四海为中心归纳各经脉的一些特点，四海起总领的作用。四海之间又互相配合，中部为水谷之海，是化生血气的本源，其上部为气海，主一身之气；下部为血海，主一身之血；血气之精华上聚于髓海，是为"精明之府"和"元神之府"。

2. "四海"有余、不足的病理特征与临床治疗

（1）髓海病候及治疗　髓海有余，轻劲多力，自过其度，并不是人体的正常健康状态，而是力逾寻常，登高而歌，弃衣而走的狂证表现。髓海不足，则脑转、耳鸣、胫酸、眩冒，目无所见，懈怠安卧。上述症状，是脑神功能活动异常的表现。因此，临床上对于窍闭神匮、神不导气、脑神异常之精神心理、言语应答、感官、肢体活动姿态等障碍疾患，依据脑为髓之海之义，取其气机转输部位之风府、百会穴醒脑开窍，益髓调神。如狂走多言、暴喑、中风偏瘫等取风府、百会等穴。

（2）血海病候及治疗　"血海有余，则常想其身大，怫然不知其所病；血海不足，则常想其身小，狭然不各其所病"，说明冲脉的盛衰关系全身的强弱，其虚实见症可取有关的经穴施治。冲脉无论有余还是不足，其病证都有精神障碍的表现。这是由于冲脉不能渗诸阳、灌诸精，气血不能养神所致。因此，临床上对于一些精神障碍疾患，可本冲脉为血海之义，取其气机转输部位的大杼和上、下巨虚进行调治。

（3）气海病候及治疗　"气海有余者，气满胸中，息面赤；气海不足，则气少不足以言"。可以看出，气海有余及不足之证，实际上是肺气上逆与心肺气虚之证。因此对于肺气虚、肺气上逆及心气虚不能主血脉之病证，皆可本"膻中者，为气海之义"，取其气机转输部位的柱骨之上下（颈部）穴位和人迎穴进行调补，胸满气喘取颈部百劳、定喘等。

（4）水谷之海病候及治疗　"水谷之海有余，则腹满；水谷之海不足，则饥不受谷食"，指出水谷之海有余、脾胃气滞，可见腹满；水谷之海不足，脾胃虚弱，不能运化水谷精微，则饥不受谷食。此类病证，可以取其气机转输部位的足三里和气冲穴进行治疗。另外，因气血不足不能滋养五脏六腑而致虚损者，也可本胃为水谷之海之义，取足三里、脾俞、胃俞等健脾益胃，充养水谷。

第八节　奇邪血络

【提要】

主要内容包括两方面。

1. 奇邪在络所引发的病变。

2. 刺络泻血治疗时出现的几种现象及其产生的原因。

【原文】

黄帝问曰：愿闻其奇邪[1]而不在经者何也？岐伯对曰：血络[2]是也。问曰：刺血络而仆者，何也？血出而射[3]者，何也？血出黑而浊[4]者，何也？血出清而半为汁[5]者，何也？发针而肿者，何也？血出若多若少[6]而面色苍苍然者，何也？发针而面色不变而烦闷者，何也？血出多而不动摇[7]者，何也？愿闻其故。曰：脉气甚而血虚者，刺之则脱气，脱气则仆[8]。血气俱盛而阴气多者[9]，其血滑[10]，刺之则射。阳气积蓄久留不泻者，其血黑以浊，故不能射。新饮而液渗于络，而未和于血，故血出而汁别焉。其不新饮者，身中有水[11]，久则为肿[12]。阴气积于阳，其气因于络[13]，故刺之血未出而气先行，故肿。阴阳之气，其新相得而未和合[14]，因而泻之，则阴阳俱脱，表里相离，故脱色而苍苍然也。刺之不变而烦闷者，刺络而虚经[15]，虚经之属于阴者，阴气脱，故烦闷。阴阳相得而合为痹者[16]，此为内溢于经，而外注于络，如是阴阳皆有余，虽多出血弗能虚也。

曰：相之奈何？曰：血脉盛坚横以赤，上下无常处，小者如针，大者如箸，刺而泻之万全，故无失数，失数而返，各如其度。曰：针入肉著，何也？曰：热气因于针则热，热则肉著于针，故坚焉。

【注释】

[1] 奇邪：引发"奇病"之邪，谓之奇邪。杨元如注曰：按《素问·缪刺》云："邪客于皮毛，入舍于孙络，留而不去，闭塞不通，不得入于经，流溢于大络而生奇病。"故曰：奇邪者，血络是也。

[2] 血络：指浮络和孙络。浮络是浅浮于皮表的细小络脉，孙络是从络脉分出的更为细小的络脉分支。

[3] 血出而射：指刺络时血液喷射而出。

[4] 血出黑而浊：指出血色黑而黏稠。

[5] 血出清而半为汁：清，稀薄。指出血清稀而淡薄。

[6] 若多若少：即或多或少的意思。

[7] 不动摇：指出血后身体无大碍。

[8] 脱气则仆：指泻血不当，致使气随血脱，患者昏仆倒地。

[9] 血气俱盛而阴气多者：指经脉之内、皮肤之间，气血旺盛，而脉内阴气多的患者。

[10] 血滑：血气充实而滑利。

[11] 身中有水：指体内有水液停积。

[12] 久则为肿：指体内水液停留，日久则衍为水肿。

[13] "阴气积于阳"二句：《灵枢注证发微》云："阴气积于阳分，其气聚于血络之中，故刺之时，血尚未除而气乃先行，所以发针而肿也。"

[14] 其新相得而未和合：《灵枢注证发微》云："营卫二气暂时相得，尚未和合。"

[15] 刺络而虚经：指刺络出血过多而致经脉空虚。

[16] 阴阳相得而合为痹者：朱济公曰："盖阴阳和合而流行则调，阴阳相得而留滞则痹。痹者，闭也。"

【按语】

1. 何为"奇邪" 《灵枢·口问》云："凡此十二邪者，皆奇邪之走空窍者也。故邪之所在，皆为不足。"可知奇邪伤人，必定是乘机体之虚，且该篇论述的疾病中，邪气不在经而在"空窍"。《素问·气穴论》云："孙络三百六十五穴会，以应一岁，以溢奇邪，以通荣卫。"丹波元简注："溢，泛溢，犹外出也。"表明孙络功能之一是驱奇邪外出（接受针刺治疗等情况下）和沟通营卫，同时能够推知奇邪可滞留的孙络。《灵枢·五变》云："百疾之始期也。必生于风雨寒暑，循毫毛而入腠理……奇邪淫溢，不可胜数。"《灵枢·根结》云："奇邪离经，不可胜数。"言奇邪由腠理而入，但不在十二正经之中，病变多端。《素问·三部九候论》

云："其病者在奇邪，奇邪之脉则缪刺之。"缪刺是一种刺络法，也说明奇邪不在十二正经。所以奇邪是风邪乘人体之虚而入，病位不在十二正经。由于"营行脉中"且随十二经相贯运行，则奇邪的传变不遵循营卫运行规律，其致病的病位当在孙络和空窍。由于孙络呈周身弥散性分布，故奇邪的发病特点表现，如《灵枢·五变》所言之"奇邪淫溢，不可胜数"。病变广泛复杂，缺乏规律性，采用以"不已，左刺右，右刺左"（《素问·缪刺论》）为特征的缪刺法治疗奇邪为病，也反证了奇邪致病的反常规律性。

奇邪和正邪都是风邪，且由腠理而入，之所以分奇正，原因在于风邪侵入时机体的状态不同。自然界存在六淫邪气，其中"风为百病之长"，寒暑等其他外邪多与风邪相附而同时侵入人体发病，留于不同部位，产生两种不同的对立表现，并有着不同的传变规律，奇正之邪气，二者共同构成风邪致病的内容。奇正之邪伤及健康之体则病变极其轻微，及时治疗可"上工……救其萌芽"，阴阳气血不足之体则"洒淅动形"，传变多端。就病位的重点而言，正邪在经，奇邪在络。

2. 刺络泻血的理论依据及应用　《灵枢》首篇《九针十二原》提出了"凡用针者……宛陈则除之"的针刺原则。《灵枢·小针解》对此句的解释为"宛陈则除之者，去血脉也"。《灵枢·脉度》云："经脉为里，支而横者为络，络之别者为孙。"《内经》又称为"血脉"，是刺营出血的主要对象。故《灵枢·官针》云："络刺者，刺小络之血脉也。"《灵枢·九针十二原》云："血脉者，在腧横居，视之独澄，切之独坚。"《灵枢·血络论》云："血脉者，盛坚横以赤，上下无常处，小者如针，大者如筋，刺而泻之万全。"从以上经文可以看出，针刺出血的主要对象是指色、质、形态发生异常改变的血脉，治疗原则是"血实宜决之"，采用刺络泻血的方法。

（1）根据血络而刺血　血络包括络脉、别络、孙络和浮络，《素问·三部九候论》云："孙络病者，治其孙络出血。"《素问·调经论》云："刺留血奈何？岐伯曰：视其血络，刺出其血，无令恶血得入于经，以成其疾。""血有余则泻其盛经，出其血。""病在脉，调之血，病在血，调之络。"别络、浮络及孙络从大到小，遍及人体全身。人体发病后可以在血络处观察其形态及颜色的变化。

（2）根据人体强弱肥瘦而刺血　《素问·三部九候论》云："必先度其形之肥瘦，以调其气之虚实，实则泻之，虚则补之，必先去其血脉，而后调之。"《素问·刺疟论》云："疟脉满大急，刺背俞，用中针旁五俞各一，适肥瘦出其血。"张景岳解说："适肥瘦出其血者，谓瘦者浅之，少出血；肥者深之，多出血也。"

（3）根据季节时辰变化　《素问·诊要经终论》云："春夏秋冬，各有所刺，法其所在。故春刺散俞，及与分理，血出而止。甚者传气，间者环也。夏刺络俞，见血而止。尽气闭环，痛病必下。秋刺皮肤循理，上下同法，神变而止。冬刺俞窍于分理，甚者直下，间者散下。"

（4）根据经脉气血多少　刺络泻血必须根据十二经脉气血的具体旺率，来决定能否刺络泻血，以及出血量的多少。《素问·血气形志》云："夫人之常数，太阳常多血少气，少阳常少血多气，阳明常多气多血，少阴常少血多气，厥阴常多血少气，太阴常多气少血。此天之常数。"又云："刺阳明出血气，刺太阳出血恶气，刺少阳出气恶血，刺太阴出气恶血，刺少阴出气恶血，刺厥阴出血恶气也。"

（5）根据络脉的色泽变化　络脉的色泽变化可以反映相应的脏腑经脉的疾病，《灵枢·经脉》云："凡诊络脉，脉色青则寒且痛，赤则有热，胃中寒，手鱼之络多清矣；胃中有热，鱼际络赤；其暴黑者，留久痹也；其有赤，有黑，有青者，寒热气也；其青短者，少气也。"这是说望诊辨别络脉的颜色，有助于诊断疾病的寒热性质和病变的脏腑。

本篇论述刺络泻血疗法治疗奇邪为病时所出现的各种临床表现和意外情况，刺络泻血疗法在《针灸甲乙经》中有大量篇幅论述，在现代针灸临床也较为常用，使用得当，对很多急、慢性疾病都有显著的疗效，对一些急危重症也有救治作用。但在具体应用时，要根据患者体质和机体的不同状态审慎从事，密切观察患者体质，明辨阴阳虚实，选择适当的针刺方法。

第九节　经　筋

【提要】

本节主要内容包括两方面。

1. 十二经筋的循行与分布。

2. 经筋的主病及治取穴和温针、火针、艾灸、药熨等治疗。

【原文】

足太阳之筋起于足小指上，结[1]于踝，斜上结于膝。其下者，从足外侧，结于踵，上循跟，结于腘。其别者，结于腨外。上腘中内廉，与腘中并上结于臀，上夹脊上项。其支者，别入结于舌本。其直者，结于枕骨，上头下额（一作颜），结于鼻。其支者，为目上纲[2]，下结于顺（《灵枢》作顽字）。其下支者，从腋后外廉结于肩髃。其支者，入腋下，出缺盆，上结于完骨。其支者，出缺盆，斜上入于顺。其病小指支踵跟痛（一作小指支踵痛），腘挛急，脊反折，项筋急，肩不举，腋支，缺盆中纽痛[3]，不可左右摇。治在燔针劫刺[4]，以知为数，以痛为腧，名曰仲春痹[5]。

足少阳之筋，起于小指次指之上，结于外踝，上循胻外廉，结于膝外廉。其支者，别起于外辅骨，上走髀，前者结于伏兔，后者结于尻。其直者，上胁[6]乘季胁，上走腋前廉，系于膺乳，结于缺盆。直者，上出腋贯缺盆，出太阳之前，循耳后，上额角，交颠上，下走颔，上结于顺。其支者，结于目外眦，为外维[7]。其病小指次指支转筋，引膝外转筋，膝不可屈伸，腘筋急，前引髀，后引尻，上乘胁季胁痛，上引缺盆膺乳颈，维筋急，从左之右，右目不开，上过右角，并跷脉而行，左络于右，故伤左角，右足不用，命曰维筋相交[8]。治在燔针劫刺，以知为数，以痛为腧，名曰孟春痹。

足阳明之筋，起于中三指，结于跗上，斜外卜加于辅骨，上结于膝外廉，直上结于髀枢，上循胁，属脊。其直者，上循骭，结于膝。其支者，结于外辅骨，合少阳。其直者，上循伏兔，上结于髀，聚于阴器，上腹而布。至缺盆而结，上颈，上夹口，合于顺，下结于鼻，上合于太阳。太阳为目上纲，阳明为目下纲。其支者，从颊结于耳前。其病足中指支，胻转筋，脚跳坚，伏兔转筋，髀前肿，癫疝[9]，腹筋乃急，引缺盆及颊，卒口僻，急者目不合，热则筋弛纵不胜，目不开。颊筋有寒则急，引颊移口；有热则筋弛纵不胜收，故僻。治之以马膏。膏其急者，以白酒和桂涂；其缓者，以桑钩钩之，即以生桑灰置之坎中，高下与坐等，以膏熨急颊，且饮美酒，啖炙肉，不饮酒者，自强也，为之三拊而已[10]。治在燔针劫刺，以知为数，以痛为腧。名曰季春痹。

足太阴之筋，起于大指之端内侧，上结于内踝。其直者，上结于膝内辅骨。上循阴股结于髀，聚于阴器，上腹结于脐，循腹里，结于胁，散于胸中。其内者，著于脊。其病足大指支，内踝痛，转筋，内辅骨痛，阴股引髀而痛，阴器纽痛，上脐两胁痛，膺中脊内痛。治在燔针劫刺，以知为数，以痛为腧，名曰孟秋痹。

足少阴之筋，起于小指之下，入足心，并足太阴而斜走内踝之下，结于踵踵，则与太阳之筋合而上结于内辅之下，并太阴之筋而上循阴股，结于阴器，循脊内夹脊上至项，结于枕骨，与足太阳之筋合。其病足下转筋，及所过而结者皆痛及转筋。病在此者主痫瘛及痓，病在外者不能俯，在内者不能仰。故阳病者腰反折，不能俯，阴病者不能仰。治在燔针劫刺，以知为数，以痛为腧。在内者，熨引饮药，此筋折纽[11]，发数甚者死不治，名曰仲秋痹。

足厥阴之筋，起于大指之上，结于内踝之前，上循胫胻，上结内辅之下，上循阴股，结于阴器，络诸经（一作筋）。其病足大指支，内踝之前痛，内辅痛，阴股痛，转筋，阴器不用，伤于内则不起，伤于寒则阴缩入，伤于热则纵挺不收。治在行水清阴气[12]。其病转筋者，治在燔针劫刺，以知为数，以痛为腧，名曰季秋痹。

手太阳之筋，起于小指之上，结于腕，上循臂内廉，结于肘内兑骨之后，弹之应小指之上，入结于腋下。其支者，从腋走后廉，上绕臑外廉，上肩胛，循颈出足太阳之筋前，结于耳后完骨。其支者，入耳中。直者，出耳上，下结于颔上，属目外眦。其病小指支及肘内兑骨后廉痛，循臂阴入腋下，腋下痛，腋后廉痛，绕肩胛，引颈而痛，应耳中鸣痛，引颔目瞑，良久乃能视，颈筋急则为筋瘘，颈肿。寒热在颈者，治在燔针劫刺，以知为数，以痛为腧。其为肿者，复而兑之[13]。其支者，上曲牙，循耳前属目外眦，上颔，结于角。其病当所过者支转筋，治在燔针劫刺，以知为数，以痛为腧。

手少阳之筋，起于小指次指之端，结于腕，上循臂，结于肘，上绕臑外廉，上肩走颈，合手太阳。其支者，上当曲颊入系于舌本。其支者，上曲牙，循耳前属目外眦，上乘颔[14]，结于角。其病：当所过者即支，转筋，舌卷。治在燔针劫刺，以知为数，以痛为腧，名曰季夏痹。

手阳明之筋，起于大指次指之端，结于腕；上循臂，上结于肘；上绕臑，结于髃。其支者，绕肩胛，夹脊。其直者，从肩髃上颈。其支者，上颊，结于頄。其直者，上出手太阳之前，上左角，络头，下右颔。其病：当所过者支（一本下有痛字、及字），转筋痛，肩不举，颈不可左右视。治在燔针劫刺，以知为数，以痛为腧，名曰孟夏痹。

手太阴之筋，起于大指之上，循指上行，结于鱼际后，行寸口外侧，上循臂结肘中，上臑内廉入腋下，上出缺盆，结肩前髃，上结缺盆，下结胸里，散贯贲，合胁下，抵季胁。其病：当所过者支，转筋痛，甚成息贲[15]，胁急吐血。治在燔针劫刺，以知为数，以痛为腧，名曰仲冬痹。

手心主之筋，起于中指，与太阴之经并行，结于肘内廉，上臂阴结腋下，下散前后夹胁。其支者，入腋散胸中，结于贲。其病：当所过者支，转筋痛，手心主前及胸痛，息贲。治在燔针劫刺，以知为数，以痛为腧，名曰孟冬痹。

手少阴之筋，起于小指之内侧，结于兑骨上，结肘内廉，上入腋，交太阴，夹乳里，结于胸中，循贲下系于脐。其病内急，心承伏梁，下为肘纲[16]。其病：当所过者支，转筋痛。治在燔针劫刺，以知为数，以痛为腧。其成伏梁吐脓血者，死不治。

凡经筋之病，寒则反折筋急，热则筋纵缓不收，阴痿不用，阳急则反折，阴急则俯不伸。

焯刺^[17]者，刺寒急也；热则筋纵不收，无用燔针劫刺。名曰季冬痹。

足之阳明，手之太阳，筋急则口目为之僻，目眦急，不能卒视，治此皆如右方也。

【注释】

[1] 结：聚之义。

[2] 目上纲：纲，指约束目睑、主管目之开合的经筋而言。上眼睑称"目上纲"，下眼睑称"目下纲"。

[3] 纽痛：痛如纽结之状。为经筋病症状之一。

[4] 燔针劫刺：燔针：①针具名。即火针，古称其为燔针、焯刺、烧针、白针、煨针。张介宾《类经》注："燔针，烧针也。劫刺，因火气而劫散寒邪也。"指施术时将针以火烧红后，迅速刺入穴位，旋即拔出的一种疗法。②或指温针。吴昆注："燔针者，内针之后，以火燔之煖耳，不必赤也。"劫刺，指疾刺疾出的刺法。

[5] 仲春痹：张志聪《灵枢集注》注："在外者皮肤为阳，筋骨为阴，病在阴者名曰痹。痹者，血气留闭而为痛也。"此以下各痹系古人根据阴阳盛衰的道理，把手足十二经分主于一年的十二个月，而在四时中，每一时的三个月又以孟、仲、季为序来命名每一时中的每一月之痹，如春季有孟春痹、仲春痹、季春痹。

[6] 䏚（miǎo）：侧腹部季胁之下空软处。《太素》杨上善注："'䏚'字在'乘'前，当以'上乘䏚'为是，与后文及手少阳一致。

[7] 外维：指维系目外眦之筋，此筋收缩即可左右顾盼。《太素》杨上善注："外维，太阳为目上纲，阳明为目下纲，少阳为目外维。"《类经》注："此支者，从颧上斜趋，结于目外眦，而为目之外维，凡人能左右顾盼者，正以此筋为之收缩也。"

[8] 维筋相交：指维系肢体的经筋互为牵连、互有影响的现象。《太素》杨上善注："跷脉至于目眦，故此筋交颠左右，下于目眦，与之并行也。筋既交于左右，故伤左额角，右足不用；伤右额角，左足不用，以此维筋相交故也。"

[9] 㿗（tuì）疝：㿗痛，又作"㿉"。因疝气下颓，故名。参见足厥阴条。

[10] 为之三拊而已：再三拊摩患处的意思。

[11] 折纽：张介宾认为系"转筋"。

[12] 治在行水清阴气：《类经》注："清，理也。此言当以药治之，在通行水脏而调阴气，盖水则肝之母也。"《灵枢集注》注："厥阴之木气本于水，故治在行水，以清厥阴之气。"

[13] 复而兑之：《类经》注："刺而肿不退者，复刺之，当用锐针，即镵针也。"

[14] 上乘颔：此当指颔厌之"颔"，位在颞前侧部。上乘，意指登上、跨上。

[15] 息贲（bēn）：古病名，为五积之一，属肺之积。主要症状为胁下有积块而气逆上奔。

[16] 心承伏梁，下为肘纲：伏梁，心积症。其症有积自脐上至心下，其大如臂，状似屋舍栋梁。肘纲，病状名，指肘部拘急。《太素》注："心之积名曰伏梁，起脐上如臂，上至心下，其筋循隔下齐，在此痛下，故曰承也。人肘屈伸，以此为纲维，故曰肘纲也。"

[17] 焯刺：刺法名。九刺之一。《灵枢·官针》："焯刺者，刺燔针则取痹也。"焯字原意是火入水，焯刺即指烧针后刺，多用治风寒湿痹。

【按语】

1. 筋经的生理特点与病理表现　经筋具有约束骨骼、屈伸关节、维持人体正常运动功能的作用，正如《素问·痿论》所说："宗筋主束骨而利机关也。"筋有大有小，或散布成片。杨上善说："筋有大筋、小筋、膜筋……其有起维筋、缓筋等皆是大筋别名。"

十二经筋行于体表，不入内脏，有刚筋、柔筋之分。刚（阳）筋分布于项背和四肢外侧，以手足阳经经筋为主；柔（阴）筋分布于胸腹和四肢内侧，以手足阴经经筋为主。足三阳经筋起于足趾，循股外上行结于颃（面）；足三阴经筋起于足趾，循股内上行结于阴器（腹）；手三阳经筋起于手指，循臑外上行结于角（头）；手三阴经筋起于手指，循臑内上行结于贲（胸）。此外，因足三阴及阳明之筋皆聚于阴器，故有"前阴者，宗筋之所聚"之说。

由于经筋是由筋肉组成，主要对关节屈伸和肢体运动起作用，故其病候主要表现在运动方面，如局部或全身的肌肉拘急、抽搐、强直及弛缓性瘫痪不用等。此外，经筋还连系到有关器官，可发生相应证候，如耳痛、耳鸣、视力不足等五官证候以及喘息、伏梁、胃痛等内脏证候，这是由于耳部、眼部或胸膈部的经筋牵涉所致。阴阳经筋间具有拮抗作用，在病理情况下所出现的病证也各有特点。总之，经筋表现的证候属筋肉组织的疾病，临床上常见的软组织劳损、肌肉风湿痛，以及运动神经所引起的肌肉痉挛或瘫痪都属于经筋病的范畴。

十二经筋为病，多为转筋、筋痛、痹证等，大体可分为寒、热两种，寒者筋拘急，热者筋弛缓。其治疗多局部取穴而泻之，凡是感受风、寒、湿三气所发生的疼痛转筋，都可称为筋痹，治用燔针，热者忌用。其他皮肉脉骨等痹，可参照使用。

古人根据自然气候阴阳消长的道理来比拟人体十二经阴阳盛衰的变化，所以有手足三阴三阳十二经筋应于四季十二月的筋痹病。春夏为阳，一月阳始生，六月阳始衰，都属少阳，人体胆与三焦之气应之，故二经发筋病为孟春、季夏之痹；二月阳渐大，五月阳正大，都属太阳，人体小肠、膀胱之气应之，故二经发筋病为仲春、仲夏之痹；三月、四月是太少两阳合明，为阳盛之极，都属阳明，人体胃和大肠之气应之，故二经发筋病为季春、孟夏之痹。

其在三阴痹之应于秋冬，也是如此从七月阴始生，十二月阴始衰而应少阴，八月、十一月阴正大，而应太阴，九月、十月为太少两阴交尽而应厥阴。

2. 经筋为病的治疗原则、方法与取穴特点

（1）治疗原则 经筋病的治疗原则，主要是"以痛为腧"，即在患部或压痛处取穴针灸。历代医家基本相同，即以疼痛部位或以压痛之处为腧，不必拘于经穴所限。如《类经》曰："以痛为腧，即其痛处是也。"《黄帝内经灵枢集注》曰："以痛为腧者，随其痛处而即为其所取之俞穴也。"张隐庵注云："以痛为腧者，随其痛处而即为所取之腧穴也。"马蒔有谓："其所取之腧穴，即痛处是也，素云天应穴者。"杨上善的《黄帝内经太素》更是说明了以痛为腧的缘由："腧，谓孔穴也。言筋但以筋之所痛之处，即为孔穴，不必要须以诸输也。以筋为阴阳气之所资，中无有空，不得通于阴阳之气上下往来，然邪入腠袭筋为病，不能移输，遂以病居痛处为腧。"经筋不运行气血，所需之气血营养由经脉、络脉所渗灌，因此经筋病的一个重要病机特点是邪结于筋，筋伤络阻，气血壅滞，不得输布，不通则痛。疼痛是经筋病的主要症状，故以痛处为腧，疏通瘀滞最直接，取穴简便效优。因此可以说，对于各种病因导致的局部气血壅滞，经筋之气不畅，"不通则痛"所致的经筋局部痛证，取痛处为腧是必要的。大量临床实践也证明这种取穴方法收效快，疗效好。因此，"以痛为腧"始终是治疗经筋病最主要和行之有效的方法。《素问·调经论》云："病在肉，调之分肉；病在筋，调之筋。"由于经筋受气血的濡养，受经络的调节，因而治疗经筋病除了局部选穴外，还可按经络循行选取适当的远道穴，这种选穴原则，对于肌肉瘫痪的病证更为必要。目前临床治疗瘫痪患者大多选取高于病所的经穴，就是依据经络调整经筋的原理。古人解释这种关系是"依脉引筋气"。

（2）针刺方法与取穴特点　　《灵枢·官针》九刺中有"分刺"（刺分肉间），十二刺中有"恢刺"（刺肌腱）、"浮刺"（横刺的肌肉深层），五刺中有"关刺"（刺关节附近肌腱）、"合谷刺"（多向透刺，刺肌肉）。这些方法多为临床采用。《经筋》云："焠刺者，刺寒急也，热则筋综不收，无用燔针。"意即凡属筋肉拘急、牵制的虚寒证要采用温针、火针、艾灸、药熨等温热治疗方法，属于筋肉弛缓的实热证，则不宜用温热方法。

3. 何谓"燔针劫刺"　　《灵枢·经筋》在论述经筋的分布后就经筋病的治疗说道："……治在燔针劫刺，以知为数，以痛为腧。"燔，从《内经》时代的有关典籍可以理解为：①炙、烤。《诗经·小雅·瓠叶》云："炮之燔之。"②焚烧。《韩非子·和氏》云："燔《诗》《书》而明法令。"燔针之意，一指火针。《灵枢·官针》云："焠刺者，刺燔针则取痹也。"《类经》卷十九张介宾注曰："谓烧针而刺也，即后世烧针之属，取寒痹者用之。"《针灸大成》卷六则明说："火针，一名燔针。"二指温针。《素问·调经论》云："病在筋，调之筋……燔针劫刺其下及与急者。"吴崑注："燔针者，内针之后，以火燔之煖耳。"《类经·疾病类》张介宾释燔针曰："盖纳针之后，以火燔之使暖也。"又："燔针，烧针也。"劫刺：《灵枢经校释》注曰："针刺即出，叫劫刺，即疾刺疾出的刺法。"而张介宾却说："劫刺，因火气而劫散寒邪也。"

综上所述，有关燔针劫刺有两种不同的说法，一为用火针焠刺，快速地进针、出针。二为温针法，在进针后留针，留针的过程，针柄上置艾火烧以温针。

经筋病"治在燔针劫刺，以知为数，以痛为腧"，即以患者的感觉判断疾病的转归来决定治疗的次数，以痛为腧即压痛点，病灶反映于体表的痛点就是针灸治疗所要选取的穴位，采用以火攻为主的针刺。《内经》中对经筋病的治疗，除燔针、焠刺外，还常提到圆利针、大针的应用。

"燔针劫刺"既具有针刺机械性穿透疏通的作用，又有其火热刺激温通的疗效，故"燔针劫刺"的治病机理在于温热，通过刺激穴位和部位，增补人体阳气，激发经气，调节脏腑机能，使经络通，气血行。《素问·调经论》言："血气者，喜温而恶寒，寒则泣不能流，温则消而去之。"借助火针的火力温热刺激，激发人体的正气，以开闭、掘塞，疏通经络，达到温通的目的。同时可"借火助阳"以补虚，又可"开门祛邪"以泻实。"燔针劫刺"因其火热可直达病灶，故能迅速消除或改善局部组织水肿、充血、渗出、粘连、钙化、挛缩、缺血等病理变化，从而加快血液循环，促进代谢，使受损的组织和神经重新修复。

第十节　骨度肠度肠胃所受

【提要】

主要内容有两方面。

1. 骨、胸、腹的度数，脉度是根据骨度决定的。

2. 胃、小肠、回肠、广肠的长度、阔度及容纳水谷的数量，以及人七日不饮不食而死亡的原因。

【原文】

黄帝问曰：脉度言经脉之长短，何以立之？伯高对曰：先度其骨节之大小、广狭、长短，而脉度定矣。曰：人长七尺五寸者，其骨节之大小长短，知各几何？曰：头（一作颈）之大骨围二尺六寸，胸围四尺五寸，腰围四尺二寸。发所覆者，颅至项一尺二寸，发以下至颐长一尺，君子参（又作三，又作终）折[1]。结喉以下至缺盆中长四寸，缺盆以下至䯏骭长九寸，过则肺大，不满则肺小。䯏骭以下至天枢长八寸，过则胃大，不及则胃小。天枢以下至横骨长六寸半，过则回肠广长，不满则狭短。

横骨长六寸半，横骨上廉以下至内辅[2]之上廉，长一尺八寸，内辅之上廉以下至下廉长三寸半，内辅下廉至内踝长一尺三寸，内踝以下至地长三寸，膝腘[3]以下至跗属长一尺六寸，跗属以下至地长三寸。故骨围大则太过，小则不及。角以下至柱骨[4]长一尺（一作寸），行腋中不见者[5]长四寸，腋以下至季胁长一尺二寸，季胁以下至髀枢长六寸[6]，髀枢以下至膝中长一尺九寸，膝以下至外踝长一尺六寸，外踝以下至京骨长三寸，京骨以下至地长一寸。耳后当完骨者广九寸，耳前当耳门[7]者广一尺二寸（一作三寸），两颧之间广九寸半（《九墟》作七寸），两乳之间广九寸半，两髀之间广六寸半，足长一尺二寸，广四寸半。

肩至肘长一尺七寸，肘至腕长一尺二寸半，腕至中指本节长四寸，本节至其末长四寸半。项发以下至脊骨长三寸半（一作二寸），脊骨以下至尾骶二十一节长三尺，上节长一寸四分分之七奇分之一，奇分在下[8]，故上七节下至膂骨九寸八分分之七。

此众人骨之度也，所以立经脉之长短也。是故视其经脉之在于身也，其见浮而坚，其见明而大者多血，细而沉者多气，乃经之长短也。

曰：愿闻六腑传谷者，肠胃之大小长短，受谷之多少奈何？

曰：谷之所从出入浅深远近长短之度：唇至齿长九分，口广二寸半。齿以后至会厌[9]深三寸半，大容五合。舌重十两，长七寸，广二寸半。咽门重十两，广二寸半，至胃长一尺六寸。胃纡曲屈[10]，伸之长二尺六寸，大一尺五寸，径五寸，大容三（一作二）斗五升。小肠后附脊，左环回周叶（一作叠，下同）积[11]，其注于回肠者，外附于脐上，回运环反十六曲，大二寸半，径八分分之少半，长三丈二尺（一作三尺）。回肠当脐左环回周叶积而下，回运环反十六曲，大四寸，径一寸寸之少半，长二丈一尺。广肠胕（一作傅）脊以受回肠，左环叶积（一作脊）上下，辟大八寸[12]，径二寸寸之大半，长二尺八寸。肠胃所入至所出，长六丈四寸四分，回曲环反三十二曲。

曰：人不食七日而死者，何也？

曰：胃大一尺五寸，径五寸，长二尺六寸，横屈受水谷三斗五升，其中之谷常留者二斗，水一斗五升而满。上焦泄气，出其精微，剽悍滑疾，下焦下溉，泄诸小肠。小肠大二寸半，径八分分之少半，长三丈二尺，受谷二斗四升，水六升三合合之大半。回肠大四寸，径一寸寸之少半，长二丈一尺，受谷一斗，水七升半。广肠大八寸，径二寸寸之大半，长二尺八寸，受谷九升三合八分合之一。肠胃之长凡六丈四寸四分，受水谷九斗二升一合合之大半，此肠胃所受水谷之数也。

平人则不然，胃满则肠虚，肠满则胃虚，更满更虚，故气得上下，五脏安定，血脉和利，精神乃居。故神者，水谷之精气也。故肠胃之中，常留谷二斗四升，水一斗五升。故人一日再至后[13]，后二升半，一日中五升，七三斗五升而留水谷尽矣。故平人不饮不食，七日而死者，水谷精气津液皆尽，故七日死矣。

【注释】

[1] 君子参折：君子，此指体格端正而匀称的人。《太素》注："发际以下至颐端量之一尺，一尺面分中分为三……君子三分齐等，与众人不同也。参，三也。"《灵枢注证发微》注："言君子之面部三停齐等，可以始中终而三折之也。"三停，从发际到眉中为一停，从眉中到鼻端为二停，从鼻端到颐端为三停。三停部位应该等长。

[2] 内辅：即内辅骨，指股骨下端、胫骨上端的膝关节内侧骨之高起处。

[3] 膝腘：膝，即髌骨，在前。腘，即腘窝，在后。

[4] 柱骨：《释骨》："三节植颈项者，通曰柱骨。"此指颈根。

[5] 行腋中不见者：《类经》注："此自柱骨下通腋中，隐伏不见之处。"系指腋窝之正中部位。

[6] 六寸：现在均作九寸计算。

[7] 耳门：此指听宫穴处。

[8] 奇分在下：义即其余奇分在以下六节之内。《类经图翼》云："背部折法，自大椎至尾骶，通折三尺。上七节各长一寸四分一厘，共九寸八分七厘，中七节各长一寸六分一厘，共一尺一寸二分七厘，第十四节与脐平，下七节各一寸二分六厘，共八寸八分二厘，总共二尺九寸九分六厘。不足四厘者，有零未尽也。"

[9] 会厌：《类经》肠胃大小之数注："会厌在咽喉之上，乃所以分水谷司呼吸而不容其相混者也。"

[10] 胃纡曲屈：形容胃的形状弯曲不直。纡曲，曲折的意思。

[11] 叶积：《类经》肠胃小大之数注："叶积，如叶之积。亦叠积之义。"

[12] 辟大八寸：《类经》肠胃小大之数注："辟，同襞。以其最广，故云辟大八寸。"

[13] 一日再至后：人一天两次大便的意思。

【按语】

1. 关于骨度分寸法　骨度分寸法是现代针灸学中依身体各部位尺寸按比例折算作为定穴标准的一种方法。杨上善说："以此为定分，立经脉，并取空穴。"此法的记载最早见于《灵枢·骨度》。其所测量的人体高度为七尺五寸，其横度（两臂、两手外展、平伸，以中指端为准）也是七尺五寸。取用时，将设定的骨节两端之间的长度折成一定的等份，每一等份为一寸。无论男女老幼，肥瘦高矮，一概以此标准折量作为量取腧穴的依据。本篇所载骨度与现代针灸学所用骨度多相一致，其中也有部分不同者，如脐下至横骨六寸半，现代以五寸为取穴的标准，这是根据脐下腹部的任脉、肾经、脾经三经的穴位距离而改定的。

临床取穴一般以骨度分寸法、手指比量法、体表标志取穴法（固定标志及活动标志）作为取穴的基本方法，部分腧穴结合简便取穴法进行取穴。

2. 关于肠度与胃肠所受　有关肠度原文出自《灵枢》卷六第三十一《肠胃》篇、卷六第三十二《平人绝谷》篇，所述及肠度包括现代解剖学中的消化器官口腔、咽、食道、胃、小肠和大肠。食道一般长约25cm，成年人的胃容量约3L。小肠的上端绕于胃的幽门，下端与盲肠相接，全长5~7m，盘曲于腹腔中、下部。小肠分为十二指肠、空肠和回肠三部。空肠和回肠借系膜固定于腹后壁，又叫系膜小肠。大肠长约1.5m，在右髂窝内起自回肠，全程形似方框，围绕在空回肠之周围，分为盲肠、结肠和直肠三部分。肠度：以一寸约等于2.333cm，折算出相应肠道尺寸的数值，尤其大肠尺寸，均长于现代人肠道的长度，若乘以矫正系数

0.5973，所得结果可与现代解剖学数据相接近。此系数引自李国清、赵桂馨"谈《内经》之回肠"一文。为什么古代肠度，特别是大肠尺寸大于现代解剖数据呢？是否古人消化器官与现代人不同还是解剖因素所致？古代解剖有可能是活体解剖或是在保留血运情况下的解剖，现代解剖学则是基于尸体解剖获得数据，肠道尤其是大肠为伸缩性较大的脏器，古人大肠尺寸偏长是界域划定问题，还是其他原因所致尚不明了，有待进一步考证，但消化道总长度经折算后古今数值则基本接近。

胃主受纳、腐熟水谷，胃的受纳、腐熟水谷功能必须与脾的运化功能相配合。胃主通降，以降为和。饮食物经过胃的受纳、腐熟后，必须下行而入小肠，以便进一步消化吸收。小肠主受盛和化物，主泌别清浊，分为水谷精微和食物残渣两部分，将水谷精微吸收，将食物残渣向大肠输送，同时也吸收大量的水液，无用的水液则渗入膀胱排出体外。胃的通降作用还包括了小肠将食物残渣下输于大肠，以及大肠传化糟粕的功能在内。胃的功能与肠的功能相互协调，胃满则肠虚，肠满则胃虚。胃肠运化水谷、精微物质，转输精气津液，使全身气血充实，维持机体的正常生命机能，经脉和利，则精神焕发。若胃失和降，则影响食欲，并出现口臭、脘腹胀满疼痛等；胃气上逆则出现嗳气吞酸、呃逆、恶心、呕吐等。肠失所养，则出现腹胀、腹泻、便秘等，甚至会出现水谷津液匮乏、全身气血失养、精气衰竭的严重情况。

第四章　腧　穴

第一节　头部腧穴

一、头直鼻中发际旁行至头维凡七穴

【提要】

主要内容有两方面。

1. 腧穴具有溢奇邪、通荣卫的作用。

2. 头部自前发际正中神庭穴，横向旁开至头维穴，共四个穴的定位、脉气所发或所会经脉、刺灸方法。

【原文】

黄帝问曰：气穴[1]三百六十五以应一岁，愿闻孙络溪谷，亦各有应乎？岐伯对曰：孙络溪谷，三百六十五穴会，以应一岁，以洒[2]（《素问》作溢）奇邪[3]，以通荣卫。肉之大会为谷，肉之小会为溪，肉分之间，溪谷之会，以行荣卫，以舍（《素问》作会）大气[4]也。

【注释】

[1] 气穴：《太素》："三百六十五穴，十二经脉之气发会之处，故曰气穴也。"指脉气所发、所会之处，经脉气血由此出入，即腧穴，又称气府、孔穴、穴道。

[2] 洒：《素问·气穴论》作溢，指满溢。

[3] 奇邪：《类经》："奇，异也。邪自皮毛而溢于络者，以左注右，以右注左，其气无常处而不入于经，是为奇邪。"指从皮毛溢于络脉，其气无常处而不入于经的不正之邪。

[4] 大气：经气。

【按语】

本段点明腧穴内联经络脏腑，是气血汇聚和转输之处，具有通行营卫气血的重要作用，在病理情况下又能反映病候，为针刺治疗施术的重要部位。

【原文】

神庭，在发际直鼻[1]，督脉、足太阳、阳明之会。禁不可刺，令人癫疾，目失精，灸三壮。

曲差，一名鼻冲，夹神庭两旁各一寸五分，在发际，足太阳脉气所发，正头取之。刺入三

分，灸五壮。

本神，在曲差两旁各一寸五分，在发际（一曰直耳上入发际四分），足少阳、阳维之会。刺入三分，灸五壮。

头维，在额角[2]发际，夹本神两旁各一寸五分，足少阳、阳明之会，刺入五分，禁不可灸。

【注释】

[1] 发际直鼻：直：当，对着。即前发际正中，与鼻尖直对。

[2] 额角：额部外上角。

【按语】

本段提出"正头取之"的体位，采用"鼻""额角""发际"等解剖标志结合骨度分寸的取穴方法，将四个穴定位于前发际上，从正中点向外依次排列，相距均为1.5寸。现代国标《腧穴名称与定位》与之不同，四穴定位于"入前发际0.5寸"处。

指出神庭禁刺，头维禁灸，而近代常平刺神庭0.5~0.8寸，治疗头痛、目眩、鼻渊等头面五官病及失眠、癫痫、惊悸等神志病。也有报道灸头维治疗头目等疾病，但头面部不宜用直接灸法，多用艾条温和灸法。

二、头直鼻中入发际一寸循督脉却行至风府凡八穴

【提要】

主要内容有头部督脉循行线从上星至风府共8个穴的取穴定位、脉气所发或所会经脉及刺灸方法。

【原文】

上星一穴，在颅[1]上，直鼻中央，入发际一寸陷者中，可容豆[2]，督脉气所发。刺入三分，留六呼[3]，灸五壮。

囟会，在上星后一寸骨间[4]陷者中，督脉气所发。刺入四分，灸五壮。

前顶，在囟会后一寸五分骨间[5]陷者中，督脉气所发。刺入四分，灸五壮。

百会，一名三阳五会，在前顶后一寸五分，顶中央[6]旋毛中，陷可容指[7]，督脉、足太阳之会。刺入三分，灸五壮。

后顶，一名交冲，在百会后一寸五分，枕骨上，督脉气所发。刺入四分，灸五壮。

强间，一名大羽，在后顶后一寸五分，督脉气所发。刺入三分，灸五壮。

脑户，一名匝风[8]，一名会颅，在枕骨上，强间后一寸五分，督脉、足太阳之会，此别脑之会[9]。刺入三分，留三呼；不可灸，令人喑。（《素问·刺禁论》云：刺头中脑户，入脑立死。王冰注云：灸五壮。又《骨空论》云：不可妄灸。《铜人经》云：禁不可针，针之令人哑）

风府，一名舌本，在项上入发际一寸大筋内宛宛中[10]，疾言其肉立起，言休其肉立下[11]，督脉、阳维之会。禁不可灸，灸之令人喑，刺入四分，留三呼。

【注释】

[1] 颅：头盖骨。

　　[2] 可容豆：指孔穴处稍凹陷，可容纳豆大之物。

　　[3] 留六呼：呼：指呼吸。古人以呼吸次数计算留针的时间，一呼一吸为一呼，六呼即六次呼吸的时间。

　　[4] 骨间：骨缝之间，此处指额骨与顶骨连接处。

　　[5] 骨间：骨缝之间，此处指左右顶骨接合部。

　　[6] 顶中央：颠顶中央，指颅中凹陷处。

　　[7] 陷可容指：指穴处有凹陷，可容下手指尖。

　　[8] 匝风：字误，《医心方》卷二作"迎风"。

　　[9] 此别脑之会：此为别络于脑的交会之处。

　　[10] 大筋内宛宛中：大筋，指项后两侧斜方肌；宛宛，凹陷。

　　[11] 疾言其肉立起，言休其肉立下：快速说话时其肉即隆起，说话停止后肌肉即平复。

【按语】

　　1. 提出"颅骨""枕骨"等解剖名词，并有"陷者中""骨间陷者""大筋内宛宛中"等描述，指出腧穴多位于骨与骨连接的间隙或肌肉间凹陷中。而"顶中央旋毛中，陷可容指""疾言其肉立起，言休其肉立下"等描述了具体的取穴方法，反映了古人对穴位局部解剖特征的细致观察，为后世利用体表解剖标志定位取穴奠定了基础。现代国标方案中此8穴的位置与《针灸甲乙经》基本相同。

　　2. 脑户穴为别络于脑的交会之处，若脑之门户，加之《素问》《铜人腧穴针灸图经》等相关记载，针此穴"入脑立死""禁不可针，针之令人哑""不可灸""不可妄灸"等，提示此穴针刺不可过深，一般不灸。本篇提出风府穴"禁不可灸，灸之令人喑"。可见，古代医家已观察到脑户、风府穴位置特殊，与脑的联系密切，若针刺过深"入脑"或"妄灸"，则可致"喑""哑"，甚至死亡等。据《明堂》等记载，脑户穴可沿皮刺三分左右，现代国标方案规定平刺 0.5～0.8 寸，均是安全的。刺风府穴时针尖向下颌方向刺入 0.5～1 寸，不可向上深刺，以免刺入枕骨大孔，伤及延髓。此外，囟会穴正当囟门之处，故小儿囟门未闭者禁刺。关于灸法，王冰注云：脑户穴可"灸五壮"。《备急千金要方·卷五》记载了灸风府治疗鬲痛和马痫，云："鬲痛之为病，目反，四肢不举，灸风府，又灸顶上鼻人中下唇承浆，皆随年壮。"又云："马痫之为病，张口摇头，马鸣欲反折。灸项风府、脐中二壮。"现代临床头面部多禁用艾炷直接灸，但外感风寒头痛时，也可使用艾条温和灸以祛风散寒，通经活络；晕针急救时可用艾条雀啄灸百会穴。

　　3. 根据呼吸次数来计算留针时间，有"留三呼""留六呼"等不同，即不同穴位留针时间不同，对于头项部"脑户""风府"等临近脑的穴位，留针时间宜短，防止发生意外。

三、头直夹督脉各一寸五分却行至玉枕凡十六穴

【提要】

　　主要内容有头部督脉左右旁开各 1.5 寸，足太阳经线上从五处向后行至玉枕五个双穴（共10穴）的取穴定位、脉气所发及刺灸方法。

【原文】

五处，在督脉旁，去上星一寸五分，足太阳脉气所发。刺入三分，留七呼，灸三壮。

承光，在五处后二寸，足太阳脉气所发。刺入三分，禁不可灸。

通天，一名天臼，在承光后一寸五分，足太阳脉气所发。刺入三分，留七呼，灸三壮。

络却，一名强阳，一名脑盖，一名反行，在通天后一寸五分，足太阳脉气所发。刺入三分，留五呼，灸三壮。

玉枕，在络却后七分半，夹脑户旁一寸三分，起肉枕骨[1]上，入发际三寸，足太阳脉气所发。刺入二分，留三呼，灸三壮。

【注释】

[1] 起肉枕骨：起肉，高起之肉。指枕骨粗隆上高起处。

【按语】

这五个穴位均属足太阳经穴，位于督脉旁开1.5寸的头部侧线上，五处穴平上星（入前发际1寸），向后依次为承光、通天、络却、玉枕穴。其中，承光穴在《铜人腧穴针灸图经》卷三、《圣济总录》卷191、《资生经》卷一中均作"一寸五分"，今多从之，故承光、通天、络却各穴皆相距1.5寸。玉枕穴横平脑户穴，该穴现代国标定位于"平枕外隆凸上缘，后发际正中旁开1.3寸"。

承光穴"禁不可灸"，而《素问》刺热及水热穴论记载："若灸者，可灸五壮。"《经穴解·膀胱经》云："禁灸者，恐火气通脑也。"现代临床虽未将此穴纳入禁灸穴，但头部穴不宜艾炷直接灸，并应适当掌握灸量。

四、头直目上入发际五分却行至脑空凡十穴

【提要】

主要内容有瞳孔直上，足少阳经线上从头临泣向后至脑空五个双穴（共10穴）的取穴定位、脉气所会及刺灸方法。

【原文】

临泣，当目上眦直上[1]入发际五分陷者中，足太阳、少阳、阳维之会。刺入三分，留七呼，灸五壮。

目窗，一名至荣，在临泣后一寸，足少阳、阳维之会。刺入三分，灸五壮。

正营，在目窗后一寸，足少阳、阳维之会。刺入三分，灸五壮。

承灵，在正营后一寸五分，足少阳、阳维之会。刺入三分，灸五壮。

脑空，一名颞颥，在承灵后一寸五分，夹玉枕骨下陷者中，足少阳、阳维之会。刺入四分，灸五壮（《素问·气府论》注云：夹枕骨后，枕骨上）。

【注释】

[1] 当目上眦直上：《素问》之刺热论、气府论和水热穴论王冰注均作"直目上"。《说文解字·目部》："眦，目匡也。"上眦，指目上眶。

【按语】

这五个穴位均属足少阳经穴，位于目正视时瞳孔直上，督脉旁开2.25寸的头部侧线上。

入前发际 0.5 寸，在头维与神庭之间取头临泣，其后目窗、正营穴均相距 1 寸，承灵在正营后 1.5 寸，上述四穴的部位皆与现代国标基本相同。脑空穴如今定位在风池穴直上，横平枕外隆凸的上缘，与《素问·气府论》王注相合，而非"玉枕骨下"。各穴多平刺 0.5 ~ 0.8 寸，临床可根据病证，或刺或灸。

五、头缘耳上却行至完骨凡十二穴

【提要】

主要内容有侧头部从耳上天冲至完骨六个双穴（共 12 穴）的取穴定位、脉气所会及刺灸方法。

【原文】

天冲，在耳上如前[1]三分。刺入三分，灸三壮（《气府论》注云：足太阳、少阳之会）。

率谷，在耳上入发际一寸五分，足太阳、少阳之会，嚼而取之[2]。刺入四分，灸三壮。

曲鬓，在耳上入发际，曲隅[3]陷者中，鼓颔有空[4]，足太阳、少阳之会。刺入三分，灸三壮。

浮白，在耳后入发际一寸，足太阳、少阳之会。刺入三分，灸二壮（《气穴论》注云：灸三壮，刺入三分）。

窍阴，在完骨[5]下，枕骨上，摇动应手[6]，足太阳、少阳之会。刺入四分，灸五壮。（《气穴论》注云：灸三壮，刺入三分）

完骨，在耳后入发际四分，足太阳、少阳之会。刺入二分，留七呼，灸七壮（《气穴论》注云：刺入三分，灸三壮）。

【注释】

［1］如前：稍向前。

［2］嚼而取之：《针灸经穴图考》云："新考正：以齿嚼物，则此处自能鼓动，故嚼牙取之。"即咀嚼时，以手按之，此处有肌肉鼓动，故嚼牙取之。

［3］曲隅：《人镜经》："额角两旁耳上发际为曲隅。"此指颞弓的后上方，发鬓之曲角处。

［4］鼓颔有空：上下齿叩紧时，该处呈现凹陷。

［5］完骨：指颞骨乳突部。

［6］摇动应手：摇动头部时，以手按穴处，有活动感应于手。

【按语】

这五穴均属足少阳经，位于侧头部耳郭周围。文中以耳、完骨、枕骨、发际为固定体表标志，并结合"嚼而取之""鼓颔有空""摇动应手"等活动标志来定取腧穴。现代国标根据文献考证，结合解剖名称，重新定位了各穴：天冲穴位于耳根后缘直上，入发际 2 寸处；率谷在耳尖直上，入发际 1.5 寸；曲鬓在耳前鬓发后缘直上，平耳尖；浮白在耳尖后方，入发际 1 寸，当天冲与完骨弧形连线的上 1/3 与中 1/3 交点处；头窍阴在乳突后上方，当天冲与完骨弧形连线的中 1/3 与下 1/3 交点处；完骨穴位于乳突后下方凹陷中。各穴刺、灸均可，古代未言禁忌，现代临床亦然，针刺方法多平刺 0.5 ~ 0.8 寸。

六、头自发际中央旁行凡五穴

【提要】

主要内容有自头部后发际正中哑门穴，横向旁开至风池穴，一个单穴、两个双穴的取穴定位、脉气所发或所会经脉及刺灸方法。

【原文】

喑门[1]，一名舌横，一名舌厌，在后发际宛宛中，入系舌本[2]，督脉、阳维之会，仰头取之[3]。刺入四分，不可灸，灸之令人喑（《气府论》注云：去风府一寸）。

天柱，在夹项后发际，大筋外廉[4]陷者中，足太阳脉气所发。刺入二分，留六呼，灸三壮。

风池，在颞颥[5]后发际陷者中，足少阳、阳维之会。刺入三分，留三呼，灸三壮（《气府论》注云：在耳后陷者中，按之引耳，手足少阳脉之会，刺入四分）。

【注释】

[1] 喑门：即哑门。

[2] 入系舌本：言督脉自哑门内系于舌根。

[3] 仰头取之：低头时穴处项部骨肉隆起，仰头时穴处项部肌肉凹陷，故当仰头取之。

[4] 大筋外廉：项后斜方肌外侧缘。

[5] 颞颥：《类经图翼》："耳前动处，盖即俗所云两太阳也，一曰鬓角。"此处为"脑空"穴之别名。

【按语】

从头部后项正中依次向外排列，即哑门（正中）、天柱（斜方肌外侧）、风池（脑空穴后下），与今相似。但篇中将此三穴皆定位于后发际上，而国标方案中哑门穴则位于后发际正中直上0.5寸，在第二颈椎棘突上际，天柱穴亦与此相平。风池穴在胸锁乳突肌与斜方肌上端之间凹陷中，横平风府穴。因低头时穴处项肌隆起，仰头时则项肌凹陷，现出宛宛，故本篇主张哑门穴要"仰头取之"，可供取穴时参考，针刺哑门的正确体位是仰头针刺。风池针刺时向下颌方向为安全，不宜刺向枕骨大孔。

第二节　背部腧穴

一、背自第一椎循督脉下行至脊骶凡十一穴

【提要】

主要内容有背部正中线，从第一胸椎棘突上（大椎穴）起，沿后背正中的督脉下行至尾骶部（长强穴），共计11个穴位的定位取穴、脉气所发，或所会经脉及其刺灸方法。

【原文】

(《气府论》注云：第六椎下有灵台；十椎下有中枢；十六椎下有阳关)。

大椎，在第一椎上陷者中，三阳、督脉之会。刺入五分，灸九壮。

陶道，在大椎节下间[1]，督脉、足太阳之会，俯而取之。刺入五分，留五呼，灸五壮。

身柱，在第三椎节下间，督脉气所发，俯而取之[2]。刺入五分，留五呼，灸三壮(《气府论》注云：灸五壮)。

神道，在第五椎节下间，督脉气所发，俯而取之。刺入五分，留五呼，灸三壮(《气府论》注云：灸五壮)。

至阳，在第七椎节下间，督脉气所发，俯而取之。刺入五分，灸三壮。

筋缩，在第九椎节下间，督脉气所发，俯而取之。刺入五分，灸三壮(《素问·气府论》注云：灸五壮)。

脊中，在第十一椎节下间，督脉气所发，俯而取之。刺入五分，不可灸，灸则令人偻[3]。

悬枢，在第十三椎节下间，督脉气所发，伏而取之[4]。刺入三分，灸三壮。

命门，一名属累，在第十四椎节下间，督脉气所发，伏而取之。刺入五分，灸三壮。

腰俞，一名背解，一名髓空，一名腰注，一名腰户，在第二十一椎节下间，督脉气所发。刺入二寸，留七呼，灸三壮(《素问·气府论》注云：刺入三分，《热》注、《水穴》注同。《热穴》注作二寸，《缪刺论》同)。

长强，一名气之阴郄，督脉别络[5]，在脊骶端[6]，少阴所结[7]。刺入二寸，留七呼，灸三壮(《素问·气府论》注及《水穴》注云：刺入二分)。

【注释】

[1] 大椎节下间：即第一胸椎棘突下凹陷中。

[2] 俯而取之：即低头取之，因端坐低头，椎节明显。

[3] 偻：腰背伛偻。

[4] 伏而取之：采用俯卧的姿势取穴。

[5] 督脉别络：长强为本脉络穴，督脉之络由此别出。《针灸甲乙经》卷二云："督脉之别名曰长强，夹脊上项，散头上，下当肩胛左右，别走太阳，入贯膂。"《奇经八脉考》曰："督脉别络，自长强走任脉者，由少腹直上。"督脉之正脉贯于脊内，长强谓督脉别络，当指自长强别出夹脊上项之脉而言。

[6] 脊骶端：脊椎尾骶骨端。

[7] 少阴所结：《素问·气府论》王冰注作"少阴二脉所结"。王惟一《铜人腧穴针灸图经》卷四、宋徽宗《圣济总录》卷一百九十二均作"足少阴、少阳所结"。李时珍《奇经八脉考》曰："与少阴会。"滑寿《十四经发挥》足少阳脉云："由居髎入上髎、中髎、长强。"足少阴脉云："会于脊之长强穴。"综上，疑本经脱"少阳"二字。

【按语】

1. 取督脉背腰部腧穴皆以脊椎定位，自胸椎以下至骶椎共 21 椎，采用端坐低头，暴露椎节的体位，分别在相应的棘突下凹陷中取穴。这种取穴方法沿用至今。上述各穴取穴方法与国标方案基本相同。现代临床又借助体表骨性标志，总结出更加准确、快捷定取各椎的方法，如肩胛骨下角的水平线与后正中线的交点为第七胸椎棘突；两髂棘最高点的连线与后正中线的交点为第四腰椎棘突等。除以上11穴外，尚有灵台、中枢、腰阳关三穴，林亿所见《针灸甲乙经》本已不载此三穴，不知为皇甫谧原删，抑或古经脱卷，今在注文中做出补充。

2. 临床上脊椎下各穴一般均向上斜刺0.5～1寸，不宜深刺，防伤脊髓。长强穴紧靠尾骨前面斜刺，若直刺则易伤及直肠背部腧穴。临床可多用灸，但不宜使用瘢痕灸法，篇中所言脊中"不可灸，灸则令人偻"，恐误灸损伤所致。

二、背自第一椎两旁夹脊各一寸五分下至节凡四十二穴

【提要】

主要内容有五脏背俞穴取法和艾灸补泻；阐述了背部自第一胸椎旁开1.5寸（大杼穴），沿足太阳经下行至尾骶端（会阳穴），左右共计42穴的取穴定位、脉气所发，或所会经脉及刺灸方法。

【原文】

凡五脏之俞出于背者[1]，按其处，应在中而痛解，乃其腧也。灸之则可，刺之则不可[2]，盛则泻之，虚则补之。以火补之者，无吹其火，须[3]自灭也；以火泻之者，疾吹其火，拊[4]其艾，须其火灭也[5]。

大杼，在项第一椎下两旁各一寸五分陷者中，足太阳、手少阳之会。刺入三分，留七呼，灸七壮（《气穴论》注云：督脉别络、手足太阳三脉之会）。

风门，一名热府，在第二椎下两旁各一寸五分，督脉、足太阳之会。刺入五分，留五呼，灸五壮。

肺俞，在第三椎下两旁各一寸五分。刺入三分，留七呼，灸三壮（《气府论》注云：五脏俞并足太阳脉之会）。

心俞，在第五椎下两旁各一寸五分。刺入三分，留七呼，灸三壮。

膈俞，在第七椎下两旁各一寸五分。刺入三分，留七呼，灸三壮。

肝俞，在第九椎下两旁各一寸五分。刺入三分，留六呼，灸三壮。

胆俞，在第十椎下两旁各一寸五分，足太阳脉所发，正坐取之。刺入五分，灸三壮（《气府论》注云：留七呼。《痹论》注云：胆、胃、三焦、大小肠、膀胱俞，并足太阳脉气所发）。

脾俞，在第十一椎下两旁各一寸五分。刺入三分，留七呼，灸三壮。

胃俞，在第十二椎下两旁各一寸五分。刺入三分，留七呼，灸三壮。

三焦俞，在第十三椎下两旁各一寸五分，足太阳脉气所发。刺入五分，留七呼，灸三壮。

肾俞，在第十四椎下两旁各一寸五分。刺入三分，留七呼，灸三壮。

大肠俞，在第十六椎下两旁各一寸五分。刺入三分，留六呼，灸三壮。

小肠俞，在第十八椎下两旁各一寸五分。刺入三分，留六呼，灸三壮。

膀胱俞，在第十九椎下两旁各一寸五分。刺入三分，留六呼，灸三壮。

中膂俞，在第二十椎下两旁各一寸五分，夹脊胂而起[6]。刺入三分，留六呼，灸三壮。

白环俞，在第二十一椎下两旁各一寸五分，足太阳脉气所发，伏而取之。刺入五分（甄权《针经》云：刺入八分，得气则泻，泻讫多补之，不宜灸。《水穴》注云：刺入五分，灸三壮。自大肠俞至此五穴并足太阳脉气所发）。

上髎，在第一空[7]腰髁[8]下一寸，夹脊陷者中，足太阳、少阳之络[9]。刺入二寸，留七呼，灸三壮。

次髎，在第二空夹脊陷者中。刺入三寸，留七呼，灸三壮（《铜人经》云：刺入三分，灸七壮）。

中髎，在第三空夹脊陷者中。刺入二寸，留十呼，灸三壮（《铜人经》云：针入二分）。

下髎，在第四空夹脊陷者中。刺入二寸，留十呼，灸三壮（《铜人经》云：针入三分。《素问·缪刺论》云：足太阳、厥阴、少阳所结）。

会阳，一名利机，在阴毛骨两旁，督脉气所发。刺入八分，灸五壮（《气府论》注云：灸三壮）。

【注释】

[1] 五脏之俞出于背者：《类经》五脏背俞注："五脏居于腹中，其脉气俱出于背之足太阳经，是为五脏之俞。"

[2] 刺之则不可：杨上善《太素·气穴》无"不"字。

[3] 须：等待。

[4] 拊：《太素》作"傅"，以手着物之意，也作"拍"讲。"以手拥傅其艾吹之，使火气不散也"。

[5] 以火补之者……须其火灭也：《太素》气穴注："言灸补泻，火烧其处，正气聚，故曰补也；吹令热入，以攻其病，故曰泻也。"

[6] 夹脊肿而起：王焘《外台秘要》卷三十九、王惟一《铜人腧穴针灸图经》卷四、宋徽宗《圣济总录》等均作"侠脊起肉"。肿，即夹脊肉。

[7] 第一空：第一骶后孔。

[8] 腰髁：《素问·刺腰痛论》王冰注："即腰两旁起骨也。"即髂后上棘。

[9] 足太阳、少阳之络：滑寿《十四经发挥》注谓：足太阳之脉"从腰中循腰髁，下夹脊，历上髎、次髎、中髎、下髎"。足少阳之脉"由居髎移入上髎、中髎、长强"。故此为二脉之络也。

【按语】

1. 五脏背俞穴 首段突出强调了五脏背俞穴的取法，以手按压相应部位，若有特殊感应（如酸胀痛等），或按之痛楚缓解，即穴位之所在。五俞穴位居背部，出自背部的足太阳经，内有重要脏腑，因此若针具粗糙、针刺不当则易损伤内脏。这可能是本篇主张以灸疗为宜，"刺之则不可"的缘由。现代临床刺、灸皆可，但针刺操作应谨慎，多用斜刺，切勿刺之过深。根据疾病之虚实，适当施以补虚泻实的方法。

2. 艾灸补泻 艾灸补法：不要吹旺艾火，让它缓慢燃烧，以待自灭，如此火力温和，能补虚扶羸，温阳起陷，临床应用最广。艾灸泻法：以口迅速吹旺其火，并用手傅拥其艾，令其急燃，待其自灭，这种急燃急灭的方法，火力较猛，力足而短，能起消散作用。

3. 俞穴定位 俞穴均属足太阳经穴，但仅少数穴位有"足太阳脉气所发"文字，而多数未言，盖省文也。从大杼至白环俞的取穴定位，均在后正中线左右旁开1.5寸，平第一胸椎棘突下至第四骶椎棘突下，依次排列；八髎穴分别位于第一、二、三、四骶后孔中，"腰髁"（髂后上棘）是定取骶后孔的重要骨性标志，现代国标在髂后上棘与第二骶椎棘突连线的中点凹陷处定第二骶后孔；会阳的定位描述现今更加明确，位于尾骨端旁开 0.5 寸处。本篇取胆俞穴，"正坐取之"，现多取俯卧位，以便针刺留针，其他各穴亦然。

4. 刺灸要点　根据病情，可刺可灸。从文中可见，背部穴的针刺深度多为"三分""五分"，而八髎穴则为"二寸""三寸"，说明古人已认识到针刺深浅当因穴而异。现代临床与之相合，背部穴常斜针浅刺 0.5~0.8 寸，八髎穴多直刺 1~1.5 寸。

三、背自第二椎两旁夹脊各三寸行至二十一椎下两旁夹脊凡二十六穴

【提要】

主要内容有背部夹脊旁开各 3 寸，从第二胸椎（附分穴）至第四骶椎（秩边穴），共 13 个双穴（左右 26 穴）的取穴定位、脉气所发或所会经脉及刺灸方法。

【原文】

附分，在第二椎下，附项内廉[1]两旁各三寸，手足太阳之会。刺入八分，灸五壮。

魄户，在第三椎下两旁各三寸，足太阳脉气所发。刺入三分，灸五壮。

神堂，在第五椎下两旁各三寸陷者中，足太阳脉气所发。刺入三分，灸五壮。

譩譆[2]，在肩髆内廉，夹第六椎下两旁各三寸，以手痛按之[3]，病者言譩譆是穴，足太阳脉气所发。刺入六分，灸五壮（《骨空》注云：令病人呼譩譆之言，则指下动矣。灸三壮）。

膈关，在第七椎下两旁各三寸陷者中，足太阳脉气所发，正坐开肩[4]取之。刺入五分，灸五壮（《气府论》注云：灸三壮）。

魂门，在第九椎下两旁各三寸陷者中，足太阳脉气所发。刺入五分，灸五壮。

阳纲，在第十椎下两旁各三寸陷者中，足太阳脉气所发，正坐取之。刺入五分，灸三壮。

意舍，在第十一椎下两旁各三寸陷者中，足太阳脉气所发。刺入五分，灸三壮。

胃仓，在第十二椎下两旁各三寸陷者中，足太阳脉气所发。刺入五分，灸三壮。

肓门，在第十三椎下两旁各三寸叉肋间[5]，足太阳脉气所发。刺入五分，灸三十壮（异《经》[6]云：与鸠尾相值）。

志室，在第十四椎下两旁各三寸陷者中，足太阳脉气所发，正坐取之。刺入五分，灸三壮（《气府》注云：灸五壮）。

胞肓，在第十九椎下两旁各三寸陷者中，足太阳脉气所发，伏而取之。刺入五分，灸三壮（《气府》注云：灸五壮）。

秩边，在第二十一椎下两旁各三寸陷者中，足太阳脉气所发，伏而取之。刺入五分，灸三壮。

【注释】

[1] 附项内廉：黄竹斋《针灸经穴图考》引《俞穴折衷》曰："项当作胛。"在肩胛骨内侧缘。

[2] 譩譆：因痛而呼叫之声。《集韵》："譩，痛声，或从言"。譆，《说文解字》："痛也"。

[3] 痛按之：王焘《外台秘要》作"按之痛"。

[4] 开肩：将肩胛骨外展而取穴。肩胛骨外展则便于取穴，若向内收，则覆经，不得

取穴。

[5] 叉肋间：叉，交错之义；叉肋，其义未明。或云"入肋间"。

[6] 异《经》：疑系古《明堂经》类之别本。

【按语】

1. 上述诸穴均为足太阳脉气所发，以"附项（胛）内廉"即肩胛骨内侧缘，作为正中线旁开3寸的解剖标志，从附分至秩边的取穴定位，均在后正中线左右旁开3寸，平第二胸椎棘突下至第四骶椎棘突下，如表中次序从上到下排列，现代国标中的定位方法皆与此相同。本篇提出的譩譆穴以手按之，在痛点处取穴，以及膈关穴宜"正坐开肩取之"的方法，对穴位的准确定取具有重要意义，背部其他相近腧穴亦可参考之。取穴体位，本篇有"正坐"（背腰部穴）和"伏而取之"（骶部穴）两种，临床治疗时上述各穴多以俯卧位为主，以便医者针灸操作。同时患者又较舒适，不至于因长时间留针而疲劳。

2. 刺灸要点。根据病情，可刺可灸，针刺深度"三分"至"五分"，艾灸壮数以"三壮"至"五壮"为主，唯肓门穴下云"灸三十壮"。黄龙祥《针灸甲乙经（新校本）》校勘曰："三十壮"原作"三壮"，《素问·气府论》新校正引《甲乙经》作"三十壮"。《铜人腧穴针灸图经》《圣济总录》《资生经》均作"三十壮"。《外台秘要》《医心方》同。现代临床背腰部穴位多斜刺0.5~0.8寸，不宜直刺或深刺，谨防伤及内脏。骶部胞肓、秩边穴可直刺1.5寸左右。

第三节　面耳颈肩部腧穴

一、面凡二十九穴

【提要】

主要内容有面部及头颞侧十七个双穴、五个单穴（共39穴）的取穴定位、脉气所发或所会经脉及刺灸法。

【原文】

悬颅，在曲周[1]颞颥中，足少阳脉气所发。刺入三分，留三呼，灸三壮（《气府》注云：在曲周上颞颥中）。

颔厌，在曲周颞颥上廉，手足少阳、足阳明之会[2]。刺入七分，留七呼，灸三壮（《气府》注云：在曲周颞颥之上。刺深令人耳无闻）。

悬厘，在曲周颞颥下廉，手足少阳、阳明之会。刺入三分，留七呼，灸三壮（《气府》注云：在曲周颞颥之上。刺深令人耳无闻）。

阳白，在眉上一寸直瞳子[3]，足少阳、阳维之会。刺入三分，灸三壮（《气府》注云：足阳明、阴维二脉之会。今详阳明之经不到于此，又阴维不与阳明会，疑《素问》注非是）。

攒竹，一名员柱，一名始光，一名夜光，一名明光。在眉头陷者中，足太阳脉气所发。刺入三分，留六呼，灸三壮[4]。

丝竹空，一名目髎，在眉后陷者中，足少阳脉气所发[5]。刺入三分，留三呼，不可灸，灸之不幸，令人目小及盲（《气府论》注云：手少阳。又云：留六呼）。

睛明，一名泪孔，在目内眦，手足太阳、足阳明之会。刺入六分，留六呼，灸三壮[6]（《气府论》注云：手足太阳、足阳明、阴阳跻五脉之会）。

瞳子髎，在目外去眦五分，手太阳、手足少阳之会。刺入三分，灸三壮。

承泣，一名鼷穴，一名面髎，在目下七分，直目瞳子，阳跻、任脉、足阳明之会。刺入三分，不可灸。

四白，在目下一寸，面頄骨（即颧骨）颧空[7]，足阳明脉气所发。刺入三分，灸七壮（《气府论》注云：刺入四分，不可灸）。

颧髎，一名兑骨，在面頄骨下廉陷者中，手少阳、太阳之会。刺入三分。

素髎，一名面王，在鼻柱端，督脉气所发。刺入三分，禁灸。

迎香，一名冲阳，在禾髎上，鼻下孔旁，手足阳明之会。刺入三分。

巨髎，在夹鼻孔旁八分，直瞳子，跻脉、足阳明之会。刺入三分。

禾髎，一名顿，在直鼻孔下，夹水沟旁五分，手阳明脉气所发。刺入三分。

水沟，在鼻柱下人中，督脉、手阳明之会，直唇取之。刺入三分，留七呼，灸三壮。

兑端，在唇上端，手阳明脉气所发[8]。刺入二分，留六呼，灸三壮。

龈交，在唇内齿上龈缝中。刺入三分，灸三壮（《气府论》注云：任、督脉二经之会）。

地仓，一名会维，夹口旁四分如近下是[9]，跻脉、手足阳明之会。刺入三分。

承浆，一名天池，在颐前唇之下，足阳明、任脉之会，开口取之[10]。刺入二分，留六呼，灸三壮（《气府论》注云：作五呼）。

颊车，在耳下曲颊端[11]陷者中，开口有孔[12]，足阳明脉气所发。刺入三分，灸三壮。

大迎，一名髓孔，在曲颔前[13]一寸三分骨陷者中动脉[14]，足阳明脉气所发。刺入三分，留七呼，灸三壮。

【注释】

[1] 曲周：额旁发际弯曲处。

[2] 手足少阳、足阳明之会：《外台秘要》卷39作"足少阳、阳明之会"。《素问·气府论》王冰注作"手足少阳、足阳明三脉之会"。《铜人腧穴针灸图经》卷三、《圣济总录》卷191均作"手足少阳、阳明之交会"。今皆属足少阳。

[3] 直瞳子：目正视时，正与瞳孔相直。

[4] 灸三壮：《铜人腧穴针灸图经》卷三、《圣济总录》卷191、王执中《针灸资生经》第一等均作"不宜灸"。

[5] 足少阳脉气所发：高武《针灸聚英》卷一下、杨继洲《针灸大成》卷七皆作"手、足少阳之会"。今皆属手少阳。

[6] 灸三壮：《铜人腧穴针灸图经》卷三、《圣济总录》卷191、《针灸资生经》第一等均云"禁灸"。

[7] 面頄骨颧空：《外台秘要》卷三十九、《铜人腧穴针灸图经》卷三、《针灸资生经》第一等均无此五字。王冰注《气府论》"頄骨下各一"曰："谓颧髎二穴。頄，頄也；頄，面颧也。"则此文似系下"颧髎"穴注文。

[8] 手阳明脉气所发：《铜人腧穴针灸图经》卷三无此文，《圣济总录》卷192将此穴归于督脉，后皆从之。

[9] 如近下是：《铜人腧穴针灸图经》卷三、《针灸资生经》第一均作"外如近下，有脉微微动"。张灿玾等在《针灸甲乙经校注》中云："言在靠近口角下处是穴。如，介词。"

[10] 开口取之：《铜人腧穴针灸图经》卷三、《圣济总录》卷191、《针灸资生经》第三均无此四字。

[11] 曲颊端：下颌骨曲角之端。

[12] 开口有孔：指穴位处开口时即稍有凹陷。

[13] 曲颔前：曲颊前，即下颌角前方。

[14] 动脉：指此穴处的面动脉。

【按语】

1. 颔厌、悬颅、悬厘穴均以"曲周颞颥"为标志，依次位于此鬓发处的上、中、下部，此三穴现均归属于足少阳经，从头维至曲鬓做一弧形连线，分成四等份以分别取之。面部各区腧穴本篇大多按照自上而下、由内（近中线）向外的顺序逐次叙述，便于学习掌握和临床应用。篇中提出的"直瞳子"及"骨陷者中动脉"等定位方法，至今仍是相关腧穴的取穴要点。面部各穴位置与现代国标基本相同，但部分穴位的定取方法尚有区别，如承泣、四白等穴现多采用体表解剖标志定位法，而不以目下"七分"或"一寸"度量之；承浆穴在颏唇沟中点处，并不要求"开口取之"。

2. 刺灸要点。本篇多数穴位刺灸均可，面部诸穴皮肉浅薄，针刺深度多为"三分"左右。现多用平刺、斜刺法，针0.5~1寸。篇中提出了部分"不可灸"或"禁灸"穴。如丝竹空、承泣、素髎、四白等，这些穴位多集中于眼区，可见古人对目睛之重视，警示后人若"灸之不幸"，则"令人目小及盲"。睛明穴，本经载"灸三壮"，《铜人》卷三、《圣济总录》《资生经》第一及引《明堂经》等皆禁灸，现代亦不灸。现代临床同样不主张眼部穴局部施灸，以免灼伤眼球。承泣、睛明穴除禁灸外，针刺时亦要小心谨慎，注意保护眼球，缓慢进针，直刺0.5~1寸，不提插或大幅度捻转、出针按压针孔，以防出血。素髎穴为急救要穴，临床主治昏迷、惊厥、窒息等急危重症，故多用针刺或点刺出血。大迎穴针刺时应注意避开动脉，直刺或斜刺。悬颅、颔厌、悬厘大都位于头部颞侧（曲周），该区域血管、神经丰富是面部感觉极为敏感及血液供应最为丰富之处，如此众多来源的神经、血管分布和广泛的交通是透穴治疗偏头痛的解剖基础。由于此区域神经丰富，交通广泛，可获得良好针感，针刺激神经之后，对痛觉的阻断作用可即时达到止痛目的。但针刺范围之内有许多血管吻合，针刺时易刺伤血管而出血，形成皮下血肿，所以在针刺治疗时，针的行进宜缓，针刺不宜过深，以减少出血概率。

二、耳前后凡二十六穴

【提要】

主要内容有从耳前到耳后十个双穴（左右共二十六穴）的取穴定位、脉气所发或所会经脉及刺灸方法。

【原文】

上关，一名客主人，在耳前上廉起骨[1]，开口有孔，手少阳、足阳明之会。刺入三分，留七呼，灸三壮。刺太深令人耳无闻（《气府论》注云：手足少阳、足阳明三脉之会。《气穴》《刺禁》注与《甲乙经》同）。

下关，在客主人下，耳前动脉下空[2]下廉，合口有孔，张口即闭，足阳明、少阳之会。刺入三分，留七呼，灸三壮。耳中有干摘（音适）抵[3]，不可灸（摘抵，一作适之；不可灸，一作针，久留针）。

耳门，在耳前起肉当耳缺[4]者。刺入三分，留三呼，灸三壮。

和髎，在耳前兑发下横动脉[5]，手足少阳、手太阳之会。刺入三分，灸三壮（《气府论》注云：手足少阳二脉之会）。

听会，在耳前陷者中，张口得之，动脉[6]应手，手少阳[7]脉气所发。刺入四分，灸三壮（《缪刺》注云：正当手阳明脉之分）。

听宫，在耳中珠子[8]，大如赤小豆，手足少阳、手太阳之会。刺入三分，灸三壮（《气穴》注云：刺入一分）。

角孙，在耳郭中间[9]，开口有孔，手足少阳、手阳明之会。刺入三分，灸三壮（《气府论》注云：在耳上郭表之间、发际之下，手太阳、手足少阳三脉之会）。

瘈脉，一名资脉，在耳本后鸡足青络脉[10]，刺出血如豆。

颅息，在耳后间青络脉，足少阳[11]脉气所发。刺入一分，出血多则杀人，灸三壮。

翳风，在耳后陷者中，按之引耳中[12]，手足少阳之会。刺入四分，灸三壮。

【注释】

[1] 耳前上廉起骨：指颧弓上缘。

[2] 下空：《素问·气府论》王冰注、《铜人腧穴针灸图经》卷三、《针灸资生经》第一、《圣济总录》卷191均无此二字，疑注文误混。

[3] 干摘抵：《本经》卷十二第五原校曰："一作耵拧。"《灵枢·厥病》亦作"耵聍"。《广韵》："耳垢也"。为耵聍腺之分泌物长期积存而成。

[4] 耳前起肉当耳缺："耳前起肉"即耳珠，今谓之耳屏。"耳缺"指耳珠之上缺口处，即屏上切迹。

[5] 兑发下横动脉："兑发"为耳前鬓发。"横动脉"指颞浅动脉横过处，即鬓发后下缘颞浅动脉横过处。

[6] 动脉：指颞浅动脉而言。

[7] 手少阳：《铜人腧穴针灸图经》卷一作"足少阳"，后皆从之。

[8] 耳中珠子：即耳屏。《循经考穴编》曰："穴在耳中珠子大如赤豆……谓之宫者，盖言此穴深居于耳轮之内也，珠子如赤豆者，耳郭之内，又有一郭若碗，沿其正中，上有小核，如赤豆子大，得此核者是。"

[9] 耳郭中间：平耳尖处。

[10] 耳本后鸡足青络脉："耳本"即耳根；"鸡足青络脉"，黄竹斋《针灸经穴图考》卷五引《新考正》曰："谓耳后之青色络脉，形如鸡爪也。"

[11] 足少阳：丹波康赖《医心方》卷二作"手少阳三焦"。《铜人腧穴针灸图经》卷一

将此穴归入手少阳经，后皆从之。

［12］按之引耳中：《十四经发挥》卷中、《针灸大成》卷七在"按之引耳中"后均有"痛"字。

【按语】

1. 诸穴从耳前到耳上及耳后依次分述，主要采取体表标志法定取。固定标志有"耳前起骨"（颧弓）、"耳前起肉"（耳屏）、"耳缺"（耳部切迹）、"动脉""青络脉"等，如上关、下关分别在颧弓上、下缘取之；耳门、听宫、听会均位于耳前，结合现代国标定位，此三穴分别与屏上切迹、耳屏正中及耳屏下缘（屏间切迹）相平，由上至下排列。篇中指出部分穴位正处动脉搏动或浅表静脉显露处，如下关、和髎、听会穴可有"动脉应手"，而瘈脉、颅息穴位于耳后"青络"处。除固定标志外，运用活动标志取穴又是本篇一大特点，如上关"开口有孔"，下关"合口有孔，张口即闭"，听会"张口得之"等，这些取穴经验均为后世所借鉴。

2. 刺灸要点。耳周诸穴浅刺"三分"左右，现代临床多为 0.5～1 寸。篇中提出上关穴"刺太深令人耳无闻"，即针刺过深，可伤及耳内听觉组织而致耳聋，除此穴外，其他相近穴位亦当慎之。瘈脉、颅息穴多用刺络出血的方法，并应适当掌握出血量，以"出血如豆"为宜，若过多则犹如"杀人"，导致不良后果。针刺时应注意避开动脉。耳部腧穴可采用间接灸或艾条灸，"耳中有干摘抵，不可灸"，以示医者施灸前应明确诊断，耳鸣、耳聋若因耵聍所致，取出即瘥，而非灸之所为。

三、颈凡十七穴

【提要】

主要内容有颈部八个双穴、一个单穴（共十七穴）的取穴定位、脉气所发或所会经脉及刺灸方法。

【原文】

廉泉，一名本池，在颔下结喉上舌本下，阴维、任脉之会。刺入二分，留三呼，灸三壮（《气府论》注云：刺入三分）。

人迎，一名天五会，在颈大脉动应手，夹结喉旁，以候五脏气[1]，足阳明脉气所发。禁不可灸，刺入四分，过深不幸杀人（《素问·阴阳类论》注云：人迎在结喉旁一寸五分，动脉应手）。

天窗，一名窗笼，在曲颊下扶突后，动脉应手陷者中，手太阳脉气所发。刺入六分，灸三壮。

天牖，在颈筋间，缺盆上，天容后，天柱前，完骨后，发际上，手少阳脉气所发。刺入一寸，灸三壮。

天容，在耳曲颊后，手少阳[2]脉气所发。刺入一寸，灸三壮。

水突，一名水门，在颈大筋[3]前，直人迎下，气舍上，足阳明脉气所发。刺入一寸，灸三壮。

气舍，在颈，直人迎下，夹天突陷者中，足阳明脉气所发。刺入三分，灸三壮。

扶突，一名水穴，在曲颊下一寸，人迎后，手阳明脉气所发，仰而取之。刺入三分，灸三壮（《针经》云：在气舍后一寸五分）。

天鼎，在颈缺盆上，直扶突，气舍后一寸五分，手阳明脉气所发。刺入四分，灸三壮（《气府论》注云：在气舍后半寸）。

【注释】

[1] 以候五脏气：人迎为足阳明脉气所发，脏气以胃气为本，故人迎可候五脏之气。《针灸经穴图考》曰："滑氏曰：古以挟喉两旁为气口人迎，以候五脏气。"

[2] 手少阳：《铜人腧穴针灸图经》卷四、《圣济总录》卷191均作"手太阳"。

[3] 颈大筋：胸锁乳突肌。

【按语】

1. 以上诸穴皆位于颈部，分属任脉、手三阳、足阳明经。"结喉""曲颊"（下颌角）、"颈大筋"（胸锁乳突肌）、"颈大脉"（颈总动脉）等是定取各穴的重要体表标志。现代国标与之比较，一是部位描述更加明确，如天容在下颌角后方，胸锁乳突肌前缘取之；扶突横平喉结，位于胸锁乳突肌前、后缘中间等。二是部分腧穴的位置有所改变，如廉泉在舌骨上缘，非"舌本下"；天牖应在完骨"下"而非"后"，亦不在"发际上"；天鼎横平环状软骨或水突，而不与"气舍"相平。

2. 刺灸要点。颈部诸穴从刺入"二分"至"一寸"不等，现多直刺 0.5~0.8 寸，人迎、扶突、天容等有动脉所过之处应注意避开血管，针刺不可过深。篇中尤其强调人迎穴有"颈大脉动应手"，这与现代医学的认识一致，该穴正值颈总动脉所在，若刺入"过深不幸杀人"，且"禁不可灸"。刺法主要有两种，一是浅刺法，在颈大动脉应手处取穴，刺入人迎 0.2~0.4 寸，以针柄随动脉搏动而上下振动为刺中；二是深刺法，当避开颈总动脉，以左手拇指食指将颈总动脉轻轻推向外侧，于左手指甲边缘与喉结之间约喉结旁一寸进针，直刺 1~1.5 寸（肥胖者可达 2 寸），以出现酸麻胀等针感为刺中。

四、肩凡二十六穴

【提要】

主要内容有肩部十四个双穴（共28穴）的取穴定位、脉气所发或所会经脉及刺灸要点。

【原文】

肩井，在肩上陷者中，缺盆上，大骨[1]前，手足少阳、阳维之会。刺入五分，灸五壮（《气府论》注云：灸三壮）。

肩贞，在肩曲胛下[2]两骨解[3]间，肩髃后陷者中，手太阳脉气所发。刺入八分，灸三壮。

巨骨，在肩端上行两叉骨间[4]陷者中，手阳明、跷脉之会。刺入一寸五分，灸五壮（《气府论》注云：灸三壮）。

天髎，在肩缺盆中，毖骨[5]之际陷者中，手少阳、阳维之会。刺入八分，灸三壮。

肩髃，在肩端两骨间[6]，手阳明、跷脉之会。刺入六分，留六呼，灸三壮。

肩髎，在肩端臑上，斜举臂取之。刺入七分，灸三壮（《气府论》注云：手少阳脉气所发）。

臑俞，在肩髎后大骨下，胛上廉陷者中，手足太阳、阳维、跷脉之会，举臂取之。刺入八分，灸三壮。

秉风，在夹天髎外，肩上小髃骨[7]后，举臂有空，手阳明、太阳、手足少阳之会，举臂取之。刺入五分，灸五壮（《气府论》注云：灸三壮）。

天宗，在秉风后大骨下陷者中，手太阳脉气所发。刺入五分，留六呼，灸三壮。

肩外俞，在肩胛上廉，去脊三寸陷者中。刺入六分，灸三壮。

肩中俞，在肩胛内廉，去脊二寸陷者中。刺入三分，留七呼，灸三壮。

曲垣，在肩中央曲胛[8]陷者中，按之动脉应手。刺入九分，灸十壮。

缺盆，一名天盖，在肩上横骨[9]陷者中。刺入三分，留七呼，灸三壮。刺太深，令人逆息（《骨空论》注云：手阳明脉气所发。《气府论》注云：足阳明脉气所发）。

臑会，一名臑髎，在臂前廉，去肩头三寸，手阳明之络[10]。刺入五分，灸五壮（《气府论》注云：手阳明、手少阳结脉之会）。

【注释】

[1] 大骨：指肩胛冈。《铜人腧穴针灸图经》卷四："大骨前一寸半，以三指按取之，当中指下陷者中，一名髆井。"

[2] 肩曲胛下：指肩胛骨外缘弯曲处下方而言。

[3] 两骨解：指肩关节而言，当肩胛骨与肱骨分解之间隙。

[4] 叉骨间：当指锁骨外侧端与肩胛骨肩峰起始部之间所构成的叉骨间。《针灸经穴概要》引《和汉三才图会》："盖肩前骨与背大骨会入于肩端处，名叉骨。"

[5] 毖（mì）骨：毖，义同伏。《经穴纂要》："即肩井后突骨是也。"

[6] 肩端两骨间：指肩峰处肩胛骨与肱骨大结节之间。

[7] 小髃骨：《释骨》："小髃，肩前微起者。"

[8] 曲胛：《释骨》："肩胛之在上曲折者，曰肩曲胛。其近小髃骨者，曰肩中央曲胛。"

[9] 横骨：指锁骨。

[10] 手阳明之络：现列入手少阳经。此穴诸文献记载不一，如《千金要方》列入手少阳经，《外台秘要》列入手阳明经，《铜人腧穴针灸图经》《圣济总录》列入手少阳经，《针灸聚英》《针灸大成》均曰："手少阳、阳维脉之会。"

【按语】

1. "肩髎"提出"斜举臂取之"的体位，"臑俞""秉风"提出"举臂取之"的体位，采用"大骨""肩曲胛""叉骨""毖骨""小髃骨""横骨"等解剖标志结合骨度分寸的取穴方法。现代国标定位与本篇基本相同。

2. 本篇刺灸要点。本篇记载缺盆"刺太深，令人逆息"。《素问·刺禁论》云："五脏者肺为之盖，缺盆为之道，肺藏气主息，又在气为咳，刺缺盆中内陷，气泄，令人喘咳逆。"即指本穴不可针深，针深必伤肺气，呼吸气逆。因此，本穴的操作方法为直刺或向后背横刺0.3～0.5寸，不可深刺，以防刺伤胸膜，引起气胸。临床上常用来治疗咳嗽、气喘、呃逆、落枕等。肩井本篇未言刺灸注意事项，仅言"刺入五分，灸五壮"。《太平圣惠方》卷99云："针不得深，深即令人闷。"即指本穴不可深刺，刺深则泄气伤人。因此，本穴的操作方法为直刺0.3～0.5寸，切忌深刺、捣刺，以防刺伤胸膜，引起气胸。对于肩井穴的针刺，不可向内侧斜刺，也不可深刺，否则针尖可经第一肋内侧或第一肋间隙后，刺中肺而发生气胸。斜刺以向后下斜刺（即刺向冈上窝肌层）最为安全。平刺以针尖向外进针，针身与脊柱纵轴垂直，在斜方肌内留针，既安全又容易得气。在留针过程中，病人不得随意改变体位，以免针体在肌肉的牵拉收缩下随之活动而伤及肺脏。重视观察针刺该穴的病人，在可能的情况下，尽可能让其在诊室内休息 15～30 分钟才走，以便及时发现各种不适情况，从而及时做出处理。《类经图翼》还云：“孕妇禁针。”

第四节　胸胁部腧穴

一、胸自天突循任脉下行至中庭凡七穴

【提要】

主要内容有胸部自天突沿任脉至中庭七个单穴的取穴定位、脉气所发或所会经脉及刺灸方法。

【原文】

天突，一名玉户[1]，在颈结喉下二寸（《气府论》注云：五寸），中央宛宛中，阴维、任脉之会，低头取之。刺入一寸，留七呼，灸三壮（《气府论》注云：灸五壮）。

璇玑，在天突下一寸中央陷者中，任脉气所发，仰头取之。刺入三分，灸五壮。

华盖，在璇玑下一寸陷者中，任脉气所发，仰头取之。刺入三分，灸五壮。

紫宫，在华盖下一寸六分陷者中，任脉气所发，仰头取之。刺入三分，灸五壮。

玉堂，一名玉英，在紫宫下一寸六分陷者中，任脉气所发，仰头取之。刺入三分，灸五壮。

膻中，一名元儿，在玉堂下一寸六分，直两乳间[2]陷者中，任脉气所发，仰而取之。刺入三分，灸五壮。

中庭，在膻中下一寸六分陷者中，任脉气所发，仰而取之。刺入三分，灸五壮。

【注释】

[1] 玉户：《外台秘要》卷 39、《医心方》卷二均作“五户”。

[2] 直两乳间：原无，据《圣济总录》卷 193 引本经、《外台秘要》卷三十九、《医心方》卷二补。

【按语】

1. 指出“仰头取之”与“低头取之”的体位，采用“结喉”“两乳”等解剖标志结合骨度分寸的取穴方法，现代国标《腧穴名称与定位》与本篇基本相同。

2. 刺灸要点。天突穴的取穴方法是“低头取之”。《素问》气穴论、气府论和骨空论王冰注均作“低针取之”，或有低平卧针而刺之意。《循经考穴编·任脉之经》载：“仰头取之……宜针头向下五分，不可直刺，恐伤喉管。”今多仰头或者仰卧取穴，先直刺，当针尖超过胸骨柄内缘后，即将针尖转向下，沿胸骨柄后缘。气管前缘缓慢向下刺入。

二、胸自输府夹任脉两旁各二寸下行至步廊凡十二穴

【提要】

主要内容有胸部夹任脉两旁各二寸，自输府至步廊六个双穴（共 12 个穴位）的定位、脉气所发及刺灸要点。

【原文】

输府，在巨骨[1]下，去璇玑旁各二寸陷者中，足少阴脉气所发，仰而取之。刺入四分，灸五壮。

或中，在输府下一寸六分陷者中，足少阴脉气所发，仰而取之。刺入四分，灸五壮。

神藏，在或中下一寸六分陷者中，足少阴脉气所发，仰而取之。刺入四分，灸五壮。

灵墟，在神藏下一寸六分陷者中，足少阴脉气所发，仰而取之。刺入四分，灸五壮。

神封，在灵墟下一寸六分陷者中，足少阴脉气所发，仰而取之。刺入四分，灸五壮。

步廊，在神封下一寸六分陷者中，足少阴脉气所发，仰而取之。刺入四分，灸五壮。

【注释】

[1] 巨骨：指锁骨。《类经图翼》卷三："巨骨，膺上横骨。"《释骨》："膺中骨之上，至喉结下四寸，至肩端前横而大者，曰巨骨。"

【按语】

1. 诸穴采用"仰而取之"的体位，"巨骨"与前正中线等解剖标志结合骨度分寸的取穴方法，现代国标《腧穴名称与定位》与本篇基本相同。

2. 刺灸要点。六穴均为"刺入四分，灸五壮"。此六穴均位于胸部，不可深刺，以防刺伤胸膜，引起气胸，故操作方法为斜刺或者平刺 0.5 ~ 0.8 寸。

三、胸自气户夹输府两旁各二寸下行至乳根凡十二穴

【提要】

主要内容有胸部夹输府（足少阴肾经）两旁各二寸，自气户至乳根六个双穴（共 12 个穴位）的定位、脉气所发及刺灸要点。

【原文】

气户，在巨骨[1]下，输府两旁各二寸陷者中，足阳明脉气所发，仰而取之。刺入四分，灸五壮（《气府论》注云：去膺窗上四寸八分，灸三壮）。

库房，在气户下一寸六分陷者中，足阳明脉气所发，仰而取之。刺入四分，灸五壮（《气府论》注云：灸三壮）。

屋翳，在库房下一寸六分陷者中，足阳明脉气所发，仰而取之。刺入四分，灸五壮（《气府论》注云：在气户下三寸二分，灸三壮）。

膺窗，在屋翳下一寸六分。刺入四分，灸五壮（《气府论》注云：在胸前两旁夹中行各四寸，巨骨下四寸八分陷者中，足阳明脉气所发，仰而取之）。

乳中，禁不可刺灸，灸刺之不幸生蚀疮，疮中有脓血清汁者可治，疮中有息肉[2]，若蚀疮

者死。

乳根，在乳下一寸六分陷者中，足阳明脉气所发，仰而取之。刺入四分，灸五壮（《气府论》注云：灸一壮）。

【注释】

[1] 巨骨：指锁骨。《类经图翼》卷三："巨骨，膺上横骨。"《释骨》："膺中骨之上，至结喉下四寸，至肩端前横而大者，曰巨骨。"

[2] 息肉："息"与"瘜"通，息肉即瘜肉。《说文解字·疒部》云："瘜，寄肉也。"

【按语】

1. 采用"仰而取之"的体位，"巨骨""输府"（足少阴肾经穴，距前正中线二寸）、"乳头"等解剖标志结合骨度分寸的取穴方法，现代国标《腧穴名称与定位》与本篇基本相同。

2. 刺灸要点。乳中"禁不可刺灸，灸刺之不幸生蚀疮，疮中有脓血清汁者可治，疮中有息肉，若蚀疮者死"。近代临床也不针不灸，只作胸腹部穴位的定位标志。其余各穴均为"刺入四分，灸五壮"。此五穴均位于胸部、不可深刺，以防刺伤胸膜引起气胸。操作方法为斜刺或者平刺 0.5~0.8 寸。

四、胸自云门夹气户两旁各二寸下行至食窦凡十二穴

【提要】

主要内容有胸部夹气户（足阳明胃经）两旁各二寸，自云门至食窦六个双穴（共 12 个穴位）的定位、脉气所发或所会经脉及刺灸要点。

【原文】

云门，在巨骨下，气户两旁各二寸陷者中，动脉应手，太阴脉气所发，举臂取之，刺入七分，灸五壮，刺太深令人逆息（《气穴论》注云：在巨骨下，任脉两旁各六寸。《刺热穴论》注云：手太阴脉气所发）。

中府，肺之募[1]也，一名膺中俞，在云门下一寸，乳上三肋间陷者中[2]，动脉[3]应手，仰而取之，手足太阴之会。刺入三分，留五呼，灸五壮。

周荣，在中府下一寸六分陷者中，足太阴脉气所发，仰而取之。刺入四分，灸五壮。

胸乡，在周荣下一寸六分陷者中，足太阴脉气所发，仰而取之。刺入四分，灸五壮。

天溪，在胸乡下一寸六分陷者中，足太阴脉气所发，仰而取之。刺入四分，灸五壮。

食窦，在天溪下一寸六分陷者中，足太阴脉气所发，举臂取之。刺入四分，灸五壮（《气穴论》注云：手太阴脉气所发）。

【注释】

[1] 募：《针灸大成》卷六："募，犹结募也，言经气聚此。"《类经图翼》卷九："募，音暮。举痛论作膜。盖以肉间膜系，为脏气结聚之所。故曰募。"

[2] 乳上三肋间陷者中：《针灸经穴图考》云："按人乳在第四肋之下，云乳上三肋间，系由乳上数至第三肋。即由上往下数之，第一肋下际，外端内软肉之间是穴。"

[3] 动脉：指胸肩峰动脉而言。

【按语】

1. 采用"仰而取之""举臂取之"等体位，"巨骨""气户"（足阳明胃经穴，距前正中线四寸）等解剖标志结合骨度分寸的取穴方法，现代国标《腧穴名称与定位》与本篇基本相同。

2. 刺灸要点。云门"刺太深令人逆息"，近代临床云门、中府的操作方法，均为向外斜刺或平刺 0.5～0.8 寸，不可向内深刺，以免伤及脏器。周荣、胸乡、天溪、食窦四穴的操作方法为斜刺或平刺 0.5～0.8 寸，亦不可向内深刺。

五、腋胁下凡八穴

【提要】

主要内容有腋下与胁下四个双穴（共八穴）的定位，脉气所发或所会经脉及刺灸要点。

【原文】

渊腋，在腋下三寸宛宛中，举臂取之。刺入三分，不可灸，灸之不幸生肿蚀。马刀[1]疡内溃者死，寒热生马疡可治（《气穴论》注云：足少阳脉气所发）。

大包，在渊腋下三寸，脾之大络，布胸胁中，出九肋间及季胁端，别络诸阴者[2]。刺入三分，灸三壮。

辄筋，在腋下三寸，复前行一寸[3]着胁[4]，足少阳脉气所发。刺入六分，灸三壮。

天池，一名天会，在乳后一寸（《气府论》注云二寸），腋下三寸，着胁直掖撅肋间[5]，手心主、足少阳脉之会。刺入七分，灸三壮（《气府论》注云：刺入三分）。

【注释】

[1] 马刀：疡名。因此疡形似马刀，故名。《本经》卷十一："发于腋下……其痈坚而不溃者，为马刀侠瘿，以急治之。"

[2] 别络诸阴者：《针灸大成》卷六："脾之大络，总统阴阳诸络，由脾灌溉五脏。"

[3] 在腋下三寸，复前行一寸：腋下三寸，当渊腋穴，再向前一寸处即是本穴。

[4] 著胁：指附着于胁。

[5] 直掖撅肋间：《医宗金鉴》云："直腋下行三寸，胁之撅起肋骨间，是其穴也。"《释骨》云："胁骨之短而在下者，曰撅肋三。"

【按语】

1. 腧穴定位 采用"举臂取之"等体位，"腋下""乳头"等解剖标志结合骨度分寸的取穴方法，现代国标《腧穴名称与定位》与本篇基本相同。本篇载"大包"穴"在渊腋下三寸，脾之大络，布胸胁中，出九肋间及季胁端"，存疑。因本经卷二载："脾之大络，名曰大包，出渊腋下三寸，布胸胁。"现代国标《腧穴名称与定位》中"大包"穴的定位为在侧胸部，腋中线上，当第六肋间隙处。"渊腋下三寸"即第六肋间隙。而"出九肋间及季胁端"于理难明。

2. 刺灸要点 渊腋"不可灸，灸之不幸生肿蚀。马刀疡内溃者死，寒热生马疡可治。"现代临床本穴运用较少，可用来治疗胸满、胁痛与上肢痹痛，平刺 0.5～0.8 寸。此四穴位于腋下或胁下，针刺时均不可深刺，而应斜刺或平刺。

第五节 腹部腧穴

一、腹自鸠尾循任脉下行至会阴凡十五穴

【提要】

主要内容有腹部的鸠尾穴循任脉下至会阴穴等十五个单穴的穴名、别名、定位、穴位特性及刺灸要点。

【原文】

鸠尾，一名尾翳，一名𩩙骭[1]。在臆[2]前蔽骨[3]下五分，任脉之别。不可灸刺[4]（鸠尾盖心上，人无蔽骨者，当从上歧骨度下行一寸半。《气府论》注云：一寸为鸠尾处。若不为鸠尾处，则针巨阙者中心。人有鸠尾短者，少饶令强一寸）。

巨阙，心募也，在鸠尾下一寸，任脉气所发。刺入六分，留七呼，灸五壮（《气府论》注云：刺入一寸六分）。

上脘，在巨阙下一寸五分，去蔽骨三寸，任脉、足阳明、手太阳之会。刺入八分，灸五壮。

中脘，一名太仓，胃募也。在上脘下一寸，居心蔽骨与脐之中，手太阳、少阳、足阳明所生，任脉之会。刺入一寸二分[5]，灸七壮（《九卷》云：𩩙骭至脐八寸。太仓居其中，为脐上四寸。吕广撰《募腧经》云太仓在脐上三寸，非也）。

建里，在中脘下一寸。刺入五分，留十呼，灸五壮（《气府论》注云：刺入六分，留七呼）。

下脘，在建里下一寸，足太阴、任脉之会。刺入一寸，灸五壮。

水分[6]，在下脘下一寸，脐上一寸，任脉气所发。刺入一寸，灸五壮。

脐中，禁不可刺，刺之令人恶疡，溃矢出[7]者死不治，灸三壮[8]。

阴交，一名少因[9]，一名横户。在脐下一寸，任脉、气冲之会。刺入八分，灸五壮。

气海，一名脖胦，一名下肓[10]。在脐下一寸五分，任脉气所发。刺入一寸三分，灸五壮。

石门，三焦募也，一名利机，一名精露，一名丹田，一名命门。在脐下二寸，任脉气所发。刺入五分，留十呼，灸三壮，女子禁不可刺，灸中央，不幸使人绝子（《气府论》注云：刺入六分，留七呼，灸五壮）。

关元，小肠募也，一名次门。在脐下三寸，足三阴、任脉之会。刺入二寸，留七呼，灸七壮（《气府论》注云：刺入一寸二分）。

中极，膀胱募也，一名气原，一名玉泉。在脐下四寸，足三阴、任脉之会。刺入二寸，留七呼，灸三壮（《气府论》注云：刺入一寸二分）。

曲骨，在横骨上，中极下一寸毛际陷者中[11]，动脉[12]应手，任脉、足厥阴之会。刺入一寸五分，留七呼，灸三壮（《气府论》注云：自鸠尾至曲骨十四穴，并任脉气所发）。

会阴，一名屏翳，在大便前、小便后[13]两阴之间，任脉别络，夹督脉、冲脉之会。刺入

二寸，留三呼，灸三壮（《气府论》注云：留七呼）。

【注释】

[1] 髑骭：《类经》卷八："髑骭，一名鸠尾，一名尾翳，蔽心骨也。"

[2] 臆：胸。《医宗金鉴》："胸骨，一名臆骨。"

[3] 蔽骨：《释骨》："蔽心者，曰髑骭、曰鸠尾、曰心蔽骨、曰臆骨。"

[4] 不可灸刺：即言不可灸刺，则不应有主治病证，而本穴皆有主治病证。《外台秘要》注曰"一云：灸五壮"，可从。

[5] 一寸二分：原作"二分"，据《医心方》《素问·气府论》王注改。

[6] 水分：原误置于"脐中"穴后，据明抄本及《外台秘要》改。

[7] 溃矢出：原作"遗夭"。据《素问》气穴论及气府论王注改。

[8] 灸三壮：原脱，据明抄本、《医心方》《外台秘要》补。

[9] 少因：原作"少关"，据《医心方》《外台秘要》改。

[10] 下肓：本经卷六云："肓之原，出于脖胦"，此所谓"下肓"者，与肓相对而言。

[11] 毛际陷者中：即耻骨上阴毛部凹陷处。

[12] 动脉：指腹壁下动脉。

[13] 在大便前、小便后：此指肛门与前阴（男子阴囊后、女子指阴唇后联合）之间。

【按语】

1. 腧穴定位 采用"胸骨""脐""横骨"等解剖标志结合骨度分寸的取穴方法，对现代临床颇具指导意义。现代国际标准的定位脐中至胸剑联合中点为八寸，自下往上每寸一个穴位，依次为神阙、水分、下脘、建里、中脘、上脘、巨阙、鸠尾、中庭。而此处"上脘，在巨阙下一寸五分，去蔽骨三寸"。因此，原文中的中脘以下的穴位的位置与国际标准有些出入。

2. 刺灸要点 任脉为阴脉之海又为元气之母，原文中的穴位都是临床中最为常用的穴位。有一些穴位在当时的历史条件下针刺和艾灸是禁忌的，现代由于针具的改进及针刺时严格消毒只能作为参考。如鸠尾穴"不可灸刺"，现代临床则是治疗癫痫、惊狂、胸中满痛、心悸、心烦、咳喘、呕吐、胃痛等病证的常用穴，只是进针方法要斜向下刺 0.5～1 寸，灸更是不必忌讳。石门，"女子禁不可刺，灸中央，不幸使人绝子"，穴位的穴名反映穴位的功能，原文记载了石门穴的很多别名，如"一名利机，一名精露，一名丹田，一名命门"，提示本穴功能的强大。没有实验支持会造成女子生育损伤，是治疗妇女崩漏、带下、闭经，以及男性阳痿、遗精等的常用穴位。由于古人反复提及本穴会造成不孕，所以对于育龄妇女，最好不用。至于提到"脐中，禁不可刺，刺之令人恶疡溃矢出者死不治"，这与现代记载的观点基本相同，但是也不乏在临床应用本穴的报道，如治疗严重的腹痛腹泻，但必须是在严格消毒的前提下，而且进针点也要精心选取，最后是在脐中的突出部位进针。

二、腹自幽门夹巨阙两旁各半寸循冲脉下行至横骨凡二十二穴

【提要】

主要内容有腹部自幽门夹任脉两旁各 0.5 寸，下行至横骨的十一穴的定位、别名、穴位特性及刺灸要点。

【原文】

幽门：一名上门，在巨阙两旁各五分陷者中[1]，冲脉、足少阴之会。刺入五分，灸五壮（《气府论》注云：刺入一寸）。

通谷：在幽门下一寸陷者中，冲脉、足少阴之会。刺入五分，灸五壮（《气府论》注云：刺入一寸）。

阴都：一名食宫，在通谷下一寸，冲脉、足少阴之会。刺入一寸，灸五壮。

石关：在阴都下一寸，冲脉、足少阴之会。刺入一寸，灸五壮。

商曲：在石关下一寸，冲脉、足少阴之会。刺入一寸，灸五壮。

肓俞：在商曲下一寸，直脐旁五分，冲脉、足少阴之会，刺入一寸，灸五壮。

中注：在肓俞下五分[2]，冲脉、足少阴之会。刺入一寸，灸五壮（《素问·水穴论》注云：在脐下五分，两旁相去任脉各五分）。

四满：一名髓府，在中注下一寸，冲脉、足少阴之会。刺入一寸，灸五壮。

气穴：一名胞门，一名子户，在四满下一寸，冲脉、足少阴之会，刺入一寸，灸五壮。

大赫：一名阴维，一名阴关，在气穴下一寸，冲脉、足少阴之会，刺入一寸，灸五壮。

横骨：一名下极，在大赫下一寸，冲脉、足少阴之会。刺入一寸，灸五壮。

【注释】

[1] 陷中者：即凹陷处。

[2] 肓俞下五分：《铜人腧穴针灸图经》卷四、《针灸资生经》卷一、《圣济总录》卷191均作"肓俞下一寸"。

【按语】

1. 腧穴定位　以人体解剖标志脐和已知穴位作为取穴定位的标准，这种以穴取穴的定位方法，也被后人所尊崇，如《标幽赋》云："取五穴用一穴而必端，取三经用一经而可正。"现代仍具有一定的指导意义。篇中肓俞，在"商曲下一寸，直脐旁五分"；中注，"在肓俞下五分，冲脉，足少阴之会。"与现代国际标准定位略有差异。

2. 刺灸要点　腹部穴位不宜深刺，刺入五分至一寸，灸五壮。

三、腹自不容夹幽门两旁各一寸五分至气冲凡二十四穴

【提要】

主要内容有腹部从幽门两旁各1.5寸的不容，向下行至气冲十二穴的定位、别名、穴位特性及刺灸要点。

【原文】

不容：在幽门旁各一寸五分，去任脉二寸，直四肋端[1]，相去四寸。足阳明脉气所发。刺入五分，灸五壮（《气府论》注云：刺入八分。又云：下至太乙各上下相去一寸）。

承满：在不容下一寸，足阳明脉气所发。刺入八分。灸五壮。

梁门：在承满下一寸，足阳明脉气所发。刺入八分，灸五壮。

关门：在梁门下，太乙上（足阳明脉中间穴外延[2]），足阳明脉气所发。刺入八分，灸五壮。

太乙：在关门下一寸，足阳明脉气所发。刺入八分，灸五壮。

滑肉门：在太乙下一寸，足阳明脉气所发。刺入八分，灸五壮。

天枢：大肠募也，一名长溪，一名谷门，去肓俞一寸五分，夹脐两旁各二寸陷者中，足阳明脉气所发。刺入五分，留七呼，灸五壮（《气府论》注云：在滑肉门下一寸，正当脐）。

外陵：在天枢下，大巨上，足阳明脉气所发。刺入八分，灸五壮（《气府论》注云：在天枢下一寸。《水穴论》注云：在脐下一寸，两旁去冲脉各一寸五分）。

大巨：一名腋门，在长溪下二寸，足阳明脉气所发。刺入八分，灸五壮（《气府论》注云：在外陵下一寸）。

水道：在大巨下三寸，足阳明脉气所发。刺入二寸五分，灸五壮。

归来：一名溪穴，在水道下二寸。刺入八分，灸五壮（《水穴论》注云：足阳明脉气所发）。

气冲：在归来下，鼠鼷[3]上一寸，动脉应手，足阳明脉气所发。刺入三分，留七呼，灸三壮，灸之不幸使人不得息（《刺热论》注云：在腹脐下横骨两端鼠鼷上一寸。《刺禁论》注云：在腹下夹脐两旁，相去四寸，鼠鼷上一寸，动脉应手。《骨空》注云：在毛际两旁，鼠鼷上一寸）。

【注释】

[1] 四肋端：原作"两肋端"，据《素问·气府论》王注、《千金要方》卷二十九、《外台秘要》卷三十九、《铜人》卷四改。

[2] 足阳明脉中间穴外延：《千金要方》卷二十九、《外台秘要》卷三十九、《铜人》卷四、《圣济总录》《资生经》均无，疑衍。

[3] 鼠鼷（xì）：鼷，《针灸经穴图考》曰："鼷《说文》小鼠也。横骨尽处，去中行五寸，有肉核名鼠鼷。"

【按语】

本段采用已知穴并结合脐等解剖部位定穴的方法取穴。篇中的关门穴"在梁门下，太乙上"，外陵穴在"天枢下，大巨上"，并未具体说分寸。现代国标标准定位，关门在"脐中上三寸，距前正中线二寸"，即在梁门下一寸或太乙上一寸；外陵在"脐中下一寸，距前正中线二寸"，即在天枢下一寸或大巨外一寸。此两处略有不同，但两穴位置描述是否是作者的有意而为，在读到此时要予以一定的注意。另外，气冲穴的解剖结构特殊，刺灸应予以高度重视。

四、腹自期门上直两乳夹不容两旁各一寸五分下行至冲门凡十四穴

【提要】

主要内容有腹部从不容两旁各1.5寸，正当乳中线上的期门，向下行至冲门，七穴的穴名、别名、定位、穴位特性及刺灸要点。

【原文】

期门：肝募也，在第二肋端[1]，不容旁各一寸五分[2]，上直两乳，足太阴、厥阴、阴维之会。举臂取之，刺入四分，灸五壮。

日月：胆募也。在期门下五分，足太阴、少阳之会。刺入七分，灸五壮（《气府论》注

云：在第三肋端，横直心蔽骨旁各二寸五分，上直两乳）。

腹哀：在日月下一寸五分，足太阴、阴维之会。刺入七分，灸五壮。

大横：在腹哀下三寸，直脐旁，足太阴、阴维之会。刺入七分，灸五壮。

腹屈：一名腹结，在大横下一寸三分。刺入七分，灸五壮。

府舍：在腹结下三寸，足太阴、阴维、厥阴之会。此脉上下入腹络胸，结心肺，从胁上至肩，此太阴郄[3]，三阴阳明支别。刺入七分，灸五壮。

冲门：一名慈宫，上去大横五寸，在府舍下横骨两端[4]，约文[5]中动脉，足太阴，厥阴之会。刺入七分，灸五壮。

【注释】

[1] 第二肋端：指乳下二肋间，即六、七肋间的尖端处。

[2] 一寸五分：不容旁二寸处，上直两乳，今即云"不容旁一寸五分"，有谓"上直两乳"，疑为古经有误，今皆作"二寸"。

[3] 郄：即郄穴，有孔隙之意。

[4] 横骨两端：即耻骨之两端。

[5] 约文：即腹股沟纹。

【按语】

本段采用"不容"等已知穴位、"乳""横骨""纹中动脉"等解剖标志并结合骨度分寸的取穴方法，有些穴位还结合了动作取穴的方法。如期门采用"举臂取之"的体位，这与现代国标标准基本相同。然本篇所说七个穴若为"夹不容两旁各一寸五分"，则难以"上直两乳"。现代国际标准《腧穴名称与定位》中，此七穴均为距前正中线四寸，与乳相直取穴。此处略有出入。原文中的腹屈为现代的腹结，甲乙经将腹结列为别名，《备急千金要方》后腹结均作正名。

五、腹自章门下行至居髎凡十二穴

【提要】

主要内容有腹部自章门至居髎六个双穴（左右共十二穴）的名称、别名、定位、所会经脉、穴性、取穴方法及刺灸要点。

【原文】

章门：脾募也，一名长平，一名胁髎，在大横外，直脐季肋端[1]，足厥阴，少阳之会。侧卧屈上足，伸下足，举臂取之。刺入八分，留六呼，灸三壮。

带脉：在季肋下一寸八分[2]。刺入六分，灸五壮（《气府论》注云：足少阳、带脉二经之会）。

五枢：在带脉下三寸。一曰：在水道旁一寸五分。刺入一寸，灸五壮（《气府论》注云：足少阳、带脉二经之会）。

京门：肾募也，一名气府，一名气俞，在监骨下腰中夹脊，季肋下一寸八分。刺入三分，留七呼，灸三壮。

维道：一名外枢，在章门下五寸三分，足少阳，带脉之会。刺入八分，灸三壮。

居髎：在章门下八寸三分，监骨[3]上陷者中，阳跷，足少阳之会。刺入八分，灸三壮（《气府论》注云：监骨作髁骨）。

【注释】

[1] 在大横外，直脐季肋端：《针灸经穴图考》引《针灸图考》曰："在第十一肋端。"本穴在第十一肋端，适在大横穴的外上方，不与脐相平。

[2] 季肋下一寸八分：即十一肋（章门稍后处）向下一寸八分处。

[3] 监骨：髁骨。

【按语】

本段仍然采用人体固定解剖标志，以及已知穴位并结合骨度分寸的方法来标定穴位的位置。取穴采用现代临床仍然在采用的动作取穴法，如章门"侧卧屈上足，伸下足，举臂取之"的特定体位。而现代国际标准中，章门"当第十一肋游离端的下方"，不与脐平，与原文记载"在大横外直脐季肋端"的略有差异。带脉"在季肋下一寸八分"，即章门下1.8寸；五枢"在带脉下三寸"，即髁前上棘的前方，横平脐下三寸；京门"在监骨下腰中季肋本夹脊"现描述为"在侧腰部，章门后1.8寸，当第12肋骨游离端的下方"；维道"在章门下五寸三分"，章门下1.8寸为带脉，带脉下三寸为五枢，再下0.5寸即章门下5.3寸为本穴，现代教材中本穴"五枢前下0.5处"，二者基本一致；居髎"在章门下八寸三分，监骨上陷者中"，今取以"髁前上棘与股骨大转子最凸点连线的中点处"，二者基本一致。有些穴位的针刺深度与现代稍有不同，如京门穴，现代教科书中"直刺0.5～1寸"，原文"刺入三分，留七呼，灸三壮"，差距还是较大的。临床一般针刺京门参考甲乙经采用横次效果较为理想。

第六节　上肢腧穴

一、手太阴及臂凡一十八穴

【提要】

主要内容有两个方面：

1. 井、荥、输、经、合五输穴的含义。

2. 手太阴经脉的循行及在上肢部九个穴位（左右共十八穴）的穴名、别名、定位、穴性及刺灸要点。

【原文】

黄帝问曰：愿闻五脏六腑所出之处。岐伯对曰：五脏五俞[1]，五五二十五俞；六腑六俞[2]，六六三十六俞。经脉十二，络脉十五，凡二十七气[3]，上下行。所出为井[4]，所溜为荥[5]，所注为输[6]，所过为原[7]，所行为经[8]，所入为合[9]。别而言之，则所注为输[10]；总而言之，则手太阴井也，荥也，原也，经也，合也，皆谓之俞。非此六者谓之间[11]。

【注释】

[1] 五脏五俞：五脏阴经各有井、荥、输、经、合五个腧穴。

［2］六腑六俞：六腑阳经各有井、荥、输、原、经、合六个腧穴。

［3］二十七气：指十二经脉和十五络脉，共二十七脉之气。

［4］所出为井：脉气由井穴形成如泉水涌出，犹如井水初涌。《难经集注·六十三难》："凡脏腑皆以井为始。井者，为谷井尔，非谓掘作之井。山谷之中，泉水初出之处，名之曰井。井者，主出之意也。"

［5］所溜为荥：溜、留、流三字音同，常假借，流动之意。荥，小水。《说文·水部》："荥，绝小水也。"脉气出后，尚未充盛，犹如流动之小水。《类经》卷八："急流曰溜，小水曰荥，脉出于井而溜于荥，其气尚微也。"

［6］所注为输：脉气注于此而输于彼，其气渐盛。《类经》卷八："注，灌注也。输，输运也。脉注于此而输于彼，其气渐盛也。"

［7］所过为原：过，经过。原，通源，源流。脉气流行，汇合于此而过，如百泉之聚。《说文解字约注》："源泉所出，往往数处合流。多者至百源，如河源之星宿海是也，故从三泉。"

［8］所行为经：脉气盛大，流行顺畅无阻。《类经》卷八："脉气大行经营于此，其正盛也。"

［9］所入为合：脉气渐为收藏，入合于内，气通于内脏。《类经》卷八："脉行至此，渐为收藏，而入合于内也。"

［10］别而言之，则所注为输：五输穴若分别而言之，则脉气所注之处，称之为输。

［11］非此六者谓之间：十二经脉在四肢肘膝关节以下井、荥、输、原、经、合等五输穴之外的其他穴位，谓之间穴。《素问·诊要经终论》："春刺散俞及与分理，血出而止。"王冰注："散俞，谓间穴。"指闲散之穴。《类经》注："此散俞者，即诸经之散穴也。"

【原文】

凡穴：手太阴之脉，出于大指之端内侧，循白肉际，至本节后太渊[1]，溜以澹[2]，外屈[3]本指以下（一作本于上节），内屈与诸阴络[4]会于鱼际，数脉并注[5]，其气滑利，伏行壅骨[6]之下，外屈出于寸口而行，上至于肘内廉，入于大筋[7]之下，内屈上行臑阴[8]，入腋下，内屈走肺，此顺行逆数之屈折也[9]。

【注释】

［1］太渊：疑为衍文应为"鱼际"。脉既已至太渊，下文又言"内屈与诸阴络会于鱼际"，鱼际在太渊之上，似与流行方向不符。

［2］溜以澹：指脉气流至太渊处而动。澹，水动貌。

［3］屈：弯曲。

［4］内屈与诸阴络：指手太阴、手少阴与手厥阴诸阴经之络。

［5］会于鱼际，数脉并注："鱼际"疑为衍文，应为"太渊"。"数脉"指手太阴、手少阴、手心主三脉，皆注于此。合脉会太渊之说。

［6］壅骨：指手第一掌骨而言。

［7］大筋：指肱二头肌肌腱。

［8］臑阴：指臑内侧。

NOTE

[9] 此顺行逆数之屈折也：《类经》卷二十："然肺经之脉，从脏走手为顺，此则从手故为顺行逆数之屈折。"《太素》注："手太阴一经之中，上下常行，名之为顺，数其曲折，从手向身，故曰逆数也。"手阳经则无此一说。

【按语】

关于肺经经脉循行，《灵枢·经脉》中已有详述，其中手之三阴，皆从胸走手，其方向为离心性。本篇所述则为自手走胸，与《足臂十一脉灸经》所载相同，反映了脉气生成向心性循行的肺本经经气的循行特征，即从指端开始，渐向胸中入肺，并以水泉之流喻本脉气之生成与运行。五输穴经气的产生和向心性循环实质是十二正经经气在循环过程中，阴阳两经经气在肢体末端作用，阴阳互生的结果，两者并不矛盾，同时突出了"二十七气"在经气如环无端的大循环中，各自的独立性和特殊性及与脏腑的相关性。

【原文】

肺出少商。少商者，木也[1]。在手大指端内侧，去爪甲如韭叶[2]，手太阴脉之所出也，为井。刺入一分，留一呼，灸一壮（《气穴论》注云：灸三壮）。

鱼际者，火也。在手大指本节后内侧散脉[3]中，手太阴脉之所溜也，为荥。刺入二分，留三呼，灸三壮。

太渊者，土也。在掌后陷者中，手太阴脉之所注也，为俞。刺入二分，留二呼，灸三壮。

经渠者，金也。在寸口陷者中[4]，手太阴脉之所行也，为经。刺入三分，留三呼，不可灸，灸之伤人神明[5]。

列缺者，手太阴之络，去腕上一寸五分，别走阳明者。刺入三分，留三呼，灸五壮。

孔最者，手太阴之郄，去腕七寸，专金二七，水之父母[6]。刺入三分，留三呼，灸五壮。

尺泽者，水也，在肘中约上动脉，手太阴脉之所入也，为合。刺入三分，灸三壮（《素问·气穴论》注云：留三呼）。

侠白者，在天府下，去肘五寸动脉中，手太阴之别[7]。刺入四分，留三呼，灸五壮。

天府者，在腋下三寸，臂臑内廉动脉中，手太阴脉气所发。禁不可灸，灸之令人逆气[8]。刺入四分，留三呼。

【注释】

[1] 木也：《黄帝内经明堂》残本（以下简称《明堂经》）注："五脏之脉，是阴生于阳地，终于阴地，故井出为木，荥流为火，输注为土，经行为金，合入为水。"

[2] 如韭叶：指穴位离爪甲角如一韭叶宽的距离，约一分许。

[3] 散脉：指鱼际部浮于浅表之络脉。

[4] 寸口陷者中：即寸口脉的关部。

[5] 灸之伤人神明：《明堂经》杨上善注："口，通气处也，从关口至鱼一寸，五脏六腑之气，皆此中过，故曰寸口。手太阴脉等五脏五神之气，大会此穴，则神明在于此穴之中。火又克金，故灸之者，伤神明也。"

[6] 专金二七，水之父母：二七，《明堂经》作金九。杨上善注："西方金位，数当于九，故曰专金金九。金生水，故曰父母。有本为二七也。"分而言之二、七为火之数，合而言之，二七为三九之数，孔最穴为太阴之郄，肺金之气鼎盛，为三九合化生水之所。

[7] 手太阴之别：《甲乙经》卷二第一下："手太阴之正，别入渊腋。"张介宾："手太阴之正其内行者，自天府别入渊腋。"

[8] 灸之令人逆气：《明堂经》杨上善注："此穴之脉近肺，更无余脉共会。灸之损肺，故逆气也。"

【按语】

本段列出肺经上肢所有穴位，并首次记载了特定穴中的郄穴。五输穴之井、荥、输、经、合分别为少商、鱼际、太渊、经渠、尺泽，五输配五行，分属木、火、土、金、水，这种五输、五穴、五行相配伍的文字结合为子午流注穴法奠定了基础。原文经渠穴"不可灸，灸之伤人神明"，主要是指直接灸和瘢痕灸，艾条温和灸及隔姜灸等是可以在该穴位上应用的，如2008年9期《中国针灸》杂志曾有隔姜灸经渠穴治疗落枕的报道。中府穴"禁不可灸，灸之令人逆气"。而《千金要方》："奔豚上下腹中与腰相引痛，灸中府百壮……""若腹满短气转鸣，灸肺募……次灸膻中，次灸胸堂，次灸脐中，次灸薜息……次灸巨阙……并灸两边，次灸胃管，次灸金门，金门在谷道之前囊之后，当中央是也……""上气咳嗽短气，气满食不下，灸肺募五十壮"。《千金翼方》："又中府二穴，主奔豚上下腹中与腰相引痛灸一百壮。""上气咳逆，短气气满，食不下。灸肺募五十壮"。《外台秘要》亦有"奔豚上下，腹中与腰相引痛者法，灸中府二穴，在云门下一寸，乳上三肋间动脉是，百壮，一云百五十壮"。现代临床中府穴可以施灸，因为中府是肺经的募穴，同时是肺脾两经的交会穴，对于肺脾虚寒效果很好，能够温肺化痰，健脾除湿，常用于治疗咳喘痰多，以及消化不良、腹胀等症。

二、手厥阴心主及臂凡一十六穴

【提要】

主要内容有手厥阴心包经的经脉循行，以及其在臂部的八个穴位（左右共十六穴）的穴名、别名、定位、部分穴位的特殊取穴法、穴性及刺灸要点。

【原文】

手心主之脉[1]，出于中指之端，内屈循中指内廉，以上留[2]于掌中，伏两骨之间[3]，外屈两筋[4]之间，骨肉之际，其气滑利，上二寸外屈行两筋之间，上至肘内廉，入于小筋之下，两骨之会，上入于胸中，内络心包。

【注释】

[1] 心主之脉：杨上善《黄帝内经太素·经脉》说："心神为五脏六腑之主，故曰心主。"心包络为心的外卫，受心所主宰，所以称心包络为心主之脉。

[2] 留：与"溜""流"义同。

[3] 两骨之间：即第二、三掌骨之间。

[4] 两筋：掌长肌腱与桡侧腕屈肌腱。

【按语】

原文见于《灵枢·邪客》，主要说明手厥阴心包经从下向上的所经通路，与《脉经》所说的基本相同。不同之处上文已经作了解释，此处不再赘述。

【原文】

心主出中冲，中冲者，木也。在手中指之端[1]，去爪甲如韭叶陷者中，手心主脉之所出也，为井。刺入一分，留三呼，灸一壮。劳宫者，火也。一名五里，在掌中央动脉中，手心主脉之所溜也，为荥。刺入三分，留六呼，灸三壮。大陵者，土也。在掌后两筋间陷者中，手心主脉之所注也，为俞。刺入六分，留七呼，灸三壮。内关[2]者，手心主络[3]，在掌后去腕二寸，别走少阳。刺入二分，灸五壮。间使者，金也。在掌后三寸，两筋间陷者中，手心主脉之所行也，为经。刺入六分，留七呼，灸三壮。郄门者，手心主郄[4]，去腕五寸。刺入三分，灸三壮。曲泽者，水也。在肘内廉下陷者中[5]，屈肘得之，手心主脉之所入也，为合。刺入三分，留七呼，灸三壮。天泉者，一名天温，在曲腋[6]下，去臂二寸，举腋取之。刺入六分，灸三壮。

【注释】

[1] 中指之端：即中指尖端处。

[2] 内关：杨上善《黄帝内经太素·经脉》注："手心主至此太阴、少阴之内，起于别络，内通心包，入于少阳，故曰内关也。"

[3] 手心主络：手厥阴心包经的络穴，手厥阴心包经由此络于手少阳。

[4] 手心主郄：手厥阴的郄穴。

[5] 肘内廉下陷者中：肘内侧凹陷中。

[6] 曲腋：腋横纹弯曲处。

【按语】

本段提出曲泽"屈肘得之"、天泉"举腋取之"动作取穴，以及采用"掌后两筋""曲腋"等解剖标志结合骨度分寸的取穴方法，现代国际标准《腧穴名称与定位》与《甲乙经》基本相同。

三、手少阴及臂凡一十六穴

【提要】

主要内容有：

1. "手少阴之脉独无腧"的原因。

2. 手少阴与手厥阴在治疗上的关系，以及手少阴心经在臂部的八个穴位（左右共十六穴）的穴名、别名、定位取穴、穴性及刺灸要点。

【原文】

黄帝问曰：手少阴之脉独无腧[1]，何也？岐伯对曰：少阴者，心脉也。心者，五脏六腑之大主也[2]，为帝王，精神之舍[3]也。其脏坚固，邪弗能容也。容之则心伤，心伤则神去，神去则死矣。故诸邪之在于心者，皆在心之包络[4]。包络者，心主之脉也，故独无腧焉。曰：少阴脉独无腧者，心不病乎？曰：其外经脉病而脏不病[5]，故独取其经于掌后兑骨之端[6]，其余脉出入曲折，皆如手少阴。心主之脉行也。故本腧[7]者，皆因其气之虚实疾徐以取之，是谓因冲而泄[8]，因衰而补。如是者，邪气得去，真气坚固，是谓因天之叙[9]。

【注释】

[1] 少阴之脉独无腧："腧"指《本经》肘关节以下井、荥、输、经、合五个腧穴。十二经脉本来各有特定的五输穴，但在《灵枢·本输》只记载了十一经的五输穴，唯独缺手少阴经的五输穴，"少阴之脉独无腧"可能由此而来。张善忱《针灸甲乙经腧穴重辑》："今之所谓五俞穴名位，其所见者，则以《本经》为始，而其源则始出于《明堂孔穴针灸治要》。"

[2] 心者，五脏六腑之大主：指五脏六腑均由心来主宰。

[3] 精神之舍：心藏神，故心为精神之舍。

[4] 故诸邪之在……包络：《类经》持针纵舍少阴无俞注："手少阴，心经也；手厥阴，心包络经也，经虽分二脏实一原。但包络在外，为心之卫，心为五脏六腑之大主，乃精神之所居，其脏坚固，邪不可伤，伤及于心无不死者，故凡诸邪之在心者，皆在心外之包络耳。"

[5] 其外经脉病而脏不病：手少阴心，其脏深居内部，外有心包相护，其脏坚固，邪不能伤，而经脉循行于外，则易感于邪。

[6] 掌后兑骨之端：指手少阴心经的神门穴。

[7] 本腧：指少阴本经的腧穴而言。

[8] 因冲而泄：因气盛而用泻法。

[9] 因天之叙：《灵枢·邪客》《太素·经脉之二·脉行同异》叙均作"序"，两字义通。张介宾注："乃不失诸经天弄之序也。"马莳注："有以循天道四时之序矣。"同是指自然界四时阴阳消长的顺序。

【按语】

本段旨在解释"手少阴之脉独无腧"的道理、手少阴与手厥阴在病理上的关系，以及进一步强调五输穴在经脉气血盛衰过程中虚补实泻的重要意义。

【原文】

心出少冲，少冲者，木也。一名经始，在手小指内廉之端，去爪甲角如韭叶，手少阴脉之所出也，为井。刺入一分，留一呼，灸一壮。少阴八穴，其七有治，一无治者，邪弗能容也，故曰无腧焉[1]。少府者，火也。在手小指本节后陷者中，直劳宫[2]，手少阴脉之所溜也，为荥。刺入三分，灸三壮。神门者，土也。一名兑冲，一名中都，在掌后兑骨之端陷者中，手少阴脉之所注也，为输。刺入三分，留七呼，灸三壮（《素问·阴阳论》注云：神门在掌后五分，当小指间）。阴郄，手少阴郄，在掌后脉中，去腕五分。刺入三分，灸三壮（《阴阳论》注云：当小指之后）。通里者，手少阴络，在腕后一寸，别走太阳。刺入三分，灸三壮。灵道者，金也。在掌后一寸五分。或曰一寸。手少阴脉之所行也，为经。刺入三分，灸三壮。少海者，水也，一名曲节，在肘内廉节后陷者中[3]，动脉应手[4]，手少阴脉之所入也，为合。刺入五分，灸三壮。极泉者，在腋下筋间[5]动脉[6]入胸中，手少阴脉气所发。刺入三分，灸五壮。

【注释】

[1] 少阴八穴……故曰无腧焉：正统本无此二十二字，应是古注文。

[2] 直劳宫：少府横直与劳宫（手厥阴）相平。

[3] 肘内廉节后陷者中：指肘关节稍后肱二头肌腱内方肱前肌停止部。

[4] 动脉应手：指尺侧下副动脉及尺侧返动脉而言。

［5］在腋下筋间：指喙肱肌与三头肌之间。

［6］动脉：指腋动脉。

【按语】

将灵道定位于"掌后一寸五分，或曰一寸"，而现代国际标准《腧穴名称与定位》将此穴定位于"腕横纹上1.5寸"处。其余穴位的定位与现代国际标准《腧穴名称与定位》基本相同。

四、手阳明及臂凡二十八穴

【提要】

主要内容有手阳明经在臂部的十四个穴（左右共二十八穴）的穴名、别名、定位、穴位特性及刺灸要点。

【原文】

大肠合手阳明，出于商阳。商阳者，金也[1]。一名绝阳，在手大指次指内侧[2]，去爪甲角如韭叶，手阳明脉之所出也，为井。刺入一分，留一呼，灸三壮。二间者，水也。一名间谷，在手大指次指本节前内侧陷者中[3]，手阳明脉之所溜也，为荥。刺入三分，留六呼，灸二壮。三间者，木也。一名少谷，在手大指次指本节后内侧陷者中，手阳明脉之所注也，为输。刺入三分，留三呼，灸三壮。合谷者，一名虎口，在手大指次指间，手阳明脉之所过也，为原。刺入三分，留六呼，灸三壮。阳溪者，火也。一名中魁，在腕中上侧两筋间陷者中，手阳明脉之所行也，为经。刺入三分，留七呼，灸三壮。偏历者，手阳明络，在腕后三寸，别走太阴者。刺入三分，留七呼，灸三壮。温溜者，一名逆注，一名蛇头[4]，手阳明郄，在腕后少士五寸，大士六寸[5]，刺入三分，灸三壮（大士少士，谓大人小儿也）。下廉者，在辅骨[6]下去上廉一寸，恐辅齐兑肉，其分外邪[7]。刺入五分，留五呼，灸三壮。上廉者，在三里下一寸，其分抵阳明之会外邪[8]。刺入五分，灸五壮。手三里，在曲池下二寸，按之肉起[9]兑肉之端[10]。刺入三分，灸三壮。曲池者，土也。在肘外辅骨肘骨之中，手阳明脉之所入也，为合。以手按胸取之。刺入五分，留七呼，灸三壮。肘髎，在肘大骨外廉[11]陷者中。刺入四分，灸三壮。五里者，在肘上三寸，行向里大脉中央[12]。禁不可刺，灸三壮。左取右，右取左。臂臑者，在肘上七寸，腘肉端[13]，手阳明络之会；刺入三分，灸三壮。

【注释】

［1］金也：《明堂经》注："六腑为阳，生于阴地，终于阳地，故井出为金，荥流为水，输注为木，所过为原，原者三焦，总有六腑阳气。经行为火，合入为土也。"

［2］手大指次指内侧：指食指内侧。

［3］在手大指次指本节前内侧陷者中：《针灸经穴图考》引《医学原始》曰："在次指本节前内侧，横纹尖尽陷中。"

［4］蛇头：《经穴纂要》："亦握手视之，有分肉如蛇头之形。此地肌肉隆起，像似蛇头，故以名此。"

［5］少士五寸，大士六寸：黄竹斋《针灸经穴图考》："卢氏曰：大士身长者，小士身短者。"《经穴纂要》："但以腕后五寸为定。"现多以腕上5寸为准。

[6] 辅骨：在此指桡骨。

[7] 辅齐兑肉，其分外邪：指臂上隆起之肌肉外斜缝中。

[8] 其分抵阳明之会外邪：王惟一《铜人腧穴针灸图经》、王执中《针灸资生经》均作"其分抵阳明之会外斜"。其义均不甚详。

[9] 按之肉起：董德茂编译《针灸经穴概要》引《经穴纂要》："肉起，谓以指按之傍肉起也。内厚之处按之始如此。"

[10] 兑肉之端：指桡侧腕长伸肌的上端。

[11] 大骨外廉：指肱骨外侧。

[12] 行向里大脉中央：董德茂编译《针灸经穴概要》："《和汉三才图会》曰：大脉者，折肘向上侧陷处，俗云力赘之下外廉陷中处是也。"

[13] 腘肉端：指三角肌停止部。

【按语】

本段提出曲池"以手按胸取之"的特殊体位取穴，现代临床有些针灸师仍然采用。温溜定位"在腕后少士五寸，大士六寸"，现代国际标准《腧穴名称与定位》将此穴定位于"腕横纹上五寸"，其余穴位与现代国际标准《腧穴名称与定位》基本相同。手五里，"禁不可刺，灸三壮"，此一说法源于《内经》。现代教科书未列入禁针穴位。由于该穴位内有动脉经过，曾有人因重按该穴位导致患者上肢肿胀，所以无论是针灸，还是推拿、拔罐临床都要谨慎操作。

五、手少阳及臂凡二十四穴

【提要】

主要内容有手少阳经在臂部的十二个穴位（左右共二十四穴）的穴名、别名、定位、取穴法、穴性及刺灸要点。

【原文】

三焦上合手少阳，出于关冲。关冲者，金也。在小指次指之端，去爪甲角如韭叶，手少阳脉之所出也，为井。刺入一分，留三呼，灸三壮。液门者，水也。在手小指次指间陷者中，手少阳脉之所溜也，为荥。刺入三分，灸三壮。中渚者，木也。在手小指次指本节后间陷者中，手少阳脉之所注也，为输。刺入二分，留三呼，灸三壮。阳池者，一名别阳，在手表[1]腕上[2]陷者中，手少阳脉之所过也，为原。刺入二分，留三呼，灸五壮（《铜人经》云：不可灸）。外关者，手少阳络，在腕后二寸陷者中，别走心者。刺入三分，留七呼，灸三壮。支沟者，火也。在腕后三寸两骨之间陷者中，手少阳脉之所行也，为经。刺入二分，留七呼，灸三壮。会宗者，手少阳郄，在腕后三寸空中[3]。刺入三分，灸三壮。三阳络[4]，在臂上大交脉[5]，支沟上一寸，不可刺，灸五壮。四渎者，在肘前五寸外廉陷者中。刺入六分，留七呼，灸三壮。天井者，土也。在肘外大骨之后，肘后一寸，两筋间陷者中，屈肘得之，手少阳脉之所入也，为合。刺入一分，留七呼，灸三壮。清冷渊，在肘上三寸，伸肘举臂取之。刺入三分，灸三壮。消泺者，在肩下臂外开腋斜肘分下行。刺入六分，灸三壮（《气府论》注云：手少阳脉之会）。

【注释】

[1] 手表：即手背。

[2] 腕上：《针灸聚英》："从指本节直摸下至腕中心。"

[3] 腕后三寸空中：《医学入门》："支沟外旁一寸空中。"《针方六集·神照集》："在腕后三寸如外五分"即在支沟外侧定穴。

[4] 三阳络：《素问·骨空论》王注："在支沟上同身寸之一寸，是谓通间。"新校正云："按《甲乙经》支沟，上一寸名三阳络，通间岂其别名欤。"

[5] 大交脉：似指手三阳络脉在此交会。

【按语】

本段提出清冷渊"在肘上三寸，伸肘举臂取之"，现代国际标准定位"在臂外侧，屈肘，当肘尖直上二寸，即天井上一寸"；消泺定位"在肩下臂外开腋斜肘分下行"，而现代国际标准定位"在臂外侧，当清冷渊与臑会连线的中点"。其余腧穴现代国标定位与本篇基本相同。天井"屈肘得之"等动作取穴方法仍然被现代临床所遵循。三阳络"不可刺"之说仅供参考，该穴在临床是治疗耳聋、暴暗等五官科疾病的常用穴位，只是手法操作要注意。

六、手太阳及臂凡一十六穴

【提要】

主要内容有手太阳经在臂部八个穴位（左右共十六个穴）的穴名、别名、定位、穴性及刺灸要点。

【原文】

小肠上合手太阳，出于少泽。少泽者，金也。一名小吉，在手小指之端，去爪甲一分陷者中，手太阳脉之所出也，为井。刺入一分，留二呼，灸一壮。前谷者，水也。在手小指外侧，本节前陷者中，手太阳脉之所溜也，为荥。刺入一分，留三呼，灸三壮。后溪者，木也。在手小指外侧，本节后陷者中，手太阳脉之所注也，为输。刺入二分，留二呼，灸一壮。腕骨者，在手外侧腕前起骨[1]下陷者中，手太阳脉之所过也，为原。刺入二分，留三呼，灸三壮。阳谷者，火也。在手外侧腕中，兑骨下陷者中[2]，手太阳脉之所行也，为经。刺入二分，留二呼，灸三壮（《气穴论》注云：留三呼）。养老者，手太阳郄，在手踝骨[3]上一空[4]，腕后一寸陷者中。刺入三分，灸三壮。支正者，手太阳络，在腕后五寸，别走少阴者。刺入三分，留七呼，灸三壮。小海者，土也。在肘内大骨[5]外，去肘端五分陷者中，屈肘乃得之，手太阳脉之所入也，为合。刺入二分，留七呼，灸七壮（《气穴论》注云：作少海）。

【注释】

[1] 起骨：指豌豆骨。

[2] 兑骨下陷者中：指尺骨茎突前下方凹陷中。

[3] 手踝骨：指尺骨小头隆起处。

[4] 上一空：黄竹斋《针灸经穴图考》："《折衷》以指按踝骨令表腕内转，一空见矣。"

[5] 肘内大骨：肱骨内上髁。

【按语】

本段少泽定位"在手小指之端去爪甲一分陷者中",未说明是尺侧还是桡侧,现代国标定位:在手小指末节尺侧,距甲根角0.1寸。其余腧穴与现代国际标准基本相同。

第七节　下肢部腧穴

一、足太阴及股凡二十二穴

【提要】

主要内容有足太阴经在下肢的十一个双穴(共二十二穴)的定位、特定穴及刺灸要点。

【原文】

脾出隐白,隐白者,木也。在足大指端内侧,去爪甲角如韭叶,足太阴脉之所出也,为井。刺入一分,留三呼,灸三壮。

大都者,火也。在足大指本节后陷者中,足太阴脉之所溜也,为荥。刺入三分,留七呼,灸三壮。

太白者,土也。在足内侧核骨下陷者中,足太阴脉之所注也,为输。刺入三分,留七呼,灸三壮。

公孙,在足大指本节后一寸,别走阳明,太阴络也。刺入四分,留二十呼[1],灸三壮。

商丘者,金也。在足内踝下微前陷者中,足太阴脉之所行也,为经。刺入三分,留七呼,灸三壮(《气穴论》注云:刺入四分)。

三阴交,在内踝上三寸骨下[2]陷者中,足太阴、厥阴、少阴之会。刺入三分,留七呼,灸三壮。

漏谷,在内踝上六寸骨下陷者中,足太阴络。刺入三分,留七呼,灸三壮。

地机,一名脾舍,足太阴郄,别走上一寸[3],空[4]在膝下五寸。刺入三分,灸五壮。

阴陵泉者,水也。在膝下内侧辅骨下陷者中,伸足乃得之,足太阴脉之所入也,为合。刺入五分,留七呼,灸三壮。

血海,在膝髌上内廉白肉际二寸半,足太阴脉气所发。刺入五分,灸五壮。

箕门,在鱼腹上越筋[5]间,动脉[6]应手,太阴市内[7],足太阴脉气所发(一云:在股上起筋间。《素问·三部九候论》注云:直五里下,宽巩足单衣,沉取乃得之,动脉应于手)。刺入三分,留六呼,灸三壮。

【注释】

[1] 二十呼:《素问·刺疟论》王冰作"七呼"。

[2] 骨下:骨,指胫骨,穴在胫骨后缘。

[3] 别走上一寸:即足太阴与足厥阴在内踝上8寸相交,由此再上1寸之意。

[4] 空:空穴。

[5] 鱼腹上越筋:鱼腹,指膝上股内之肌肉隆起处。"筋"前原有"两"字,据《外台秘

要》《医心方》等删去。"越筋"有本作"起筋",指斜起于腹内侧的缝匠肌。

[6] 动脉:指股动脉。

[7] 太阴市内:正统本无此四字。赵佶《圣济总录·针灸门》、王执中《针灸资生经·足太阴脾经左右二十二穴》均作"在阴股内"。

【按语】

阴陵泉要采用"伸足乃得之"的体位,采用"本节""膝髌"等解剖标志结合骨度分寸的取穴方法。大都定位"在足大指本节后陷者中",而现代国标定位"在足内侧缘,足大趾本节(第1跖趾关节)前下方赤白肉际凹陷处";地机定位"别走上一寸,空在膝下五寸",而现代国标定位"在小腿内侧,当内踝尖与阴陵泉的连线上,阴陵泉下三寸";血海定位"在膝髌上内廉白肉际二寸半",而现代国标定位"在大腿内侧,髌底内侧端上二寸"。其余腧穴现代国标《腧穴名称与定位》与本篇基本相同。

二、足厥阴及股凡二十二穴

【提要】

主要内容有足厥阴经在下肢的十一个双穴(共二十二穴)的定位、特定穴及刺灸要点。

【原文】

肝出大敦,大敦者,木也。在足大指端,去爪甲如韭叶[1]及三毛[2]中,足厥阴脉之所出也,为井。刺入三分,留十呼,灸三壮。

行间者,火也。在足大指间动脉陷者中,足厥阴脉之所溜也,为荥。刺入六分,留十呼,灸三壮。

太冲者,土也。在足大指本节后二寸,或曰一寸五分陷者中,足厥阴脉之所注也,为输。刺入三分,留十呼,灸三壮(《素问·刺腰痛论》注云:在足大指本节后内间二寸陷者中,动脉应手)。

中封者,金也。在足内踝前一寸,仰足取之,陷者中,伸足乃得之[3],足厥阴脉之所行也,为经。刺入四分,留七呼,灸三壮(《气穴论》注云:在内踝前一寸五分)。

蠡沟,足厥阴之络,在足内踝上五寸,别走少阳。刺入二分,留三呼,灸三壮。

中郄,一名中都[4],足厥阴郄,在内踝上七寸胻[5]骨中,与少阴相直。刺入三分,留六呼,灸五壮。

膝关,在犊鼻[6]下二寸陷者中,足厥阴脉气所发。刺入四分,灸五壮。

曲泉者,水也。在膝内辅骨下,大筋上,小筋下,陷者中[7],屈膝得之,足厥阴脉之所入也,为合。刺入六分,留十呼,灸三壮。

阴包,在膝上四寸股内廉两筋间,足厥阴别走[8](此处有缺)。刺入六分,灸三壮。

五里,在阴廉下,去气冲三寸阴股中动脉[9]。刺入六分,灸五壮(《外台秘要》作去气冲三寸,去阴廉二寸)。

阴廉,在羊矢[10]下,去气冲二寸动脉中。刺入八分,灸三壮。

【注释】

[1] 去爪甲如韭叶:指去爪甲根后如韭叶。

[2] 及三毛：《十四经》："足大指爪甲后为三毛，三毛后横文为聚毛。"《针灸经穴图考》："《新考正》：此穴盖不在爪甲之两侧，而在爪甲后如韭叶之丛毛中，及字，盖是衍文。"

[3] 仰足取之……伸足乃得之：当足上屈时，腕内侧大筋外有凹陷处即是，伸足时，于两筋之间即可得穴。

[4] 中都：明抄本及《外台秘要》《医心方》所载，此前有"中都，一名"四字，即以"中都"为别名。

[5] 胻：指胫骨上部。

[6] 犊鼻：《经穴纂要》："此所称犊鼻，非指穴而言，指犊鼻骨。"即指髌骨下际。

[7] 大筋上，小筋下，陷者中：《针灸经穴图考》："《折衷》：膝内辅骨下约文头是也，屈膝取之，即墨点约文头而伸足，则当大小筋间。"

[8] 足厥阴别走：据正统本，足厥阴别走太阴。

[9] 阴股中动脉：即股动脉。

[10] 羊矢：穴名。李梴《医学入门·内集·经络》曰："羊矢，气冲外一寸。"张介宾《类经图翼·经络》曰："羊矢，在会阴旁三寸，股内横纹中，按皮肉间有核如羊屎，可刺三分，灸七壮。"

【按语】

本段指出中封"伸足乃得之"、曲泉"屈膝得之"的体位，采用"本节""大筋""小筋"等解剖标志结合骨度分寸的取穴方法。大敦定位"在足大指端，去爪甲角如韭叶及三毛中"，未说明是内侧端还是外侧端，现代国标定位"在足大趾末节外侧，距趾甲角0.1寸"；太冲定位"在足大指本节后二寸，或曰一寸五分陷者中"，《素问·刺腰痛论》注云："在足大指本节后二寸陷者中，动脉应手，"现代国标定位"在足背侧，当第1、2跖骨间隙的后方凹陷处"；膝关定位"在犊鼻下二寸陷者中"，现代国标定位"在小腿内侧，当胫骨内上髁的后下方，阴陵泉后1寸，腓肠肌内侧头的上部"。其余腧穴现代国标《腧穴名称与定位》与本篇基本相同。

三、足少阴及股并阴跷阴维凡二十六穴

【提要】

主要内容有足少阴经在下肢部的十个双穴（共二十六穴）的定位、特定穴及刺灸要点。

【原文】

肾出涌泉。涌泉者，水也。一名地冲，在足心陷者中，屈足卷指宛宛中[1]，足少阴脉之所出也，为井。刺入三分，留三呼，灸三壮。

然谷者，火也。一名龙渊，在足内踝前起大骨[2]下陷者中，足少阴脉之所溜也，为荥。刺入三分，留三呼，灸三壮（刺之多见血，使人立饥欲食[3]）。

太溪者，土也。在足内踝后跟骨上动脉陷者中，足少阴脉之所注也，为输。刺入三分，留七呼，灸三壮。

大钟，在足跟后冲中，别走太阳，足少阴络，刺入二分，留七呼，灸三壮（《素问·水热穴论》注云：在内踝后。《刺腰痛论》注云：在足跟后冲中，动脉应手）。

照海，阴跷脉所生，在足内踝下，刺入四分，留六呼，灸三壮。

水泉，足少阴郄，去太溪下一寸，在内踝下，刺入四分，灸五壮。

复溜者，金也。一名伏白，一名昌阳，在足内踝上二寸陷者中，足少阴脉之所行也，为经。刺入三分，留三呼，灸五壮（《刺腰痛论》注云：在内踝上二寸动脉）。

交信，在足内踝上二寸[4]，少阴前，太阴后[5]，筋骨间[6]，阴跷之郄。刺入四分，留三呼[7]，灸三壮。

筑宾，阴维之郄，在足内踝上腨分中[8]。刺入三分，灸五壮（《刺腰痛论》注云：在内踝后）。

阴谷者，水也。在膝下内辅骨后[9]，大筋之下，小筋之上[10]，按之应手，屈膝得之，足少阴脉之所入也，为合。刺入四分，灸三壮。

【注释】

[1] 屈足卷指宛宛中：当足趾向下略屈时，足心有凹陷处是穴。

[2] 大骨：指足舟骨粗隆。

[3] 刺之多见血，使人立饥欲食：《素问·气穴论》王注"之"作"此"，"使"作"令"。正统本无此十一字。《铜人》卷五、《圣济总录》《资生经》均作"不宜见血"。

[4] 内踝上二寸：自内踝向上二寸，适当复溜前五分处。

[5] 少阴前，太阴后：《针灸经穴图考》引《医学入门》云："复溜前，三阴交后。"

[6] 筋骨间：指姆长屈肌与胫骨之间。

[7] 留三呼：《素问·气府论》王注作"五呼"。

[8] 腨分中：指穴在腓肠肌内侧肌腹下方。

[9] 内辅骨后：指胫骨内上髁的后方。

[10] 大筋之下，小筋之上：指半腱肌腱、半膜肌腱之间。

【按语】

本段指出阴谷"屈膝得之"的体位，采用"足内踝""腨分"等解剖标志结合骨度分寸的取穴方法，复溜定位"在足内踝上二寸陷者中"，交信定位"在足内踝上二寸，少阴前，太阴后，筋骨间"，现代国标将复溜定位"在小腿内侧，太溪直上二寸，跟腱的前方"，交信"在小腿内侧，太溪直上二寸，复溜前0.5寸，胫骨内侧缘的后方"，更明确地指出了复溜和交信的位置关系。其余腧穴现代国标《腧穴名称与定位》与本篇基本相同。

四、足阳明及股凡三十穴

【提要】

主要内容有足阳明经在下肢的十五个双穴（共三十六）的定位、特定穴及刺灸要点。

【原文】

胃出厉兑，厉兑者，金也。在足大指次指之端，去爪甲如韭叶，足阳明脉之所出也，为井。刺入一分，留一呼，灸三壮[1]。

内庭者，水也。在足大指次指外间陷者中，足阳明脉之所溜也，为荥。刺入三分，留二十呼，灸三壮（《气穴论》注云：留十呼）。

陷谷者，木也。在足大指次指外间本节后陷者中，去内庭二寸，足阳明脉之所注也，为输。刺入五分，留七呼，灸三壮。

冲阳，一名会原，在足跗[2]上五寸骨间动脉[3]上，去陷谷三寸，足阳明脉之所过也，为原。刺入三分，留十呼，灸三壮。

解溪者，火也。在冲阳后一寸五分，腕上陷者中[4]，足阳明脉之所行也，为经。刺入五分，留五呼，灸三壮（《气穴论》注云：二寸五分；《刺疟论》注云：三寸五分）。

丰隆，足阳明络也，在外踝上八寸，下廉胻外廉陷者中[5]，别走太阴者，刺入三分，灸三壮。

巨虚下廉[6]，足阳明与小肠合，在上廉下三寸，刺入三分[7]，灸三壮（《气穴论》注云：足阳明脉气所发）。

条口，在下廉上一寸，足阳明脉气所发，刺入八分[8]，灸三壮[9]。

巨虚上廉[10]，足阳明与大肠合，在三里下三寸，刺入八分，灸三壮（《气穴论》注云：在犊鼻下六寸，足阳明脉气所发）。

三里者，土也。在膝下三寸，胻外廉，足阳明脉之所入也，为合。刺入一寸五分，留七呼，灸三壮（《素问》云：在膝下三寸，胻外廉两筋间分间）。

犊鼻，在膝髌下，胻上[11]夹解[12]大筋[13]中，足阳明脉气所发，刺入六分，灸三壮。

梁丘，足阳明郄，在膝上二寸两筋间[14]，刺入三分，灸三壮。

阴市，一名阴鼎，在膝上三寸，伏兔下，若拜而取之[15]，足阳明脉气所发，刺入三分，留七呼，禁不可灸（《刺腰痛论》注云：伏兔下陷者中，灸三壮）。

伏兔，在膝上六寸起肉间[16]，足阳明脉气所发，刺入五分，禁不可灸。

髀关，在膝上伏兔后[17]交分中[18]，刺入六分，灸三壮。

【注释】

[1] 灸三壮：《素问》气穴论、刺疟论、缪刺论等王冰注，《外台秘要》卷三十九、《医心方》卷二、《铜人》卷五均作"一壮"。

[2] 足跗：《素问》气穴论、刺疟论、骨空论等王冰注，《千金要方》卷二十九、《外台秘要》卷三十九、《医心方》卷二、《铜人》卷五均作"足跗"，义同。《玉篇·足部》："跗，方俱切。《仪礼》曰：縶结于跗。跗，足上也。趺，同上。"即指足背。

[3] 骨间动脉：指足背动脉。

[4] 腕上陷者中：指足背与小腿交界处的横纹上，当拇长伸肌腱与趾长伸肌腱之间的凹陷中。

[5] 下廉胻外廉陷者中：此穴部位，诸说不一。今多作平条口外一寸许。

[6] 巨虚下廉：即下巨虚。

[7] 三分：《铜人》《圣济总录》《资生经》均作"八分"。《资生经》引《明堂经》曰："针六分，得气即泻。"正统本"分"下有"留五呼"三字。

[8] 分：此下正统本有"留二呼"三字。

[9] 三壮：《外台秘要》卷三十九作"五壮"。

[10] 巨虚上廉：即上巨虚。

[11] 胻上：此指胫骨上端。

[12] 解：指膝盖骨与胫骨之空隙。

[13] 大筋：指髌韧带。

[14] 两筋间：原无，据《千金要方》卷二十九、《千金翼方》卷二十六、《外台秘要》卷三十九、《医心方》卷二、《铜人》卷五补。指股直肌与股外侧肌之间。

[15] 若拜而取之：指屈膝取穴。

[16] 起肉间：指股直肌的肌腹中。

[17] 膝上伏兔后：即膝上自伏兔直上之处。此伏兔非指穴位，实指股直肌肌腹，其形若兔之伏状。

[18] 交分中：两肌肉分相交处，指缝匠肌与阔筋膜张肌之间。

【按语】

本篇指出阴市"若拜而取之"的体位，采用爪甲、外踝、腕上、膝髌、足跗、交分等解剖标志结合骨度分寸的取穴方法。厉兑定位"在足大指次指之端，去爪甲角如韭叶"，未说明是内侧还是外侧，现代国标将其定位于"在足第二趾末节外侧，距趾甲角 0.1 寸"；解溪"在冲阳后一寸五分，腕上陷者中"，《素问·气穴论》注曰"二寸五分"，《刺疟论》注曰"三寸五分"，现代国标将其定位于"在足背与小腿交界处的横纹中央凹陷中，当拇长伸肌腱与趾长伸肌腱之间"，其余腧穴现代国标《腧穴名称与定位》与本篇基本相同。

本篇提出阴市、伏兔禁灸，而近代临床一般无此禁忌，可艾炷灸或温针灸及艾条灸。

五、足少阳及股并阳维四穴凡二十八穴

【提要】

主要内容有足少阳经在下肢的十三个双穴、阳维脉一个双穴，共二十八穴的定位、特定穴及刺灸要点。

【原文】

胆出于窍阴。窍阴者，金也。在足小指次指之端，去爪甲如韭叶，足少阳脉之所出也，为井。刺入三分，留三呼，灸三壮（《气穴论》注云：作一呼）。

侠溪者，水也。在足小指次指歧骨间，本节前陷者中，足少阳脉之所溜也，为荥。刺入三分，留三呼，灸三壮。

地五会，在足小指次指本节后间陷者中，刺入三分，不可灸，灸之令人瘦，不出三年死。

临泣者，木也。在足小指次指本节后间陷者中，去侠溪一寸五分，足少阳脉之所注也，为输。刺入二分，留五呼[1]，灸三壮。

丘墟，在足外廉[2]踝下如前陷者中，去临泣三寸，足少阳脉之所过也，为原。刺入五分，留七呼，灸三壮。

悬钟，在足外踝上三寸动者脉中[3]，足三阳络，按之阳明脉绝[4]乃取之，刺入六分，留七呼，灸五壮。

光明，足少阳络，在足外踝上五寸，别走厥阴者，刺入六分，留七呼，灸五壮（《骨空论》注云：刺入七分，留十呼）。

外丘，足少阳郄，少阳所生，在外踝上七寸，刺入三分，灸三壮。

阳辅者，火也。在足外踝上四寸（《气穴论》注无"四寸"二字），辅骨前绝骨端，如前三分[5]，去丘墟七寸，足少阳脉之所行也，为经。刺入五分，留七呼，灸三壮。

阳交，一名别阳，一名足髎，阳维之郄，在外踝上七寸，斜属三阳分肉间[6]，刺入六分，留七呼，灸三壮。

阳陵泉者，土也。在膝下一寸䯒外廉陷者中，足少阳脉之所入也，为合。刺入六分，留十呼，灸三壮。

阳关，在阳陵泉上三寸，犊鼻外陷者中，刺入五分，禁不可灸。

中渎，在髀骨外[7]，膝上五寸分肉间陷者中，足少阳脉气所发也，刺入五分，留七呼，灸五壮。

环跳，在髀枢中，侧卧伸下足，屈上足取之，足少阳脉气所发，刺入一寸，留二十呼[8]，灸五十壮（《气穴论》注云：髀枢后，足少阳、太阳二脉之会，灸三壮）。

【注释】

[1] 留五呼：原脱，据正统本、《素问·气穴论》王冰注及《医心方》卷二补。

[2] 廉：据正统本、《太素·本输》注引《明堂经》《千金要方》卷二十九、《医心方》卷二、《铜人》卷五、《西方子灸经》应删去。

[3] 动者脉中：《千金要方》卷二十九、《外台秘要》卷三十九均作"动者中"。《铜人》卷五、《圣济总录》《资生经》《西方子灸经》均作"动脉中"。指胫前动脉。

[4] 按之阳明脉绝：用手重按则足背动脉不跳动。

[5] 分：此下《素问·气穴论》王冰注有"所"字。《千金要方》卷二十九、《外台秘要》卷三十九有"许"字。

[6] 斜属三阳分肉间：《医学入门》："似此处屈曲交会，故谓为阳交，以三阳之交而名之。""三阳"指足太阳，以阳交穴斜向后腓肠肌下，位于外丘穴后，接近足太阳，故名。

[7] 髀骨外：指股骨外侧。

[8] 二十呼：正统本作"二呼"。《铜人》卷五、《圣济总录》《资生经》均作"十呼"。

【按语】

本段指出悬钟"按之阳明脉绝乃取之"、环跳"侧卧伸下足，屈上足取之"的体位，采用"本节""足外踝""辅骨""䯒外廉""髀骨""髀枢"等解剖标志结合骨度分寸的取穴方法。足窍阴"在足小指次指之端，去爪甲角如韭叶"，未说明是外侧还是内侧，现代国标定位"在第四趾末节外侧，距趾甲角0.1寸"；地五会"在足小指次指本节后间陷者中"，足临泣"在足小指次指本节后间陷者中，去侠溪一寸五分"，而现代国标明确定位地五会"在足背外侧，当足四趾本节（第四跖趾关节）的后方，第四、五跖骨之间，小趾伸肌内侧缘"，足临泣"在足背外侧，当足四趾本节（第四跖趾关节）的后方，第四、五跖骨之间，小趾伸肌腱的外侧缘"。其余腧穴现代国标《腧穴名称与定位》与本篇基本相同。

本篇提出地五会"不可灸，灸之令人瘦，不出三年死"，阳关（今之膝阳关）"不可灸"，而近代临床一般无此禁忌，可艾炷灸或温针灸及艾条灸。

六、足太阳及股并阳跷六穴凡三十六穴

【提要】

主要内容有足太阳经在下肢的十三个双穴，阳跷脉三个双穴，共三十六穴的定位、特定穴及刺灸要点。

【原文】

膀胱出于至阴，至阴者，金也。在足小指外侧，去爪甲角如韭叶，足太阳脉之所出也，为井。刺入三分[1]，留五呼，灸五壮。

通谷者，水也。在足小指外侧本节前陷者中，足太阳脉之所溜也，为荥。刺入二分，留五呼，灸三壮[2]。

束骨者，木也。在足小指外侧本节后陷者中，足太阳脉之所注也，为输。刺入三分，留三呼[3]，灸三壮（《气穴论》注云：本节后赤白肉际）。

京骨，在足外侧大骨下[4]赤白肉际陷者中，按而得之[5]，足太阳脉之所过也，为原。刺入三分，留七呼，灸三壮。

申脉，阳跷所生也，在足外踝下陷者中，容爪甲许。刺入三分，留六呼，灸三壮（《刺腰痛论》注云：外踝下五分）。

金门，足太阳郄，一空[6]在足外踝下，一名关梁，阳维所别属也[7]。刺入三分，灸三壮。

仆参，一名安邪，在跟骨下陷者中，拱足得之，足太阳、阳跷脉所会。刺入三分，留六呼，灸三壮。

昆仑，火也。在足外踝后跟骨上陷者中，细脉动应手[8]，足太阳脉之所行也，为经。刺入五分，留十呼，灸三壮。

付阳，阳跷之郄，在足外踝上三寸，太阳前、少阳后[9]筋骨间[10]。刺入六分，留七呼，灸三壮（《气穴论》注作附阳）。

飞扬，一名厥阳，在足外踝上七寸，足太阳络，别走少阴者。刺入三分，留十呼，灸三壮。

承山，一名鱼腹，一名肉柱，在兑腨肠下[11]分肉间陷者中。刺入七分，灸五壮。

承筋，一名腨肠，一名直肠，在腨肠中央陷者中，足太阳脉气所发，禁不可刺，灸三壮（《刺腰痛论》注云：在腨中央）。

合阳，在膝约纹中央[12]下二寸。刺入六分，灸五壮。

委中者，土也。在腘中央约纹中动脉[13]，足太阳脉之所入也，为合。刺入五分，留七呼，灸三壮（《素问·骨空论》注云：腘，谓膝解之后曲脚之中，背面取之。《刺腰痛论》注云：在膝后屈处）。

委阳，三焦下辅俞也[14]，在足太阳之前、少阳之后，出于腘中外廉两筋间[15]，扶承[16]下六寸，此足太阳之别络也。刺入七分，留五呼，灸三壮。一云：屈身而取之。

浮郄，在委阳上一寸，屈膝[17]得之。刺入五分，灸三壮。

殷门，在肉郄下六寸。刺入五分，留七呼，灸三壮。

承扶，一名肉郄，一名阴关，一名皮部。在尻臀下股阴肿上约纹中。刺入二寸，留七呼，

灸三壮。

欲令灸发者，灸履编熨之，三日即发。

【注释】

［1］三分：《素问·气穴论》王冰注作"一分"。《铜人》《圣济总录》《资生经》均作"二分"。

［2］灸三壮：原脱，据正统本、《素问》气穴论及骨空论王冰注、《外台秘要》卷三十九、《铜人》卷五等补。

［3］留三呼：原无，据《素问》刺腰痛论及气穴论王冰注、《医心方》卷二补。

［4］大骨下：《针灸聚英》："小指本节后大骨名京骨，其穴在骨下。"大骨指第五跖骨粗隆。

［5］按而得之：按取其骨下凹陷处乃得穴。

［6］一空：《千金要方》卷二十九、《外台秘要》卷三十九、《圣济总录》均无，疑衍。

［7］阳维所别属也：金门属太阳，又别属阳维。

［8］细脉动应手：指外踝后动脉。

［9］太阳前、少阳后：本穴属阳跷脉，故云在太阳经脉之前、少阳经脉之后。

［10］筋骨间：指腓骨与跟腱之间。

［11］兑腨肠下：兑，通"锐"；尖，上小下大。腨肠，指腓肠肌腹部。即腓肠肌肌腹下尖端处。

［12］膝约纹中央：即腘横纹中央，当委中穴处。疑"膝"为"腘"之误。

［13］动脉：指腘动脉。

［14］三焦下辅俞也：《素问·气穴论》王注、《铜人》《圣济总录》《资生经》同。《千金要方》《外台秘要》无此六字。《灵枢·本输》《太素·本输》均无"辅"字，疑衍。委阳属足太阳，又为三焦之下输，即下合穴，与《甲乙经》卷四所说"三焦合入于委阳"同义。三焦水道不利时，可取委阳治疗。

［15］腘中外廉两筋间：指腘窝外侧，股二头肌腱内缘处。

［16］扶承：即承扶穴。

［17］屈膝：《千金要方》卷二十九、《西方子灸经》作"展足"。《外台秘要》卷三十九、《铜人》卷五、《圣济总录》《资生经》均作"展膝"。

【按语】

本篇指出"按而得之""拱足得之""屈身而取之""屈膝得之"等取穴方法，采用"跟骨""足外踝""腨肠""腘中外廉两筋间""膝约纹""腘中央""尻臀下股阴肿上约纹"等解剖标志结合骨度分寸的取穴方法。金门定位"在足外踝下"，现代国标明确定位为"在足外侧，当外踝前缘直下，骰骨下缘处"。其余腧穴《腧穴名称与定位》与本篇基本相同。

本篇提出承筋禁不可刺，现代临床一般无此禁忌，可直刺0.5~1寸。

第五章　脉　法

第一节　经脉（上）

【提要】

主要内容有：

1. 人迎主外，寸口主内，确定疾病的表里。

2. 通过脉象诊断疾病的寒热、虚实、阴阳、表里及疾病停留的脏腑部位、深浅、经络传变，以确立不同针刺、灸治、用药法则。

3. 强调胃气在疾病演变中的重要性；针刺虚实之证以应针孔开闭的方法。

【原文】

雷公问曰：《外揣》言浑束为一，未知其所谓，敢问约之奈何？黄帝答曰：寸口主内，人迎主外[1]，两者相应，俱往俱来，若引绳，大小齐等，春夏人迎微大，秋冬寸口微大[2]，如是者，名曰平人。人迎大一倍于寸口，病在少阳；再倍，病在太阳；三倍，病在阳明[3]。盛则为热，虚则为寒，紧则为痛痹，代则乍甚乍间。盛则泻之，虚则补之，紧则取之分肉[4]，代则取之血络，且饮以药[5]，陷下者则从而灸之[6]，不盛不虚者，以经取之，名曰经刺[7]。人迎四倍，名曰外格[8]。外格者，且大且数，则死不治。必审按其本末，察其寒热，以验其脏腑之病。

寸口大一倍于人迎，病在厥阴；再倍，病于少阴；三倍，病在太阴。盛则胀满，寒中，食不消化[9]；虚则热中，出糜，少气，溺色变[10]，紧则为痛痹，代则乍寒乍热，下热上寒（《太素》作代则乍痛乍止）。盛则泻之，虚则补之，紧则先刺之而后灸之[11]，代则取血络而后调（《太素》作泄字）之，陷下者则从而灸之。陷下者，其脉血结于中，中有着血，血寒，故宜灸。不盛不虚，以经取之。寸口四倍者，名曰内关[12]。内关者，且大且数，则死不治。必审按其本末，察其寒热，以验其脏腑之病。通其荥俞[13]，乃可传于大数。大曰盛则从泻，小曰虚则从补，紧则从灸刺之，且饮药，陷下则从灸之，不盛不虚，以经取之。所谓经治者，饮药，亦用灸刺。脉急则引，脉代（一本作脉大以弱）则欲安静，无劳用力。

【注释】

[1] 寸口主内，人迎主外：寸口脉为手太阴肺经所过，属脏，主治内生疾病；人迎脉为足阳明胃经所过，属腑，主治外感疾病。

[2] 春夏人迎微大，秋冬寸口微大：春夏阳气升，人迎脉搏的跳动稍微偏大，秋冬阴气

升，寸口脉搏的跳动偏盛。

　　[3] 人迎大一倍……病在阳明：人迎居上，属阳，寸口居下，属阴，人迎脉搏盛于寸口，病在阳经。

　　[4] 紧则取之分肉：紧脉主寒湿偏盛，多侵袭皮肤肌肉，故脉紧多针灸分肉。

　　[5] 代则取之血络，且饮以药：代脉主瘀血阻络，故代脉多采用刺络放血，配合汤药。

　　[6] 陷下者则从而灸之：中气下陷所致的胃下垂、子宫脱垂等，可采用灸法治疗。

　　[7] 不盛不虚者……名曰经刺：虚实不明显的病证如肝胃不和、少阳证等，可刺其所过经脉之腧穴，故名经刺。

　　[8] 人迎四倍，名曰外格：人迎脉搏远盛于寸口脉搏，为虚阳外越之症，提示病情严重。

　　[9] 盛则胀满……食不消化：寸口脉盛，提示胃寒较重，症见胀满、消化不良。

　　[10] 虚则热中……溺色变：寸口脉虚，提示肠热较盛，症见腹泻、气少、尿颜色改变。

　　[11] 紧则先刺之而后灸之：寸口脉紧，提示寒凝痛痹，可先刺之镇痛后灸之祛寒。

　　[12] 寸口四倍者，名曰内关：寸口脉搏较盛，为阴气盛于内，故曰内关，提示病情较重。

　　[13] 通其荣俞：荣主身热，热中之肠热较盛可刺荣穴；俞，通输。输主体重节痛，寒中之胃寒较盛可刺腧穴。

【按语】

　　本段从脉象的搏动强弱来判断疾病的表里、寒热、虚实、阴阳等属性。指出平人之脉从容和缓流利，不急不躁，提出了多种病理脉形及其所主之病，如脉紧则为痛痹，脉代则乍寒乍热，下热上寒。并指出相应的治疗法则及具体的施治方法，如盛则泻之，虚则补之，紧则先刺后灸，脉陷下者则宜灸，代则先刺血络而后调之，邪在本经发病，则用本经取穴的经治法等。本文亦强调了针、灸、药合用在治疗某些疾病中的重要性。

【原文】

　　黄帝问曰：病之益甚，与其方衰[1]何如？岐伯对曰：外内皆在焉。切其脉口，滑小紧以沉者，病益甚，在中[2]；人迎气大紧以浮者，病益甚，在外[3]。其脉口浮而滑者，病日损；人迎沉而滑者，病日损。其脉口滑而沉者，病日进，在内；其人迎脉滑盛以浮者，病日进，在外。脉之浮沉及人迎与气口气大小齐等者，其病难已[4]；病在脏，沉而大者其病易已，以小为逆[5]；病在腑，浮而大者，其病易已[6]。人迎盛紧者伤于寒，脉口盛紧者伤于食[7]。其脉滑大以代而长者，病从外来；目有所见，志有所存，此阳之并也，可变而已。

　　曰：平人何如？曰：人一呼脉再动，一吸脉亦再动，呼吸定息脉五动[8]，闰（疑误）以太息，名曰平人。平人者，不病也。常以不病之人以调病患。医不病，故为病人平息以调之。人一呼脉一动，一吸脉一动者，曰少气。人一呼脉三动而躁，尺热，曰病温[9]；尺不热，脉滑曰病风（《太素》作脉涩为痹）。人一呼脉四动以上曰死[10]，脉绝不至曰死，乍疏乍数曰死。人常禀气于胃，脉以胃气为本，无胃气曰逆，逆者死。

【注释】

　　[1] 病之益甚，与其方衰：指病情加重和好转。

　　[2] 切其脉口……在中：寸口脉滑、小、紧，提示阴盛于内，病情加重。

　　[3] 人迎气大紧……在外：人迎脉大、紧、浮，提示阳盛于外，病情加重。

[4]脉之浮沉……其病难已：人迎、寸口脉搏大小浮沉一致，提示阴阳偏盛或偏虚较重，疾病难治。

[5]病在脏……以小为逆：脏病见寸口脉沉而大，提示阳气盛于内，抗病力强，疾病易痊愈；脉沉而小提示阳气虚于内，疾病难痊愈。

[6]病在腑……其病易已：腑病见人迎脉浮而大，提示阳气盛于外，疾病易痊愈。

[7]人迎盛紧者……伤于食：人迎脉主外，脉盛紧提示外感寒邪；寸口脉主内，脉盛紧提示内伤于食。

[8]呼吸定息脉五动：呼吸一次脉搏跳动五次。

[9]人一呼脉三动……曰病温：呼气一次脉动三次，烦躁，手腕至肘部皮肤热，是感受温热之邪。

[10]人一呼脉四动以上曰死：呼气一次脉动四次以上，为心气耗衰，病情危重。

【按语】

本段提出了"以不病调病患""平息以调之"的察息诊脉方法，即医生以自己健康无病的状态，通过调节自己的呼吸去测定患者的脉息至数，计算患者的脉搏快慢。这种方法至今仍应用于中医临床。同时提出通过脉象来辨别正常与疾病状态，以及判断预后，还介绍了察尺肤和切脉相结合的诊查方法，以此全面分析病情，以减少误诊、漏诊，在临床上有一定的实用价值。

【原文】

持其脉口[1]，数其至也，五十动而不一代者，五脏皆受气矣。四十动而一代者，一脏无气，三十动而一代者二脏无气，二十动而一代者三脏无气，十动而一代者四脏无气，不满十动而一代者五脏无气，与之短期[2]，要在终始[3]，所谓五十而一代者，以为常也，以知五脏之期也。与之短期者，乍数乍疏也[4]。

【注释】

[1]脉口：即寸口。

[2]短期：此指病已危重，命不长久。

[3]终始：从开头到结局。

[4]乍数乍疏也：脉搏节律不匀，散乱无序或时慢时快，提示气血即将消亡，病属垂危。

【按语】

本节指出通过切诊寸口脉象搏动有无代脉及其出现频率，可以判断患者五脏之气的盛衰程度，其提出的"五十动"是后世诊脉的基本至数。在文末，重点论述了患者病情危重时会出现怪脉乍数乍疏，元代危亦林的《世医得效方》中在此基础上发展总结了十怪脉，验之临床。

【原文】

肝脉弦，心脉钩，脾脉代，肺脉毛，肾脉石。

心脉来，累累然如连珠，如循琅玕曰平。累累（《素问》作喘喘）连属，其中微曲曰病，前钩后居，如操带钩曰死。

肺脉来，厌厌聂聂，如循（《素问》作落）榆叶曰平。不上不下，如循鸡羽曰病[1]。如物之浮，如风吹毛曰死。

肝脉来，软弱招招，如揭长竿末梢曰平[2]。盈实而滑，如循长竿曰病。急而益劲，如新张弓弦曰死[3]。

脾脉来，和柔相离，如鸡足践地曰平。实而盈数，如鸡举足曰病。坚兑如鸟之喙，如鸟之距，如屋之漏[4]，如水之流曰死。

肾脉来，喘喘累累如钩，按之坚曰平。来如引葛，按之益坚曰病[5]。发如夺索，辟辟如弹石[6]曰死。

脾脉虚浮似肺，肾脉小浮似脾，肝脉急沉散似肾。

曰：见真脏[7]曰死，何也？曰：五脏者皆禀气于胃，胃者五脏之本。脏气者，皆不能自致于手太阴，必因于胃气乃能至于手太阴。故五脏各以其时，自为而至于手太阴。故邪气胜者，精气衰也。故病甚者，胃气不能与之俱至于手太阴，故真脏之气独见，独见者病胜脏也，故曰死。

春脉，肝也，东方木也，万物之所始生也。故其气软弱轻虚而滑，端直以长，故曰弦。反此者病。其气来实而强，此谓太过，病在外；其气来不实而微，此谓不及，病在中。太过则令人善忘，忽忽眩冒而癫疾；不及则令人胸满（一作痛）引背，下则两胁胠满。

夏脉，心也，南方火也，万物之所盛长也。故其气来盛去衰，故曰钩。反此者病，其气来盛去亦盛，此谓太过，病在外；其气来不盛，去反盛，此谓不及，病在内。太过则令人身热而骨痛（一作肤痛），为浸淫；不及则令人烦心，上见咳唾，下为气泄。

秋脉，肺也，西方金也，万物之所收成也。故其气来轻虚以浮，来急去散故曰浮。反此者病。其来毛而中央坚，两旁虚，此谓太过，病在外；其气来毛而微，此谓不及，病在中。太过则令人逆气而背痛，愠愠然；不及则令人喘呼，少气而咳，上气见血，下闻病音。

冬脉，肾也，北方水也，万物之所合藏也。故其气来沉以濡（《素问》作搏），故曰营。反此者病。其气来如弹石者，此谓太过，病在外；其去如数者，此谓不及，病在中。太过则令人解㑊，脊脉痛而少气，不欲言；不及则令人心悬如病饥（《素问》下有眇中清，脊中痛，小腹满，小便变赤黄四句）。

脾脉，土也，孤脏，以灌四旁者也。其善者不可见，恶者可见。其来如水之流者，此谓太过，病在外；如鸟之喙者，此谓不及，病在中。太过则令人四肢不举；不及则令人九窍不通，名曰重强[8]。

【注释】

[1] 肺脉来……如循鸡羽曰病：肺的脉象如按鸡之羽毛浮而无力，为肺气虚弱之象。

[2] 肝脉来……曰平：此处指正常的肝脏脉象，其特点是舒缓软弱而微弦。

[3] 急而益劲……曰死：此处指真肝脉。即肝的真脏脉。其脉象弦细而坚劲，毫无柔和胃气，为肝气败绝的危候。

[4] 屋之漏：即屋漏脉，脉搏很久才跳动一次，且间歇时间不匀，慢而无力，如屋漏残水，良久一滴。多为胃气营卫将绝之候。

[5] 来如引葛，按之益坚曰病：指肾脏的病脉。肾脉搏坚而长，为肾气已虚。

[6] 如弹石：即弹石脉，指真肾脉，其脉象沉实、坚硬，毫无柔和胃气，为肾气败绝之候。

［7］真脏：即真脏脉，是在疾病危重期出现的无胃、无神、无根的脉象，是病邪深重，元气衰竭，胃气已败的征象。

［8］重强：强上加强。强调气不和顺。

【按语】

本段详细论述了五脏所对应之正常脉象、病脉、绝脉之脉形、主病及所主疾病的症状，至今仍然是中医学者研究、学习脉象的经典依据。尤其要注意的是，文中所论之真脏脉是五脏真气败露的脉象。五脏的病发展到严重阶段时，由于该脏精气衰竭，胃气将绝，而各显现出特别的脉象，但均没有"胃、神、根"的脉气，尤其没有从容和缓之象。

其中，肝的真脏脉弦硬劲急，脉体的紧张度很高，切按下去像触刀刃般绷紧；心的真脏脉坚硬而搏手；肺的真脏脉大而空虚；肾的真脏脉搏手若转索欲断或如以指弹石般的坚实；脾的真脏脉软弱无力，快慢不匀。真脏脉的出现在临床上对诊断某些慢性病的预后具有一定的临床意义。由于中西医对脏腑的概念理解有所不同，临症分析时，需结合其他诊断方法灵活运用、综合判断，不宜生搬硬套，以免误诊。

第二节　经脉（中）

【提要】

主要内容有：

1. 四季脏腑之脉的正常脉象、病脉及不治之脉的脉形，脉形形成的原因。

2. 论述五脏相克，分部候脉及各部所候之脉所主的疾病和疾病的症状、预后、脉诊的纲领等。

【原文】

春得秋脉，夏得冬脉，长夏得春脉，秋得夏脉，冬得长夏脉，名曰阴出之阳[1]，病善怒不治，是谓五邪[2]，皆同，死不治。

春胃微弦曰平，弦多胃少曰肝病，但弦无胃曰死，胃而有毛曰秋病，毛甚曰今病，脏真散于肝，肝藏筋膜之气也。

夏胃微钩曰平，钩多胃少曰心病，但钩无胃曰死，胃而有石曰冬病，石甚曰今病，脏真通于心，心藏血脉之气也。

长夏胃微软弱曰平，胃少软弱多曰脾病，但代无胃曰死，软弱有石曰冬病，石（《素问》作弱）甚曰今病，脏真濡于脾，脾藏肌肉之气也。

秋胃微毛曰平，毛多胃少曰肺病，但毛无胃曰死，毛而有弦曰春病，弦甚曰今病，脏真高于肺，肺行营卫阴阳也。

冬胃微石曰平，胃少石多曰肾病，但石无胃曰死，石而有钩曰夏病，钩甚曰今病，脏真下于肾，肾藏骨髓之气也。

胃之大络，名曰虚里[3]，贯膈络肺，出于左乳下，其动应手，脉之宗气也。盛喘数绝者，则病在中，结而横有积矣，绝不至曰死。

诊得胃脉则能食，虚则泄也。

心脉揣（《素问》作搏）坚而长，病舌卷不能言。其软而散者，病消渴（《素问》作烦）自已。

肺脉揣（《素问》作搏，下同）坚而长，病唾血。其软而散者，病灌汗，至令不复散发。

肝脉揣坚而长，色不青，病坠若搏，因血在胁下，令人喘逆。其软而散，色泽者，病溢饮。溢饮者，渴渴多饮，而溢入肌皮肠胃之外也。

胃脉揣坚而长，其色赤，病折髀。其软而散者，病食痹痛髀。

脾脉揣坚而长，其色黄，病少气。其软而散，色不泽者，病足胻肿，若水状。

肾脉揣坚而长，其色黄而赤者，病折腰。其软而散者，病少血，至令不复。

夫脉者，血气之府也。长则气和，短则气病，数则烦心，大则病进[4]，上盛则气高，下盛则气胀，代则气衰，细则气少，涩则心痛，浑浑革革至如涌泉，病进而色，弊之绰绰（一本作绵绵）其去如弦绝者死。

【注释】

[1] 阴出之阳：指阴分之邪，出于阳分。深伏于内脏的病邪，损伤脏气，病在内而现于外，从而使脉象发生变化。

[2] 五邪：此处为五脏病邪的合称，指虚邪、实邪、贼邪、微邪、正邪，按五行生克关系而确定之五邪。

[3] 虚里：十六络脉之一。位于左乳下心尖搏动之处，是宗气的表现。宗气以胃气为本，故称作胃之大络。

[4] 大则病进：脉之大小提示邪正盛衰，寒热进退。脉大见其脏脉虚损，邪气盛张。

【按语】

本段通过论述四季之平脉、病脉、不可治之脉，阐述了中医天人相应、五脏生克等重要理论，如患者在春季得秋季之脉，春季在藏应肝木，秋季在藏应肺金，则肺金相乘于肝木，病属难治。在文中的后半段，重点指出了在切诊的同时需结合望诊来综合诊断病情，这为后世的四诊合参提供了理论依据，在当下的临床实践中，这一观点更加实用，结合其他诊断方法，可以有效减少或避免误诊、漏诊的发生。

【原文】

寸口脉中手短者，曰头痛[1]；寸口脉中手长者，曰足胫痛[2]；寸口脉沉而坚者，病在中[3]；寸口脉浮而盛者，病在外[4]；寸口脉中手促上数（《素问》作击）者，曰肩背痛[5]；寸口脉紧而横竖（《素问》作沉而横）者，曰胁下腹中有横积痛；寸口脉浮而喘（《素问》作沉而弱）者，曰寒热；寸口脉盛滑坚者，曰病在外；寸口脉小实而坚者，曰病在内[6]。脉小弱以涩者，谓之久病[7]；脉浮滑而实大（《素问》作滑浮而疾）者，谓之新病[8]。病甚有胃气而和者，曰病无他；脉急者，曰疝瘕少腹痛。脉滑曰风，脉涩曰痹，盛而紧曰胀，缓而滑曰热中，按寸口得四时之顺，曰病无他，反四时及不间脏曰死。

太阳脉至，洪大以长[9]。少阳脉至，乍数乍疏，乍短乍长[10]。阳明脉至，浮大而短[11]。

【注释】

[1] 寸口脉……曰头痛：寸口，即气口，短为阳不及，阳不及则阴凑之，故头痛。

［2］寸口脉……足胫痛：长为阴不足，阴不足则阳凑之，故足胫痛。

［3］寸口脉……病在中：沉为在里，坚为阴实，故病在中。

［4］寸口脉……病在外：浮为在表，盛为阳强，故病在外。

［5］寸口脉……曰肩背痛：脉来急促而上部击手者，阳邪盛于上也，故为肩背痛。

［6］寸口脉小……曰病在内：阴脉而坚，故病在内。

［7］脉小弱以涩者，谓之久病：小弱者气虚，涩者血少，气虚血少，病久而然。

［8］脉浮滑……谓之新病：滑而浮者，脉之阳也。阳脉而疾，邪之盛也。邪盛势张，是为新病。

［9］太阳脉至，洪大以长：指人之脉气，必随天地阴阳之化，太阳之气乃阳气太盛，故其脉洪大而长。

［10］少阳脉至……乍短乍长：少阳之气，乃阳气尚微，阴气未退，故长数为阳，疏短为阴，而进退未定也。

［11］阳明脉至，浮大而短：阳明之气，乃阳气未盛，阴气尚存，故脉虽浮大而仍兼短也。

【按语】

本段提纲挈领地概括了切脉诊病的原理。经脉是气血运行的通道，脉象的变化可以反映气血的盛衰变化，这对于病证的诊断，具有十分重要的指导意义。文中亦论述了各种脉形所主之病及其所病新久、治疗难易程度等。其中脉"大则病进"，在现代临床中不少医者见到大脉便以为是患者气血充实，实则谬之千里，值得临床医师谨慎之。

【原文】

厥阴有余，病阴痹[1]，不足病生热痹[2]，滑则病狐疝风[3]，涩则病少腹积气（一本作积厥）。少阴有余，病皮痹瘾疹，不足病肺痹，滑则病肺风疝，涩则病积溲血[4]。太阴有余，病肉痹寒中，不足病脾痹，滑则病脾风疝，涩则病积心腹时满。阳明有余，病脉痹身时热，不足病心痹，滑则病心风疝，涩则病积时善惊。太阳有余，病骨痹身重，不足病肾痹，滑则病肾风疝，涩则病积时善癫疾。少阳有余，病筋痹胁痛，不足病肝痹，滑则病肝风疝，涩则病积时筋急目痛。

太阴厥逆，骭急挛，心痛引腹，治主病者[5]。少阴厥逆，虚满呕变，下泄清，治主病者。厥阴厥逆，挛，腰痛，虚满前闭，谵语，治主病者。三阴俱逆，不得前后[6]，使人手足寒，三日死。太阳厥逆，僵仆呕血善衄，治主病者。少阳厥逆，机关不利[7]。机关不利者，腰不可以行，项不可以顾，发肠痈，不可治，惊者死。阳明厥逆，喘咳身热，善惊，衄血呕血，不可治，惊者死。手太阴厥逆，虚满而咳，善呕吐沫，治主病者。手心主少阴厥逆，心痛引喉，身热者死，不热者可治。手太阳厥逆，耳聋泣出，项不可以顾，腰不可以俯仰，治主病者。手阳明、少阳厥逆，发喉痹，嗌肿痛，治主病者。

【注释】

［1］阴痹：指阴邪所致的痹证。如寒、湿属阴邪，故痛痹、着痹为阴痹。

［2］热痹：热毒流注关节，或内有蕴热，复感风寒湿邪，与热相搏而致的痹病。又称脉痹。可见关节红肿热痛、发热、烦闷、口渴等症。

［3］狐疝风：小肠坠入阴囊，时上时下，平卧或用手推时肿物可缩入腹腔，站立时又坠

入于阴囊，如狐之出入无常，故名。类似于今天的腹股沟疝。

[4] 溲血：尿血、便血。

[5] 治主病者：取受病经脉的腧穴治疗。

[6] 不得前后：前指小便、后指大便，即二便不通。

[7] 机关不利：指关节活动不灵便。

【按语】

本段对痹病和六经厥逆的论述颇详，强调痹病与六经之气消长有着密不可分的关系，从而提示后人若要预防五体痹，除了谨防痹邪侵袭之外，还需注意调整人体正气。这一点在今天的临床实践中仍有着积极的指导意义。本段亦论述了六经厥逆的症状、治法及预后，所提出的取受病经脉的腧穴治疗方法至今仍是中医临床上治疗厥逆的主要治法。

【原文】

来疾去徐，上实下虚，为厥癫疾[1]；来徐去疾，上虚下实，为恶风也[2]。故中恶风者，阳气受也。有脉俱沉细数者，少阴厥也[3]；沉细数散者，寒热也[4]；浮而散者，为眴仆[5]。诸浮而不躁者，皆在阳，则为热；其有躁者，在左手[6]。诸细而沉者，皆在阴，则为骨痛[7]；其有静者，在足。数动一代者，病在阳之脉也，溏泄及便脓血。诸过者切之。涩者，阳气有余也；滑者，阴气有余也[8]。

阳气有余则为身热无汗[9]，阴气有余则为多汗身寒[10]，阴阳有余则为无汗而寒。推而外之，内而不外者，有心腹积也。推而内之，外而不内者，中有热也。推而上之，下而不上者，腰足清也。推而下之，上而不下者，头项痛也。按之至骨，脉气少者，腰脊痛而身有痹也[11]。

【注释】

[1] 来疾去徐……为厥癫疾：厥癫疾，指气机逆乱所引起的以突然昏倒、不省人事或伴有四肢逆冷为主要表现的一种病证。来疾阳盛，故上实也。去徐阴虚，故下虚也。上实下虚，所以发癫疾也。

[2] 来徐去疾……为恶风也：上虚受风，故恶风也。

[3] 有脉……少阴厥也：沉细皆阴，故沉细数，少阴厥逆。

[4] 沉细数散者，寒热也：沉细，阴也。散，为阳。故病寒热也。

[5] 眴仆：眴，音通"眩"。眴仆，即眩晕昏仆倒地之类的疾病。

[6] 诸浮而不躁者……在左手：浮躁皆阳，故在阳则为热也。诸阳络脉，左者络右，右者络左，故其躁而病，本在左手也。

[7] 诸细而沉者……为骨痛：细之与沉，皆是阴脉，主于骨痛。

[8] 涩者……阴气有余也：阳气有余称过，阳过之脉应浮而滑，更涩者，以其阳气太盛，故极反成涩；阴脉沉涩，今反滑者，以阴过极，反成滑也。

[9] 阳气有余则为身热无汗：阳盛有余，极反为阴，外闭腠理，故汗不出，其身热也。

[10] 阴气有余则为多汗身寒：阴气有余，极反为阳，外开腠理，故汗多出，其身寒也。

[11] 按之至骨……身有痹也：脉之沉细，按之至骨，少得其气，即知有寒，腰脊为痛，身寒痹也。

【按语】

本段详细论述了脉诊的临床应用。《内经》云："微妙在脉，不可不察。"通过本段，我们不难发现古今察脉之精，脉诊之详。如通过脉象的滑、涩，便可判断阴阳之气的盛衰等，在临床中通过脉象对病证可做出准确的判断。

第三节 经脉（下）

【提要】

主要内容有：

1. 通过脉象的阴阳变化诊断疾病、预测病势的方法及其原理，阴阳是八纲中的总纲。

2. 提出脉象随着季节、病情等的变化而变化，通过观察脉象和面色的变化判断疾病的新久，通过观察脉象和症状的变化判断疾病的顺逆等。

【原文】

三阳为经，二阳为维，一阳为游部[1]。三阳者，太阳也，至手太阴而弦，浮而不沉，决以度，察以心，合之阴阳之论。二阳者，阳明也，至手太阴弦而沉急不鼓，炅至以病皆死。一阳者，少阳也，至手太阴上连人迎弦急悬不绝，此少阳之病也，搏阴则死。三阴者，六经之所主也，交于太阴，伏鼓不浮，上空至心[2]。二阴至肺，其气归于膀胱，外连脾胃。一阴独至，经绝气浮不鼓，钩而滑[3]。此六脉者，乍阴乍阳，交属相并，缪通五脏，合于阴阳[4]。先至为主，后至为客[5]。

三阳为父，二阳为卫，一阳为纪；三阴为母，二阴为雌，一阴为独使。二阳一阴，阳明主脾（一本无脾字）病，不胜一阴，脉软而动，九窍皆沉。三阳一阴，太阳脉胜，一阴不能止，内乱五脏，外为惊骇。二阴二阳，病在肺，少阳（一作阴）脉沉，胜肺伤脾，故外伤四肢。二阴二阳皆交至，病在肾，骂詈妄行，癫疾为狂[6]。二阴一阳，病出于肾，阴气客游于心，脘下空窍，堤闭塞不通，四肢别离。一阴一阳代绝，此阴气至心，上下无常，出入不知，喉嗌干燥，病在土脾。二阳三阴，至阴皆在，阴不过阳，阳气不能止阴，阴阳并绝，浮为血瘕，沉为脓腐也。三阳独至者，是三阳并至，并至如风雨，上为癫疾，下为漏血病。三阳者，至阳也。积并则为惊，病起如风霹雳，九窍皆塞，阳气滂溢，嗌干喉塞。并于阴则上下无常，薄为肠澼。此谓三阳直心，坐不得起卧者，身重，三阳之病也。

【注释】

[1] 三阳为经……一阳为游部：三阳，足太阳脉也。二阳，足阳明脉也。一阳，足少阳脉也。

[2] 伏鼓不浮，上空至心：肺脉浮涩，此为平也。今见伏鼓，是肾脉也。足少阴脉贯脊属肾，上入肺中，从肺出络心。肺气下入肾志，上入心神也。

[3] 一阴独至……钩而滑：一阴，即厥阴。其脉独至于太阴寸口，经气已绝，故脉气浮而不鼓，脉象如钩而滑。

[4] 此六脉者……合于阴阳：以上六种脉象，或阳脏见阴脉，或阴脏见阳脉，相互交错，

会聚于寸口，都与五脏相通，与阴阳之道相合。

[5] 先至为主，后至为客：如出现此种脉象，凡先见于寸口的为主，后见于寸口的为客。

[6] 二阴二阳皆交至……癫疾为狂：肾为阴阳水火之宅，《难经》云"重阴则癫，重阳则狂"。

【按语】

本段详细论述了中医阴阳理论，并提出医者诊脉时应根据常度来判断，用心体察，并参合阴阳之论，以明顺逆。这一点是中医整体观念这一重要特征的体现，值得临床工作者注意。重点阐述了三阴三阳绝脉的特征，如阳明脉，其脉至于手太阴寸口，见弦浮不沉之急，不鼓击于指，火热大至之时而由此病脉，大都有死亡的危险；少阳脉，其脉至于手太阴寸口，上连人迎，见弦急悬而不绝，这是少阳经的病脉，如见有阴而无阳的真脏脉象，将亡之兆等。

【原文】

黄帝问曰：脉有四时动[1]奈何？岐伯对曰：六合[2]之内，天地之变，阴阳之应，彼春之暖，为夏之暑，彼秋之忿，为冬之怒，四变之动，脉与之上下，以春应中规[3]，夏应中矩[4]，秋应中衡[5]，冬应中权[6]。是故冬至四十五日，阳气微上，阴气微下；夏至四十五日，阴气微上，阳气微下。阴阳有时，与脉为期，期而相失，如脉所分，分之有期，故知死时。微妙在脉，不可不察，察之有纪，从阴阳始。是故声合五音，色合五行，脉合阴阳。持脉有道，虚静[7]为宝。春日浮，如鱼之游在波；夏日在肤，泛泛乎万物有余；秋日下肤，蛰虫将去；冬日在骨，蛰虫周密，君子居室。故曰：知内者，按而纪之；知外者，终而始之，此六者，持脉之大法也。

赤脉之至也，喘而坚，诊曰，有积气在中，时害于食，名曰心痹，得之外疾，思虑而心虚，故邪从之。

白脉之至也，喘而浮，上虚下实，惊，为积气在胸中，喘而虚，名曰肺痹，寒热，得之醉而使内也。

黄脉之至也，大而虚，有积气在腹中，有厥气，名曰厥疝[8]，女子同法，得之疾使四肢汗出当风。

青脉之至也，长而弦，左右弹，有积气在心下支胠，名曰肝痹，得之寒湿，与疝同法，腰痛足清头痛（一本云头脉紧）。

黑脉之至也，上坚而大，有积气在少腹与阴，名曰肾痹，得之沐浴，清水而卧。

形气有余，脉气不足，死；脉气有余，形气不足，生；形气相得，谓之可治。脉弱以滑，是有胃气，命曰易治，治之趋之，无后其时。形气相失，谓之难治；色夭不泽，谓之难已；脉实以坚，谓之益甚；脉逆四时，谓之不治。所谓逆四时者，春得肺脉，夏得肾脉，秋得心脉，冬得脾脉，其至皆悬绝沉涩者，名曰逆。四时未有脏形，于春夏而脉沉涩，秋冬而脉浮大，病热脉静，泄而脉大，脱血而脉实，病在中而脉实坚，病在外而脉不实坚者，皆为难治，名曰逆四时也。

【注释】

[1] 脉有四时动：指脉象随着四时气候而相应变化的生理现象。

[2] 六合：指天地及东南西北。

[3] 春应中规：春季脉象应圆滑。

[4] 夏应中矩：夏季脉象应洪大。

[5] 秋应中衡：秋季脉象应浮浅。

[6] 冬应中权：冬季脉象应沉伏。

[7] 虚静：指心无旁念，使人的精神进入一种无欲、无得失、无功利的极端平静的状态。

[8] 厥疝：寒疝中的一种。由腹中积寒上逆，症见脐周绞痛，脘痛，恶心，口吐冷涎，四肢厥冷，脉多虚大。

【按语】

本段指出人体在春温、夏热、秋凉、冬寒四时气候变化的影响下，脉象有"春弦""夏洪""秋毛""冬石"的相应改变。同时，身体各部脉搏也有一些变化，春夏颈动脉的人迎脉稍强些，寸口脉稍弱些；秋冬人迎脉稍弱些，寸口脉稍强些。这是中医"天人相应"的思想在脉象上的一种充分体现。因此，诊脉时应当把这两方面正常范围内的变化结合四时气候加以考虑，以免影响临床上诊脉的准确性。

【原文】

曰：愿闻虚实之要。曰：气实形实，气虚形虚，此其常也，反此者病；谷盛气盛，谷虚气虚[1]，此其常也，反此者病；脉实血实，脉虚血虚[2]，此其常也，反此者病。气盛身寒，气虚身热曰反[3]；谷入多而气少曰反；谷不入而气多曰反；脉盛血少曰反；脉少血多曰反。气盛身寒，得之伤寒；气虚身热，得之伤暑[4]。谷入多而气少者，得之有所脱血，湿居其下也[5]；谷入少而气多者，邪在胃及与肺也[6]。脉少血多者，饮中热也[7]；脉大血少者，脉有风气，水浆不入[8]，此谓反也。夫实者，气入也，虚者，气出也。气实者，热也；气虚者，寒也。入实者，左手开针孔也；入虚者，左手闭针孔也[9]。

【注释】

[1] 谷盛气盛，谷虚气虚：水谷化生之气为人体脏腑之气的源泉，脾为后天之本，气血生化之本，水谷精气不足则脏腑之气虚少。

[2] 脉实血实，脉虚血虚：脉为血府，血液的充实与否可以通过脉搏的强弱反映出来。

[3] 气盛身寒，气虚身热曰反：阳气盛则热，如表现寒则为反常之象。

[4] 气盛身寒……得之伤暑：阳气盛而感恶寒，则为外感寒邪；阳气虚而感身热，则为外感暑邪。

[5] 谷入多……湿居其下也：水谷精微摄入较多而仍气虚，为有出血，气随血脱；湿居其下，湿邪困脾，气血生化不足。

[6] 谷入少……与肺也：邪犯胃腑，受纳不足则谷入少。邪犯肺脏，则肺息喘满，故气多。

[7] 脉少血多者，饮中热也：脉小而血偏盛，为饮酒过多而中焦热盛。

[8] 脉大血少者……水浆不入：脉大为感受风邪，血少为水谷不入，无以化生气血。

[9] 入实者……左手闭针孔也：治疗实证，出针时用左手开其针孔，以泻邪气；治疗虚证，出针时用左手闭其针孔，以免正气外泄。

【按语】

本段论述了脉与证相一致者为顺，预后较好，脉与证不一致者为反，预后较差。在临床上亦是如此，阳病见阳脉，阴病见阴脉，预后较好；而阳病见阴脉，阴病见阳脉，预后较差。还提出针刺补泻的方法，即对于实证，出针时不按针孔；对于虚证，出针时则急闭针孔。

【原文】

脉小色不夺者，新病也[1]；脉不夺色夺者，久病也[2]；脉与五色俱夺者，久病也；脉与五色俱不夺者，新病也。肝与肾脉并至，其色苍赤，当病毁伤，不见血，已见血，湿若中水也[3]。尺内两旁则季胁也，尺外以候肾，尺里以候腹。中附上，左外以候肝，内以候膈；右外以候胃，内以候脾。上附上，右外以候肺，内以候胸中；左外以候心，内以候膻中。前以候前，后以候后。上竟上者，胸喉中事也；下竟下者，少腹腰股膝胫中事也。粗大者，阴不足，阳有余，为热中[4]也。

【注释】

[1] 脉小色不夺者，新病也：夺，此处指虚弱、衰败之意。脉小者邪气不盛，色不夺者形神未伤，故为新病。

[2] 脉不夺色夺者，久病也：病久而经气不夺者有之，未有病久而形色不变者，故脉不夺而色夺者为久病。

[3] 肝与肾脉并至……中水也：肝脉弦，肝主筋。肾脉沉，肾主骨。苍者，肝肾之色，青而黑也。赤者，心火之色，心主血也。脉见弦沉而色苍赤者，筋骨血脉俱病，故必当为毁伤也。凡毁伤筋骨者，无论不见血、已见血，其血必凝，其经必滞，气血凝滞，形必肿满，故如湿气在经而同于中水之状。

[4] 热中：指内热。

【按语】

本段指出可以根据脉象和面色的变化判断得病时间的长短，如脉象已虚而面色不虚，则得病时间不长；如脉象不虚而面色已虚，则得病时间已久。这一点在临床上有一定的参考价值。

【原文】

腹胀身热脉大（一作小），是一逆也[1]。腹鸣而满，四肢清，泄，脉大者，是二逆也[2]；血衄不止脉大者，是三逆也[3]；咳且溲血脱形，脉小而劲者，是四逆也[4]；咳，脱形身热，脉小而疾者，是五逆也[5]。如是者，不过十五日死矣[6]。腹大胀，四末清，脱形泄甚，是一逆也；腹胀便（一作后）血，其脉大时绝，是二逆也；咳溲血，形肉脱，喘，是三逆也；呕血胸满引背，脉小而疾，是四逆也；咳呕腹胀，且飧泄，其脉绝，是五逆也。如是者，不及一时而死矣。工不察此者而刺之，是谓逆治。

热病脉静，汗已出，脉盛躁，是一逆也；病泄脉洪大，是二逆也；着痹不移，䐃肉破，身热，脉偏绝，是三逆也；淫而夺形，身热色夭然白，及后下血衃，笃重，是四逆也；寒热夺形，脉坚搏，是五逆也。

五实[7]死，五虚[8]死。脉盛，皮热，腹胀，前后不通，闷瞀，是谓五实；脉细，皮寒，气少，泄利前后，饮食不入，是谓五虚。浆粥入胃，泄注止，则虚者活，身汗得后利，则实者活。此其候也。

【注释】

[1] 腹胀身热……一逆也：身热脉大而加以腹胀，表里之邪俱盛也，是为一逆。

[2] 腹鸣而满……二逆也：四末清，即四肢逆冷。腹鸣而满，四肢清冷而兼后泄，阴证也，脉不宜大而大者，脉证相反也，是为二逆。

[3] 血衄不止……三逆也：鼻衄在阴，脉大为阳，阳实阴虚，是谓三逆。

[4] 咳且溲血脱形……四逆也：咳而溲血脱形者，正气已衰，脉小而急者，邪气仍在，邪正不能相当，是为四逆。

[5] 咳，脱形身热……五逆也：脱形身热，真阴已亏而火犹不清也，其脉细小疾数，正邪盛正衰之候，是为五逆。

[6] 如是者，不过十五日死矣：一节之更，时移气易，客强主弱，则不能胜，故不过十五日而死。

[7] 五实：即脉盛、皮热、腹胀、前后不通、闷瞀五种实证，是五脏邪气极盛，壅滞于内的险候，其预后凶险。

[8] 五虚：即脉细、皮寒、气少、泄利前后、饮食不入五种虚证，提示五脏精气衰败之极，预后不佳。

【按语】

本段重点说明疾病都有逆顺的情况，临证时要仔细辨别不同情况，如果医者不仔细审察、认真钻研这些危急症状，而轻易地加以治疗，就会产生文中所说的逆治。临床见此五实、五虚，通常可以判断其预后险恶。然本节又指出，其时也有出现转机者。五实证的转机见"身汗得后利，则实者活"，说明邪气壅盛之病，若邪气有出路，则仍有生存之机；五虚证的转机见"浆粥入胃，泄注止，则虚者活"，提示正气衰竭之证，若胃气尚能来复，肾关得固，仍有好转希望。临床对实证治疗的关键是要使邪气有出路，对虚证的治疗关键在于恢复胃气和防止精气妄泻。这为后世对虚实两证的辨证、治疗及预后的判断具有重要的启示性意义。

【原文】

心脉满大，痫瘈筋挛。肝脉小急，痫瘈筋挛。肝脉瞀闷[1]，有所惊骇，脉不至若喑[2]，不治自已。肾脉小急，肝脉小急，心脉小急不鼓，皆为瘕。肾脉大急沉，肝脉大急沉，皆为疝。肝肾脉并沉为石水[3]，并浮为风水[4]，并虚为死，并小弦欲为惊。心脉揣（《素问》揣作搏，下同）滑急为心疝[5]。肺脉沉揣为肺疝[6]。三阳急为瘕。二阴急为痫厥（一本作二阴急为疝）。二阳急为惊。脾脉外鼓沉为肠澼，久自已；肝脉小缓为肠澼，易治。肾脉小揣沉，为肠澼下血。血湿（《素问》作温）身热者死。心肝澼亦下血，二脏同病者可治，其脉小沉涩为肠澼，其身热者死，热甚（《素问》作热见）七日死。胃脉沉鼓涩，胃外鼓大，心脉小坚急，皆膈偏枯。男子发左，女子发右。不喑舌转者，可治，三十日起。其从者，喑三岁起。年不满二十者三岁死。

脉至而揣，衄血身有热者死。脉来悬钩浮者为热（《素问》作常脉）。脉至而揣名曰暴厥，暴厥者，不知与人言。脉至而数，使人暴惊，三四日自已。脉至浮合，浮合如数，一息十至以上，是经气予不足也，微见九十日死。脉至如火薪然，是心精予夺也，草干而死。脉至如丛棘

（《素问》作如散叶），是肝气予虚也，木叶落而死。脉至如省客，省客者脉寒（一本作塞）如故也，是肾气予不足也，悬去枣华而死[7]。脉至如丸泥，是胃精予不足也，榆荚落而死。脉至如横格，是胆气予不足也，禾熟而死。脉至如弦缕，是胞精予不足也，病善言，下霜而死，不言可治。脉至如交棘（《素问》作交漆）交棘者，左右傍至也，微见三十日而死。脉至如涌泉，浮鼓肌中，是太阳气予不足也，少气味，韭花生而死。脉至如颓土之状，按之不足，是肌气予不足也，五色见黑白，累发而死。脉至如悬雍。悬雍者，浮揣切之益大，是十二俞之气予不足也，水冻而死。脉至如偃刀[8]。偃刀者，浮之小急，按之坚大，五脏寒热（《素问》作菀热），寒热独并于肾，如此其人不得坐，立春而死。脉至如丸，滑不着（《素问》作不直）手，丸滑不着者，按之不可得也，是大肠气予不足也，枣叶生而死。脉至如春者，令人善恐，不欲坐卧，行立常听，是小肠气予不足也，季秋而死。

【注释】

[1] 瞀闷：又名闷瞀。瞀，目眩昏花、眼目不明；闷，心烦闷乱。瞀闷，眼目昏花，心烦闷乱。

[2] 喑：指不能出声；失音。

[3] 石水：水肿病之一。因下焦阳虚，不能司其开阖，聚水不化而致水肿。

[4] 风水：是新近由外感引起的水肿，或浮肿伴有外感表证，或浮肿伴有肺系症状的一组证候群。证候多在肺卫，特点是起病急，病程短。

[5] 心疝：诸疝中之一种。多为心经因寒邪所袭而发。

[6] 肺疝：是肺组织通过局部薄弱处凸出到胸腔范围以外所形成的一种疾病，其发病原因与先天性发育异常和后天性损伤有关。

[7] 悬去枣华而死：张介宾注："悬者，花之开；去者，花之落，言于枣花开落之时，火旺而水败。"

[8] 脉至如偃刀：即偃刀脉，十怪脉的一种。偃刀，即仰起的刀，口锐而背厚。形容脉象弦细而紧急，有如用手摸在刀刃上的感觉。即真脏脉之真肝脉。脉象特征为脉来弦急，如循刀刃。

【按语】

本段从脉象变化着手，分析了疝、瘕、偏枯、暴厥等病的病机及其预后。同时还阐述了心、肝、肾，以及胆、胃、大肠、小肠等脏腑精气不足的死期。如脉来如浮波之相合，即脉搏频数，人一呼一吸脉搏跳动十次以上，这是人体十二经气不足的征象，从开始出现这种脉象算起，大约九十天左右就要死亡；脉来像烈火燃烧一样旺盛，是心脏精气将脱的象征，大约到深秋草干枯的时候就要死亡；脉来如草木之花，轻浮而弱，易恐惧，坐卧不宁，行走、站立常听见异常声音，表明小肠精气不足，大约到深秋季节就要死亡。这些对疾病的预后至今在临床上仍有一定的实用价值。

第四节 病形脉诊（上）

【提要】

主要内容有：

1. 病因的阴阳分类法。

2. 脉象与尺肤的对应关系，以及诊病时运用察色、辨脉和观察尺肤的意义。

3. 通过尺肤、皮肤触诊和望诊以诊断疾病的方法。

【原文】

黄帝问曰：邪气之中人奈何？高下有度乎？岐伯对曰：身半以上者，邪中之；身半以下者，湿中之[1]；中于阴则留腑，中于阳则留经。

曰：阴之与阳，异名同类，上下相会，经络之相贯也，如环之无端。夫邪之中人也，或中于阴，或中于阳，上下左右，无有恒常，其故何也？曰：诸阳之会，皆在于面。人之方乘虚时，及新用力，若热饮食汗出，腠理开而中于邪。中于面则下阳明，中于项则下太阳，中于颊则下少阳，中于膺背两胁，亦中其经[2]。中于阴者，常从臂胻始。夫臂与胻，其阴皮薄，其肉淖泽，故俱受于风，独伤于其阴也。

曰：此故伤其脏乎？曰：身之中于风也，不必动脏，故邪入于阴经，其脏气实，邪气入而不能客，故还之于腑。是故阳中则留于经，阴中则留于腑。

曰：邪之中脏者奈何？曰：恐惧忧愁则伤心。形寒饮冷则伤肺，以其两寒相感，中外皆伤，故气迎而上行[3]。有所堕坠，恶血留内，若有所大怒，气上而不能下，积于胁下则伤肝。有所击仆，若醉以入房，汗出当风则伤脾[4]。有所用力举重，若入房过度，汗出浴水则伤肾[5]。

曰：五脏之中风奈何？曰：阴阳俱相感，邪乃得往。十二经脉，三百六十五络，其血气皆上于面而走空窍。其精阳之气上走于目而为睛[6]，其别气走于耳而为听[7]，其宗气上出于鼻而为臭[8]，其浊气下出于胃走唇舌而为味[9]。

其气之津液皆上熏于面，而皮又浓，其肉坚，故大热甚，寒不能胜之也。虚邪[10]之中身也，洒淅动其形。正邪[11]之中人也微，先见于色，不知于身，若存若亡，有形无形，莫知其情。夫色脉与尺之皮肤相应，如桴[12]鼓影响之相应，不得相失，此亦本末根叶之出候也，根死则叶枯矣。故色青者其脉弦，色赤者其脉钩，色黄者其脉代，色白者其脉毛，色黑者其脉石。见其色而不得其脉，反得相胜之脉[13]则死矣；得相生之脉[14]则病已矣。

【注释】

[1] 身半以上者……湿中之：人体上半部多为风、热、寒、暑、燥等外邪侵袭，人体下半部多为湿邪所犯。

[2] 中于面则下阳明……亦中其经：邪犯面部则针阳明经，邪犯颈项则针太阳经，邪犯颞部则针少阳经，邪犯胸背部，则针所侵袭之经脉。

[3] 形寒饮冷……迎而上行：外感寒邪，内停冷饮，寒饮伤肺，故气逆而咳嗽、气喘。

［4］有所击仆……则伤脾：击仆伤其肌肉，因脾主肌肉；醉后入房，伤于酒食，汗出当风，因于气虚，故所伤皆在脾。

［5］有所用力举重……则伤肾：用力举重伤骨，房事过度伤精，因肾主骨生髓，汗出而浴则水气犯肾，故皆能伤肾。

［6］精阳之气上走于目为睛：阳气上注于目而能视。

［7］别气走于耳而为听：阳气上行入耳而能听。

［8］宗气上出于鼻而为臭：宗气随呼吸出入，上通于鼻道而能嗅。

［9］浊气下出于胃走唇舌而为味：水谷之气上达唇舌，则能辨别五味。

［10］虚邪：指四时不正之邪，即所谓四时八节的虚邪贼风。伤于这种邪气，发病较剧。

［11］正邪：指四季正常的风，仅在人汗出而腠理开泄时侵袭人体。伤于这种邪气，发病较轻。

［12］桴：音浮，击鼓的槌子。

［13］相胜之脉：相胜，相克的意思。比如，面色青，得弦脉，同应于肝，乃属色脉相符；如果色青却得毛脉，毛脉为肺脉，属金，此为金克木，则毛脉即为弦脉的相胜之脉。依此类推。

［14］相生之脉：生，是生扶的意思。比如，色青而得石脉，石脉为肾脉，属水，此为水生木，则石脉即为弦脉的相生之脉，依此类推。

【按语】

本段指出了病因的阴阳分类法，风热暑燥邪，易伤人体上部；寒湿邪易伤人体下部。邪气不同，伤人途经亦不同，风热邪气伤人，多见上半身症状突出的表证；寒湿邪伤人，常停留于肌肉筋脉，多无明显的表证。论述了风热所侵，病生于阳；饮食居处喜怒所伤，病生于阴。由于阴主内、阳主外，所以常将此作为内外病因的分类方法，成为临床分外感、内伤病证的理论导源。这种分类方法至今仍具有指导意义。

【原文】

曰：五脏之所生变化之病形何如[1]？曰：先定其五色五脉之应，其病乃可别也[2]。曰：色脉已定，别之奈何？曰：调其脉之缓急大小滑涩，而病形定矣。曰：调之何如？曰：脉急者，尺之皮肤亦急；脉缓者，尺之皮肤亦缓；脉小者，尺之皮肤亦减而少气；脉大者，尺之皮肤亦大；脉沉者，尺之皮肤亦沉；脉滑者，尺之皮肤亦滑；脉涩者，尺之皮肤亦涩。凡此变者，有微有甚。故善调尺者，不待于寸；善调脉者，不待于色[3]。能参合而行之者，可以为上工，十全其九；行二者为中工，十全其七；行一者为下工，十全其六[4]。

【注释】

［1］“五脏之所生”句：五脏所发生的疾病，以及它的内在变化和反映于体表的病状，是怎样的？

［2］“先定其五色五脉之应”二句：先要确定五脏与五色、五脉的对应关系，五脏的病情才可以辨别。

［3］“善调尺者”四句：善于观察尺肤的医生，有时可以不必诊察寸口的脉象；善于诊察脉象的医生，有时也可以不必察望面色。

[4] 能参合而行……十全其六：能够将察色、辨脉及观察尺肤这三者相互配合而进行诊断的医生，就可以称为上工。上工治病，十个病人中可以治愈九个；对色、脉、尺肤这三方面的诊察，能够运用其中两种的医生称为中工，中工治病，十个病人中可以治愈七个；对色、脉、尺肤这三方面的诊察，仅能进行其中之一的医生称为下工，下工治病，十个病人中只能治愈六个。

【按语】

本段详言脉象与尺肤的对应关系，以及在诊病时运用察色、辨脉和观察尺肤的意义。色、脉、病之相应，而临床上能全此三法者难也。如色本青而脉来浮涩而短，是金克木，此病难治。如色本青而脉来沉石而滑，是水生木也，此病易愈。

【原文】

尺肤温（一作滑）以淖泽者，风也。尺肉弱者，解㑊也。安卧脱肉[1]者，寒热也（一本下作不治）。尺肤涩者，风痹[2]也。尺肤粗如枯鱼鳞者，水溢饮也[3]。尺肤寒甚脉急（一作小）者，泄少气也。尺肤热甚脉盛躁者，病温[4]也。其脉盛而滑者，汗且出（一作病且出）也。尺肤烧灸人手（一作炬然[5]），先热后寒者，寒热也。尺肤先寒，久持之而热者，亦寒热也。尺肤炬然热，人迎大者，当夺血[6]也。尺坚大脉小甚则少气，悗有加者，立死（《脉经》云：尺紧于人迎者少气）。肘所独热者，腰以上热。肘后独热者，肩背热。肘前独热者，膺前热。肘后廉以下三四寸热者，肠中有虫[7]。手所独热者，腰以上（一作下）热。臂中独热者，腰腹热。掌中热者，腹中热也。掌中寒者，腹中寒也。鱼际白肉有青血脉者，胃中有寒也[8]。

曰：人有尺肤缓甚（一云尺脉数甚）筋急而见，此为何病？曰：此所谓狐筋。狐筋者，是人腹必急，白色黑色见，则病甚。

【注释】

[1] 脱肉：指肌肉夺削，形体明显消瘦。

[2] 风痹：因风寒湿邪侵袭而引起的肢节疼痛或麻木的病证。临床表现为肢体酸痛，痛而游走无定处。

[3] 尺肤粗……水溢饮也：尺之肌肤粗糙不润像干枯鱼鳞的，是脾土虚衰、水饮不化的痰饮病。

[4] 病温：此指温热之邪所致的外感疾病。

[5] 炬然：高热灼手的意思。

[6] 夺血：指血液丧失。夺，劫夺之意。

[7] 肘后廉以下……肠中有虫：肘后缘以下三四寸的部位发热的肠中有虫。

[8] 鱼际白肉……胃中有寒也：鱼际有青色血脉的是胃中有寒。

【按语】

原文见于《灵枢·论疾诊尺》《素问·奇病论》。论述了通过尺肤、皮肤触诊和望诊以诊断疾病的方法，临床上可从患者的尺肤和其他部位的寒热、润燥变化，以及颜色改变并配合脉象的动静变化判断相应的疾病。如尺肤干涩是风痹症，尺肤粗糙如鱼鳞是水饮病，手掌心寒凉提示腹中感寒，鱼际见青色血络提示胃中有寒等。皮肤触诊和颜色望诊对寒热病证具有重要的诊断意义，对临证处方有较大的参考价值。

第五节 病形脉诊（下）

【提要】

主要内容有：

1. 缓、急、小、大、滑、涩等脉象所对应的病状情形和治疗方法。

2. 五腧穴中荥输穴和下合穴的主治规律。

【原文】

黄帝问曰：脉之缓急小大滑涩之病形何如？岐伯对曰：心脉急甚为瘛疭[1]；微急为心痛引背，食不下，缓甚为狂笑；微缓为伏梁[2]，在心下，上下行，有时唾血。大甚为喉吤[3]；微大为心痹，引背善泪出。小甚为善哕[4]；微小为消瘅。滑甚为善渴；微滑为心疝，引脐少腹鸣。涩甚为喑；微涩为血溢[5]维（经络有阳维阴维）厥[6]，耳鸣癫疾。

肺脉急甚为癫疾；微急为肺寒热怠惰，咳唾血，引腰背胸，若鼻息肉不通。缓甚为多汗，微缓为痿偏风，头以下汗出不止。大甚为颈肿；微大为肺痹，引胸背起，恶日光。小甚为泄；微小为消瘅。滑甚为息贲[7]上气；微滑为上下出血。涩甚为呕血，微涩为鼠瘘（一作漏），在颈支腋之间，下不胜其上，甚能善酸。

肝脉急甚为恶言（一作忘言）；微急为肥气[8]，在胁下若履杯。缓甚为善呕；微缓为水瘕痹[9]。大甚为内痈，善呕衄；微大为肝痹，阴缩，咳引少腹。小甚为多饮；微小为消瘅。滑甚为癫疝[10]，微滑为遗溺。涩甚为溢饮；微涩为瘛疭挛筋。

脾脉急甚为瘛疭；微急为膈中[11]，食饮入而还出，后沃沫。缓甚为痿厥；微缓为风痿，四肢不用，心慧然若无病。大甚为击仆；微大为疝气，腹裹大脓血在肠胃之外。小甚为寒热；微小为消瘅。滑甚为癀癃；微滑为虫毒蛔蝎[12]腹热。涩甚为肠癀（一作溃）；微涩为内溃，多下脓血。

肾脉急甚为骨痿癫疾；微急为奔豚沉厥，足不收，不得前后。缓甚为折脊；微缓为洞泄。洞泄者，食不化，下嗌还出。大甚为阴痿；微大为石水，起脐下至小腹垂垂然，上至胃脘，死不治。小甚为洞泄；微小为消瘅。滑甚为痈癃（一作癃）；微滑为骨痿，坐不能起，起则目无所见，视黑丸。涩甚为大痈，微涩为不月沉痔。

【注释】

[1] 瘛疭：筋脉挛急叫瘛，筋脉弛长叫疭，是手足相引、一伸一缩的搐搦现象。

[2] 伏梁：病名，指心下的积聚，属五脏积病之一。

[3] 喉吤（jiè）：吤，有芥蒂之意。喉吤，形容喉中如有物梗阻的感觉。

[4] 哕（yuè）：指因气上逆而发出的声音，即有声无物的作呕，亦称呃逆。

[5] 血溢：指吐血、衄血。

[6] 维厥：维，四维，即手足四肢。维厥，手足厥冷之意。

[7] 息贲（bēn）：属五积病之一。因肺气郁结于胁下，而致喘息上贲气急，故名息贲。

[8] 肥气：属五积之一，是肝积的病名。肥气，形容肝气聚于左胁之下，如倒扣的杯子，凸出如肉，而显得肥盛的样子。

[9] 水瘕痹：瘕，指腹中聚散无常、时有时无的结块肿物。痹，闭的意思。水瘕痹，水积于胸下而结聚成形，并见小便不利的病证。

[10] 㿉（tuí）疝：㿉，阴囊肿大，睾丸肿痛。

[11] 膈中：指肝旺侮脾以致脾不能运的病证，其主症是饮食入胃后又复吐出。

[12] 虫毒蛔蝎：泛指肠中的各种寄生虫病。

【按语】

本段论述了五脏出现缓、急、小、大、滑、涩等脉象时所对应的病状情形，如心脉急甚，可见手足搐搦；微急，可见心痛牵引后背，饮食不下。心脉缓甚，可见神散而狂笑不休；微缓，是气血凝滞，见滞塞感或上或下，有时出现唾血。心脉大甚，可见喉中如有物阻而梗塞不利；微大，是血脉不通的心痹病，心痛牵引肩背，并时时流出眼泪。心脉小甚，可见呃逆时作等。这些通过脉象诊断疾病的方法至今仍在临床上具有重要作用。

【原文】

曰：病亦有甚变者，刺之奈何？曰：诸急者多寒[1]，缓者多热[2]，大者多气少血[3]，小者血气皆少，滑者阳气盛而微有热[4]，涩者多血少气而微有寒[5]。是故刺急者，深纳而久留之[6]；刺缓者，浅纳而疾发针，以去其热[7]；刺大者，微泻其气，无出其血[8]；刺滑者，疾发针而浅纳之，以泻其阳气，去其热[9]。刺涩者，必中其脉，随其逆顺而久留之，必先按而循之，已发针，疾按其痏，无令出血，以和其脉[10]。诸小者，阴阳形气俱不足，勿取以针，而调之以甘药[11]。

【注释】

[1] 诸急者多寒：脉象紧多主寒证，因寒性收引。

[2] 缓者多热：脉象缓多主有热，因热性舒缓。

[3] 大者多气少血：脉象大为阳气盛，阳盛损阴，阴虚则血少。

[4] 滑者阳气盛而微有热：脉滑为胃气实，阳气旺盛，气有余便是火，故见微有热。

[5] 涩者多血少气而微有寒：脉涩为血瘀、气虚，气为血帅，气行则血行；阳气不足则见微有寒象。

[6] 是故刺急者，深纳而久留之：脉急为寒证，宜深刺而久留针。

[7] 刺缓者……以去其热：脉缓为热证，宜浅刺而不留针，以泻热邪。

[8] 刺大者……无出其血：脉大为阳气亢盛，宜泻其气，不伤其血。

[9] 刺滑者……去其热：脉滑为胃气有余，内有郁热，宜浅刺不留针，以泻郁热。

[10] 刺涩者……以和其脉：脉涩为气虚，必刺之所属经脉，先用左手按循，久留针，出针后急按其穴，以免正气外泄。

[11] 诸小者……而调之以甘药：脉小为阴阳气血俱不足之证，不宜先用针刺，可予甘味药调和胃气，以补先天。

【按语】

原文见于《灵枢·邪气脏腑病形》。本段指出了根据脉象诊断疾病的方法，如急脉多主寒证、缓脉多主热证、大脉多主多气少血、小脉多主气血两虚等，并紧接着提出相应的针灸治则，针对寒证，要深刺且留针时间较长；针对热证，要浅刺且留针时间较短；针对大脉者，即多气少血的患者，要微微泻其多余之气，且出针后针孔不要出血等。段末指出针对阴阳气血皆虚的病人，不可使用针刺的方法，而可以用甘味药调和胃气以补先天的方法治疗。

【原文】

曰：五脏六腑之气，荥俞所入为合，令何道从入，入安从道？曰：此阳脉之别入于内，属于腑者也[1]。曰：荥俞与合，各有名乎？曰：荥俞治外经，合治内腑[2]。曰：治内腑奈何？曰：取之于合。曰：合各有名乎？曰：胃合入于三里，大肠合入于巨虚上廉，小肠合入于巨虚下廉，三焦合入于委阳，膀胱合入于委中央，胆合入于阳陵泉。

曰：取之奈何？曰：取之三里者，低跗取之；巨虚者，举足取之；委阳者，屈伸而取之；委中者，屈膝而取之；阳陵泉者，正立竖膝予之齐，下至委阳之阳取之；诸外经者，揄伸而取之。

曰：愿闻六腑之病。曰：面热者，足阳明病[3]。鱼络血者，手阳明病[4]。两跗之上脉坚若陷者，足阳明病[5]，此胃脉也。

【注释】

[1] 此阳脉之别入于内，属于腑者也：手足三阳经之经别出于手足三阳经脉行于内，联络六腑。

[2] 荥俞治外经，合治内腑：五腧穴之荥俞经气浮浅，故可治体表经络之病；下合穴经气深入，故可治体内六腑之病。

[3] 面热者，足阳明病：足阳明经行于面部，故面红、发热等为胃火亢盛之证。

[4] 鱼络血者，手阳明病：手阳明经行于大鱼际部，故大鱼际见血络为手阳明病候。

[5] 两跗之上……足阳明病：足阳明经行于足背，两足趺阳脉急或陷为足阳明病候。

【按语】

本段论述了五腧穴中荥输穴和下合穴的主治规律，即五腧穴之荥俞经气浮浅，可治体表经络之病；下合穴经气深入，可治体内六腑之病。本段所说的合穴，是指六腑下合穴，即六腑之气下合于足三阳经的六个腧穴。大量临床证明，下合穴对六腑病确有较好的疗效，如足三里治胃脘痛、下巨虚治泄泻、阳陵泉治胆囊痛等。

第六节　三部九候

【提要】

主要内容有：

1. 论述三部九候的部位、诊察方法和脏腑分属。

2. 强调了三部九候之脉诊需与其他诊断方法合参进行综合判断，以更加准确诊断疾病、判断疾病的预后及辨别疾病的易治与难治。

3. 论述了针对不同病变（如经病、经络病、血病、奇邪等）所采取的不同针刺治疗手法。

【原文】

黄帝问曰："何谓三部"？岐伯对曰："上部、中部、下部。其部各有三候，三候者，有天、有地、有人。上部天，两额之动脉[1]；上部地，两颊之动脉[2]；上部人，耳前之动脉[3]。中部天，手太阴[4]；中部地，手阳明[5]；中部人，手少阴[6]。下部天，足厥阴[7]；下部地，足少阴[8]；下部人，足太阴[9]。下部之天以候肝，地以候肾，人以候脾胃之气。中部之天以候肺，地以候胸中之气，人以候心。上部之天以候头角之气，地以候口齿之气，人以候耳目之气。此三部者，三而成天，三而成地，三而成人。三而三之，合为九，九分为九野，九野为九脏。故神脏五[10]，形脏四[11]，合为九脏。五脏已败，其色必夭，夭必死矣"[12]。

【注释】

[1] 两额之动脉：颔厌、头维穴动脉搏动处。

[2] 两颊之动脉：大迎穴动脉搏动处。

[3] 耳前之动脉：和髎穴动脉搏动处。

[4] 中部天，手太阴：中部天在手太阴肺经经渠穴处。

[5] 中部地，手阳明：中部地在手阳明大肠经合谷穴处。

[6] 中部人，手太阴：中部人在手少阴心经神门穴处。

[7] 下部天，足厥阴：下部天在足厥阴肝经足五里穴处。

[8] 下部地，足少阴：下部地在足少阴肾经太溪穴处。

[9] 下部人，足太阴：下部人在足太阴脾经箕门穴处。

[10] 神脏五：五脏之神即肝藏魂，心藏神，脾藏意，肺藏魄，肾藏志。

[11] 形脏四：张志聪注："胃主化水谷之津液，大肠主津，小肠主液，膀胱者津液之所藏，故以四腑为形脏。"

[12] 五脏已败……夭必死矣：五脏已伤，形于外之色必枯槁，皮色枯槁示病情较重。

【按语】

本段主要论述了三部九候的部位及各部候所对应之脏腑。三部九候是以天、地、人代表人身体的上、中、下三部，每部各有三候的诊法，相应的部候可以诊断相应的脏腑病变。在临床上还可以结合望诊，"五脏已败，其色必夭，夭必死矣"，不可单凭脉诊，要四诊合参，这在临床上可以更加准确地诊断疾病、明确预后。

【原文】

曰：以候奈何？曰：必先度其形之肥瘦，以调其气之虚实。实则泻之，虚则补之，必先去其血脉而后调之[1]，无问其病，以平为期。

曰：决死生奈何？曰：形盛脉细，少气不足以息者死[2]。形瘦脉大，胸中多气者死[3]。形气相得者生。参伍不调者病[4]。三部九候皆相失者死。上下左右之脉相应如参舂者病甚[5]；上下左右相失不可数者死[6]。中部之候虽独调，与众脏相失者死。中部之候相减者死。目内陷者死。

曰：何以知病之所在？曰：察九候独小者病，独大者病，独疾者病，独迟者病，独热者病，独寒者病，独陷下者病。以左手足上去踝五寸而按之，以右手当踝而弹之，其应过五寸以上蠕蠕然[7]者不病；其应疾，中手浑浑然[8]者病；中手徐徐然[9]者病；其应上不能至五寸，弹之不应者死。脱肉身不去者死[10]。中部乍疏乍数者死。代脉而钩者，病在络脉[11]。

【注释】

[1] 必先去其血脉而后调之：指必先祛除瘀血然后调其气之虚实。

[2] 形盛脉细，少气不足以息者死：形态臃盛而脉细，气衰而见呼吸气短，多为病情危重。

[3] 形瘦脉大，胸中多气者死：邪气壅滞胸中而见脉大，胸满喘促，形体消瘦，为肺气虚极，提示病情危重。

[4] 参伍不调者病：脉搏节律等不相协调的为有病。

[5] "上下左右之脉相应"句：参春，意参差不齐，三部九候之脉搏不一致，参差不齐者为病情较重。

[6] 上下左右相失不可数者死：三部九候脉搏全无规律，难以计其跳动次数为脉气已乱，病情危重。

[7] 蠕蠕然：如蠕虫爬行，意指脉搏微动。

[8] 浑浑然：意指脉搏动而太过。

[9] 徐徐然：意指脉象缓慢。

[10] 脱肉身不去者死：指极度消瘦，身体运动困难，为精气虚衰，病情已危重。

[11] 代脉而钩者，病在络脉：代脉而钩为脉络瘀滞所致，病在浅表络脉。

【按语】

本段论述了中医治疗疾病的基本原则，"调其气之虚实，实则泻之，虚则补之"，实是指邪气亢盛、充斥五脏，治疗实证应以驱邪为主，邪去则正自安，如后世金元四大家中祛邪派的张从正；虚是五脏精气亏虚欲竭，虚证的治疗原则是补虚以恢复五脏之气，如后世金元四大家中补土派的李东垣。这些基本的指导思想，至今在中医临床上仍有重要的指导意义。

【原文】

曰："冬阴夏阳奈何？"曰："九候之脉皆沉细悬绝者为阴，主冬，故以夜半死[1]；盛躁喘数者为阳，主夏，故以日中死[2]；寒热病者，以平旦死[3]。热中及热病者，以日中死[4]；病风者，以日夕死[5]；病水者，以夜半死[6]；其脉乍数乍疏，乍迟乍疾者，以日乘四季死；形肉已脱，九候虽调者，犹死。"

【注释】

[1] 九候之脉……以夜半死：脉沉细悬绝属阴，夜半为一日阴极之时，故阴盛之病多变于夜半。

[2] 盛躁喘数……以日中死：盛躁喘数为阳盛之病，日中为一日阳极之时，故阳盛之病多变于日中。

[3] 寒热病者，以平旦死：平旦为一日阴阳交会之时，故寒热错杂之病多变于平旦。

[4] 热中及热病者，以日中死：热中及热病为阳盛之病，日中为一日阳极之时，故热中及热病多变于日中。

[5] 病风者，以日夕死：风属肝，日夕酉时属金，金克木，故风盛之病者多变于日夕。

[6] 病水者，以夜半死：水属肾，夜半子时属土，木克土，故水盛之病者多变于夜半。

【按语】

本段论述了根据天人相应观点，由脉象预测诸多疾病的恶变时间，如阴盛之病多死于夜半、阳盛之病多死于日中。指出要通过望诊观察患者形之盛衰，以了解其机能状态，不可单凭脉诊，必须从整体出发，仔细观察患者的各种征象，进行综合判断，这样方能做到诊断准确。

【原文】

曰：其可治者奈何？曰：经病者治其经，络病者治其络（《素问》两络字上有孙字），身有痛者治其经络。其病者在奇邪[1]，奇邪之脉则缪刺[2]之。留瘦不移，节而刺之[3]。上实下虚，切而顺之[4]，索其结络脉，刺出其血，以通其气[5]。瞳子高者，太阳不足[6]，戴眼者，太阳已绝，此决死生之要，不可不察也。

【注释】

[1] 奇邪：奇邪指邪客于络而不入于经。

[2] 缪刺：一指刺络放血；二指左病刺右，右病刺左。

[3] 留瘦不移，节而刺之：病邪久留，身体消瘦，症状变化不显，宜在病邪结聚处刺之。

[4] 上实下虚，切而顺之：上实下虚之证，当切其脉顺其经而刺之。

[5] 索其结络脉……以通其气：观察体表瘀血结聚处，刺之放出瘀血，使经气畅通。

[6] 瞳子高者，太阳不足：两目上视，为太阳经气不足之候。

【按语】

本段提出了通过望诊对太阳经脉精气不足及衰竭的诊断方法，两目上视为太阳经气不足之候，两眼上翻为太阳经气已衰绝，并特意指出其临床的重要性；同时论述了经病、络病、经络同病的相应治法；强调熟悉经络循行在临床诊断、治疗中非常重要，学医不知经络，开口动手便错。

第六章　针　道

第一节　针灸禁忌（上）

【提要】

主要内容为：

1. 论述四时刺法、针刺深浅。

2. 论述针刺禁忌（部位禁刺，病证禁刺）。

3. 论述针刺注意事项。

【原文】

黄帝问曰，四时之气，各不同形[1]，百病之起，皆有所生，灸刺之道，何者为宝[2]？岐伯对曰：四时之气，各有所在，灸刺之道，气穴为宝[3]。

【注释】

[1] 形：形态，表现。

[2] 宝：《灵枢·四时气》作"定"。

[3] 气穴为宝：《灵枢·四时气》作"得气穴为定"。杨上善注："灸刺所贵，以得于四时之气也。"张介宾注："时气所在，即气穴也。"

【按语】

本段论述了四时刺灸准则。"四时之气，各有所在"，灸刺之道，得四时之气为定，这是四时刺灸的总纲。

【原文】

故春刺络脉诸荥[1]大经[2]分肉之间，甚者深取之，间者浅取之。《素问》曰：春刺散俞及与分理[3]，血出而止。又曰：春者木始治[4]，肝气始生，肝气急，其风疾，经脉常深，其气少不能深入，故取络脉分肉之间（《九卷》云：春刺荥者正同，于义为是。又曰：春取络脉治皮肤[5]。又曰：春取经与脉分肉之间[6]，二者义亦略同）。又曰：春气在经脉。

夏取诸俞孙络肌肉皮肤之上[7]（又曰：夏刺俞，二者正同，于义为是。长夏刺经，又曰取盛经络，取分间绝皮肤[8]。又曰：夏取分腠治肌肉[9]，义亦略同）。《素问》曰夏刺络俞[10]，见血而止。又曰：夏者火始治，心气始长，脉瘦气弱，阳气流（一作留）溢，血温于腠，内至于经，故取盛经分腠，绝肤而病去者，邪居浅也。所谓盛经者，阳脉[11]也（义亦略同）。又曰：夏气在孙络，长夏气在肌肉。

秋刺诸合，余如春法[12]。又曰：秋取经俞[13]，邪气在腑，取之于合[14]。《素问》曰：秋刺皮肤循理，上下同法[15]。又曰：秋者金始治，肺将收杀，金将胜火，阳气在合，阴初胜，湿气及体，阴气未盛，未能深入，故取俞以泻阴邪，取合以虚阳邪，阳气始衰，故取于合，是谓始秋之治变也。又曰：秋气在肤，闭腠者是也（《九卷》又曰：秋取气口治筋脉[16]。于义不同）。

冬取井诸俞[17]之分，欲深而留之（又曰：冬取井荥）。《素问》曰：冬取俞窍及于分理，甚者直下，间者散下[18]（俞窍与诸俞之分，义亦略同）。又曰：冬者水始治，肾方闭，阳气衰少，阴气坚盛，巨阳伏沉[19]，阳脉乃去，取井以下阴逆[20]，取荥以通阳气[21]（一云以实阳气）。故曰：冬取井荥，春不鼽衄[22]。是谓末冬之治变也。又曰，冬气在骨髓（又曰：冬刺井，病在脏取之井，二者正同，于义为是。又曰：冬取经俞[23]，治骨髓五脏。五脏则同，经俞有疑）。

【注释】

[1] 络脉诸荥：张介宾注："络浅荥微，皆应春气……故刺之者在络在荥。"

[2] 大经：经脉。

[3] 春刺散俞及与分理：散俞，五输之外的腧穴。丹波元坚注："散俞对本输而言，譬若太阴肺经，除少商，鱼际、太渊、经渠、尺泽之外，共为间散之穴，谓之散俞……盖春气始生之际，邪气入浅，故其刺亦不欲深，故刺间散之穴也。"分理，王冰注："谓肌肉分理。"

[4] 治：主时之意。

[5] 春取络脉治皮肤：张介宾注："络脉浮浅，故治皮肤。"

[6] 春取经与脉分肉之间：杨上善注："春时人气在脉，谓在经络之脉，分肉之间，故春取经血脉分肉之间也。"

[7] 夏取诸俞孙络肌肉皮肤之上：杨上善注："诸俞者，十二经之腧穴，如手太阴经太渊之类是也，络之小者为孙络，皆应夏气，夏以老阳之令，阳盛于外。故宜浅刺于诸俞孙络，及肌肉皮肤之上也。"

[8] 取分间绝皮肤：绝，透过，穿透。杨上善曰："又取分腠以绝皮肤也。"

[9] 夏取分腠治肌肉：杨上善注："夏时心气始长，脉瘦气弱，阳气流于经隧沟渠，熏热分腠，内至于经，故取分腠以治肌肉之病也。"

[10] 夏刺络俞：张介宾注："络俞，谓诸经浮络之穴，以夏气在孙络也。"

[11] 阳脉：手足三阳之脉。

[12] 秋取诸合，余如春法：张介宾注："诸合者，十二经之合穴，如手太阴尺泽之类是也，诸合应秋，故宜取之。秋以少阴之令，将降未降，气亦在中，故余如春法。"

[13] 秋取经俞：杨上善注："秋时天气始收，腠理闭塞，皮肤引急，故秋取脏相之输，以泻阴邪。"

[14] 邪气在腑，取之于合：杨上善注："取腑经之合，以泻阳邪。"张介宾注："邪在腑，谓秋阴未盛，阳邪犹在阳分也。"

[15] 秋刺皮肤循理，上下同法：王冰注："循理，谓循肌肉之分理也。上谓手脉，下滑足脉。"

[16] 秋取气口治筋脉：张介宾注："秋取气口者，手太阴肺经，应秋金也……气口者，脉之大会，故治筋脉。"

[17] 冬取井诸俞：马莳注："诸井者，十二经皆有井穴，如肺经少商，大肠经商阳之类。诸俞者，即前太渊，三间之类。冬则取此，诸井诸俞之分，但比他时所刺则深而留之，经冬气入藏也。"

[18] 冬取俞窍……间者散下：张介宾注："孔穴之深者曰窍。冬气在骨髓中，故当深取俞窍于分理间也。甚者直下，察邪所在而直取其深处也。间者散下，或左右上下散布其针而稍宜缓也。"

[19] 巨阳伏沉：杨上善注："巨阳，足太阳。气伏沉在骨也。"

[20] 取井以下阴逆：杨上善注："井，木也。荥，火也。冬合之时取井荥者，冬阴气盛，逆取其春井，泻阴邪也。"

[21] 取荥以通阳气：《素问》《太素》均作"取荥以实阳气。"杨上善注："逆取其夏荥，补其阳也。"

[22] 冬取井荥，春不鼽衄：张志聪注："盖冬令闭藏，以奉春生之气，故冬取井荥助太阳少阴之气，至春时阳气外出，卫固于表，不使风邪有伤肤腠络脉，故春不鼽衄。"

[23] 经俞：张介宾注："按此言经俞者，总言经穴也，非上文经俞之谓。盖彼以五俞言，故云秋取经俞，冬取井荥；此以内外言，故云络脉治皮肤，经俞治骨髓也，当解其意。"

【按语】

原文出自《内经》诸篇，论述四时刺法。四时刺法应根据自然界之阴阳消长、人体经气之实虚及邪气所在之深浅确定。一般来说，春夏阳气浮于外，邪气居于浅表，刺不宜深，所以春天取诸荥、络脉、经脉、分肉之间，甚者深刺之，间者浅刺之；夏天刺孙络、阳经诸腧，取分间绝皮肤，多用刺络放血法。秋冬阳气伏于内，邪气居于深层，刺宜深而久留，所以秋天取输经合穴，冬天取井荥，深而留之。

关于秋取输经合、冬取井荥，从五输穴分布处之肌肉厚薄及五输穴气血盛虚来看，的确不好理解，以至后人难以遵循。《难经》在深入研究《内经》"得气穴为定"（《灵枢·四时气》）的四时刺法准则的基础上，将《内经》复杂的四时刺法总结归纳为"春夏刺浅，秋冬刺深"；"春刺井，夏刺荥，季夏刺俞，秋刺经，冬刺合"的四时刺法原则，后世医家多遵循。

【原文】

春刺夏分[1]，脉乱气微，入淫骨髓[2]，病不得愈，令人不嗜食，又且少气[3]。春刺秋分[4]，筋挛，逆气环为咳嗽[5]，病不愈，令人时惊，又且哭[6]。春刺冬分，邪气着脏，令人腹胀，病不愈，又且欲言语[7]。

夏刺春分，病不愈，令人解堕[8]。夏刺秋分，病不愈，令人心中闷，无言，惕惕如人将捕之[9]。夏刺冬分，病不愈，令人少气，时欲怒[10]。

秋刺春分，病不愈，令人惕然，欲有所为，起而忘之[11]。秋刺夏分，病不愈，令人益嗜卧，又且善梦（谓立秋之后）[12]。秋刺冬分，病不愈，令人凄凄时寒[13]。

冬刺春分，病不愈，令人欲卧不能眠，眠而有见[14]（谓十二月中旬以前）。冬刺夏分，病不愈，令人气上，发为诸痹[15]。冬刺秋分，病不愈，令人善渴[16]。

【注释】

[1] 春刺夏分：张介宾注："春刺孙络，是春刺夏分也。"

[2] 脉乱气微，入淫骨髓：张介宾注："夏应心，心主脉，故脉乱气微。肾水受气于夏，肾主骨，故入淫于骨髓。"

[3] 令人不嗜食，又且少气：张介宾注："心火微则胃土失其所养，故不嗜食。不嗜食，故少气也。"

[4] 春刺秋分：张介宾注："春刺皮肤，是刺秋分也。"

[5] 筋挛，逆气环为咳嗽：筋挛，王冰注："木受气于秋，肝主筋，故刺秋分则筋挛也。"环，通还。还，旋疾也。马莳注："气逆，旋为咳嗽。"

[6] 哭，原作"笑"，据《素问·诊要经终论》改。

[7] 春刺冬分……又且欲言语：张介宾注："春刺骨髓，是春刺冬分也。冬应肾，肾伤则邪气内侵而着脏，故令人胀。火受气于冬，心属火而主言，故且欲言语也。"

[8] 夏刺春分……令人解堕：张介宾注："夏刺经俞，是夏刺春分也。春应肝，其主筋，伤其肝气，故令人筋力解惰。"

[9] 夏刺秋分……如人将捕之：张介宾注："夏刺秋分，伤其肺也，肺气不足，故令人欲无言。惕惕如人将捕之，恐也，恐为肾之志，肺金受伤，病及其子，故亦虚而恐也。"

[10] 夏刺冬分……时欲怒：张介宾注："夏伤其肾，则精虚不能化气，故令人少气。水亏则木失所养而肝气强急，故时欲怒也。"

[11] 秋刺春分……起而忘之：张介宾注："秋刺春分，伤肝气也。心失其母则神有不足，故令人惕然，且善忘也。"

[12] 秋刺夏分……（谓立秋之后）：张介宾注："秋刺夏分，则心气少而脾气孤。脾虚则倦而嗜卧，心虚则神不安而善梦。"

[13] 秋刺冬分……人凄凄时寒：《素问·四时刺逆从论》曰："秋刺筋骨，血气内散，令人寒栗。"

[14] 冬刺春分……眠而有见：张介宾注："肝藏魂，肝气受伤则神魂散乱，故令人欲卧不能眠，或眠而有见，谓怪异等物也。"

[15] 冬刺夏分……发为诸痹：张介宾注："心应夏，其主血脉，脉伤则邪气乘虚客之，故发为诸痹。"《素问·四时刺逆从论》曰："冬刺络脉，内气外泄，留为大痹。"

[16] 冬刺秋分……令人善渴：吴崑注："刺秋分而伤肺金，则肾水失其母，肾主五液，故善渴。"

【按语】

本段论述了逆四时刺法所致病变。逆四时而刺是针刺禁忌原则之一，说明针刺治病时必须注意四时之气对人体的影响，不可违反。由于经文对四时刺法的诠释存在不同学派的观点与见解，因此，在理解和运用这些原则时应当具体分析，灵活掌握，不能拘于一家之言。

【原文】

足之阳者，阴中之少阳也；足之阴者，阴中之太阴也[1]；手之阳者，阳中之太阳也；手之阴者，阳中之少阴也[2]。

正月、二月、三月，人气在左，无刺左足之阳[3]；四月、五月、六月，人气在右，无刺右足之阳[4]；七月、八月、九月，人气在右，无刺右足之阴[5]；十月、十一月、十二月，人气在左，无刺左足之阴[6]。

【注释】

[1] 足之阳者……阴中之太阴也：张介宾注："此即两仪四象之道，阴中无太阳，阳中无太阴。故足为阴，而阴中之阳惟少阳耳，阴中之阴则太阴也。"

[2] 手之阳者……阳中之少阴也：张介宾注："手为阳，阳中之阴惟少阴可，阳中之阳则太阳也。"

[3] 正月……无刺左足之阳：张介宾注："人气所在，不可刺也，恐伤其旺气也。"马蒔注："正月、二月、三月，人气在左足之少阳、太阳、阳明，故用针者，无刺左足之三阳经也。"

[4] 四月……无刺右足之阳：马蒔注："四月、五月、六月，人气在右足之阳明、太阳、少阳，故用针者，无刺右足之三阳经也。"

[5] 七月……无刺右足之阴：马蒔注："七月、八月、九月，人气在右足之少阴、太阴、厥阴，故用针者，无刺右足之三阴经也。"

[6] 十月……无刺左足之阴：马蒔注"十月、十一月、十二月，人气在左足之厥阴、太阴、少阴，故用针者，无刺左足之三阴经也。"

【按语】

本段论述十二月人气所在按月索经的针刺方法。正月、二月、三月，人气在左足之少阳、太阳、阳明；四月、五月、六月，人气在右足之阳明、太阳、少阳；七月、八月、九月，人气在右足之少阴、太阴、厥阴，十月、十一月、十二月，人气在左足之厥阴、太阴、少阴。古人认为，"人气所在，不可刺也，恐伤其旺气也。"其临床价值，有待针灸实践的检验。

【原文】

刺法曰：无刺熇熇之热[1]，无刺漉漉之汗[2]，无刺浑浑之脉[3]，无刺病与脉相逆者[4]。上工刺其未生者也，其次刺其未成者也，其次刺其已衰者也[5]。下工刺其方袭者，与其形之盛者，与其病之与脉相逆者也[6]。故曰：方其盛也，勿敢毁伤，刺其已衰，事必大昌[7]。故曰：上工治未病，不治已病。

天寒无刺，天温无凝[8]，月生无泻，月满无补，月郭空无治[9]。

【注释】

[1] 无刺熇熇之热：熇，《说文》："火热也。"熇熇之热，热之盛也。杨上善注："邪气盛者，消息按摩，折其大气，然后刺之，故曰无刺熇熇之热。"

[2] 无刺漉漉之汗：漉漉之汗，汗之多也。杨上善注："漉漉者，血气泄甚太虚，故不可刺之也。"

[3] 无刺浑浑之脉：杨上善注："浑浑，浊乱也，凡候脉浊乱者，莫知其病，故不可刺也。"张介宾注："浑浑，虚实未辨也。"

[4] 无刺病与脉相逆者：杨上善注："形病脉不病，脉病形不病，名曰相反。逆，反也。"

[5] "上工刺其未生者也"三句：成，《灵枢·逆顺》作"盛"。张介宾注："未生者治其

机也，未盛者刺其萌也，已衰者，知其有隙可乘也，是皆可刺也。"

[6]"下工刺其方袭者"三句：张介宾注："刺其方袭者，不避来锐也。与其形之盛者，见其外不知其内也。病之与脉相逆也，逆有微甚，微逆者防有所伤，未可刺也；其逆者阴阳相离，形气相失，已不可刺也。"

[7]方其盛也……事必大昌：张介宾注："盛邪当泻，何惧毁伤？正恐邪之所凑，其气必虚，攻邪未去，正气先夺耳。病既已衰，可无刺矣。不知邪气似平，病本方固，乘虚拔之，易为力也。故曰刺其已衰，事必大昌。"此言衰者，非邪气真衰，乃指病气锐势稍减耳。

[8]天寒无刺，天温无凝：天，原作"大"，据《素问·八正神明论》改。天寒无刺，言天寒时人血凝涩，卫气沉滞，故不宜刺。天温无凝，言天温日明，人体气血流畅，无疑是针刺的最佳时机。

[9]月生无泻……月郭空无治：月生气血相对不足，泻之则虚上加虚，故不宜泻。月圆气血充实，补之则实上加实，故不宜补。月黑无光时经络空虚，卫气不足，邪气充盛，刺之容易扰乱经气，导致阴阳相错，正邪不别，邪气沉伏，络脉卫气虚于外，经脉营血乱于内，病邪乘虚而起。

【按语】

第一段论述了刺法注意事项及上工与下工之不同刺法。"熇熇之热"指邪热壅盛，来势凶猛，当避其来锐。"漉漉之汗"乃血气泄甚而大虚，故不可刺。"浑浑之脉"指脉象浊乱，虚实难辨，莫知其病，故不可刺。"病与脉相逆"乃病形与脉象相反之危象，故不可刺。上工当刺其未机未萌，所谓"治未病也"。下工则不避来锐，知其外而不知其内，不晓病与脉相反，故败绩丛生。

第二段论述根据自然界日月运行规律决定刺法。天温日明，气血流畅，经气敏感而容易得气，无疑是针刺的最佳时机；天寒日阴，气血涩滞，经气迟钝而不容易得气，故不宜针刺。月生气血相对不足，不宜用针刺泻法；月满气血旺盛，不宜用针刺补法，月黑无光时正虚邪盛，正不胜邪，故不宜针刺。

【原文】

新内无刺[1]，已刺勿内。大怒无刺，已刺勿怒。大劳无刺，已刺勿劳。大醉无刺，已刺勿醉。大饱无刺，已刺勿饱。大饥无刺，已刺勿饥。大渴无刺，已刺勿渴。乘车来者，卧而休之，如食顷乃刺之。步行来者，坐而休之，如行十里顷乃刺之。大惊大恐，必定其气乃刺之。

凡禁者，脉乱气散，逆其荣卫，经气不次[2]。因而刺之，则阳病入于阴，阴病出为阳，则邪复生。粗工不察，是谓伐形[3]，身体淫泺[4]，反消骨髓，津液不化，脱其五味，是谓失气[5]也。

【注释】

[1]新内无刺：内，指男女房事。

[2]经气不次：经气不按次序运行。

[3]伐形：损伤形体。

[4]淫泺：王冰注："淫泺，谓似醉痛而无力也。"

[5]失气：张介宾注："不知所禁，妄为刺之，则阴阳错乱，真气消亡，是谓失气也。"

张志聪注："针刺之道，贵在得神致气，犯此禁者，则脱其五味所生之神气，是谓失气也。"

【按语】

以上两段论述了针刺禁忌。新内则失其精，醉酒则乱其气，大怒则气逆而血易妄行，大劳则元气亏损，大饱则谷气盛满而易泄，大饥则谷气不足而亏虚，大渴则阴液亏损而易亡，大惊大恐则气怯而易散。上述诸种情况，已使营卫相逆，气散脉乱，若不守禁忌而刺之，则将造成阴阳错乱，神气脱失，真气消亡。

【原文】

曰：愿闻刺浅深之分？曰：刺骨者无伤筋，刺筋者无伤肉，刺肉者无伤脉，刺脉者无伤皮，刺皮者无伤肉，刺肉者无伤筋，刺筋者无伤骨[1]。

曰：余不知所谓，愿闻其详？曰：刺骨者无伤筋，针至筋而去，不及骨也[2]；刺筋无伤肉者，至肉而去，不及筋也；刺肉无伤脉者，至脉而去，不及肉也；刺脉无伤皮者，至皮而去，不及脉也。刺皮无伤肉者，病在皮中，针入皮无中肉也；刺肉无伤筋者，过肉中筋[3]；刺筋无伤骨者，过筋中骨，此之谓反也。

【注释】

[1] 刺骨者……无伤骨：张介宾注："前四句言宜深者勿浅，后三句言宜浅者勿深。"

[2] 刺骨者……不及骨也：张介宾注："病在骨也，直当刺骨；若针至筋分，索气而去，不及于骨，则病不在肝，攻非其过，是伤筋也。"病在骨则当深刺至骨，若针至筋而出针，未达到骨，则骨病无以治，反伤无过之筋。此言不及之害，下三句同此。

[3] 过肉中筋：针深超过肉分，达到筋分。此言太过之害，下同。

【按语】

本段论述了针刺宜深浅适度，无过无不及。前四句言不及之言，当深而浅，应刺之分不到，则其病未治，所到之分无过，却反受针伤之害。后三句言太过之害，针深超过应刺之分的深度，则损伤未病之分。因此，针刺深浅，当以病位为依据，以适到病所为度，正如《素问·刺要论》所曰："病有浮沉，刺有浅深，各至其理，无过其道。过之则内伤，不及则生外壅。"

【原文】

刺中心，一日死，其动为噫[1]。刺中肺，三日死，其动为咳。刺中肝，五日死，其动为欠（《素问》作语）。刺中脾，十五日死，其动为吞（《素问》作"十日"，一作"五日"）。刺中肾，三日死，其动为嚏（《素问》作"六日"，一作"七日"）。刺中胆，一日半死，其动为呕。刺中膈，为伤中，其病虽愈，不过一岁必死。

刺跗上，中大脉，血出不止死[2]。刺阴股中大脉，血出不止死。刺面，中流脉[3]，不幸为盲。刺客主人，内陷中脉，为漏[4]为聋。刺头中脑户，入脑立死。刺膝膑出液，为跛。刺舌下，中脉太过，血出不止为喑。刺臂太阴脉出血多，立死。刺足下布络[5]中脉，血不出为肿。刺足少阴脉，重虚出血，为舌难以言。刺郄中[6]大脉，令人仆脱色。刺膺中陷脉（《素问》作刺膺中陷中肺），为喘逆仰息。刺气街中脉，血不出为肿鼠鼷[7]（音卜）。刺肘中内陷，气归之，为不屈伸。刺脊间中髓，为伛[8]。刺阴股下，阴三寸内陷，令人遗溺。刺乳上中乳房，为肿，根蚀[9]。刺腋下胁间内陷，令人咳。刺缺盆中内陷，气泄，令人喘咳逆。刺少腹中膀胱，溺出，令人少腹满。刺手鱼腹内陷，为肿。刺腨肠内陷，为肿。刺眶上陷骨中脉，为漏为盲。刺关节中液出，不得屈伸。

【注释】

［1］其动为噫：动，变动。此谓死前征兆、信号。噫，嗳气，吹气。张介宾注："心在气为噫，噫见则心气绝矣。"

［2］刺跗上……血出不止死：跗上大脉指足背冲阳脉，候脾胃之气，血出不止，则脾胃之气将绝。

［3］流脉：马莳注："溜脉者，凡脉与目流通者是也。"

［4］漏：耳内流脓。

［5］足下布络：王冰注："布络，谓当内踝前足下空处布散之络，正当然谷穴分也。"

［6］郄中：委中。

［7］鼠鼷：《素问·刺禁论》作"鼠仆"，指腹股沟部位。王冰注："今刺之而血不出，则血脉气并聚于中，故内结为肿，如伏鼠之形也。"

［8］伛：屈背也。

［9］根蚀：指乳内溃脓久而不愈。

【按语】

本段论述了针刺禁忌部位：①内脏不能刺，刺之不出数日而亡。②后头部风府、哑门诸穴不能深刺，深刺入脑立死。③大血管不能刺：如跗上冲阳脉、阴股大脉、面部溜脉、郄中大脉等，刺之血出不止死。④关节部位不能深刺，防止关节液出造成关节功能障碍。⑤脊髓不能刺，以免中髓为伛。⑥乳房不能刺，刺之易形成根蚀。⑦膀胱不能刺，刺之溺出少腹满。⑧眶内不宜深刺中脉，刺之为漏为盲。遵守针刺禁忌，是保证针刺安全操作、防止针刺意外事故的重要措施。

第二节　针灸禁忌（下）

【提要】

主要内容有：

1. 论述针刺要领、针刺要素、"五夺"勿泻。

2. 指出刺之不当的后果和禁刺禁灸腧穴。

【原文】

黄帝问曰：愿闻刺要？岐伯对曰：病有浮沉，刺有浅深，各至其理，无过其道[1]。过之则内伤，不及则生外壅[2]，壅则邪从之。浅深不及，反为大贼[3]，内伤五脏，后生大病。故曰：病有在毫毛腠理者，有在皮肤者，有在肌肉者，有在脉者，有在筋者，有在骨者，有在髓者。是故刺毫毛腠理无伤皮，皮伤则内动[4]肺，肺动则秋病温疟，热厥，淅然寒栗。刺皮无伤肉，肉伤则内动脾，脾动则七十二日四季之月[5]病腹胀烦满，不嗜食。刺肉无伤脉，脉伤则内动心，心动则夏病心痛。刺脉无伤筋，筋伤则内动肝，肝动则春病热而筋弛。刺筋无伤骨，骨伤则内动肾，肾动则冬病胀[6]，腰痛。刺骨无伤髓，髓伤则消泺胻酸，体解㑊然不去矣[7]。

【注释】

[1] 各至其理，无过其道：指针刺应适度，既不能过浅，又不能过深。张介宾注："应浅不浅，应深不深，皆过其道也。"

[2] 不及则生外壅：壅，气血壅滞不通。张介宾注："失于浅则致气于外，故为壅肿而邪反从之。"

[3] 浅深不及，反为大贼：指浅深不当，反而会造成大害。

[4] 动：变动，损伤。

[5] 脾动则七十二日四季之月：吴崑注："脾土寄旺四季，每季之末，各得十八日，共成七十二日。"

[6] 肾动则冬病胀：姚止庵注："人身中之气，本原于命门，肾伤则命门已不能化气，壅遏不行故胀。"

[7] 髓伤则消泺胻酸，体解㑊然不去矣：髓伤则日渐消减枯涸，小腿发酸，身体倦怠无力。

【按语】

本段论述了针刺要领。针刺深浅要根据疾病而定，以恰到病所为宜，既不能太过，也不能不及。过之则内伤深层的组织器官，不及则生外壅而易招致邪气侵入，浅深不得，反为大贼，内动五脏，后生大病。

【原文】

神庭禁可不刺，上关刺不可深（深则令人耳无所闻），缺盆刺不可深（使人逆息），颅息刺不可多出血，左角[1]刺不可久留，人迎刺过深杀人，云门刺不可深（深则使人逆息不能食），脐中禁不可刺，五里禁不可刺，伏兔禁不可刺（本穴云刺入五分），三阳络禁不可刺，复溜刺无多见血，承筋禁不可刺，然谷刺无多见血，乳中禁不可刺，鸠尾禁不可刺。

右刺禁[2]。

头维禁不可灸，承光禁不可灸，脑户禁不可灸，风府禁不可灸，喑门禁不可灸（灸之令人喑）。下关，耳中有干擿抵[3]，禁不可灸。耳门，耳中有脓，禁不可灸。人迎禁不可灸，丝竹空禁不可灸（灸之不幸令人目小或昏），承泣禁不可灸，脊中禁不可灸（灸之使人偻），白环俞禁不可灸，乳中禁不可灸，石门女子禁不可灸，气街禁不可灸（灸之不幸不得息），渊液禁不可灸（灸之不幸生肿蚀），经渠禁不可灸（伤人神），鸠尾禁不可灸，阴市禁不可灸，阳关禁不可灸，天府禁不可灸（使人逆息），伏兔禁不可灸，地五会禁不可灸（使人瘦），瘈脉禁不可灸。

右禁灸[4]。

【注释】

[1] 左角：左额角。

[2] 右刺禁：以上为针刺禁忌穴位。

[3] 擿抵：盯聍。

[4] 右禁灸：以上为禁灸穴位。

【按语】

原文禁刺禁灸内容不见于《内经》，当属《明堂孔穴针灸治要》所载。禁刺穴位共计 15 个，即神庭、上关、缺盆、颅息、人迎、云门、脐中、五里、伏兔、三阳络、复溜、承筋、然谷、乳中、鸠尾。其中有些穴位绝不可刺，如脐中、乳中；有些穴位禁深刺，如上关、缺盆、人迎、云门、五里、鸠尾；有些穴位禁多出血，如颅息、然谷。至于复溜、伏兔，《针灸甲乙经》卷三载均可刺，复溜"刺入三分"，伏兔"刺入五分"。三阳络、承筋、神庭三穴虽然大多数针灸古籍均沿袭《明堂孔穴针灸治要》载禁刺，但若谨慎从事，亦可酌情施针。

禁灸穴位共计 24 个，即头维、承光、脑户、风府、哑门、下关、耳门、人迎、丝竹空、承泣、脊中、白环俞、乳中、石门、气街、渊腋、经渠、鸠尾、阴市、阳关、天府、伏兔、地五会、瘛脉。古代灸法多为化脓灸，面部穴位恐误损美容，临近重要组织器官及大血管者恐误为内伤，个别穴位如女子石门恐引起功能改变。现代之隔物灸、艾条悬灸，可谨慎施用。

【原文】

凡刺之道，必中气穴，无中肉节[1]。中气穴则针游于巷[2]，中肉节则皮肤痛。补泻反则病益笃，中筋则筋缓，邪气不出，与真相薄[3]，乱而不去，反还内著[4]。用针不审，以顺为逆也。

【注释】

[1] 必中气穴，无中肉节：气穴，即腧穴。腧穴为经气输注之处，故又名气穴。肉节，皮肤与肌肉交接处。张介宾注："肉有节界，是谓肉节。"

[2] 中气穴则针游于巷：巷，通路。针刺中腧穴则针感沿经传导，如同人游行于巷道之中。张介宾注："中其气穴则针著脉而经络通，失其气穴则徒伤肉节，则反为痛苦矣。"

[3] 薄：通搏。

[4] 内著：著，着也。留而不去，指针刺不当，邪气反陷于里。

【按语】

本段提出了针刺疗法的两个基本要素：一是针刺必须得气，"必中气穴"——"针游于巷"，使针感沿经传导。《内经》多篇论及"气至"，强调"气至而有效"。二是补泻，应根据病证虚实正确地施行补泻，虚者补之，实者泻之，不能补泻反施，否则病情加重，"补泻反则病益笃"。得气与补泻这两个针刺的基本要素，是针刺的灵魂，是针刺获效的基本保证。

【原文】

凡刺之理，补泻无过其度[1]，病与脉逆者，无刺。形肉已夺，是一夺也；大夺血之后，是二夺也；大夺汗之后，是三夺也；大泄之后，是四夺也；新产及大下血，是五夺也。此皆不可泻也[2]。

【注释】

[1] 补泻无过其度：张介宾注："补之过度，资其邪气；泻之过度，竭其正气。"

[2] 此皆不可泻也：张介宾注："此五夺者，皆元气之大虚者也，若再泻之，必置于殆，不惟用针，用药亦然。"

【按语】

本段提出了五夺皆不可泻的原则。"五夺"不是一般的虚证，而是形肉气血津液之夺，系危殆之脱证，故虽有邪，亦绝不可泻。

【原文】

曰：针能杀生人[1]，不能起死人[2]乎？曰：能杀生人，不能起死人者，是人之所生，受气于谷，谷之所注者，胃也。胃者，水谷气血之海也。海之所行云雨者，天下也；胃之所出气血者，经隧也。经隧者，五脏六腑之大络也，逆而夺之而已矣[3]。迎之五里，中道而止，五至而已，五往（一作注）而脏之气尽矣。故五五二十五而竭其俞矣，此所谓夺其天气[4]。故曰：窥门而刺之者，死于家；入门而刺之者，死于堂[5]。帝曰：请传之后世，以为刺禁。

【注释】

[1] 生人：活人也。

[2] 起死人：使死人复活也。

[3] 是人之所生……逆而夺之而已矣：张介宾注："人受气于谷，谷气自外而入，所以养胃气也。胃气由中而发，所以行谷气也。二者相依，所归则一，故水谷入胃，化气化血，以行于经隧之中，是经隧为五脏六腑之大络也，若迎而夺之，则血气尽而胃气竭矣。"

[4] 迎之五里……此所谓夺其天气：张介宾注："五里，手阳明经穴，此节指手之五里，即经隧之要害。若迎而夺之，则脏气败绝，必至中道而止，且一脏之气大约五至而已。针凡五往以迎之，则一脏之气已尽。若夺至二十五至，则五脏之输气皆竭，乃杀生人，此所谓夺其天真之气也。"五里，手阳明经穴手五里。

[5] 窥门而刺之者……死于堂：此言刺有不当，其死也速。

【按语】

本段论述了刺之不当易杀生人。腧穴禁刺者不宜刺，如手五里若泻至二十五至，则五脏之气皆竭，天真之气劫夺；不当泻者不宜泻，若迎而夺之则血气俱尽而胃气竭矣。

第三节　九针九变十二节五刺五邪

【提要】

主要内容有：

1. 阐述九针的形状、操作方法、适应范围与治疗作用。

2. 论述九变刺、十二节刺、三刺、五刺、五邪刺的理论依据、操作方法、适应范围与治疗作用。

【原文】

黄帝问曰：九针安生？岐伯对曰：九针者，天地之数也。天地之数，始于一，终于九。故一以法天，二以法地，三以法人，四以法四时，五以法五音，六以法六律，七以法七星，八以法八风，九以法九野。

曰：以针应九之数奈何？曰：一者天，天者阳也。五脏之应天者，肺也，肺者，五脏六腑之盖也。皮者，肺之合也，人之阳也，故为之治镵针。镵针者，取法于布（一作巾）针，去末半寸卒兑之[1]，长一寸六分，大其头而兑其末[2]。令无得深入而阳气出，主热在头身。故曰：病在皮肤无常处者，取之镵针于病所。肤白勿取[3]。

二者地，地者土也。人之所以应土者，肉也，故为之治员针。员针者，取法于絮针，筒其身而员其末[4]，其锋如卵[5]，长一寸六分，以泻肉分之气，令不伤肌肉，则邪气得竭[6]。故曰：病在分肉间，取以员针。

【注释】

[1] 去末半寸卒兑之：末，针之尖端；卒，猝然；兑，同锐。此言针身于去尖端半寸处猝然尖锐。

[2] 大其头而兑其末：《灵枢·九针十二原》作"头大末锐"。即顶端大而末端卒锐。

[3] 肤白勿取：张介宾注："用镵针者，主泻阳气也。肤白则无火可知，故不宜刺。"

[4] 筒其针而员其末：筒，竹管，特指粗大的。员，通圆。此言针身粗大针尖圆钝。

[5] 其锋如卵：卵，特指动物的蛋。此言针锋如蛋之圆。

[6] 以泻肉分……邪气得竭：张介宾注："故治员针，必筒其身员其末，针如卵形，以利导于分肉间。盖恐过伤肌肉以竭脾气，故用不在锐，而主治分间之邪气也。"

【原文】

三者人也。人之所以成生者，血脉也，故为之治锃（音兑）针[1]。锃针者，取法于黍粟，大其身而员其末[2]，如黍粟之兑，长三寸五分，令可以按脉勿陷[3]，以致其气，使邪独出[4]。故曰：病在脉，少气，当补之以锃针，针于井荥分俞。

四者时也。时者，四时八正之风。客于经络之中，为痼病者也，故为之治锋针。锋针者，取法于絮针，筒其身而锋其末[5]，其刃三隅，长一寸六分，令可以泻热出血，发泄痼病。故曰：病在五脏固居者，取以锋针，泻于井荥分俞，取以四时也。

五者音也。音者，冬夏之分，分于子午[6]。阴与阳别，寒与热争，两气相薄[7]，合为痈脓者，故为之治铍针。铍针者，取法于剑，令末如剑锋，广二分半，长四寸，可以取大脓出血。故曰：病为大脓血，取以铍针。

【注释】

[1] 锃针：颜师古注：锃与镝同，即箭镞也，此针形似箭镞状，故以是名。

[2] 大其身而员其末：针身粗大，针尖圆钝。

[3] 按脉勿陷：陷，透过皮肤深入经脉，此言锃针按压经脉，而不透过皮肤，深入经脉。

[4] 以致其气，使邪独出：致，招引。此言招引正气，逐除邪气。

[5] 筒其身而锋其末：针身粗大，针尖锋利。

[6] 音者冬夏之分，分于子午：子午位于北南二方，子应冬至，阴尽阳生之时；午应夏至，阳尽阴生之时。故子午为冬夏之分。

[7] 薄：通搏。

【原文】

六者律也。律者，调阴阳四时，合十二经脉，虚邪客于经络而为暴痹者也，故为之治员利针。员利针者，取法于牦针[1]，且员且兑，身中微大，长一寸六分，以取痈肿暴痹。一曰：尖如牦，微大其末，反小其身，令可深纳也。故曰：痹气暴发者，取以员利针。

七者星也。星者，人之七窍[2]。邪之所客于经，舍于络，而为痛痹者也，故为之治毫针。毫针者，取法于毫毛，长一寸六分，令尖如蚊虻喙，静以徐往，微以久留，正气因之，真邪俱往[3]，出针而养[4]，主以治痛痹在络也。故曰：病痹气痛而不去者，取之毫针。

八者风也。风者，人之股肱八节也[5]。八正之虚风伤人，内舍于骨解腰脊节腠之间[6]，为深痹者也，故为之治长针。长针者，取法于綦针，长七寸，其身薄而锋其末[7]，令可以取深邪远痹。故曰：病在中者[8]，取以长针。

【注释】

[1] 牦针：《论文》："牦，牦牛尾也。"此言员利针形如牦牛尾。

[2] 星者，人之七窍：张介宾注："七以法星，而合于人之七窍。举七窍之大者言，则通身空窍皆所主也。"

[3] 静以徐往……真邪俱往：此言进针徐缓，行针轻微，留针宜久，使真气得以畅行，邪气得以疏散。

[4] 出针而养：养，养慎，养护。此言出针后宜护养身体。

[5] 风者，人之股肱八节也：风邪容易侵犯人体两肩、两肘、两髋、两膝八大关节。

[6] 内舍于骨解腰脊节腠之间：解，骨之分解处，即骨关节也。此言虚邪贼风侵犯骨缝腰部背脊各关节腠理之间，形成深邪在里的痹病。

[7] 其身薄而锋其末：针身细长，针尖锋利。

[8] 病在中者：中，内也。此言病在体内的深邪远痹。

【原文】

九者野也。野者，人之节解[1]皮肤之间也。淫邪流溢于身，如风水之状，不能过于机关[2]大节者也，故为之治大针[3]。大针者，取法于锋针（一作铍针），其锋微员，长四寸，以泻机关大气之不能过关节者也。故曰：病水肿不能过关节者，取以大针[4]。

凡刺之要，官针[5]最妙。九针之宜，各有所为，长短大小，各有所施，不得其用，病不能移[6]。疾浅针深，内伤良肉，皮肤为痈，疾深针浅，病气不泻，反为大脓。病小针大，气泻太甚，后必为害。病大针小，大气[7]不泻，亦为后败。夫针之宜，大者大泻，小者不移。以言其过，请言其所施。

【注释】

[1] 节解：原作骨解，与上文长针条义重。《灵枢》《太素》均作节解，据改。

[2] 机关：关节。

[3] 大针：以此针体大，故名之。

[4] 病水肿……取以大针：张介宾注："九以法野，野以应人之周身。凡淫邪流溢于肌体，为风为水，不能过于关节而壅滞为病者，必用大针以利关节之大气，大气通则淫邪行矣。"

[5] 官针：张介宾注："官，法也，公也。制有法，而公于人，故曰官针。"

［6］移：去也，除也。

［7］大气：邪气。

【按语】

本篇主要论述了九针的形状、应用范围与治疗作用。镵针形如箭头，头大末锐，长一寸六分，浅刺皮肤，具有泻阳分邪气、去头身之热的作用。员针身如圆柱，针尖圆钝，长一寸六分，主治分肉之间的病证。锃针针身较大，针尖如黍粟状，圆而微尖，长三寸五分，按压经脉勿陷，具有招引正气、逐除邪气的作用。锋针针身圆柱形，针尖锐利，三面有锋锎，长一寸六分，针刺出血，治疗痈肿、热证、痼疾。铍针形如剑，锋利，长四寸，宽二寸五分，用于切开排脓放血，治疗痈肿成脓、热证。员利针圆而且锐，针头微大，针身反小，长一寸六分，可速刺深纳，治疗痹气暴发。毫针细如毫毛，针尖如蚊虻喙，长一寸六分（或三寸六分），应用范围最广，用治寒热痛痹，具有扶正祛邪之功。长针针身最长（七寸），针锋锐利，用于治疗深邪远痹。大针针尖如挺，其锋微圆，长四寸，用于针刺放水，主治邪气壅滞，关节积水。

《内经》九针经过几千年的临床应用，毫针成了当今针刺的主要工具，运用范围最为广泛，镵针发展为皮肤针，锋针发展为三棱针，长针发展为芒针，铍针发展为小针刀（铍针发展的另一方向是外科手术刀），员利针发展为粗针，锃针等针具依然在临床中运用，制作工艺更加精良。山西的师怀堂先生还在《内经》九针的基础上创制了"新九针"，不仅改进了制作材料和工艺，而且扩大了九针的用途。

【原文】

凡刺有九，以应九变[1]：一曰输刺，输刺者，刺诸经荥俞脏俞也[2]。二曰远道刺，远道刺者，病在上取之下，刺腑腧也[3]。三曰经刺，经刺者，刺大经之结络经分也[4]。四曰络刺，络刺者，刺小络之血脉也。五曰分刺，分刺者，刺分肉之间也。六曰大泻刺，大泻刺者，刺大脓以铍针也。七曰毛刺，毛刺者，刺浮痹[5]于皮肤也。八曰巨刺，巨刺者，左取右，右取左也。九曰焠刺，焠刺者，燔针[6]取痹气也。

【注释】

［1］凡刺有九，以应九变：九变，人体异于常态的九种变化。此言九者，以应于九种病态也。

［2］刺诸经荥俞脏俞也：张介宾注："诸经荥输，凡井荥经合之类皆腧也。脏腧，背间之脏腑俞也。本经输、腧、俞字皆通用。"

［3］刺腑腧也：张介宾注："府腧，谓足太阳膀胱经，足阳明胃经，足少阳胆经。十二经中，惟此三经最远，可以因下取上，故曰远道刺。"

［4］刺大经之结络经分也：马莳注："经刺者，刺大经之结络于经穴之分也。"张介宾注："刺结络者，因其结聚而直取之，所谓解结也。"

［5］浮痹：浅表之痹。

［6］燔针：以火烧针。

【按语】

本段论述了以应九变的九种刺法，具体内容如下：

1. 取穴类刺法　输刺、远道刺、巨刺。

①输刺：刺五输穴与背俞穴。

②远道刺：循经取穴，上病下取，下病上取。

③巨刺：左病取右，右病取左，均刺经穴（有别于缪刺）。

2. 病灶处刺法 经刺、分刺、大泻刺、毛刺。

①经刺：在大经之结聚不通处直取之。

②分刺：在分肉之间刺之。

③大泻刺：在痈脓处以铍针排脓泻邪。

④毛刺：在浅表之痹处浅刺泻邪蠲痹。

3. 放血刺法 络刺。

络刺指在浅表小络之血脉处放血的刺法。放血疗法现代常用于治疗阳证、热证、实证、闭证、痛证，如高热、昏迷刺中冲、少冲、少商、十宣放血；又如坐骨神经痛刺委中、昆仑、阳陵泉、足临泣放血。

4. 火针刺法 焠刺。

焠刺指将针烧红后刺入穴位的刺法，又称火针。火针有温经散寒、活血蠲痹的作用，主要用于痹证、肩周炎、网球肘、慢性结肠炎、腱鞘囊肿等病证的治疗，如肩周炎，火针点刺肩髃、肩髎、阿是穴。

【原文】

凡刺有十二节[1]，以应十二经。一曰偶刺[2]，偶刺者，以手直心若背，直痛所，一刺前，一刺后，以治[3]心痹，刺此者，旁针之也。二曰报刺[4]，报刺者，刺痛无常处，上下行者，直纳无拔针，以左手随病所按之，乃出针复刺之也。三曰恢刺[5]，恢刺者，直刺旁之，举之前后，恢筋急以治筋痹也。四曰齐刺，齐刺者，直入一旁入二，以治寒热气[6]小深者；或曰参刺[7]，参刺者，治痹气小深者也。五曰扬刺[8]，扬刺者，正纳一，傍纳四而浮之，以治寒热之博大者也。六曰直针刺[9]，直针刺者，引皮乃刺之，以治寒气之浅者也。七曰输刺[10]，输刺者，直入直出，稀发针而深之，以治气盛而热者也。八曰短刺[11]，短刺者，刺骨痹，稍摇而深之，致针骨所，以上下摩骨也。九曰浮刺[12]，浮刺者，旁入而浮之，此治肌急而寒者也。十曰阴刺[13]，阴刺者，左右卒刺之，此治寒厥中寒者，取踝后少阴也。十一曰傍针刺[14]，傍针刺者，直刺傍刺各一，此治留痹久居者也。十二曰赞刺[15]，赞刺者，直入直出，数发针而浅之，出血，此治痈肿者也。

【注释】

[1] 节：法度。

[2] 偶刺：张介宾注："偶，两也。前后各一，故曰偶刺。直，当也。以手直心若背，谓前心后心，当其痛所，各用一针治之。然须斜针以刺其旁，恐中心则死也。"

[3] 治：原作刺，据《灵枢》《太素》改。

[4] 报刺：张介宾注："报刺，重刺也。痛无常处，则或上或下，随病所在，即直内其针，留而勿拔，乃以左手按之，再得痛处，乃出前针而复刺也。"

[5] 恢刺：恢，《太素》注："宽也"。张介宾注："筋急者，不刺筋而刺其旁，必数举其针，或前或后以恢其气，则筋痹可舒也。"

［6］寒热气：《灵枢》《太素》均无"热"字。

［7］参刺：《灵枢·官针》作"三刺"。

［8］扬刺：原作"阳刺"，据《灵枢·官针》改。张介宾注："扬，散也。中外共五针而用在浮泛，故能祛散博大之寒气。"

［9］直针刺：张介宾注："直者，直入无避也。引起其皮而刺之，则所用不深，故但治寒气之浅者。"

［10］输刺：原作"腧刺"，据《灵枢》《太素》改。张介宾注："输，委输也，言能输泻其邪，非上文荥输之谓。直入直出，用其锐也。稀发针，留之久也。久而且深，故可以去盛热之气。"

［11］短刺：张介宾注："短者，入之渐也。"短刺是一种缓慢渐进，微摇针身，深至骨处后上下提插以导气至骨的刺法。

［12］浮刺：斜针浅刺，治疗寒袭肌表，肌肉拘急疼痛的刺法。

［13］阴刺：马莳注："十曰阴刺，左右俱取穴以刺之，所以治寒厥也。然中寒厥者，必始于阴经，自下而厥上，故取足踝后少阴经之穴以刺之。名阴刺者，以其刺阴经也。"

［14］傍针刺：原作"旁刺"，《灵枢》《太素》均作"傍针刺"，据改。张介宾注："傍针刺者，一正一傍也。正者刺其经，傍者刺其络，故可以刺久居之留痹。"

［15］赞刺：张志聪注："赞，助也。数发针而浅之出血，助痈肿之外散也。"

【按语】

本段论述了十二种不同刺法，反映了《内经》时代丰富多彩的针刺方法。具体内容如下：

1. 取穴类刺法　包括偶刺、阴刺。

①偶刺：一前一后，阴阳对偶的刺法。如治心痹，前取膻中、巨阙，后取心俞、厥阴俞，斜刺（膻中平刺）。

②阴刺：左右两侧同名穴位相配的刺法。如治下肢寒厥，可同刺左右两侧的足少阴经太溪穴，以治阴寒。

2. 局部多针刺法　包括傍针刺、齐刺、扬刺。

①傍针刺：正中直刺1针，旁边斜刺1针，治疗"留痹久居"的刺法。如某一顽固性痛点，可在其正中直刺1针，旁开五分处朝痛点斜刺1针。

②齐刺：正中直刺1针，旁边朝正中斜刺2针，治疗"痹气小深"的刺法。如梨状肌损伤综合征，在梨状肌痛点中心直刺1针，两旁约1寸处朝正中斜刺各1针，均为三寸长针。

③扬刺：正中直刺1针，在其上下左右朝中心各斜刺或平刺1针，治疗"寒气之博大者"的刺法。本法适用于病气浅而面积大的病证，如神经性皮炎、股外侧皮神经炎、腱鞘囊肿等。

3. 部位刺法　包括皮下刺法：直针刺；浅刺肌肉法：浮刺；刺筋法：恢刺；刺骨法：短刺。

①皮下刺法：直针刺。先捏起穴位处皮肤，然后将针沿皮下刺入，治疗浅表的寒湿痹证。现代据此法发展为皮内针、腕踝针、头针等。

②浅刺肌肉法：浮刺。斜针浅刺，治疗风寒侵袭，肌肉拘急疼痛。如治疗面瘫初起、痹证早期尤为适宜。

③刺筋法：恢刺。从筋肉痉挛处直刺，得气后提至皮下再向另一筋肉痉挛处刺入，行针得

气，并配合患者关节屈伸活动。本法常用于治疗肌腱韧带软组织损伤及痉挛性疾病。

④刺骨法：短刺。缓慢进针，边摇边深入，在近骨处小幅度捻转提插，适用于治疗骨关节疾病，如颈椎病、腰椎间盘突出症等。

4. 其他 包括赞刺、输刺、报刺。

①赞刺：刺入浅而出针快，连续多次浅刺出血，适用于治疗痈肿、丹毒等病证。

②输刺：垂直刺入深层候气，得气后缓慢退针，是从阴引阳、输泻热邪的一种手法，治疗阳热病证。明代的透天凉法便是在本刺法基础上发展起来的。

③报刺：根据患者所报之痛处下针，止痛后另在其他痛处下针，针后复刺，治疗游走性疼痛。

【原文】

脉之所居，深不见者，刺之，微内针而久留之，致其脉空[1]。脉气之浅者勿刺，按绝其脉乃刺之，无令精出，独出其邪气耳[2]。所谓三刺之则谷气出[3]者，先浅刺绝皮，以出阳邪；再刺则阴邪出者，少益深，绝皮致肌肉，未入分肉之间；后刺深之，已入分肉之间，则谷气出矣。故《刺法》曰：始刺浅之，以逐阳邪之气；后刺深之，以致阴邪之气；最后刺极深之，以下谷气[4]。此之谓也（此文解乃后针道终始篇三刺及至谷气之文也）。故用针者，不知年之所加，气之盛衰，虚实之所起，不可以为工矣。

【注释】

[1] 脉之所居……致其脉空：张介宾注："刺深脉者，亦必微内其针，盖恐太过，反伤正气，故但久留而引致之，使其空中之脉气上行也。"

[2] 脉气之浅者……独出其邪气耳：张介宾注："脉浅者最易泄气，故必先按绝其脉而后入针，则精气无所伤，独取其邪矣。"

[3] 三刺之则谷气出："谷气"指正气。"三刺"指刺皮、刺浅层肌肉、刺深层肌肉三种浅深不同的刺法。

[4] 始刺浅之……以下谷气：张介宾注："凡刺之浅深，其法有三：先刺绝皮，取卫中之阳邪也；再刺稍深，取营中之阴邪也；三刺最深，及于分肉之间，则谷气始下。下，言见也。"

【按语】

本段论述了据脉之浅深的不同刺法与刺皮、刺浅层肌肉、刺深层肌肉的三刺法。前者进一步强调针刺前脉诊的重要性，后者则实为明代烧山火、透天凉等分层复式刺法之滥觞。

【原文】

凡刺有五，以应五脏[1]。一曰半刺[2]，半刺者，浅纳而疾发针，无针伤肉，如拔发（一作毛）状，以取皮气，此肺之应也。二曰豹文刺[3]，豹文刺者，左右前后针之，中脉为故[4]，以取经络之血者，此心之应也。三曰关刺[5]，关刺者，直刺左右尽筋上，以取筋痹，慎无出血，此肝之应也。或曰渊刺，又曰岂刺[6]。四曰合谷刺[7]，合谷刺者，左右鸡足，针于分肉之间，以取肌痹，此脾之应也。五曰输刺[8]，输刺者，直入直出，深内之至骨，以取骨痹，此肾之应也。

【注释】

[1] 凡刺有五，以应五脏：五体与五脏相应，此言取皮、脉、筋、肉、骨五体对应肺、心、肝、脾、肾五脏。

[2] 半刺：马莳注："似非全刺，故曰半刺，无深入以伤肉，如拔毛之状，所以只取皮间之气。盖肺为皮之合，故为肺之应也。"

[3] 豹文刺：杨上善注："左右前后针病状若豹文，故曰豹文刺。"

[4] 中脉为故：脉，络脉；故，法也。此言刺中络脉为法。

[5] 关刺：张介宾注："关，关节也；左右，四肢也；尽筋，即关节之处也。慎无出血，血以养筋也。肝主筋，刺筋所以应肝。"

[6] 或曰渊刺，又曰岂刺：此八字原文在"合谷刺"之后，而《灵枢》《太素》均在前文"此肝之应也"之后，据改。

[7] 合谷刺：张介宾注："合谷刺者，言三四攒合，如鸡足也。邪在肉间，其气广大，非合刺不可。脾主肌肉，故取肌痹者，所以应脾。"

[8] 输刺：原作"腧刺"，《灵枢·官针》作"输刺"，据改。

【按语】

本段论述了以应五脏之五刺：半刺浅刺皮肤以应肺，临床上适宜治疗风寒束表之发热、咳嗽等与肺有关的疾病，以及某些皮肤病。豹文刺刺络脉，多点放血，形如豹纹以应心，临床上治疗心火亢盛等热证及丹毒等皮肤病。关刺刺四肢关节经筋附近以应肝，临床上多用于治疗肌腱韧带软组织痉挛等与肝有关的筋病。合谷刺左右鸡足，针分肉之间以应脾，临床上多用于治疗肌肉痿软无力之痿证及某些痹证。输刺深纳至骨以应肾，临床上多用于治疗各类骨与关节疾病。

【原文】

曰：刺有五邪，何谓五邪？曰："病有持痈者，有大者，有小者，有热者，有寒者，是为五邪？"

凡刺痈邪（用铍针）无迎陇[1]，易俗移性[2]不得脓，越道更行去其乡[3]，不安处所乃散亡[4]。诸阴阳遇痈所者，取之其俞泻也[5]。凡刺大邪（用锋针）曰以小[6]，泄夺其有余乃益虚。摽其道[7]，针其邪于肌肉亲[8]，视之无有反其真[9]，刺诸阳分肉之间。凡刺小邪（用员针）曰以大[10]，补其不足乃无害，视其所在迎之界，远近尽至不得外[11]，侵而行之乃自贵[12]（一作费），刺分肉之间。凡刺热邪（用镵针）越而沧[13]，出游不归乃无病[14]，为开道乎辟门户[15]，使邪得出病乃已。凡刺寒邪（用毫针）曰以温[16]，徐往疾去致其神[17]，门户已闭气不分[18]，虚实得调真气存。

【注释】

[1] 无迎陇：杨上善注："陇，大盛也。痈之大盛将有脓，不可迎而泻之也。"

[2] 易俗移性：张介宾注："谓宜从缓调和，如移易俗性，不宜欲速。"

[3] 越道更行去其乡：越过痈处改行其道而为之刺也。

[4] 不安处所乃散亡：张介宾注："不使安留处所，乃自消散也。"以上四句为韵文，下同。

［5］"诸阴阳遇痈所者"二句：张介宾注："诸阴经阳经，但察其过于壅滞者，皆当取腧穴以泻其锐气，是即所谓去其乡也。"

［6］凡刺大邪曰以小：大邪，杨上善注："实邪也。"小，虚衰。此言刺大邪宜用泻法使之虚衰。

［7］摽其道：摽，《灵枢》作"剽"。张介宾注："剽，砭刺也。通病气所由之道也。"

［8］肌肉亲："亲"，原无，据《灵枢》《太素》补。杨上善注："使邪气得去，肌肉相附也。亲，附也。"

［9］视之无有反其真：无有，邪气消散。"反其真"，原作"乃自直道"，据《灵枢》《太素》改。此言视邪气消散，真气恢复后止针。

［10］凡刺小邪曰以大：张介宾注："小邪，虚邪也。"此指正气之虚。曰以大者，使之实也。上文以锋针为小，以"泄夺有余"；此以员针为大，以揩摩分肉之间。

［11］"视其所在迎之界"二句：杨上善注："界，畔际也。视虚实畔际，量真气远近，须引至虚中令实，不得外向不至也。"

［12］侵而行之乃自贵：贵，《灵枢》《太素》均作"费"。杨上善注："侵，过也。补须实，知即止，补过即损正气。费，损也。"

［13］越而沧：越，发越；沧，寒凉。把热邪发越于外，使机体由热转凉。此指用镵针浅刺泄热。

［14］出游不归乃无病：张介宾注："出游，行散也。归，还也。凡刺热邪者，贵于速散，散而不复，乃无病矣。"

［15］为开道乎辟门户：张介宾注："开通壅滞，辟其门户，以热邪之宜泻也。"

［16］温：张介宾注："温者，温其正气也。"

［17］徐往疾去致其神：杨上善注："徐往而入，得温气也。去，疾而出针，以致神气为意也。"《灵枢·小针解》曰："徐而疾则实者，言徐内而疾出也。"

［18］分：分散。

【按语】

本段原文出自《灵枢·刺节真邪论》。《灵枢·刺节真邪论》原文"刺五邪之方"有"痈热消灭，肿聚散亡，寒痹宜温，小者益阳，大者必去"的论述，可谓刺五邪之大法。

第二节论述了九针、九刺、十二刺、三刺、五刺、五邪刺等内容，每一种刺法的具体内容与特点可参阅相关段落之按语。以上多种刺法，反映出《内经》时代对刺法的应用与研究已达到了一个相当高的水平。当时针刺疗法是治疗疾病的主要方法，时隔几千年的现代针灸人还常常从《内经》刺法中汲取营养，或运用《内经》刺法治疗临床疑难病证，或对《内经》刺法进行科学研究。认真学习、深入发掘、系统整理与研究《内经》刺法，是当今针灸工作者义不容辞的责任。

第四节 缪 刺

【提要】

主要内容有：

1. 论述缪刺理论与应用。

2. 巨刺与缪刺的区别。

【原文】

黄帝问曰：何谓缪刺[1]？岐伯对曰：夫邪之客于形也，必先舍于皮毛，留而不去，入舍于孙脉[2]，留而不去，入舍于络脉，留而不去，入舍于经脉，内连五脏，散于肠胃，阴阳俱感[3]，五脏乃伤。此乃邪之从皮毛而入，极于五脏之次也[4]，如此则治其经[5]焉。

今邪客于皮毛，入舍于孙脉，留而不去，闭塞不通，不得入经，溢于大络[6]，而生奇病[7]焉。夫邪客大络者，左注右，右注左，上下左右与经相干[8]，而布于四末。其气无常处，不及[9]于经俞，名曰缪刺。

曰：以左取右，以右取左，其与巨刺[10]何以别之？曰：邪客于经也，左盛则右病，右盛则左病，病易且移者[11]，左痛未已而右脉先病，如此者必巨刺之，必中其经，非络脉也；故络病者，其痛与经脉缪处[12]，故曰缪刺（巨刺者刺其经，缪刺者刺其络）。

【注释】

[1] 缪刺：《素问识》注："盖左病刺右，右病刺左，交错其处，故曰缪刺。"

[2] 留而不去，入舍于孙脉：原本无，据《素问·缪刺论》补。

[3] 阴阳俱感：阴经与阳经均可受邪。

[4] 此乃……五脏之次也：极，至也，达到。次，次序，层次。此言邪气从皮毛而入，逐渐深入，最后侵犯五脏的次序。

[5] 治其经：治其经之正治法。张介宾注："治经者，十二经穴之正刺也，尚非缪刺之谓。"

[6] 大络：十五络脉。

[7] 奇病：张志聪注："奇病者，谓病气在左而证见于右，病气在右而证见于左。盖大络乃经脉之别，阳走阴而阴走阳者也。"

[8] 干：干预，干涉，冒犯。

[9] 及：《素问·缪刺论》作"入"。

[10] 巨刺：杨上善注："以刺左右大经，故曰巨刺。巨，大也。"

[11] 病易且移者：《素问·缪刺论》作"亦有移易者"。移易为同义复词，有改变之意。

[12] 其痛与经脉缪处：高世栻注："缪处，异处也。谓经脉之痛，深而在里，络脉之痛，支而横居。"

【原文】

曰：缪刺取之如何？曰：邪客于足少阴之络，令人卒心痛，暴胀，胸胁支满[1]。无积者，刺然骨之前[2]出血，如食顷[3]而已，左取右，右取左。病新发者，五日已。

邪客于手少阳[4]之络，令人喉痹舌卷，口干心烦，臂外廉痛，手不及头，刺手小指[5]、次指爪甲上去端如韭叶[6]各[7]一痏（音悔）[8]，壮者立已，老者有顷[9]已，左取右，右取左。此新病，数日已。

邪客于足厥阴之络，令人卒疝暴痛，刺足大指爪甲上与肉交者[10]各一痏，男子立已，女子有顷已，左取右，右取左。

【注释】

[1] 令人卒心痛……胸胁支满：杨上善注："足少阴……支者，从肝出络心，注胸中，故卒心痛也，从肾而上，故暴胀也，注于胸中，胸胁支满也。"

[2] 然骨之前：骨，原作"谷"，据《素问·缪刺论》改。然骨指足内踝下大骨，刺此大骨之前络脉也。

[3] 食顷：一顿饭的时间。

[4] 手少阳：原作"手少阴"，据《素问》《太素》改。

[5] 手小指：原作"手中指"，据《素问》《太素》改。

[6] 手小指、次指爪甲上去端如韭叶：玉冰注："谓关冲穴，少阳之井也。"

[7] 各：每个，各自。

[8] 痏：张介宾注："刺瘢也。"

[9] 有顷：不久。

[10] 足大指爪甲上与肉交者：王冰注："谓大敦穴。"

【原文】

邪客于足太阳之络，令人头项痛，肩痛，刺足小指爪甲上与肉交者[1]各一痏，立已。不已，刺外踝下[2]三痏[3]，左取右，右取左，如食顷已。

邪客于手阳明之络，令人气满胸中，喘急而支胠胸中热[4]，刺手大指次指爪甲上去端如韭叶[5]各一痏，左取右，右取左，如食顷已。

邪客于臂掌之间，不得屈，刺其踝后[6]，先以指按之，痛乃刺之，以月生死为数。月生一日一痏，二日二痏，十五日十五痏，十六日十四痏[7]。

【注释】

[1] 足小指爪甲上与肉交者：王冰注："谓至阴穴，太阳之井也。"

[2] 外踝下：原作"外踝上"，据《素问·缪刺论》改。张介宾注："外踝下足太阳之郄，金门穴也。"

[3] 三痏：张介宾注："三痏，三刺也。一日一刺，得效乃已。"

[4] 令人气满胸中……胸中热：张介宾注："手阳明之脉，下入缺盆，络肺下膈，其支者从缺盆上颈，故为此病"。胠，《外台秘要》作"胁"。

[5] 手大指次指爪甲上去端如韭叶：王冰注："谓商阳穴，手阳明之井也。"

[6] 邪客于……刺其踝后：张介宾注："邪客于臂掌之间，手厥阴经脉也。踝后者，以两

踝言，踝中之后，则内关也。内关为手厥阴之络，故当取之。"

[7] 月生一日一痏……十四痏：张介宾注："月之死生，随日盈缩以为数也。故自初一至十五，月日以盈，为之生数，当日增一痏，一痏即一刺也，至十五日，渐增至十五痏矣，自十六日至三十日，月日以缩，为之死数，当日减一刺，故十六日止十四痏，减至月终，惟一刺矣。盖每日一刺，以朔望为进止也。"

【原文】

邪客于足阳跷之脉，令人目痛从内眦始，刺外踝之下半寸所[1]各二痏，左取右，右取左，如行十里顷而已。人有所堕坠，恶血留于内，腹中胀满，不得前后[2]，先饮利药[3]，此上伤厥阴之脉，下伤少阴之络[4]，刺足内踝之下，然骨之前血脉出血[5]，刺跗上动脉[6]。不已，刺三毛[7]上各一痏，见血立已，左取右，右取左。善惊善悲不乐，刺如右方[8]。

【注释】

[1] 外踝之下半寸所：王冰注："谓申脉穴，阳跷之所生也。"

[2] 不得前后：杨上善注："不得大小便。"

[3] 利药：杨上善注："可饮破血之药，利而出之。"

[4] "此上伤厥阴之脉"二句：张介宾注："凡堕坠者，必病在筋骨，故上伤厥阴之脉，肝主筋也，下伤少阴之络，肾主骨也。"

[5] "刺足内踝之下"二句：王冰注："此少阴之络也。"

[6] 刺跗上动脉：张介宾注："足厥阴之腧，太冲穴也。"

[7] 三毛：王冰注："谓大敦穴，厥阴之井也。"

[8] "善惊善悲不乐"二句：吴崑注："厥阴之脉，连于肝则惊；少阴之脉，逆于膻中则不乐。故刺法相伴也。"

【原文】

邪客于手阳明之络，令人耳聋[1]，时不闻音，刺手大指次指爪甲上去端如韭叶[2]各一痏，立闻。不已，刺中指爪甲上与肉交者[3]，立闻。其不时闻者[4]，不可刺也。耳中生风[5]者，亦刺之如此数，右取左，左取右。

凡痹行往来无常处者，在分肉间，痛而刺之[6]，以月生死为数。用针者，随气盛衰，以为痏数，针过其日数则脱气，不及其日数则气不泻[7]，左刺右，右刺左，病如故[8]，复刺之如法。以月死生为数，月生一日一痏，二日二痏，渐多之；十五日十五痏，十六日十四痏，渐少之。

【注释】

[1] 耳聋：张介宾注："手阳明之别者入耳，故为耳聋。"

[2] 手大指次指爪甲上去端如韭叶：张介宾注："手阳明之井，商阳穴也。"

[3] 中指甲上与肉交者：张介宾注："手厥阴之井，中冲穴也。以心主之脉出耳后，合少阳完骨之下，故宜取之。"

[4] 其不时闻者：张介宾注："时或有闻者，尚为可治；其不闻者，络气已绝，刺亦无益，故不可刺也。"

[5] 耳中生风：张志聪注："耳鸣之如风生也。"

[6] 在分肉间，痛而刺之：张介宾注："在分肉间，痛而刺之，谓随痛所在，求其络而缪刺之也。"

[7] 用针者……则气不泻：高世栻注："盖月方生则气盛，月将死则气衰。用针者，随人气之盛衰，以为痏数，气衰则针宜少，针过其日数，则虚脱其气；气盛则针宜多，针不及日数，则邪气不泻。"

[8] 病如故：《素问》《太素》均作"病已，止，不已。"

【原文】

邪客于足阳明之络（《素问》作经，王冰云：以其脉左右交于面部，故举经脉之病，以明缪刺之类），令人鼽衄，上齿寒[1]。刺足中指（《素问》注云：刺大指次指）爪甲上与肉交者[2]，各一痏，左取右，右取左。

邪客于足少阳之络，令人胁痛不得息，咳而汗出，刺足小指（《素》有次指二字）爪甲上与肉交者[3]各一痏，不得息立已，汗出立止，咳者温衣饮食[4]，一日已。左刺右，右刺左，病立已。不已，复刺如法。

邪客于足少阴之络，令人咽痛，不可纳食，无故善怒，气上走贲上[5]，刺足下中央之络[6]各三痏，凡六刺，立已，左刺右，右刺左。

【注释】

[1] 令人鼽衄，上齿寒：张介宾注："足阳明之脉，起于鼻之交頞中，下循鼻外入上齿，故络病如此。"

[2] 刺足中指爪甲上与肉交者：张介宾注："中指次指，皆足阳明所出之经，即厉兑穴也。"

[3] 刺足小指次指爪甲上与肉交者：王冰注："谓窍阴穴，少阳之井也。""次指"二字，原文无，据《素问·缪刺论》补。

[4] 温衣饮食：张介宾注："温衣饮食，言饮食俱宜暖也。"

[5] 令人咽痛……气上走贲上：张介宾注："足少阴之脉循喉咙，故嗌痛不可纳食。其别者并经上走于心包，故善怒而气上走于贲门之上。"

[6] 刺足下中央之络：络，《素问·缪刺论》作"脉"。杨上善注："足下中央有涌泉穴，少阴脉也。"

【原文】

邪客于足太阴之络，令人腰痛，引少腹控䏚，不可以仰息[1]。刺其腰尻之解，两胛之上，是腰俞[2]，以月死生为痏数，发针立已，左刺右，右刺左。

邪客于足太阳之络，令人拘挛背急，引胁而痛，内引心而痛[3]，刺之从项始数脊椎侠脊，疾按之应手而痛，刺入旁三痏[4]，立已。

邪客于足少阳之络，令人留于枢中[5]痛，髀不可举（一作髀不可举），刺枢中以毫针，寒则留针，以月生死为痏数，立已。

【注释】

[1] 邪客于……不可以仰息：胁，王冰注："谓季胁之下空软处也"。杨上善注："足太阴公孙之络……贯腰入少腹过胁，所以腰痛引少腹控胁也"。

[2] 腰尻之解……是腰俞：张介宾注："腰尻骨解两胂之上者，督脉腰俞之旁也……腰俞止一穴居中，本无左右，此言左取右，右取左者，必腰俞左右，即足太阳之下髎穴也。"

[3] 内引心而痛：《素问·缪刺论》无，疑为衍文。

[4] 从项始数脊椎……刺入旁三痏：张介宾注："此刺不拘俞穴，但自项大椎为始，从下数其脊椎，或开一寸半，或开三寸，侠脊处疾按之，应手而痛，即刺处也，脊之两傍各刺三痏，病当自已。"

[5] 枢中：张介宾注："枢中，髀枢也，足少阳脉所由行者……髀枢中，足少阳环跳穴也。"

【原文】

诸经刺之，所过者不病，则缪刺之[1]。耳聋，刺手阳明；不已，刺其过脉出耳前者[2]。齿龋，刺手阳明，立已；不已，刺其脉入齿中者，立已[3]。

邪客于五脏之间，其病也，脉引而痛，时来时止，视其病脉，缪刺之于手足爪甲上[4]，视其脉，出其血[5]，间日一刺，一刺不已，五刺已。

缪传引上齿，齿唇寒（《素》多一痛字），视其手背脉血者去之[6]，刺足阳明中指爪甲上[7]一痏，手大指次指爪甲上各一痏，立已，左取右，右取左。

嗌中肿[8]，不能纳唾，时不能出唾者，缪刺然骨之前出血，立已，左取右，右取左。

【注释】

[1] 所过者不病，则缪刺之：王冰注："经不病则邪在络，故缪刺之。若经所过有病，则是经病，不当缪刺矣。"

[2] 耳聋……刺其过脉出耳前者：张介宾注："此复言手阳明之耳聋，当刺商阳如前也。刺其通脉出耳前者，手阳明脉，正当足少阳听会之分也。"

[3] 齿龋……立已：杨上善注："刺手阳明输三间等穴。不已，刺手阳明兑端穴。"王冰注："据《甲乙流注图经》，手阳明脉中商阳、二间、三间、合谷、阳溪、偏历、温溜七穴并主齿痛。"

[4] 邪客于……手足爪甲上：张介宾注："邪客于五脏之间，必各引其经而痛，但视病处，各取其井而缪刺之。"

[5] 视其脉，出其血：张介宾注："有血络者，当刺去其血亦如数。"

[6] 缪传引上齿……去之：张介宾注："缪传者，病在下齿而引及上齿也。上齿属足阳明，下齿属手阳明。今上下引痛者，当视手阳明之络，有血者先去之。"

[7] 足阳明中指爪甲上：王冰注："谓第二指厉兑穴也。"

[8] 嗌中肿：自"嗌中肿"到"右取左"二十九字，《素问》王冰注原在"邪客足少阴络之下"，据张灿玾、徐国仟主编的《针灸甲乙经校注》移至此。

NOTE

【原文】

邪客于手足少阴、太阴（一作阳），足阳明之络，此五络者，皆会于耳中，上络左角[1]，五络俱竭，令人身脉皆动，而形无知[2]也，其状若尸，或曰尸厥，刺足大指内侧爪甲上去端如韭叶，后刺足心，后刺足中指爪甲上各一痏，后刺手大指内侧爪甲去端如韭叶（《素问》又云后刺手心主者，非也），后刺手少阴兑骨之端[3]各一痏，立已。不已，以竹筒吹其两耳中，剔其左角之发方寸燔治[4]，饮以美酒一杯，不能饮者，灌之立已。

【注释】

[1] 此五络者……上络左角：杨上善注："此五经脉，手少阴……孙络至耳中；足少阴……皮部络入耳也；手太阴正别从喉咙亦孙络入耳中；足太阴……亦皮部络入耳中；足阳明经上耳前，过客主人前，亦皮部络入耳中。此之五络，入于耳中相会通，已上络于左角，左角阳也。"

[2] 身脉皆动，而形无知：《千金要方》《资生经》均作"脉动如故，其形无所知。"

[3] 刺足大指……兑骨之端：据王冰注，分别刺隐白、涌泉、厉兑、少商、神门五穴。

[4] 燔治：丹波元简注："燔治，《金匮》作'烧末'。"

【原文】

凡刺之数[1]，先视其经脉，切而循之，审其虚实而调之。不调者，经刺之[2]；有痛而经不病者，缪刺之。因[3]视其皮部有血络者，尽取之，此缪刺之数也。

【注释】

[1] 数：法则。

[2] 不调者，经刺之：张介宾注："调者，如汤液导引之类皆是也。调之而不调，然后刺其经脉，是谓经刺，亦曰巨刺。"

[3] 因：原作"目"，据《素问》《太素》改。

【按语】

本段论述了缪刺的意义、病因病位、原理、适应病证、施术部位、刺法特点及与巨刺的区别等。

缪刺为"左病刺右，右病刺左，交错其处"而刺，是针对邪客于络的刺法，其原理"盖大络乃经脉之别，阳走阴而阴走阳（左走右而右走左）"，适用于邪客于络的外伤瘀血疼痛、痹证等病证。施术部位大多为四肢末端井穴、络穴，或络脉分布处的穴位（然谷、金门等），或皮部血络处，刺法特点以刺络放血为主。缪刺与巨刺虽均为左刺右、右刺左，但巨刺针对邪客于经，疼痛部位较深，"经脉之痛，深而在里"；通过经脉切循、九候诊察可知经脉有病，可采用左右互刺经穴治疗。缪刺是针对邪客于络，疼痛部位较浅，"络脉之痛，支而横居"；通过经脉切循，九候诊察，虽"身形有痛，九候莫病，则缪刺之"（《素问·调经论》）。

现代临床上常用缪刺法治疗偏头痛、三叉神经痛、面肌痉挛、面神经瘫痪、肩周炎、肩手综合征、急性腰扭伤、臀上皮神经损伤等病证。

第五节 针 道

【提要】

主要内容有:

1. 论述针刺治疗原则、针刺补泻的操作要领。

2. 指出针刺守神守机、针刺得气、针刺禁忌等问题。

【原文】

夫[1]针之要,易陈而难入[2]。粗守形,工守神[3]。神乎神,客在门[4]。未睹其病,恶知其源?刺之微,在速迟[5]。粗守关,工守机[6]。机之不动,不离其空[7]。空中之机,清静以微[8]。其来不可逢,其往不可追[9]。知机道者,不可挂以发[10]。不知机者,叩之不发[11]。知其往来,要与之期[12]。粗之暗乎,妙哉!工独有之也。往者为逆,来者为顺[13],明知逆顺,正行无问,迎而夺之,恶得无虚?追而济之,恶得无实[14]?迎而随之,以意和之[15],针道毕矣。

【注释】

[1] 夫:《灵枢·九针十二原》作"小"。丹波元简注:"微针小针,盖九针中之毫针。"

[2] 易陈而难入:张介宾注:"易陈者,常法易言也;难入者,精微难及也。"

[3] 粗守形,工守神:工,《灵枢·九针十二原》作"上"。粗,粗工,指技术低劣的医生;上,上工,指技术高明的医生。张志聪注:"粗守形者,守皮脉筋肉骨之刺;上守神者,守血气之虚实而行补泻也。"

[4] 神乎神,客在门:张介宾注:"神,正气也;客,邪气也。神乎神,言正气盛衰,当辨于疑似也;客在门,言邪之往来,当识其出入也。"

[5] 刺之微,在速迟:针刺的奥妙在于快慢。进针、出针的快慢不同,有徐疾补泻法;行针时捻转、提插的快慢不同,有捻转补泻法、提插补泻法。

[6] 粗守关,工守机:工,《灵枢·九针十二原》作"上"。机,以弓弩之机喻守气之机。张介宾注:"粗守关,守四肢之关节也;上守机,察气至之动静也。"

[7] 空:同孔,此指腧穴。

[8] 清静以微:经气活动变化是微妙而不易觉察的。

[9] 其来不可逢,其往不可追:马莳注:"如气盛则不可补,故其来不可逢也;如气虚则不可泻,故其往不可追也。"

[10] 不可挂以发:挂,差也。不可有毫发之差,应及时行针补泻。

[11] 叩之不发:如箭在弦,当发射而不发,指不能掌握行针补泻时机。

[12] 要与之期:要,通约。《灵枢·小针解》:"要与之期者,知气之可取之时也。"

[13] 往者为逆,来者为顺:张介宾注:"往,气之去也,故为之逆;来,气之至也,故为之顺。"

[14] 迎而夺之……恶得无实:虚,邪气衰减;实,正气充实。张介宾注:"逆其气至而

夺之，泻其实也，恶得无虚？随其气去而济之，补其虚也，恶得无实？"

[15] 以意和之：医者意也，此言辨证施针。

【按语】

原文出自《灵枢·九针十二原》，论述针刺操作的要领：一是"守神"，指出医生不能拘泥于形迹，徒守刺法，而应当根据患者气血盛衰酌情补泻。二是"守机"，即全神贯注，掌握气至的时机，根据正邪盛衰情况及时行针补泻。最后强调"迎之随之，以意和之"，辨证施针，这便是针道的精髓所在。

【原文】

凡用针者，虚则实之，满则泄之，菀陈则除之[1]，邪胜则虚之。《大要》[2]曰：徐而疾则实，疾而徐则虚[3]。言其实与虚，若有若无[4]，察后与先，若存若亡[5]，为虚与实，若得若失[6]。虚实之妙，九针最妙，补泻之时，以针为之。泻曰迎之，迎之意，必持而纳之，放而出之，排阳出针，疾气得泄[7]，按而引针，是谓内温[8]，血不得散，气不得出。补曰随之，随之意，若忘之[9]，若行若按，如蚊虻止，如留如环[10]，去如绝弦[11]，令左属右，其气故止[12]，外门已闭，中气乃实，必无留血，急取诛之。

【注释】

[1] 菀陈则除之：菀，《灵枢》《太素》均作"宛"，通郁。陈，陈积，长久。菀陈，在此指瘀血。《灵枢·小针解》："宛陈则除之者，去血脉也。"言刺络放血以涤除瘀血。

[2] 《大要》：古医经名。

[3] 徐而疾则实，疾而徐则虚：徐，慢；疾，快；实，用补法使正气充实；虚，用泻法使邪气衰减。《灵枢·小针解》云："徐而疾则实者，言徐内而疾出也；疾而徐则虚者，言疾内而徐出也。"《素问·针解》云："徐而疾则实者，徐出针而疾按之；疾而徐则虚者，疾出针而徐按之。"

[4] 言其实与虚，若有若无：《灵枢·小针解》云："言实者有气，虚者无气也"。

[5] 察后与先，若存若亡：诊察疾病的先后，使虚证用补法若有所存得，实证用泻法若有所亡失。

[6] 为虚与实，若得若失：虚证用补法若有所得，实证用泻法若有所失。

[7] 泻曰迎之……疾气得泄：迎之，迎之意：《灵枢·九针十二原》无，本文与后文"随之，随之意"为对文而补。疾，《灵枢·九针十二原》作"邪"。泻法要持针快速刺入，得气后慢慢出针，摇大针孔，排开表阳，使邪气有其出路，随针外泄。

[8] 按而引针，是谓内温：引针，即出针。温，当读"蕴"。泻法出针若按闭针孔，邪气就会蕴积体内而不得外泄。

[9] 补曰随之……若忘之：忘，若无其事，此言刺法轻巧。补法又称随法，宜手法轻柔。

[10] 环：《灵枢·九针十二原》作"还"。

[11] 去如绝弦：补法出针迅速，如箭离弓弦。张介宾注："轻且捷也，故无损而能补。"

[12] 令左属右，其气故止：右手出针，左手按闭针孔，使经气留止。

【按语】

本段提出了针刺补泻原则和补泻操作要领。针刺补泻原则为虚则补之，实则泻之，宛陈则除之。补法大要为"徐而疾则实",补法操作还要注意四点:①"若忘之":言手法轻巧。②"按":言补法以下插向内用力为主。③"出如绝弦":出针快。④"外门已闭":出针后扪闭针孔。泻法大要为"疾而徐则虚",泻法操作宜"放"忌"按"。"放"指摇大针孔,既可排开表阳,出针不伤卫阳之气;又可尽量泻除邪气。"按而引针,是谓内温",泻法若"按",容易留邪。

关于"徐而疾则实,疾而徐则虚",《灵枢·小针解》从进针、出针的快慢区分补泻,即"徐内而疾出"(慢进针、快出针)为补法;"疾内而徐出"(快进针、慢出针)为泻法。《灵枢·小针解》对徐疾补泻的诠释成为关于徐疾补泻的经典诠释而被后世医家广泛遵循。《素问·针解》又从出针、按孔的快慢区分补泻,即"徐出针而疾按之"(慢出针,快按孔)为补法,"疾出针而徐按之"(快出针,慢按孔)为泻法。二者针对徐疾所指的"内涵"不同,而演绎出两种不同的徐疾补泻,长期以来被认为《内经》是多个医家所著,其观点见解不同。明代针灸学家杨继洲则对徐疾"两解"做出二者不矛盾的诠释。他说:"盖徐疾二字,一解作缓急之义,一解作久速之义。""缓急"指进、出针速度的快慢,与《灵枢·小针解》之说相合;"久速"指针在体内存留时间的长短,与《素问·针解》之说相合,"徐出针而疾按之"为补法,言补法留针时间长,"疾出针而徐按之"为泻法,言泻法留针时间短。

【原文】

持针之道,坚者为实[1](《素问》作宝),正指直刺[2],无针左右,神在秋毫[3],属[4]意病者,审视血脉,刺之无殆[5]。方刺之时,必在悬阳[6],及与两衡[7](一作冲),神属勿去,知病存亡。取血脉者,在俞横居[8],视之独满,切之独坚[9]。

【注释】

[1] 坚者为实:张介宾注:"坚而有力,则直达病所。"

[2] 正指直刺:手指持针端正,准确刺入。

[3] 神在秋毫:秋毫指鸟类秋天的羽毛,喻细微事物。指医生必须聚精会神,明察细微的变化。

[4] 属:专注,倾注,聚集。

[5] 殆:危险。

[6] 悬阳:刘衡如注:"目为悬阳。"

[7] 两衡:衡,指眉上部位。

[8] 取血脉者,在俞横居:血脉,此指血络。俞,腧也。言血络横布在腧穴周围。

[9] 视之独满,切之独坚:满,《灵枢·九针十二原》作"澄"。言血络横居,视之颜色分明,按之坚硬。

【按语】

本段提出了针刺过程中对医生的基本要求。①持针坚定有力:"持针之道,坚者为实"。②进针准确刺入:"正指直刺,无针左右"。③进针时要避开血管下针:"审视血脉,刺之无殆"。④注意治神:全神贯注,密切观察。观察两目眉间的神情变化,可以了解病情变化、气至情况、有无晕针,"方刺之时,必在悬阳,及与两衡,神属勿去,知病存亡"。观察血脉情况,有无血络瘀阻,"取血脉者,在俞横居,视之独满,切之独坚"。

【原文】

夫气之在脉也，邪气在上[1]，浊气在中[2]，清气在下[3]。故针陷脉则邪气出[4]，针中脉则浊气出[5]，针太深则邪反沉[6]，病益甚。故曰：皮肉筋脉，各有所处，病各有所舍，针各有所宜，各不同形，各以任其所宜。无实实虚虚，损不足，益有余，是为重病，病益甚。取五脉者死[7]，取三脉者恇[8]，夺阴者厥[9]，夺阳者狂[10]，针害[11]毕也。

【注释】

[1] 邪气在上：马莳注："邪气之中人也高，凡风寒暑雨之邪由上感之，故曰邪气在上也。"

[2] 浊气在中：《灵枢·小针解》曰："浊气在中者，言水谷皆入于胃，其精气上注于肺，浊溜于肠胃，言寒温不通，饮食不节，而病生于肠胃，故命曰浊气在中也。"

[3] 清气在下：马莳注："清湿之地气，中人也必从足始，故曰清气在下也。"

[4] 针陷脉则邪气出：《灵枢·小针解》曰："针陷脉则邪气出者，取之上。"张志聪注："陷脉，额颅之脉，显陷于骨中，故针陷脉则阳之表邪去矣。"此言针上部额颅附近的穴位（如风池、风府、阳白之类），可以祛风寒之表邪。

[5] 针中脉则浊气出：《灵枢·小针解》曰："针中脉则邪气出者，取之阳明合也。"张介宾注："阳明合穴，足三里在也，刺之可以清肠胃，故能取浊气之在中者。"

[6] 针太深则邪反沉：《灵枢·小针解》曰："言浮浅之病，不欲深刺也，深则邪气从之入，故曰反沉也。"

[7] 取五脉者死：张志聪曰："五脉，五脏诸阴之脉也，为中气不足，则血脉之生原已虚，再泻其诸阴之脉，是虚于中而脱于外也。"

[8] 取三脉者恇：马莳注："手足各有三阳，若尽泻三阳之气，则病人恇然而形体难复，故曰取三脉者恇。"

[9] 夺阴者厥：《灵枢·九针十二原》作"夺阴者死"。夺阴，消竭五脏阴气。

[10] 夺阳者狂：泻三阳经太过而耗伤阳气，易造成虚阳外越而狂。

[11] 针害：针刺后的不良后果。

【按语】

本段论述了三气刺法、注意事项、误刺后的不良后果。风寒之"邪气"由上感之，宜刺上部额颅附近的穴位如风池、风府之类，祛风寒之表邪。因饮食不节，病生于肠胃之"浊气"位居中部，宜刺阳明合穴足三里清理肠胃，祛在中之浊气。清湿之地气中人下部足胫，可取下部腧穴如三阴交之类祛足胫之湿气。由于风寒诸侵犯上部之邪气，较为浮浅，故不能深刺，深刺反而会使邪气由浅入深而沉结于里。若泻五脏诸阴之脉太过，易使本已虚的阴脉更虚，造成五脏阴气衰竭而亡。若泻三阳经太过，易耗损阳气，造成虚阳外越而狂。

【原文】

知其所苦[1]，膈有上下，知其气之所在[2]。先得其道，布而涿之（《太素》作希而疏之），稍深而留之，故能徐入之[3]。

大热在上者，推而下之[4]。从下上者，引而去之[5]。视前痛者，常先取之[6]。大寒在外，留而补之；入于中者，从合泻之[7]。针所不为，灸之所宜[8]。上气不足，推而扬之；下气不足，积而从之[9]。阴阳皆虚，火自当之[10]。厥而寒甚，骨廉陷下，寒过于膝，下陵三里，阴络所过，得之留止，寒入于中，推而行之[11]。经陷下者，即火当之。结络坚紧，火之所治，不知其苦，两跻之下，男阳女阴，良工所禁[12]，针论毕矣。

【注释】

[1] 知其所苦：本句与上下文义似不相属，其前当有脱文。《灵枢·官能》中此前约有300字。

[2] 膈有上下，知其气之所在：马莳注："膈在上下，心肺居于膈上，脾居中州，肝肾居于膈下。必知其病气之所在，先得经脉之道，然后可以用针。"

[3] 先得其道……故能徐入之："布而涿之"，《灵枢》《太素》均作"稀而疏之"。"故能徐入之"，律诸句式，当作"徐而入之"。马莳注："稀者针之少也，疏者针之阔也，深者深入其针也，留者久留其针也。"

[4] 大热在上者，推而下之：马莳注："大热在上，则当推针而使之下，所谓高者抑之也。"

[5] 从下上者，引而去之：马莳注："热从下而上，则当引针而去其邪。"张介宾注："引而去之，泄于下也。"

[6] 视前痛者，常先取之：马莳注："视先痛者，常先取穴以刺之，所谓凡病必先治其本也"。前痛乃先病为本，故先取穴治本。

[7] 大寒在外……从合泻之：马莳注："大寒在外，则留其针以补之。大寒入中，则从合穴以泻之。"

[8] 针所不为，灸之所宜：杨上善注："脉之陷下，是灸所宜，不可针也。"

[9] 上气不足……积而从之：张介宾注："推而扬之，引致其气以补上也；积而从之，留针随气以实下也。"

[10] 阴阳皆虚，火自当之：马莳注："若阴阳皆虚，而针所难用，则用火以灸之。"

[11] 厥而寒甚……推而行之：马莳注："厥而寒甚，或骨廉下陷，或寒过于膝，则取下陵三里以补之。又有阴络所过，为寒留止，或寒入于中，则必推其针而行以散之。"张介宾注："若厥而寒甚，阳气大虚，当灸下陵，即阳明经三里穴也。"

[12] 结络坚紧……良工所禁：男子以阳跻为经，阴跻为络；女子以阴跻为经，阳跻为络。结络坚紧而以火治之者，男子必取阴跻，女子必取阳跻，若误治之，是病在络，而反取其经，是为良工所禁。

【按语】

本段提出了一些重要的针刺治则与治法。①"视前痛者，常先取之"：先病为本，后病为标，针刺应先刺前痛者治其本。②"针所不为，灸之所宜"：强调针与灸各有其适应证，某些病证如虚寒病证、阳脱脉陷证不宜针刺，宜用灸法治疗。③"上气不足，推而扬之；下气不足，积而从之"：上气不足时，应从下导气于上以补之；下气不足，应留针积聚真气而充实之。④"阴阳皆虚，火自当之"：营卫气血阴阳俱虚时，当用灸法。⑤"结络坚紧，火之所治"：络脉结滞不通，宜用灸火温通脉络以解除滞结。这些针灸治则与治法，对于当今的临床实践仍然具有指导作用。

【原文】

凡刺，虚者实之，满者泄之，此皆众工之所共知也。若夫法天则地，随应而动，和之若响，随之若影[1]，道无鬼神，独来独往[2]。

凡刺之真，必先治神，五脏已定，九候已明，后乃存针。众脉所见（《素问》作"不"），众凶所闻（《素问》作"弗"）[3]。外内相得，无以形先[4]。可玩往来[5]，乃施于人。虚实之要，五虚勿近[6]，五实勿远[7]，至其当发，间不容瞚[8]，手动若务[9]，针耀而匀[10]，静意视义，观适之变[11]，是谓冥冥[12]，莫知其形，见其乌乌，见其稷稷[13]，从见其飞，不知其谁[14]。伏如横弩，起若发机[15]。

刺虚者须其实，刺实者须其虚。经气已至，慎守勿失，深浅在志，远近若一[16]，如临深渊，手如握虎，神无营于众物。

【注释】

[1] 若夫法天则地……随之若影：遵循天地阴阳规律，随其变化而施针，则疗效迅速，如响应声，如影随形。

[2] 道无鬼神，独往独来：针灸治病之道并不神秘，掌握其规律便能运用自如，得心应手。

[3] 众脉所见，众凶所闻：详审各种脉象与险证。

[4] 外内相得，无以形先：张介宾注："必因脉以合外，因证以合内，表里相参，庶乎所失，是外内相得也。不察其迹（脉证）而察其所以迹（原因），是无以形先也。"

[5] 可玩往来：得心应手，玩弄于股掌之中。

[6] 五虚勿近：《素问·玉机真脏论》云："脉细，皮寒，气少，泄后，饮食不入，此谓五虚。"马莳注："五虚勿可以近速，恐实邪之尚留。"言五虚不宜贪图速效，应慢慢调理，防止实邪留滞。

[7] 五实勿远：《素问·玉机真脏论》云："脉盛，皮热，腹胀，前后不通，闷瞀，此谓五实。"马莳注："五实勿可以迟远，恐正虚之难复。"言五实不能迟迟不攻，应乘正气未虚时速攻病邪，不然待邪气亢盛则正虚而疾病难以康复。

[8] 至其当发，间不容瞚：瞚，同瞬，言时间短暂。此句言至其气至机发，不能有丝毫迟疑。

[9] 手动若务：张介宾注："动，用针也。务，专其务而心无二也。"此言用针时应专心致志，不要分心。

[10] 针耀而匀：张介宾注："耀，精洁也；匀，举措从容也。"言针形洁净，手法从容。

[11] 静意视义，观适之变：义，通仪，即仪容。针刺时要注意观察患者仪容神色变化（有无气至，是否晕针）。

[12] 是谓冥冥：其变化幽深莫测。

[13] 见其乌乌，见其稷稷：张介宾注："乌乌，言气至如乌之集也。稷稷，言气盛如稷之繁也。"

[14] 从见其飞，不知其谁：马莳注："但见其气往来如乌之飞，并不知谁为之主而然也。"

[15]伏如横弩，起若发机：王冰注："血气之未应针，则伏如横弩之安静；其应针也，则起如发机之迅速。"指留针候气时，如横弩之待发，气至应针时，则当迅速行针补泻。

[16]深浅在志，远近若一：无论针刺深浅，取穴远近，都必须得气。

【按语】

本段论述针刺的要领与补泻原则。"凡刺之真，必先治神""如临深渊，手如握虎，神无营于众物"。告诫人们针刺过程中必须"治神"，医生必须全神贯注，关注患者的精神状态，在众多复杂的证候中，抓住主要脉证，审证虚实，辨证施针。"五虚勿近，五实勿远"：虚证不宜贪图速效，应慢慢调理；实证不能迟迟不攻，应乘正气未虚时速攻病邪，以免坐失良机。针刺时要密切注意气至情况，留针候气"伏如横弩"，气至应针"起若发机""经气已至，慎守勿失"。刺虚证用补法使正气充实，刺实证用泻法使邪气衰减。

【原文】

黄帝曰：愿闻禁数？岐伯对曰：脏有要害，不可不察，肝生于左，肺藏于右[1]，心部于表，肾治于里[2]，脾为之使[3]，胃为之市[4]，膈肓之上，中有父母[5]，七节之劳，中有志心[6]（《素问》作"小心"），顺之有福，逆之有咎[7]。

【注释】

[1]肝生于左，肺藏于右：高世栻注："人身南面，左东右西。肝主春生之气，位居东方，故肝生于左。肺主秋收之气，位居西方，故肺藏于右。"

[2]心部于表，肾治于里：杨上善注："心者为火在夏，居于太阳，最上，故为表。肾者为水在冬，居于太阴，最下，故为里。"

[3]脾为之使：杨上善注："脾者为土，王四季，脾行谷气，资四脏，故为之使也。"

[4]胃为之市：市，聚集货物买卖之处，此喻胃之受盛饮食物的功能。

[5]膈肓之上，中有父母：杨上善注："心下膈上谓肓，心为阳，父也；肺为阴，母也。肺主于气，心主于血，共营卫于身，故为父母也。"

[6]七节之旁，中有志心：志心，《素问》作"小心"。有两种解释：一指心包络，如马莳注："自五椎自下而推之，则包络当垂至第七节而止……心为君主，为大心，而心包络为臣，为小心也。"一指肾与命门，吴崑注："下部之第七节也，其两旁乃肾所系，左为肾，右为命门，命门相火代君行事，故曰小心。"杨上善注："脊有三七二十一节，肾在下七节之旁，肾神曰志……故志心者肾之神也。"

[7]咎：灾祸。

【按语】

本段论述禁刺的部位主要是五脏。五脏是人体生命活动最重要的器官，针刺时一定要避开这些要害之处，防止刺伤内脏而发生危险。

【原文】

泻必用方[1]（《太素》作"员"），切而转之[2]，其气乃行，疾入徐出，邪气乃出[3]，伸而迎之，摇大其穴，气出乃疾[4]。补必用员[5]（《太素》作"方"），外引其皮，令当其门[6]，左引其枢，右推其肤[7]，微旋而徐推之[8]，必端以正，安以静，坚心无解[9]，欲微以留[10]，气下而疾出之[11]，推其皮，盖其外门，真气乃存[12]。用针之要，勿忘养神。

泻者[13]，以气方盛，以月方满，以日方温，以身方定[14]，以息方吸而纳针，乃复候其方吸而转针，乃复候其方呼而徐引针[15]。补者，行也[16]，行者，移也[17]。刺必中其荣[18]，复以吸排针也[19]。必知形之肥瘦，荣卫血气之衰盛。血气者，人之神[20]，不可不谨养。

【注释】

[1] 泻必用方：《灵枢·官能》《太素》作"泻必用员"；《素问·八正神明论》作"泻必用方"。钱熙祚注："（《灵枢·官能》）原刻误作'员'，依《甲乙经》改（作'方'），与《素问·八正神明论》合。"

[2] 切而转之：左手切按穴处，右手捻转针体。

[3] 疾入徐出，邪气乃出：快速进针，缓慢出针，邪气便由针孔外泄。

[4] "伸而迎之"三句：伸，扩展。迎其气而刺之，摇大并扩展针孔，以迅速泻散邪气。

[5] 补必用员：《灵枢·官能》《太素》作"补必用方"；《素问·八正神明论》作"补必用员"。钱熙祚注："（《灵枢·官能》）原刻误作'方'，依《甲乙经》改（作'员'），与《素问·八正神明论》合。"

[6] 外引其皮，令当其门：当，挡也，蔽也。以手捏起其皮挡蔽穴门，不欲气之外出也。

[7] 左引其枢，右推其肤：马莳注："左手则引其枢，右手则推其肤。"即左手按引其穴，右手推摩皮肤。此乃针前导引之法，以助气之运行。

[8] 微旋而徐推之：持针轻微捻转缓慢刺入。

[9] 必端以正……坚心无解：解，通懈。运针时必须使针身端正，保持安静，坚持不懈以候气至。

[10] 欲微以留：行针手法轻微，留针以待气之实也。

[11] 气下而疾出之：下，发也，出也。正气激发后迅速出针。

[12] 推其皮，盖其外门，真气乃存：出针后扪闭针孔，使真气内存。

[13] 泻者：《素问·八正神明论》作"泻必用方"。

[14] 以气方盛……以身方定：张介宾注："方，正也，当其正盛正满之谓也。"

[15] 以息方吸而纳针……方呼而徐引针：引针，拔针也。此言吸而纳针、转针，呼而出针。

[16] 补者，行也：《素问·八正神明论》："补必用员，员者行也。"

[17] 行者，移也：张介宾注："员，员活也。行者行其气，移者导其滞。凡正气不足，则营卫不行，血气留滞，故必用员以行之补之。"

[18] 刺必中其荣：荣，即营。营深卫浅。针刺时必须由浅入深。

[19] 复以吸排针也：张介宾注："排，除也，即候吸引针之谓。"

[20] 血气者，人之神：气血是神的物质基础。张介宾注："形之肥瘦，营卫气血之盛衰，皆人神之所赖也。"

【按语】

两段原文均阐述针刺补泻法，但提法却相互矛盾。《灵枢·官能》作"泻必用员""补必用方"；《素问·八正神明论》作"泻必用方""补必用员"。《针灸甲乙经》在引述《灵枢·官能》时作"泻必用方""补必用员"，正好与《素问·八正神明论》提法一致。《针灸甲乙经》的这一提法使《素问》《灵枢》在补泻方员上相互矛盾的说法得到统一，并受到马莳、钱熙祚等医家的支持。马莳在注释《灵枢·官能》时说："'泻必用员，补必用方'，《八正神明论》作'泻必用方，补必用员'者是也。"钱熙祚在为《灵枢·官能》"方"作注时说："原刻误作'员'，依《甲乙经》改，与《素问·八正神明论》合"；为《灵枢·官能》"员"作注时说："原刻误作'方'，依《甲乙经》改，与《素问·八正神明论》合。"

泻法迎其脉气而施针，在患者吸气时快速进针，吸气时转针，出针前摇大针孔，缓慢出针。补法针前宜按引其穴，推摩其针，助气运行，在患者呼气进缓慢进针，手法轻微，留针候气，气至时候吸而快速出针，扪闭针孔，使真气内存。

【原文】

形乎形，目暝暝[1]，扪其所痛（《素问》作"问其所痛"），索之于经[2]，慧然在前，按之弗得，不知其情[3]，故曰形。

神乎神，耳不闻[4]，目明心开而志光[5]，慧然独觉，口弗能言[6]，俱视独见，象若昏[7]，昭然独明，若风吹云[8]，故曰神。三部九候为之原，九针之论不必存[9]。

【注释】

[1] 形乎形，目暝暝：暝，目合也，引申为昏暗。张介宾注："形乎形，见乎外也。目冥冥，见粗者不见其精也。"

[2] 扪其所痛，索之于经：张介宾注："所病有因，可问而知。所在有经，可索而察。"

[3] 慧然在前……不知其情：吴崑注："由是慧然开悟，若病形昭于目前。"张介宾注："按之不得者，在见其形而不知其情耳。形者，迹也。"

[4] 神乎神，耳不闻：王冰注："耳不闻，言神用之微密也。"张介宾注："耳不闻，听于无声也。"

[5] 目明心开而志光：张介宾注："目著明，心窍开，则志慧出而神明见。"

[6] 口弗能言：张介宾注："妙不可言传也。"

[7] 俱视独见，象若昏：此言象若昏者，非真昏也，有在疑似之间，故众视不见，而我独见者，此所以谓之神也。

[8] 昭然独明，若风吹云：王冰注："既独见了，心眼昭然，独能明察，若云随风卷，日丽天明。"

[9] "三部九候为之原"二句：杨上善注："三部九候为神得之原。九针之论粗而易行，故不必存。"张介宾注："以三部九候为之本原，则神悟可得矣。九针之论，特具其形迹耳。既得其神，奚藉于迹？虽不存之，亦无不可。"此言以三部九候脉诊辨证为本，九针之推论乃其次也。

【按语】

本段主要论述形与神。形，迹也，病形显露于外，其因可问而知，其所居可索经而察。神，妙不可言传也，须慧然独悟，昭然独明。神用之微密，非耳所能闻也，三部九候脉诊辨证乃神得之本原。

【原文】

凡刺之而气不至，无问其数[1]；刺之而气至，乃去之，勿复针。针各有所宜，各不同形，各任其所为[2]。刺之要，气至而有效，效之信[3]，若风吹云，昭然如天[4]，凡刺之道毕矣。

节之交[5]，凡三百六十五会，知其要者[6]，一言而终，不知其要者，流散无穷，所言节者，神气之所游行出入也，非皮肉筋骨也。

睹其色，察其目，知其散复[7]。一其形，听其动静，知其邪正[8]。右主推之，左持而御之，气至而去之[9]。

凡将用针，必先视脉气之剧易[10]，乃可以治病。五脏之气已绝于内，而用针者反实其外，是谓重竭[11]，重竭必死，其死也静，治之者，辄反其气，取腋与膺[12]。五脏之气已绝于外，而用针者反实其内，是谓逆厥[13]，逆厥则必死，其死也躁，治之者，反取四末[14]。刺之害，中而不去则精泄，害中而去则致气[15]。精泄则病甚而恇，致气则生为痈疡。

【注释】

[1] 无问其数：张介宾注："无问其数者，必以气至为度也，即'如待贵人不知日暮'云谓。"数，杨上善谓"转针"之数；马莳谓"呼吸之数"。

[2] 各任其所为：为，用也。九针各不同形，各有不同的作用。

[3] 信：征兆，证验。

[4] 若风吹云，昭然如天：张介宾注："得其要则效，故如风之吹云，邪气去则正气见，故明乎若见苍天也。"

[5] 节之交：节，气穴也；交，会合也。气穴乃气血会合之处，故曰节之交。

[6] 知其要者：张介宾注："人身气节之交，虽有三百六十五穴会，而其要则在于五腧而已。"要，此指五输穴。

[7] 知其散复：《灵枢·四时气》曰："视其目色，以知病之存亡也。"

[8] 知其邪正：《灵枢·小针解》曰："知论虚邪与正邪之风也。"

[9] 右主推之……气至而去之：马莳注："右手主于推之，所以入此针也。左手则持针而御之，然后可以出此针也，正以候其补泻已调，气之已至，始去其针。"

[10] 剧易：即间甚，引申为虚实盛衰。

[11] 重竭：虚上加虚，严重衰竭。张介宾注："脏气已绝于内，阴虚也；反实其外，误益阳也。益阳则愈损其阴，是谓重竭。"

[12] 治之者……取腋与膺：指与应补五脏之阴的方法相反，取腋与膺的穴位。张介宾注："腋与膺，皆脏脉所出，气绝于内而复取之，则致气于外，而阴愈竭矣。"

[13] 逆厥：张介宾注："脏气已绝于外，阳虚也；反实其阴，误补阴也。助阴则阳气愈竭，故致四逆而厥。"

[14] 治之者，反取四末：张介宾注："阳气既虚，复留针四末以致阴气，则阳气愈竭，必病逆厥而死。"

[15] "中而不去则精泄"二句：害中，《太素》作"不中"。张介宾注："中而不去，出针太迟也，不中而去，出针太早也，均足为害。"

【按语】

本段提出针刺治疗中几个重要原则：①"刺之要，气至而有效"；"刺之而气不至者，无问其数；刺之而气至，乃去之。"②凡将用针，必先视脉气剧易：通过诊脉了解患者脏腑阴阳之虚实，然后采用正确的针刺补泻方法。若诊断失误，施治不当，容易导致"重竭""逆厥"等严重后果。③针刺宜中病即止："中而不去则精泄""精泄则病甚而恇""害（不）中而去则致气""致气则生为痈疡"。这些重要原则对于当今的针灸临床实践仍有指导作用。

【原文】

刺针必肃[1]，刺肿摇针[2]，经刺勿摇[3]，此刺之道也。

刺诸热者，如手探汤[4]；刺寒侪者，如人不欲行[5]。

刺虚者，刺其去[6]，刺实者，刺其来[7]。

刺上关者，㕦不能欠[8]；刺下关者，欠不能㕦[9]。刺犊鼻者，屈不能伸；刺内关者，伸不能屈。

病高而内者，取之阴陵泉；病高而外者，取之阳陵泉[10]，阴有阳疾者，取之下陵三里，正往无殆，气下乃止，不下复始矣[11]。

【注释】

[1] 刺针必肃：王冰注："肃谓表肃，所以候气之存亡。"

[2] 刺肿摇针：王冰注："以出大脓血故。"肿，痈肿。

[3] 经刺勿摇：马莳注："若非肿而刺经脉者，勿摇其针，以经气不可泄也。"

[4] 刺诸热者，如手探汤：杨上善注："刺热者，决泻热气，不久停针，徐引针，使病气疾出。故如手探汤，言其疾也。"此句言刺热者宜浅刺疾出。

[5] 刺寒侪者，如人不欲行：张介宾注："如人不欲行者，有留恋之意也。阴寒凝滞，得气不易，故宜留针若此。"张志聪注："寒冷者内阴之虚寒，宜深取之，静以守气，故如人不欲行也。"此句言刺寒者宜深刺久留。

[6] 刺虚者，刺其玄：杨上善注："谓营卫气已过之处为去，故去者虚也，补之令实。"

[7] 刺实者，刺其来：杨上善注："谓营卫气所至之处为来，故来者为实，泻之使虚也。"

[8] 刺上关者，㕦不能欠：㕦，《灵枢·本输》作"咶"。张介宾注："咶，张口也。欠，张口复合也。"言刺上关穴宜张口取穴。

[9] 刺下关者，欠不能㕦：马莳注："刺下关者，必合口乃得之……开口则闭，闭口有穴。"言刺下关宜闭口取穴。

[10] 病高而内者……取之阳陵泉：张介宾注："病高者，在上者也，当下取之。然高而内者属脏，故当取足太阴之阴陵泉；高而外者属腑，故当取足少阳之阳陵泉也。"

[11] 阴有阳疾者……不下复始矣：张介宾注："阴有阳疾者，热在阴分也。下陵即三里，足阳明经穴。殆，怠同。气下，邪气退也。如不退，当复刺之。"

【按语】

本段论述针刺原则与取穴要点等，对于临床具有指导意义。针刺时必须肃静，全神贯注，不能分心。刺热证宜浅刺疾出，刺寒证宜深刺久留；刺虚证当候营卫之气已过而补，刺实证当迎营卫之气所至而泻。取上关穴，宜张口而不能闭口取穴，取下关穴，宜闭口而不能张口取穴；取犊鼻宜屈而不伸，取内关宜伸而不屈。

第六节　针道终始

【提要】

主要内容有：

1. 论述阴阳经脉脏腑理论、人迎寸口诊脉法、足部三脉诊法。

2. 指出循经取穴与近部取穴两种取穴方法。

3. 论述针刺必察形气与治神、针刺补泻、针刺深浅、针刺疗效的判断标准、针下辨气等问题，以及对于针灸临床的指导意义。

【原文】

凡刺之道，毕于终始[1]，明知终始，五脏为纪，阴阳定矣。阴者主脏，阳者主腑，阳受气于四肢，阴受气于五脏[2]。故泻者迎之，补者随之，知迎知随，气可令和。和气之方，必通阴阳，五脏为阴，六腑为阳，谨奉天道，请言终始。终始者，经脉为纪，持其脉口人迎，以知阴阳有余不足[3]，平与不平，天道毕矣。

所谓平人者，不病也，不病者，脉口人迎应四时也[4]，上下相应而俱往来也[5]，六经之脉不结动也[6]，本末相遇，寒温相守司[7]，形肉血气必相称也，是谓平人。若少气者，脉口人迎俱少而不称尺寸[8]。如是者，则阴阳俱不足，补阳则阴竭，泻阴则阳脱[9]。如是者，可将以甘药，不可饮以至剂[10]。如此者，弗灸，不已者，因而泻之，则五脏气坏矣。

【注释】

[1] 终始：为古经篇名。本终始篇内容主要为人迎寸口脉法诊察阴阳经脉盛衰的理论与方法。

[2] 阳受气于四肢，阴受气于五脏：张介宾注："阳主外，故受气于四末；阴主内，故受于五脏。"

[3] 持其脉口人迎，以知阴阳有余不足：脉口，又称气口、寸口，属手太阴经，候阴气。人迎，属足阳明经，候阳气。

[4] 脉口人迎应四时也：杨上善注："春夏人迎微大于寸口，秋冬寸口微大于人迎，即应四时也。"

[5] 上下相应而俱往来也：杨上善注："人迎在结喉两旁，故为上也；寸口在两手关上，故为下也。上下虽别，皆因呼吸而动，故俱往来也。"

[6] 六经之脉不结动也：杨上善注："即三阴三阳经脉动而不结。"

[7] 本末相遇，寒温相守司：《灵枢·终始》作"本末之寒温之相守司也"。张介宾注："脏气为本，肌体为末，表里寒温相守司，不致相失。"

[8] 脉口人迎俱少而不称尺寸：尺寸，即法度、标准。言脉口、人迎俱不足，与法度不相称也。

[9] 补阳则阴竭，泻阴则阳脱：杨上善注："夫阳实阴虚，可泻阳补阴；阴实阳虚，可泻阴补阳。今阴阳俱虚，补阳，其阴益以竭；泻阴之虚，阳无所依，故阳脱。"

[10] 可将以甘药，不可饮以至剂：甘药，甘缓性和之药。至剂，急剂、峻剂。

【按语】

本段论述阴阳经脉脏腑理论的意义、人迎寸口诊脉法，强调阴阳理论是认识人体、分析病变、决定治法的基本纲领，而经脉分属阴阳，内连脏腑，外络肢节，所以经脉可以把握阴阳脏腑情况。具体方法之一就是人迎寸口脉诊法，所谓"经脉为纪，持其脉口人迎，以知阴阳有余不足，平与不平"，并简要说明了人迎、寸口脉象变化的诊察意义和相应的治疗方法。

【原文】

人迎一盛[1]，病在足少阳；一盛而躁，在手少阳[2]。人迎二盛，病在足太阳；二盛而躁，在手太阳。人迎三盛，病在足阳明；三盛而躁，在手阳明。人迎四盛，且大且数，各曰溢阳，溢阳为外格[3]。脉口一盛，病在足厥阴；一盛而躁，在手心主[4]。脉口二盛，病在足少阴；二盛而躁，在手少阴。脉口三盛，在足太阴；三盛而躁，在手太阴。脉口四盛，且大且数，名曰溢阴，溢阴为内关[5]，不通者死不治。人迎与太阴脉口俱盛四倍以上，名曰关格。关格者，与之短期[6]。

【注释】

[1] 人迎一盛：指人迎脉象比寸口脉象大一倍。下文二盛、三盛同此。

[2] 一盛而躁，在手少阳：躁，指脉象躁动不安。张介宾注："人迎，是阳明脉也。一盛二盛，谓大于气口一倍二倍也。阳明主表而行气于三阳，故人迎一盛，病在足经之少阳，若大一倍而加以躁动，则为阳中之阳，而上在手经之少阳矣。凡二盛三盛，病皆在足，而躁则皆在手也。下仿此。"

[3] 溢阳为外格：杨上善注："人迎盛至四倍，大而动数，阳气盈溢在外，格拒阴气不得出外，故曰外格也。"

[4] 一盛而躁，在手心主：张介宾注："脉口，手太阴脉也。太阴主里而引气于三阴，故脉口一盛，病在足经之厥阴，若加以躁，则为阴中之阳，而上在手厥阴心主矣。"

[5] 溢阴为内关：杨上善注："阴气四盛于阳，脉口大而且数，阴气盈溢在内，关闭阳气不得复入，名曰内关。"

[6] 关格者，与之短期：张介宾注："人迎主阳，脉口主阴，若俱盛至四倍以上，则各盛其盛，阴阳不交，故曰关格，可与言死期也。"

【按语】

本段论述人迎寸口脉诊出现的外格、内关、关格及其病机。张志聪说："外格者，谓阳盛于外，而无阴气之和。内关者，阴盛于内，而无阳气之和。关格者，阴关于内，阳盛于外也。"可见，外格乃阳盛格阴，内关乃阴盛拒阳，关格乃阴阳俱盛，互为格拒，阴阳不交乃至阴阳离决之危象。

《内经》之关格与《伤寒论》之关格名同而实异。《伤寒论·平脉法》曰："关则不得小便，格则吐逆。"《伤寒论》之关格乃小便不通与呕吐不止并见的病证，《内经》之关格指人迎寸口脉俱盛极的阴阳离决之危象。

【原文】

人迎一盛，泻足少阳而补足厥阴，二泻一补[1]，日一取之，必切而验之，疏取之上，气和乃止[2]。人迎二盛，泻足太阳而补足少阴，二泻一补，二日一取之，必切而验之，疏取之上，气和乃止。人迎三盛，泻足阳明而补足太阴，二泻一补，日二取之[3]，必切而验之，疏取之上，气和乃止。

脉口一盛，泻足厥阴而补足少阳，二补一泻[4]，日一取之，必切而验之，气和乃止，疏取之。脉口二盛，泻足少阴而补足太阳，二泻一补，二日一取之，必切而验之，气和乃止，疏取之。脉口三盛，泻足太阴而补足阳明，二补一泻，日二取之，必切而验之，气和乃止，疏取之。所以日二取之者，太阴主胃，大富于谷，故可日二取之也[5]。

人迎脉口俱盛四倍以上（《灵枢》作三倍以上），名曰阴阳俱溢，如是者，不开则血脉闭塞，气无所行，流淫于中，五脏内伤，如此者，因而灸之，则变易为他病矣[6]。

【注释】

[1] 二泻一补：杨上善注："其补泻法，阳盛阴虚，二泻于阳，一补于阴。阴盛阳虚，一泻于阴，二补于阳……何也？阴气迟缓，故补泻在渐，阳气疾急，故补泻在顿，倍于疗阳也。余仿此也。"

[2] 疏取之上，气和乃止：疏，原作"躁"，据《灵枢·终始》改。杨上善注："人迎躁而上行，皆在手脉，故曰取上。取者，取于此经所发穴也。泻实补虚，令阴阳气和乃止。"

[3] 日二取之：二，原作"一"，据《灵枢·终始》改。

[4] 二补一泻：张介宾注："按上文人迎之治，治三阳也，皆曰二泻一补。气口之治，治三阴也，皆曰二补一泻。盖三阳主表，病在表者，宜泻倍于补也。三阴在里，病在里者，宜补倍于泻也。皆以脏气为重，惟恐其或伤耳。"

[5] 故可日二取之也：张介宾注："厥阴少阳，肝胆木脏也，东方多实，或可日二取之。太阴阳明，脾与胃也，脾胃太富于谷气，故可日二取之。惟少阴太阳二日一取之，盖肾与膀胱为天一之脏，真阴之源，故宜保重如此。"

[6] 人迎脉口俱盛四倍以上……则变易为他病矣：杨上善注："阴阳俱有溺溢，当尔之时，必须以针开泻通之。若不开者，气无所行，淫溢反流，内伤五脏，不可灸也。"张志聪注："如是者，若不以针开之，则血脉闭塞，气无所行，流溢于中，则内伤五脏矣。夫盛则泻也，虚则补之，陷下则灸之，此阴阳之气，偏盛不和，非陷下也，故灸之则生他病矣。"

【按语】

本段论述人迎寸口脉诊偏盛之针刺补泻法。人迎偏盛则泻阳补阴，二泻一补；寸口偏盛则补阳泻阴，二补一泻；人迎寸口脉俱盛则以针开泻，通调血脉。

【原文】

凡刺之道，气和乃止，补阴泻阳[1]，音声益彰，耳目聪明，反此者，血气不行。所谓气至而有效者，泻则益虚，虚者脉大如其故而不坚也，大如故而益坚者[2]，适虽言快[3]，病未去也。补则益实，实者脉大如其故而益坚也，大如故而不坚者，适虽言快，病未去也。故补则实，泻则虚，病虽不随针减，病必衰去矣[4]。必先通十二经之所生病，而后可传于终始。故阴阳不相移，虚实不相倾，取之其经[5]。

【注释】

[1] 补阴泻阳：张志聪注："补阴者，补五脏之衰阴；泻阳者，导六气之外出。"

[2] 大如故而益坚者：《灵枢·终始》作"坚如其故者"。

[3] 快：原作"故"，据《太素》改。快，舒畅也。

[4] 故补则实……病必衰去矣：马莳注："补之而实则脉必坚，泻之而虚则脉必不坚。其病有痛者虽不随针而即去，然亦必以渐而衰矣。"杨上善注："补泻未尽其工，去针适虽言差，病未除也。若补泻穷理，其痛虽不随针去，病必衰去也。"

[5] "故阴阳不相移"三句：马莳注："正以阴经阳经，病各有在，不相转移；虚之实之，法有攸当，不得倾易；故当取之之于其各经耳。"

【按语】

本段主要论述针刺疗效的判断标准。脉象改善是判断针刺疗效的主要依据，正如马莳所注："补之而实则脉必坚，泻之而虚则脉必不坚。"症状改善，病痛随针衰减也是针刺疗效的判断依据。病痛随针衰减有两种情况：一种是即时衰减（即时效应），如牙痛针合谷而立止。一种是逐渐衰减（疗程效应），本文所言"病虽不随针减，病必衰去矣"，便是指的逐渐衰减，如面瘫，针刺治疗10~20次（1~2个疗程），方可痊愈。目前，临床上判断针刺疗效大多是依据症状，鲜有依据脉象者，甚至在整个针刺过程中都不诊脉，显然，这与《内经》经旨是背道而驰的。

【原文】

凡刺之属，三刺至谷气[1]，邪澼妄合[2]，阴阳移居，逆顺相反[3]，浮沉异处，四时不相得[4]，稽留淫淫[5]，须针而去。故一刺阳邪出，再刺阴邪出，三刺则谷气至而止[6]。所谓谷气至者，已补而实，已泻而虚，故知谷气至也[7]。邪气独去者，阴与阳未能调而病知愈也[8]。

故曰补则实，泻则虚，病虽不随针减，病必衰去矣。

【注释】

[1] 三刺至谷气：三刺者，一刺绝皮肤，二刺至肌肉，三刺入分肉之间。谷气，张志聪注："谷气者荣卫血气，生于水谷之精，谓经脉之气也。"

[2] 邪澼妄合：澼，原作"僻"，邪也。杨上善注："阴阳二邪，妄与正气相合。"

[3] 阴阳移居，逆顺相反：移，《灵枢》《太素》作"易"。张志聪注："盖因邪僻妄合于气分，使阴阳之气不和而易居也。"杨上善注："营气逆肺，卫气顺脉，以为相反。"

[4] 浮沉异处，四时不相得：杨上善注："春脉或沉，冬脉或浮，故曰异处。谓四时脉不相顺。"

[5] 稽留淫淫：邪气稽留体内而浸淫弥漫。

[6] "故一刺阳邪出"三句：张介宾注："初刺之，在于浅近，故可出阳分之邪。再刺之，在于深远，故可出阴分之邪。三刺之，在候谷气。谷气者，元气也。止，出针也。"杨上善注："谷气者，正气也，故后刺极深，以致正气也。"

[7] "所谓谷气至者"四句：张介宾注："盖邪气来也紧而疾，谷气来也徐而和，必邪气去而后谷气至。故已补而实则虚者坚，已泻而虚则坚者软，是以知谷气之至也。"

[8] "邪气独去者"二句：马莳注："斯时也，邪气已去，阴阳皆经虽未即调，而知其病

也必愈。"

【按语】

本段主要论述三刺则谷气至。一刺透过皮肤，部位浅故可出阳分之邪；二刺深入肌肉，部位深故可出阴分之邪；三刺极深，位居分肉，可引致谷气（又称正气、元气、经气）。三刺法实为明代烧山火之滥觞。

【原文】

阳盛而阴虚[1]，先补其阴，后泻其阳而和之；阴盛而阳虚[2]，先补其阳，后泻其阴而和之。

三脉动于足大指之间[3]，必审其虚实。虚而泻之，是谓重虚，重虚病益甚。凡刺此者，以指按之，脉动而实且疾者，则泻之；虚而徐者，则补之，反此者病益甚。三脉动（一作重）于大指者，谓阳明在上，厥阴在中，少阴在下[4]。

【注释】

[1] 阳盛而阴虚：人迎脉动大于寸口脉。

[2] 阴盛而阳虚：寸口脉动大于人迎脉。

[3] 三脉动于足大指之间：张介宾注："三脉动者，阳明起于大指、次指之间，自厉兑以至冲阳皆是也；厥阴起于大指之间，自大敦以至太冲皆是也；少阴起于足心，自涌泉以上至太溪皆是也，三者皆在大指之后，故曰动于足大指之间也。"

[4] 阳明在上……少阴在下：《医学纲目》云："阳明在上，冲阳脉也；厥阴在中，太冲脉也；少阴在下，太溪脉也。"此言三脉切脉部位。马莳注："阳明在于足之上，厥阴则在于二经之中，少阴则在于足之下耳。"

【按语】

本段论述阴阳经脉虚实的补泻原则与足脉的诊察意义。人迎候阳，寸口候阴，人迎脉大于寸口脉为阳盛而阴虚，先补阴经，后泻阳经；寸口脉大于人迎脉为阴盛而阳虚，先补阳经，后泻阴经。为什么要先补虚，后泻实？张介宾说："治病者宜先顾正气，后治邪气。盖攻实无难，伐虚当畏。"这种先补虚、后泻实的原则体现了《内经》倡导的人以正气为本、扶正固本在先、祛邪治标在后的观点。

足部脉诊，尤其是冲阳脉与太溪脉之诊察，是古代脉诊的重要方法。尽管自晋代医家王叔和"独取寸口"法广泛运用之后，寸口几乎成了唯一的诊脉之法，但仍然有很多医家重视冲阳脉与太溪脉之诊。宋代医家窦材认为，冲阳脉候胃气，太溪脉候肾气，在病情危重时，若寸口脉无，冲阳、太溪二脉尚存，表明脾肾之气未竭，还有一线生机，可重灸回阳固脱；若寸口脉无，冲阳、太溪二脉亦脱，则真气已离，脉无胃气，虽灸千壮，亦无用矣。因此，冲阳、太溪脉诊，是辅助寸口脉诊的重要诊脉之法，不可忽视。

【原文】

膺腧中膺，背腧中背[1]，肩髆[2]虚者取之上[3]。重舌[4]，刺舌柱[5]以铍针也。手屈而不伸者，其病在筋；伸而不屈者，其病在骨，在骨守骨[6]，在筋守筋。

【注释】

[1] 膺腧中膺，背腧中背：膺腧，胸部之腧穴；背腧，背部之腧穴。本句意为针刺胸背部腧穴时，必须先准刺中。马莳注："此言凡取穴者，必当各中其所也。"

[2] 髀：原作"髀"，据《太素·三刺》改。

[3] 取之上：杨上善注："补肩髃、肩井等穴，曰取之上。"

[4] 重舌：杨上善注："谓舌下重肉生也。"重舌指舌下生一小舌，为心火上炎所致。

[5] 舌柱：张介宾注："舌下之筋如柱者也。"

[6] 在骨守骨，在筋守筋：取病变所在部位的腧穴。

【按语】

本段论述近部取穴法。每一腧穴都有主治其局部及邻近部位病证的作用，这是所有腧穴主治作用的共同特点，即"腧穴所在，主治所及"。根据这种腧穴的近治作用，而有近部取法，"膺腧中膺，背腧中背""在骨守骨，在筋守筋"，便是近部取穴法的最早记载。近部取穴法目前仍然是临床常用的取穴方法之一，如肩痛取肩髃、肩井、肩髎，目疾取睛明、承泣、攒竹。

【原文】

补写[1]须：一方实，深取之，稀按其痏[2]，以极出其邪气。一方虚，浅刺之，以养其脉，疾按其痏[3]，无使邪气得入。邪气之来也紧而疾，谷气之来也徐而和[4]。脉实者，深刺之，以泄其气，脉虚者，浅刺之，使精气无得出，以养其脉，独出其邪气。刺诸痛者，深刺之，诸痛者，其脉皆实。

【注释】

[1] 写：原脱。杨上善注："量此下脱一'泻'字。今据明抄本补。"

[2] 深取之，稀按其痏：杨上善注："深取之者，令其出气多也。稀，迟也。按其痏者，迟按针伤之处，使气泄也。"马莳注："少按其痏，以极出其邪气。"张介宾注："勿按其痏，欲以出其邪气。"

[3] 疾按其痏：杨上善注："按其痏者，按针伤之处，疾关其门，使邪气不得入，正气不出也。"

[4] 邪气之来……徐而和：马莳注："盖邪气之来，其针下必紧而疾；谷气之来，其针下必徐而和，可得而验者也。"张介宾注："此虽以针下之气为言，然脉气之至亦如此。"

【按语】

本段论述针刺补泻与针下辨气。针刺补法宜浅刺，出针后疾按针孔，使正气不出而邪气不得入。针刺泻法宜深刺，出针后少按针孔或不按针孔，以极出其邪气。邪气来也紧而疾，谷气来也徐而和。若针下得气迅速，感应强烈，坚紧疾数，乃邪气至，宜施泻法以祛邪；若针下得气缓慢，感应柔和，徐缓舒和，乃谷气至，宜施补法以扶正。

【原文】

从腰以上者，手太阴、阳明主之[1]；从腰以下者，足太阴、阳明主之[2]。病在下者，高取之；病在上者，下取之[3]。病在头者取之足，病在腰者取之腘[4]。病生于头者头重，生于手者臂重，生于足者足重。治病者，先刺其病所从生者也[5]。

【注释】

[1] 从腰以上者，手太阴、阳明主之：杨上善注："腰以上为天，肺主天气，故手太阴、手阳明主之也。"

[2] 从腰以下者，足太阴、阳明主之：杨上善注："腰以下为地，脾主地土，故足太阴、足阳明主之也。"

[3] 病在下者……下取之：马莳注："此言治病在远取之法也。有病虽在上，其脉与下通，当取之下；病虽在下，其脉与上通，当取之高。"

[4] 病在腰者取之腘：杨上善注："足太阳循腰入腘，故病在腰以取腘也。"

[5] 先刺其病所从生者也：杨上善注："各审其病生所由，以行补泻也。"马莳注："即先求其本之义也。"

【按语】

本段论述循经选穴原则。腰以上取手太阴、手阳明，腰以下取足太阴、足阳明，乃循经近取；上病下取，下病上取，乃循经远取。最后强调治病求本，"先刺其病所从生者也"。

【原文】

春气在毫毛，夏气在皮肤，秋气在分肉，冬气在筋骨，刺此病者，各以其时为齐[1]。刺肥人者，以秋冬为之齐；刺瘦人者，以春夏为之齐[2]。

病痛者阴也，痛而以手按之不得者，亦阴也，深刺之[3]。痒者，阳也，浅刺之[4]。病在上者，阳也；在下者，阴也。病先起阴者，先治其阴而后治其阳；病先起阳者，先治其阳而后治其阴[5]。久病者，邪气入深。刺此病者，深纳而久留之，间日复刺之，必先调其左右，去其血脉[6]，刺道毕矣。

【注释】

[1] 刺此病者，各以其时为齐：齐，通剂。马莳注："凡刺此病者，春夏则取之毫毛皮肤，而浅其针；秋冬则取之分肉筋骨，而深其针，所以随时以为剂也。"

[2] 刺肥人者……以春夏为之齐：张介宾注："肥人肉厚，浅之则不及，故宜秋冬之剂；瘦人肉薄，深之则太过，故宜春夏之剂也。"

[3] 病痛者阴也……深刺之：病，原作"刺之"，据《灵枢·终始》改。张介宾注："凡病痛者，多由寒邪滞逆于经，及深居筋骨之间，凝聚不散，故病痛者为阴也。按之不得者，隐藏于深处也，是为阴邪，故刺亦宜深。"

[4] 痒者，阳也，浅刺之：杨上善注："卫气行于皮肤之中，壅遏作痒，故浅刺之也。"

[5] 病先起阴者……治其阴：张介宾注："先者病之本，后者病之标，治必先其本，即上文所谓病所从生之义。"

[6] 间日复刺之……去其血脉：张介宾注："一刺未尽，故当间日复刺之。再刺未尽，故再间日而又刺之，必至病除而后已。然当先察其在经在络，在经者直刺其经，在络者缪刺其络，是谓调其左右，去其血脉也。"

【按语】

本段论述针刺深浅、先病后病久病诸问题。针刺深浅因时因人因病而施：春夏浅刺以治毫毛皮肤之疾，秋冬深刺以治分肉、筋骨之疾。瘦人肉薄而当浅刺，肥人肉厚而当深刺。疼痛多为寒邪凝聚筋骨之间，故当深刺；瘙痒多属邪气壅遏皮肤之中，故当浅刺。发病有先后，先者病之本，后者病之标，治必先治其本，后治其标。久病者邪气深居，当深刺久留，间日复刺，调其左右，去其血脉。

【原文】

凡刺之法，必察其形气。形肉未脱，少气而脉又躁，躁厥者（一作"疾"字），必为缪刺之，散气可收，聚气可布[1]。深居静处，占神往来，闭户塞牖，魂魄不散，专意一神，精气之分[2]，无闻人声，以收其精，必一其神，令志在针，浅而留之，微而浮之，以移其神，气至乃休[3]。男女内外[4]，坚拒勿出，谨守勿纳，是谓得气。

【注释】

[1] 形肉未脱……聚气可布：张介宾注："病少气而形肉未脱，其脉躁急，其病躁而厥逆者，气虚于内，邪实于经也，当缪刺之，左病取右，右病取左。所刺在络，其用轻浅，则精气之散者可收，邪气之聚者可散也。"

[2] 精气之分：之，《太素》作"不"。精气不得分散。

[3] 浅而留之……气至乃休：张介宾注："用针之道，所重在气。上文言少气者，气之虚也。以气虚邪实之病，而欲用针，故宜浅而留之，贵从缓也。微而浮之，惧伤内也。但欲从容以移其神耳。候其真气已至，乃止针也。"

[4] 男女内外：《灵枢·终始》，作"男内女外"，义长。张介宾注："既刺之后，尤当戒慎，男子忌内，女子忌外。忌外者坚拒勿出，忌内者谨守勿内。则其邪气必去，正气必复，是谓得气也。"

【按语】

本段论述针刺必察形气、治神及针刺禁忌。针刺必察形气，气虚脉躁者，当缪刺以收精气，以散邪气。治神是针刺获效的基本要求，环境安静，精神集中，专心致志，意念于针，操作从容，体察并调适针刺反应，候其真气已至，而后止针。针刺治疗过程中还当注意节制房事，以免真气外泄，不利于得气。

第七节　针道自然顺逆

【提要】

本节原文论述针道当顺乎自然，因势利导，提出不同年龄、不同体质、不同气血状态的刺法不同，以及形气病气逆顺之治法，体现了《内经》的辨证施针原则。

【原文】

黄帝问曰：愿闻针道自然[1]。岐伯曰：用自然者，临深决水，不用功力而水可竭也[2]；循掘决冲，不顾坚密而经可通也[3]。此言气之滑涩，血之清浊，行之逆顺也[4]。

【注释】

[1] 愿闻针道自然：《灵枢·逆顺肥瘦》作"愿闻自然奈何"。杨上善注："夫自然者，非

为，自然与也。"此言针道当顺乎自然。

[2]"临深决水"二句：在堤岸的深处挖开决口，用不了多少力气便可将水放完。此喻顺其自然，行之为易。

[3]"循掘决冲"二句：掘，通窟。冲，交通要道。沿着窟穴决开要冲，再坚固致密的道路也可疏通。亦喻易行也。

[4]此言气之滑涩……行之逆顺也：张介宾注："水有通塞，气有滑涩，血有清浊，行有逆顺。决水通经，皆因其势而利导之耳。宜通宜塞，必顺其宜，是得自然之道也。"

【按语】

本段论述针道当顺乎自然，因势利导。人体气有滑涩，血有清浊，经脉运行有逆顺，皆可效仿自然决水通经之道，因其势而利导之。

【原文】

曰：人之黑白肥瘦少长，各有数乎？曰：年质壮大，血气充实，皮肤坚固，因加以邪，刺此者，深而留之（此肥人也）。广肩腋，项肉薄，厚皮而黑色，唇临临然[1]者，其血黑以浊，其气涩以迟，其[2]人贪于取予，刺此者，深而留之，多益其数。

曰：刺瘦人奈何？曰：瘦人者，皮薄色少[3]，肉廉廉然[4]，薄唇轻言，其血清，其气滑，易脱于气，易损于血，刺此者，浅而疾之。

曰：刺常人[5]奈何？曰：视其黑白[6]，各为调之，端正敦厚者，其血气和调，刺此者，无失其常数[7]。

曰：刺壮士真骨者奈何？曰：刺壮士真骨，坚肉缓节，验验（一作监监）然[8]。此人重则气涩血浊，刺此者，深而留之，多益其数。劲则气滑血清，刺此者，浅而疾之也[9]。

曰：刺婴儿奈何？曰：婴儿者，其肉脆，血少气弱，刺此者，以毫针，浅刺而疾发针，日再可也。

【注释】

[1]唇临临然：嘴唇肥厚之貌。张介宾注："临临，下垂貌，唇厚质浊之谓。"

[2]其：此之后《灵枢·逆顺肥瘦》有"为人也"。

[3]色少：面色苍白。

[4]肉廉廉然：形容肌肉消瘦如见棱见角。

[5]常人：不肥不瘦之人。

[6]视其黑白：张介宾注："视其白黑者，白色多清，宜同瘦人；黑色多浊，宜同肥人，而调其数也。"

[7]无失其常数：杨上善注："常，谓平和不肥瘦人。刺之，依于深浅常数，不深之不浅之也。"

[8]坚肉缓节，验验然：《灵枢·逆顺肥瘦》作"坚肉缓节，监监然"。张介宾注："壮士之骨多坚刚，故曰真骨。监监，坚固貌。"此言年轻人骨骼肌肉坚实，关节宽缓。

[9]此人重则气涩血浊……浅而疾之也：重：厚重，不好动。劲：不厚重而好动，易冲动。张介宾注："壮士之辨有二：若坚肉缓节，不好动而安重者，必气涩血浊，此宜深刺久留，同肥人之数也。若劲急易发者，必气滑血清，此宜浅刺疾去之，同瘦人之数也。"

【按语】

本段论述不同年龄、不同体质的刺法，体现了《内经》辨证论治的原则。肥人气涩血浊，刺宜"深而留之"；瘦人气滑血清，刺宜"浅而疾之"；常人气血调和，刺宜不深不浅；年轻人若厚重不好动者"气涩血浊"，刺宜"深而留之"，同肥人之数；若不厚重的好动者"气滑血清"，刺宜"浅而疾之"，同瘦人之数；婴儿血少气弱，刺以毫针"浅刺而疾发针"。

【原文】

曰：临深决水奈何？曰：血清气滑，疾泻之，则气竭矣[1]。曰：循掘决冲奈何？曰：血浊气涩，疾泻之，则气可通也[2]。

【注释】

[1] 血清气滑……则气竭矣：滑：原作"浊"，据《太素》改。马莳注："所谓临深决水者，正以比人之血清气滑者，疾泻之，而邪气遂竭，犹之临深渊以决放其水，不用功力而水可竭也。"

[2] 血浊气涩……则气可通也：气：《灵枢·逆顺肥瘦》作"经"。马莳注："所谓循掘决冲者，正以此人血浊气涩者，疾泻之则经脉可通，犹之循其所掘之处，仍用力以并掘之，而水可通也。"

【按语】

本段与首段对应，用"临深决水"比人之血清气滑者，用"循掘决冲"比人之血浊气涩者，说明对人体两种不同的气血状态，可用两种不同的针刺方法调理，体现了《内经》辨证论治原则。

【原文】

曰：逆顺五体[1]，经络之数，此皆布衣匹夫之士也。食血者[2]（《九墟》作血食之君），身体柔脆[3]，肤肉软弱，血气剽悍滑利，刺之岂可同乎？曰：夫膏粱菽藿[4]之味，何可同也？气滑则出疾，气涩则出迟，气悍则针小而入浅，气涩则针大而入深。深则欲留，浅则欲疾，故刺布衣者深以留，刺王公大人者微以徐，此皆因其气之剽悍滑利者也[5]。

【注释】

[1] 逆顺五体：《灵枢·根结》在此之后有"言人骨节之大小，肉之坚脆，皮之厚薄，血之清浊，气之滑涩，脉之长短，血之多少"31字。逆顺，异于正常的称逆，合于正常的称顺。"五体"，张介宾注："五体者，五形之人也。"

[2] 食血者：指饮食珍美的王公大人。

[3] 柔脆：原缺，据《灵枢·根结》补。

[4] 膏粱菽藿：膏，肥肉。粱，美谷。菽，众豆之名。藿，豆叶。膏粱，指王公大人所食的珍美之味。菽藿，指布衣所食之粗粮。

[5] 故刺布衣者……剽悍滑利者也：马莳注："刺布衣者，气之涩也，可以针大而深入，又当以久留其针也。刺大人者，气之滑且悍者也。可以针小而入浅，又当徐以纳之也。此皆因其气之剽悍滑利，异于布衣之士耳。"

【按语】

本段论述布衣与大人的不同刺法，体现了因人而异、辨证论治原则。布衣气涩血浊，宜用大针深刺久留，手法较重；大人气滑血清，宜用小针浅刺徐纳，手法较轻。

【原文】

曰：形气之逆顺奈何[1]？曰：形气不足，病气有余，是邪胜也，急泻之[2]。形气有余，病气不足，急补之[3]。形气不足，病气不足，此阴阳俱不足，不可复刺之[4]，刺之则重不足，重不足则阴阳俱竭，血气皆尽，五脏空虚，筋骨髓枯，老者绝灭，壮者不复矣。形气有余，病气有余者，此谓阴阳俱有余也，急泻其邪，调其虚实[5]。

故曰：有余者泻之，不足者补之，此之谓也。

故曰：刺不知逆顺，真邪相薄，实而补之，则阴阳血气皆溢，肠胃充郭，肺肝内胀，阴阳相错。虚而泻之，则经脉空虚，血气枯竭，肠胃慑辟[6]，皮肤薄著，毛腠夭焦，予之死期。

故曰：用针之要，在于知调，调阴与阳，精气乃充[7]，合形与气，使神内藏。故曰：上工平气，中工乱经，下工绝气危生[8]，不可不慎也。必察其五脏之变化，五脉之相应，经脉之虚实，皮肤之柔粗，而后取之也。

【注释】

[1] 形气之逆顺奈何：形气与病气不一致或一致时，当如何处理？

[2] 形气不足……急泻之：形气，指外在的身形、气息。病气，指患病时的正邪状况。张介宾注："貌虽不足，而神气病气皆有余，此外似虚而内则实，邪气胜也，当急泻之。"

[3] 形气有余……急补之：张介宾注："形虽壮伟，而病气神气则不足，此外似实而内则虚，正气衰也，当急补之。"

[4] 形气不足……不可复刺之：复，《灵枢·根结》无。张介宾注："若形气病气俱不足，此表里阴阳俱虚也，最不可刺。若再刺之，是重虚其虚……故不能复其元矣。"

[5] 形气有余……调其虚实：邪，原作"虚"，据《灵枢·根结》改。张介宾注："形气病气皆有余，邪之实也，故当急泻。既当急泻，其实无疑，何以又云调其虚实？盖未刺之前，防其假实，既刺之后，防其骤虚，故宜调之也。"

[6] 肠胃慑辟：慑，畏怯也。辟，辟叠也。此指因正气亏损而致肠胃皱襞萎缩皱叠。

[7] 充：《灵枢·根结》作"光"。

[8] 上工平气……下工绝气危生：张介宾注："上工知阴阳虚实，故能平不平之气。中工无的确之见，故每多淆乱经脉。下工以假作真，以非作是，故绝人之气，危人之生。"

【按语】

本段论述形气、病气逆顺之治法与用针之要。

形气、病气逆顺之治有四：①形气不足，病气有余：乃邪气亢盛，正气未虚，当急泻之。邪盛宜泻，正气未虚则泻邪不伤正气。②形气有余，病气不足：乃正气虚弱，邪气不盛，当急补之。正虚宜补，邪气不盛扶正不会助邪。③形气、病气皆不足，阴阳俱虚：不可复刺之。此时宜调以甘药（《灵枢·邪气脏腑病形》曰：诸小者，阴阳形气俱不足，勿取以针，而调以甘药也）。④形气、病气皆有余，阴阳俱实：当急泻其邪，调其虚实。

用针之要，在于知调阴阳："调阴与阳，精气乃充，合形与气，使神内藏"；"上工平气，中工乱经，下工绝气危生"。平复失调的阴阳之气，使阴阳协调，方能称之为"上工"。

第八节　针道外揣纵舍

【提要】

主要内容为论述外揣、内揣与持针纵舍是指导针灸临床的重要原则。

【原文】

黄帝问曰：夫九针少则无内，大则无外[1]，恍惚无穷，流溢无极，余知其合于天道人事四时之变也，余愿浑求为一可乎[2]？岐伯对曰：夫惟道焉，非道何可？大小、浅深、离合[3]为一乎哉。故远者，司外揣内；近者，司内揣外[4]，是谓阴阳之极，天地之盖。

【注释】

[1] 少则无内，大则无外：《灵枢·外揣》作"小之则无内，大之则无外，深不可为下，高不可为盖"。言九针之道，小之则无穷，大之则无边，深得不能再深，高得不能再高。

[2] 余愿浑求为一可乎：浑，通混。求，《灵枢·外揣》作"束"，浑束即统一、概要、概括之意。

[3] 离合：《灵枢·外揣》作"杂合"。

[4] 故远者……司内揣外：张介宾注："揣，推测也。司，主也。远者主外，近者主内，察其远能知其近，察其内能知其外。"马莳注："人身之音与色，是之谓远，可以言外也，而即外可以揣五脏之在内者。人身之五脏，是之谓近，可以言内也，而即内可以揣音与色之在外者。"

【原文】

曰：持针纵舍[1]奈何？曰：必先明知十二经之本末[2]，皮肤之寒热[3]，脉之盛衰滑涩[4]。其脉滑而盛者，病日进；虚而细者，久以持；大以涩者，为痛痹[5]；阴阳如一[6]者，病难治。察其本末[7]上下，有热者病常[8]在；其热已衰者，其病亦去矣。因持其尺[9]，察其肉之坚脆、大小、滑涩、寒热、燥湿。因视目之五色，以知五脏而决死生；视其血脉，察其五色，以知寒热痹痛[10]。

【注释】

[1] 持针纵舍：张介宾注："纵言从缓，舍言弗用也。"纵，发放之意。舍，舍弃之意。

[2] 本末：杨上善注："起处为本，出处为末。"张志聪注："本末者，十二经之本标。"

[3] 皮肤之寒热：杨上善注："皮肤热则血气通，寒即脉气壅也。"

[4] 脉之盛衰滑涩：杨上善注："阳气盛而微热谓之滑也，多血少气微寒谓之涩也。"

[5] 其脉滑而盛者……为痛痹：张介宾注："此言病气之盛及元气之虚者，皆难取速效，当从缓治以渐除之者也。"

[6] 阴阳如一：张介宾注："表里俱伤，血气皆败者，是以阴阳如一，刺之必反甚，当舍而勿针也。"

［7］本末：张介宾注："胸腹脏腑为本，经络四支为末。"

［8］常：《灵枢·邪客》作"尚"。

［9］持其尺：杨上善注："持尺皮肤，决死生也。"尺，尺肤也。

［10］察其五色，以知寒热痹痛：《素问·皮部论》曰："其色多青则痛，多黑则痹，黄色则热，多白则寒，五色皆见，则寒热也。"

【原文】

曰：持针纵舍，余未得其意也。曰：持针之道，欲端以正，安以静，先知虚实，而行疾徐，左手执骨，右手循之，无与肉裹[1]。泻欲端正，补必闭肤，转针导气，邪气不得淫溢，真气以居[2]。

【注释】

［1］无与肉裹：指针刺不可用力过猛，以防肌肉痉挛缠针。马莳注："凡刺针之道，欲端以正，安以静。先知病之虚实，以行徐疾之法。始用左指，按其病人之骨。右手循穴，以施其针。方针入时，无与肉裹。"

［2］泻欲端正……真气以居：张介宾注："泻者欲端以正，补者必闭其肤，以手辅针，导引其气，必使邪气淫溢而散，真气得复而居。"杨上善注："泻欲直入直出，故曰端正。"转，《灵枢·邪客》作"辅"。

【原文】

曰：捍[1]皮开腠理奈何？曰：因其分肉，左别其肤，微纳而徐端之[2]，适神不散，邪气得去也。

【注释】

［1］捍：拉开。

［2］因其分肉……微纳而徐端之：马莳注："因其分肉之在何经而扞分其皮，以开其腠理而入刺之也。先以左手别开皮肤，然后右手微纳其针，而徐徐端正其针以入之。"

【按语】

本段论述了外揣、内揣与持针纵舍。外揣者，察体表变化推测体内脏腑病变也；内揣者，根据内脏变化推测体表病变也。纵舍含义有二：一是根据病变虚实等特点，决定是否当用针刺；二是持针操作的具体方法。"持针纵舍"即在针刺操作过程中必须态度端正，心神安静。先察明气血虚实，然后确定运用徐疾补泻手法。进针前先用左手按其骨骼，不使移动；右手循经按穴，刺针从容以防肌肉缠针。泻法宜直入直出，补法必扪闭针孔。以手辅针导引其气，使邪气不得淫溢深入，真气得以恢复。

第七章　病因病机治则养生

第一节　八正八虚八风大论

【提要】

主要内容有：

1. 从天人相应角度讨论自然气候变化对人体的影响。

2. 阐述虚邪贼风致病的缘由及对人体的伤害，提示人们应避"三虚"，就"三实"。

【原文】

黄帝问曰：岁之所以皆同病者，何气使然？少师对曰：此八正[1]之候也。候此者，常以冬至之日。风从南方来者，名曰虚风，贼伤人者也。其以夜半至者，万民皆卧而不犯，故其岁民少病。其以昼至者，万民懈惰而皆中于邪风，故民多病。虚邪入客于骨而不发于外，至其立春，阳气大发，腠理开。有因立春之日，风从西方来，万民皆中虚风，此两邪相搏，经气结代[2]，故诸逢其风而遇其雨者，名曰遇岁露[3]焉。因岁之和，而少贼风者，民少病而少死；岁多贼风邪气，寒温不和，则民多病而死矣。

曰：虚邪之风，其所伤贵贱何如，候之奈何？曰：正月朔日，风从西方来而大，名曰白骨。将国有殃，人多死亡。正月朔日，平旦西北风行，民病多，十有三也。正月朔日，日中北风，夏，民多死者（一作多病）。正月朔日，平旦北风，春，民多死者。正月朔日，夕时北风，秋，民多死者。正月朔日，天时和温不风，民无病；大寒疾风，民多病。二月丑不风，民多心腹病。三月戌不温，民多寒热病。四月已不暑，民多瘅病。十月中不寒，民多暴死。诸所谓风者，发屋拔树，扬沙石，起毫毛，发腠理者也。

【注释】

[1]　八正：指一年二十四节气中的"四立"（立春、立夏、立秋、立冬）与"二分"（春分、秋分）"二至"（冬至、夏至）。古人将此纳入九宫八卦格局，以定时间和方位。《灵枢集注》张志聪注云："八正者，冬至夏至春分秋分立春立夏立秋立冬，定八方之正位，以候八方之风雨也。"

[2]　两邪相搏，经气结代：两邪，指冬至风从南方来，客于骨而不发于外，至次年立春，又遇西方来风。结代，指不正常气候形成病邪，侵入人体，留而不去。《类经》注云："立春之日，月建在东，而风从西方来，亦虚风也。冬至中之，立春又中之，此两邪也。邪留而不去故曰结，当其令而非其气故曰代。"

［3］岁露：指一年当中感受的风雨之邪。《灵枢集注》张志聪注云："风者天之气，雨者天之露，故诸逢其风而遇其雨者，名曰遇岁露焉。"《太素·八正风候》注："露有其二，一曰春露，主生万物者也；二曰秋露，主衰万物者也。今岁有贼风暴雨以衰于物，比秋风露，故曰岁露焉。"

【原文】

风从其冲后来者，名曰虚风，贼伤人者也，主杀害，必谨候虚风而谨避之。避邪之道，如避矢石，然后邪弗能害也。

风从南方来，名曰大弱风。其伤人也，内舍于心，外在于脉，其气主为热。

风从西南方来，名曰谋风。其伤人也，内舍于脾，外在于肌肉，其气主为弱。

风从西方来，名曰刚风。其伤人也，内舍于肺，外在于皮肤，其气主为燥。

风从西北方来，名曰折风。其伤人也，内舍于小肠，外在于手太阳之脉，脉绝则泄，脉闭则结不通，善暴死。

风从北方来，名曰大刚风。其伤人也，内舍于肾，外在于骨与肩背之膂筋，其气主为寒。

风从东北方来，名曰凶风。其伤人也，内舍于大肠，外在于两胁腋骨下及肢节。

风从东方来，名曰婴儿风。其伤人也，内舍于肝，外在于筋纽[1]，其气主为湿。

风从东南方来，名曰弱风。其伤人也，内舍于胃，外在于肌，其气主为体重。

凡此八风者，皆从其虚之乡来，乃能病人。三虚[2]相薄，则为暴病卒死。两实一虚，则为淋露[3]寒热；犯其雨湿之地则为痿。故圣人避邪，如避矢石。其三虚偏中于邪风，则为击仆偏枯[4]矣。

【注释】

［1］筋纽：筋与骨之衔接枢纽处。

［2］三虚：后文言"乘年之衰，逢月之空，失时之和，人气乏少，因为贼风邪气所伤，是谓三虚"。

［3］淋露：指淋雨和露体受风而言。

［4］击仆偏枯：指突然发病，半身不遂的症状。《灵枢注证发微》注："击仆者，如击之而仆晕也；偏枯者，或左或右偏枯也。"

【原文】

曰：四时八风之中人也，因有寒暑。寒则皮肤急，腠理闭；暑则皮肤缓，腠理开。贼风邪气，因得以入乎？将必须八正风邪，乃能伤人乎？曰：贼风邪气之中人也，不得以时，然必因其开也，其入深，其内亟（一作极）也疾，其病人也卒暴；因其闭也，其入浅以留，其病人也徐以迟。曰：其有寒温和适，腠理不开，然有卒病者，其故何也？曰：人虽平居，其腠理开闭缓急，固常有时也。夫人与天地相参，与日月相应。故月满则海水西盛，人血气积，肌肉充，皮肤致，毛发坚，腠理郄[1]，烟垢著。当是之时，虽遇贼风，其入浅，亦不深。至[2]其月郭空，则海水东盛，人血气虚，其卫气去，形独居，肌肉减，皮肤缓，腠理开，毛发薄，烟垢落[3]。当是之时，遇贼风，其入深，其病人卒暴。

曰：人有卒然暴死者，何邪使然？曰：得三虚者，其死疾；得三实[4]者，邪不能伤也。乘年之衰，逢月之空，失时之和，人气乏少，因为贼风邪气所伤，是谓三虚。故论不知三虚，工反为粗。若逢年之盛，遇月之满，得时之和，虽有贼风邪气，不能伤也。

【注释】

[1] 郄：《类经·贼风邪气乘虚伤人》注："郄，闭也。"

[2] 至：原作"到"，山东中医药大学《针灸甲乙经校释》和黄龙祥《黄帝针灸甲乙经（新校本）》均据相关文献改。

[3] 烟垢落：原作"胭垢泽"，山东中医药大学《针灸甲乙经校释》和黄龙祥《黄帝针灸甲乙经（新校本）》均据相关文献改。烟垢，《类经·贼风邪气乘虚伤人》注："烟垢，腻垢如烟也。"

[4] 三虚……三实：年衰月空失时和为三虚，年盛月满得时和为三实。

【按语】

本段类取《灵枢》数篇以术数法立论的文字，从"四正"（冬至、夏至、春分、秋分）"四立"（立春、立夏、立秋、立冬）对应的时间与空间方位相应相克，判别虚邪贼风侵犯人体所致病之猝暴与轻缓。

关于贼风邪气中人，《类经·贼风邪气乘虚伤人》注云："凡四时乖戾不正之气，是为贼风邪气，非如太一所居，八正虚邪之有常候，此则发无定期，亦无定位，故曰不得以时也。然其中人，必因肤腠之开，乃得深入，深则内病极，故其病人也卒暴；若因其闭，虽中必浅，浅而不去，其邪必留，亦致于病，但徐迟耳。"虚邪贼风侵犯人体，得三虚者往往暴急而亡，得三实者则邪不能伤。三虚即"乘年之衰""逢月之空""失时之和"，三虚在天，人亦相应，气有失守，邪乃易犯，故为贼风所伤，而致暴死暴病。若知调摄避忌，则邪不能害。若逢年盛、遇月满、得时和，即三实，即使有贼风邪气也不能伤人。

第二节　逆顺病本末方宜形志大论

【提要】

主要内容有：

1. 临病人知所便，以求其治。

2. 根据疾病先后，以定标本之治，谨察间甚，以用并行、独行之法。

3. 论述五方地之所殊、民之饮食及所病各异，故治疗应各地所宜。

4. 根据形之苦乐、血气多少，以明刺法之出血出气。

【原文】

黄帝问曰：治民治身，可得闻乎？岐伯对曰：治民与自治，治彼与治此，治小与治大，治国与治家，未有逆而能治者，夫惟顺而已矣。故入国问其俗，临病人问所便[1]。曰：便病奈何？曰：中热消瘅[2]则便寒，寒中之属则便热。胃中热则消谷，令人悬心[3]善饥，脐以上皮热；肠中热，则出黄如糜色，脐以下皮寒。胃中寒则䐜胀；肠中寒则肠鸣飧泄。胃中寒肠中热，则胀且泄；胃中热肠中寒，则疾饥，少腹痛胀。

曰：胃欲寒饮，肠欲热饮，两者相逆，治之奈何？曰：春夏先治其标，后治其本。秋冬先治其本，后治其标[4]。曰：便其相逆者奈何[5]？曰：便此者，食饮衣服，欲适寒温，寒无凄怆，暑无出汗。食饮者，热无灼灼，寒无沧沧。寒温中适，故气搏持，乃不致邪僻。

【注释】

[1] 病人问所便：指如何使病人更安适、更减少痛苦的条件与要求。便，适宜。

[2] 中热消瘅：因热而致的消渴病，分上、中、下三消，此指中消，表现为多食善饥。《太素·顺养》注云："中，肠胃中也。肠胃中热，多消饮食，即消瘅病也。瘅，热也，热中宜以寒调。"

[3] 悬心：指胃脘空虚之感。

[4] 春夏先治其标……后治其标：《类经》为治之道顺而已矣注云："春夏发生，宜先养气以治标；秋冬收藏，宜先固精以治本。"

[5] 便其相逆者奈何：《太素·顺养》此句作："谓适于口则害于身，违其心而利于体者奈何。"

【原文】

先病而后逆[1]者，治其本；先逆而后病者，治其本；先寒而后生病者，治其本；先病而后生寒者，治其本。先热而后生病者，治其本；先病而后生热者，治其本[2]。先热而后生中满者，治其标。先病而后泄者，治其本。先泄而后生他病者，治其本，必先调之，乃治其他病。先病而后中满者治其标[3]；先中满而后烦心者，治其本。人有客气同（同一作固）气[4]，小大[5]不利，治其标；小大便利，治其本。病发而有余，本而标之，先治其本，后治其标；病发而不足，标而本之，先治其标，后治其本。谨察间甚而调之，间者并行，甚者独行[6]。小大不利而后生他病者，治其本。

【注释】

[1] 逆：后世注释含义各有不同。张介宾认为是血气之逆，吴崑认为是呕逆，张琦则谓厥逆。今取张介宾释义。

[2] 先病而后生热者，治其本：今《素问》无此句。

[3] 先病而后中满者治其标：张介宾《类经·标本逆从治有先后》注云："诸病皆先治本，而惟中满者先治其标，盖以中满为病，其邪在胃，胃者脏腑之本也，胃满则药食之气不能行，而脏腑皆失其所禀，故先治此者，亦所以治本也。"

[4] 客气同气：客气指新受之邪气；同气指原在体内之邪气。先受病为本，后受病为标，则客气为标，同气为本。

[5] 小大：指大小便。

[6] 间者并行，甚者独行：并行，指与其他病证同治，即标本同治。独行，指单独治疗，即治标或治本。《类经·标本逆从治有先后》注云："病浅者可以兼治，故曰并行。病甚者难容杂乱，故曰独行。"

【原文】

东方滨海傍水，其民食鱼嗜咸。鱼者使人热中，咸者胜血。其民皆黑色疏理，其病多壅肿[1]，其治宜砭石。

西方水土刚强，其民华食而脂肥[2]，故邪不能伤其形体，其病生于内，其治宜毒药。

北方风寒冰冽，其民乐野处而乳食，脏寒生病，其治宜灸。

南方其地下，水土弱，雾露之所聚[3]也。其民嗜酸而食胕，故致理而赤色。其病挛痹[4]，其治宜微针。

中央其地平以湿，天地所生物者众，其民食杂而不劳，故其病多痿厥寒热，其治宜导引按跷。故圣人杂合以治，各得其宜[5]。

【注释】

[1] 壅肿：《素问》作痈疡。《类经·五方病治不同》注云："血弱故黑色疏理，热多故为痈疡。"

[2] 华食而脂肥：华，鲜美也。王冰注曰："华谓鲜美，酥酪骨肉之类也。以食鲜美，故人体脂肥。"

[3] 雾露之所聚：《类经·五方病治不同》注云："南方低下而湿，故水土弱而多雾露。"

[4] 挛痹：此指由于湿热之邪不除，而引起的筋脉软短挛急。《类经·五方病治不同》注云："嗜酸者收……故其民致理而挛痹。挛痹者，湿热盛而病在筋骨也。"

[5] 杂合以治，各得其宜：指治疗疾病时应根据不同的情况采用针刺、灸、毒药、导引按摩等手段，总应各取所宜之法。《类经·五方病治不同》注云："杂合五方之治而随机应变，则各得其宜矣。故治法虽异，而病无不愈，知通变之道者，即圣人之能事也。"

【原文】

形乐志苦[1]，病生于脉，治之以灸刺；形苦志乐，病生于筋，治之以熨引[2]；形乐志乐，病生于肉，治之以针石；形苦志苦，病生于困竭（一作咽喝），治之以甘药；形数惊恐，经络不通，病生于不仁，治之以按摩醪醴。是谓五形志。故曰：刺阳明出血气，刺太阳出血恶[3]气，刺少阳出气恶血，刺太阴出气恶血，刺少阴出气恶血，刺厥阴出血恶气。

【注释】

[1] 形乐志苦：形，指形体。志，指精神情志。《类经·形志苦乐病治不同》注云："形乐者，身无劳也。志苦者，心多虑也。心主脉，深思过虑则脉病矣。脉病者当治经络，故当随其宜而灸刺之。"

[2] 熨引：指药熨导引的治法。

[3] 恶（wù）：此处指不宜、不应当之意。

【按语】

本段主要讨论疾病治疗中的唯顺而治、标本缓急与三因治宜。

1. 通过了解患者的喜好了解疾病的性质，进而采取与病情相适宜的施治方法。张介宾《类经·论治类·为治之道顺而已矣》对此作了较为详细阐发："便者，相宜也。有居处之宜否，有动静之宜否，有阴阳之宜否，有寒热之宜否，有性情之宜否，有气味之宜否。临病人而失其宜，施治必相左矣。故必问病人之所便，是皆取顺之道也。"

2. 突出"治病必求于本"的治疗原则。所举十多种病证中，除少数几种采用治标的方法外，绝大多数都是"治其本"，说明不管疾病千变万化，都应追本溯源进行治疗。但文中对中满和小大不利两种病证的治疗，则突出了"急则治标"和"保胃气"的原则。因中满如不急治，则会导致水浆不入，药食不纳，后天化源竭绝的严重后果；而二便不通，乃危急之候，虽为标病，必先治之。

3. 论述了人们所处之地域高下、气候环境、饮食习惯、起居劳逸等各有不同。由于这些因素不仅影响着人的体质，也影响着人们所患疾病的性质，故在治疗疾病时应根据不同的情况采用针刺、艾灸、毒药、导引按摩等不同的治疗手段。

4. 论述了精神情志及劳逸与五脏的关系。七情和劳倦，在某些情况下可成为致病因素。七情可伤五脏，劳逸太过亦可伤及气血筋骨而致病。形志苦乐不同可产生不同的病证，临床上应分别采用灸刺、针石、熨引、甘药等不同的治疗方法。文末还论述了不同经脉病变刺出血气之不同。

第三节 五脏六腑虚实大论

【提要】

主要内容为：

1. 论述五脏六腑的虚实变化。

2. 针刺治疗的手法。

【原文】

黄帝问曰：刺法言"有余泻之，不足补之"，何谓也？岐伯对曰：神有有余，有不足；气有有余，有不足；血有有余，有不足；形有有余，有不足；志有有余，有不足。心藏神，肺藏气，肝藏血，脾藏肉，肾藏志。志意通达，内连骨髓，而成形。五脏之道，皆出于经渠，以行血气。血气不和，百病乃变化而生，故守经渠[1]焉。

神有余则笑不休，不足则忧[2]（《素问》作悲，王冰曰作忧者误）。血气未并，五脏安定，邪客于形，凄厥（《素问》作洒淅）起于毫毛，未入于经络，故命曰神之微[3]。神有余则泻其小络之血，出血勿之深斥，无中其大经，神气乃平。神不足者，视其虚络，切而致之，刺而和之，无出其血，无泄其气，以通其经，神气乃平。曰：刺微奈何？曰：按摩勿释，著针勿斥，移气于足[4]（《素问》作不足），神气乃得复。

气有余则喘咳上气，不足则息利少气。血气未并，五脏安定，皮肤微病，命曰白气微泄[5]。有余则泻其经渠，无伤其经，无出其血，无泄其气。不足则补其经渠，无出其气。曰：刺微奈何？曰：按摩勿释，出针视之，曰故将深之，适人必革[6]，精气自伏，邪气乱散，无所休息，气泄腠理，真气乃相得。

血有余则怒，不足则悲（《素问》作恐）。血气未并，五脏安定，孙络外溢，则络有留血。有余则刺其盛经，出其血；不足则视其虚，内针其脉中，久留之，血至（《素问》作而视）脉大，疾出其针，无令血泄。曰：刺留血奈何？曰：视其血络，刺出其血，无令恶血得入于经，以成其病。

形有余则腹胀，泾溲不利；不足则四肢不用。血气未并，五脏安定，肌肉蠕（一作溢）动，名曰微风。有余则泻其阳经，不足则补其阳络。曰：刺微奈何？曰：取分肉间，无中其经，无伤其络，卫气得复，邪气乃索[7]。

志有余则腹胀飧泄[8]，不足则厥[9]。血气未并，五脏安定，骨节有伤。有余则泻然筋[10]血者，出其血，不足则补其复溜。曰：刺未并奈何？曰：即取之无中其经，以去其邪，乃能立虚。

【注释】

[1] 经渠：《素问》作经隧，即指经脉。《类经·有余有五不足有五》注云："隧，潜道也。经脉伏行，深而不见，故曰经隧。五脏在内，经隧在外，脉道相通，以行血气，血气不和，乃生百病，故但守经隧，则可以治五脏之病。"

[2] 不足则忧：《黄帝内经太素·附篇》曰："心之忧，在心变动也；肺之忧，在肺之志。是则肺主秋，忧为正也。心主于夏，变而生忧也。"

[3] 神之微：《类经·有余有五不足有五》注云："洒淅起于毫毛，未及经络，此以浮浅微邪在脉之表，神之微病也，故命曰神之微。"

[4] 移气于足：《黄帝内经太素·附篇》注云："按摩使气至于踵也。"《素问》作"不足"。高世栻《素问直解》注云："移气于不足之处而补之，则神气乃得复。"未详孰是，待考。

[5] 白气微泄：即肺气微虚，皮肤微病之意。《类经·有余有五不足有五》注云："此肺经之表邪也……肺主皮肤而属金，微邪客之，故命曰白气微泄。"

[6] 适人必革：适，至也。革，变也。《类经·有余有五不足有五》注云："先行按摩之法，欲皮肤之气流行也。次出针而视之曰：我将深之。欲其恐惧而精神内伏也。适人必革者，谓针之至人，必变革前说而刺仍浅也。如是则精气既伏于内，邪气散乱无所止息而泄于外，故真气得其所矣。"

[7] 索：此处为消散之意。

[8] 志有余则腹胀飧泄：肾主志，所以志的有余不足关系在肾。《类经·有余有五不足有五》注云："肾藏志，水之精也。水化寒，故肾邪有余，则寒气在腹而为腹胀飧泄。"张志聪注："肾者，胃之关也，关门不利，则聚水而为腹胀飧泄矣。"可互参。

[9] 不足则厥：肾为生气之源，故不足则厥逆而冷。

[10] 然筋：当作然谷。《类经·有余有五不足有五》注云："然筋当作然谷，足少阴之荥穴也，出其血可以泻肾之实。"

【原文】

曰：虚实之形，不知其何以生？曰：血气已并，阴阳相倾[1]，气乱于卫，血逆于经，血气离居，一实一虚。血并于阴，气并于阳，故为惊狂。血并于阳，气并于阴，乃为炅[2]中。血并于上，气并于下，心烦闷，善怒。血并于下，气并于上，乱而喜忘[3]（《素问》作善忘）。问曰：血并于阴，气并于阳，如是血气离居，何者为实，何者为虚？曰：血气者，喜温而恶寒。寒则泣不流，温则消而去之[4]。是故气之所并为血虚，血之所并为气虚。

曰：人之所有者，血与气耳。乃言血并为虚，气并为虚，是无实乎？曰：有者为实，无者为虚。故气并则无血，血并则无气。今血与气相失，故为虚焉。络之与孙脉，俱注（一作输）于经，血与气并，则为实焉。血之与气并走于上，则为大厥，厥则暴死，气复反则生，不反则死。

【注释】

[1] 血气已并，阴阳相倾：并，偏聚也。倾，斜也。邪气或与血并，或与气并，致使气血偏聚。气为阳，血为阴，今气血偏聚，则阴阳各有偏盛偏衰，而出现虚实之证。

[2] 炅：热也。

[3] 血并于上……乱而喜忘：《素问经注节解》注云："气血运行，上下循环，乃为无病。并则偏于一，而病起矣。血者生于心而藏于肝。血并于上，则血偏盛而气自并于下，下冲其上，心与肝动，故令烦悗善怒也。气者蓄于丹田，则神自清而精自摄。今并于上，则气尽升而血自并于下，上离乎下，精神涣散，故令乱而喜忘也。"

[4] 消而去之：消，散也。去，行也。指气血得温则消散而流行。

【原文】

曰：实者何道从来？虚者何道从去？对曰：夫阴与阳，皆有输会。阳注于阴，阴满之外[1]，阴阳绌（音巡）平[2]（《素》作均平），以充其形，九候若一，名曰平人。夫邪之所生，或生于阳，或生于阴。其生于阳者，得之风雨寒暑；其生于阴者，得之饮食起居，阴阳喜怒。曰：风雨之伤人奈何？曰：风雨之伤人，先客于皮肤，传入于孙脉，孙脉满则传入于络脉，络脉满乃注于大经脉，血气与邪气并客于分腠之间，其脉坚大，故曰实。实者外坚充满不可按，按之则痛。曰：寒湿之伤人奈何？曰：寒湿之中人也，皮肤收[3]（《素问》作不收），肌肉坚紧，营血涩，卫气去，故曰虚。虚者摄辟[4]，气不足，血涩，按之则气足温之，故快然而不痛。

曰：阴之生实奈何？曰：喜怒不节，则阴气上逆，上逆则下虚，下虚则阳气走之，故曰实。曰：阴之生虚奈何？曰：喜则气下，悲则气消，消则脉空虚，因寒饮食，寒气动脏（一作重满），则血泣气去，故曰虚。

曰：阳虚则外寒，阴虚则内热，阳盛则外热，阴盛则内寒，不知所由然？曰：阳受气于上焦，以温皮肤分肉之间。今寒气在外，则上焦不通，不通则寒独留于外，故寒栗。有所劳倦，形气衰少，谷气不盛，上焦不行，下焦（《素问》作下脘）不通，胃气热熏胸中，故内热。上焦不通利，皮肤致密，腠理闭塞（《素问》下有玄府二字）不通，卫气不得泄越，故外热。厥气[5]上逆，寒气积于胸中而不泻，不泻则温气[6]去，寒独留，则血凝泣，凝则腠理不通，其脉盛大以涩，故中寒。

【注释】

[1] 阳注于阴，阴满之外：《太素·虚实所生》注云："脏腑阴阳之脉，皆有别走，输会相通。如足阳明从丰隆之穴别走足太阴，太阴从公孙之穴别走足阳明，故曰外也。"《类经·气血以并有者为实无者为虚》注云："阳注于阴，则自经归脏；阴满之外，则自脏及经。"此二说均通。

[2] 绌平：平均也。今《素问》作"匀平"。

[3] 皮肤收：指皮肤拘急。《太素·虚实所生》注云："皮肤收者，言皮肤急而聚也。"

[4] 摄辟：指皮肤皱襞而不舒展的样子。

[5] 厥气：此处指寒厥之气。

[6] 温气：此处指阳气而言。

【原文】

曰：阴与阳并，血气与并，病形已成，刺之奈何？曰：刺此者取之经渠，取血于营，取气于卫，用形哉，因四时多少高下。曰：血气已并，病形已成，阴阳相倾，补泻奈何？曰：泻实者气盛乃纳针[1]，针与气俱纳，以开其门，如利其户，针与气俱出，精气不伤，邪气乃下，外门不闭，以出其疾，摇大其道，如利其路，是谓大泻。必切而出[2]，大气乃屈[3]。曰：补虚奈何？曰：持针勿置，以定其意，候呼纳针，气出针入，针空四塞[4]，精无从去，方实而疾出针，气入针出，热不得还，闭塞其门，邪气布散，精气乃得存，动无后时（《素问》作动气后时），近气[5]不失，远气[6]乃来，是谓追之。

曰：虚实有十，生于五脏五脉耳。夫十二经脉者，皆生百（《素》作其）病，今独言五脏。夫十二经脉者，皆络三百六十五节，节有病，必被经脉，经脉之病者，皆有虚实，何以合之乎？曰：五脏与六腑为表里，经络肢节，各生虚实，视其病所居，随而调之。病在血，调之脉；病在血，调之络；病在气，调诸卫；病在肉，调之分肉；病在筋，调之筋；病在骨，调之骨。燔针劫刺其下及与急者。病在骨，焠针药熨。病不知所痛，两跻[7]为上。身形有痛，九候莫病，则缪刺[8]之。病在于左而右脉病者，则巨刺[9]之。必谨察其九候，针道毕矣。

【注释】

[1] 气盛乃纳针：指吸气时入针。《类经·阴阳虚实寒热随而刺之》注云："气盛乃纳针者，因病患之吸气而入针也。"

[2] 必切而出：《素问直解》注云："切，按也，必切而出，谓右手持针，左手必切其穴，而使之外出。"

[3] 大气乃屈：即亢盛的邪气被制服。

[4] 针空四塞：指针与孔穴紧密接触。

[5] 近气：指已至之气。

[6] 远气：指未至之气。

[7] 两跻：《类经·阴阳虚实寒热随而刺之》注云："两跻者，阳跻脉出足太阳之申脉，阴跻脉出足少阴之照海。俱当取之，故曰为上。"

[8] 缪刺：《类经·缪刺巨刺》注云："缪，异也。"即在络脉之病，左刺右，右刺左，交错而针。

[9] 巨刺：《素问》吴崑注："巨刺，大经之刺也。"巨刺、缪刺，其法相同，亦左刺右，右刺左，但刺大经者，谓之巨刺；刺络脉者，谓之缪刺。

【按语】

神、气、血、形、志各有其有余与不足，分别形成相应的实证与虚证，又因其分别归藏于心、肺、肝、脾、肾，所以其虚实病变与五脏密切相关。这些虚证和实证的形成，主要是由于情志失调，影响五脏生理功能所致。针对虚实病证的不同，针刺治疗应采取相应的补虚泻实的治疗法则。

对于虚证和实证的针刺补泻方法和运用时机，经文强调了"外门不闭"的开阖补泻手法和"候呼纳针"的呼吸补泻手法的综合应用。同时提出了缪刺与巨刺的联系和区别，即缪刺与巨刺在操作上都是左病刺右、右病刺左，但巨刺多用于全身性疾患，以刺经脉为主；缪刺多用于局部病证，所谓"身形有痛，九候莫病"，以刺络为主。

第四节 阴阳清浊顺治逆乱大论

【提要】

主要内容为阐述营卫逆行、清浊相干、气机紊乱、阴阳相悖所致的病证及其针灸治疗。

【原文】

黄帝问曰：经脉十二者，别为五行，分为四时[1]，何失而乱？何得而治？岐伯对曰：五行有序，四时有分，相顺而治，相逆而乱。曰：何谓相顺而治？曰：经脉十二以应十二月，十二月者，分为四时，四时者，春夏秋冬，其气各异。营卫相随[2]，阴阳以和，清浊不相干，如是则顺而治矣。曰：何为相逆而乱？曰：清气在阴，浊气在阳[3]，营气顺脉，卫气逆行[4]，清浊相干[5]，乱于胸中，是谓大悗[6]。故气乱于心，则烦心密默[7]，俯首静伏；乱于肺，则俯仰喘喝[8]，按手以呼[9]；乱于肠胃，则为霍乱；乱于臂胫，则为四厥[10]；乱于头，则为厥逆，头痛（一作头重）眩仆。

【注释】

[1] 别为五行，分为四时：指十二经脉属络于脏腑，脏腑各合于五行而应于四时。

[2] 营卫相随：《太素·营卫气行》注云："营在脉中，卫在脉外，内外相顺，故曰相随，非相随行，相随和也。"

[3] 清气在阴，浊气在阳：《太素·营卫气行》注云："清气在于脉内，为营为阴也；浊气在于脉外，为卫为阳也。"《灵枢·阴阳清浊》云："受谷者浊，受气者清；清者注阴，浊者注阳。"则此当是言其常也。

[4] 营气顺脉，卫气逆行：《太素·营卫气行》注云："营卫气顺逆十二经而行也。卫之悍气，上至于目，循足太阳至足趾为顺行；其悍气散者，复从目，循手太阳向手指，是为逆行也，此其常也。"又《灵枢·胀论》云："营气循脉，卫气逆为脉胀。"则知此处乃言疾病。

[5] 清浊相干：依上文岐黄问答之例，此下似当有"如是则逆之而乱"，以应上"逆而乱"之问，疑脱简。

[6] 悗（mèn）：烦闷之意。

[7] 密默：密，安定，安静。默，沉默无言。

[8] 俯仰喘喝：俯仰，忽而俯伏，忽而仰卧，且喘促而喝喝有声。指气喘呼吸不利。《素问·生气通天论》云："烦则喘喝。"王冰注："喝，谓大呵出声。"

[9] 接手以呼：指双手交接，按在胸部呼吸。

[10] 四厥：《太素·营卫气行》注云："四厥，谓四肢冷，或四肢热也。"

【原文】

气在心者，取之手少阴、心主之俞[1]；气在于肺者，取之手太阴荥、足少阴俞[2]；气在于肠胃者，取之手足太阴、阳明，不下者取之三里；气在于头者，取之天柱、大杼，不知[3]，取足（《灵枢》作手）太阳之荥俞[4]；气在臂足者，先去血脉，后取其阳明、少阳之荥俞[5]。

徐入徐出，是谓之导气[6]，补泻无形，是谓之同精[7]，是非有余不足也，乱气之相逆也。

【注释】

[1] 手少阴、心主之俞：手少阴之输，神门穴；心主之输，大陵穴。《灵枢注证发微》注云："取之手少阴心经之输穴神门，手心主即厥阴心包络经之输穴大陵。"

[2] 手太阴荥、足少阴俞：手太阴荥，鱼际穴；足少阴输，太溪穴。《太素·营卫气行》注云："手太阴荥，肺之本输。足少阴输，乃是肾脉，以其肾脉上入于肺，上下气通，故上取太阴荥，下取足少阴输。"

[3] 不知：知，反应。不知，未见反应。《类经·五乱之刺》注云："不知，不应也。"

[4] 足太阳之荥俞：指足通谷穴、束骨穴。

[5] 阳明、少阳之荥俞：《类经·五乱之刺》注云："在手者取手，在足者取足。手阳明之荥输，二间、三间也。手少阳之荥输，液门、中渚也。足阳明之荥输，内庭、陷谷也。足少阳之荥输，侠溪、临泣也。"

[6] 徐入徐出，是谓之导气：徐缓地进针，徐缓地出针，导引逆乱的营卫之气，使机体恢复正常。《灵枢注证发微》注云："此言治五乱者惟以导气，不与补泻有余不足者同法也。凡有余者则行泻法，不足者则行补法。今治五乱者，则其针徐入徐出，导气复故而已。"

[7] 同精：精，精深微妙。同精，指导气针法与补泻针法，两者在治疗疾病这一精深微妙原理上是相同的。《吕氏春秋·大乐》云："导也者，至精也。"注："精，微也。"杨上善："精者，补泻之妙意，使之和也。"

【按语】

本段讨论了营卫失调，清浊混淆，气机失常而乱于心、肺、肠胃、臂胫、头部的临床表现和治疗方法。一般情况下，十二经脉之气和四时五行之变化相应，营卫相随，经气和顺；若经脉营卫之气受到病邪的干扰，发生逆乱，便产生五乱。五乱的发生有一定的规律，治疗上也要遵循一定的法则。取穴配方上应按"经脉所过，主治所及"循经取穴，取与病变脏腑所连属的经脉，以五输穴为主，如气乱于心，取心经的神门、心包经的大陵。在手法上提出了徐入徐出的"导气"针法。

导气针法专为五乱而设，因五乱的产生系由营卫相逆、清浊相干而致，与一般的精气夺则虚、邪气盛则实不同，故针灸治疗不能以补泻论，而应采用轻重适度、和缓的手法，"徐入徐出"。经文进一步提出"补泻无形，谓之同精"，意在强调导气针法，在操作上虽与补泻针法不同，但在调整机体失衡状态，使之恢复协调的作用上具有异曲同工之妙。

第五节　四时贼风邪气大论

【提要】

主要内容为讨论四时贼风邪气伤人致病的规律及针灸治疗方法。

【原文】

黄帝问曰：有人于此，并行并立，其年之长少等也，衣之厚薄均也，卒然遇烈风疾雨，或病或不病，或皆死，其故何也？岐伯对曰：春温风，夏阳风[1]，秋凉风，冬寒风。凡此四时之风者，其所病各不同形。黄色薄皮弱肉者，不胜春之虚风[2]；白色薄皮弱肉者，不胜夏之虚风；青色薄皮弱肉者，不胜秋之虚风；赤色薄皮弱肉者，不胜冬之虚风。曰：黑色不病乎？曰：黑色而皮厚肉坚，固不能伤于四时之风。其皮薄而肉不坚，色不一者，长夏至而有虚风者，病矣；其皮厚而肌肉坚者，长夏至而有虚风者，不病矣；其皮厚而肌肉坚者，必重感于寒，内外皆然，乃病也。

【注释】

[1] 夏阳风：水为阴，火为阳。夏阳风，指夏季的热风。

[2] 虚风：即虚邪贼风之意。《类经·坚弱勇怯受病忍痛不同》注云："虚风者，虚乡不正之邪风也。"

【原文】

曰：贼风邪气之伤人也，令人病焉。今有不离屏蔽，不出室穴[1]之中，卒然而病者，其故何也？曰：此皆尝有所伤于湿气，藏于血脉之中，分肉之间，久留而不去，若有所坠堕，恶血在内而不去，卒然喜怒不节，饮食不适，寒温不时，腠理闭不通（《素[2]》下有"其开"二字），而适遇风寒，则血气凝结，与故邪相袭，则为寒痹。其有热则汗出，汗出则受风，虽不遇贼风邪气，必有因加而发矣。曰：夫子之所言，皆病患所自知也，其无遇邪风，又无怵惕[3]之志，卒然而病，其故何也？唯有因鬼神之事乎？曰：此亦有故邪留而未发也，因而志有所恶及有所慕，血气内乱，两气相搏，其所从来者微，视之不见，听之不闻，故似鬼神。曰：其有祝由而已者[4]，其故何也？曰：先巫者，因知百病之胜，先知百病之所从者，可祝由而已也。

【注释】

[1] 室穴：指所居屋室。

[2]《素问》：本段文字见今《灵枢·贼风》："腠理闭不通，其开适遇风寒。"

[3] 怵惕：恐惧也。

[4] 祝由而已者：祝，告也。由，病之所从出也。祝由，古代所用的一种精神疗法。

【按语】

本段从皮肤肌肉之厚薄坚脆和色泽的表现，来观察人体对四时虚邪贼风的耐受力，指出薄皮弱肉者不胜风邪而易于发病，皮厚肉坚固者不易伤于四时之风。同时还指出，湿邪侵犯人体，蕴积于血脉之中，再遭遇外伤，恶血留内，则潜为伏邪。一旦喜怒不节，饮食不适，寒温失时，致腠理闭塞，血气凝结，则引动素潜之邪而发为寒痹之证。

此寒痹之症的形成，多在发病之前并无明显的邪风之侵和怵惕之伤，乃猝然而病，病人并不自知，"其所从来者微，视之不见，听之不闻"。故病家往往疑为"鬼神"之患，以祝由而愈。究其根本，并无鬼神，至于祝由而愈者，乃"先巫者，因知百病之胜，先知百病之所从者，可祝由而已"。

第六节　内外形诊老壮肥瘦病旦慧夜甚大论

【提要】

主要内容有：

1. 论述体表内脏有形无形之诊、老壮肥瘦之别。

2. 指出病之所以旦慧夜甚之原因。

【原文】

黄帝问曰：人之生也，有刚有柔[1]，有弱有强，有短有长，有阴有阳[2]，愿闻其方[3]。岐伯对曰：阴中有阳，阳中有阴，审知阴阳，刺之有方。得病所始，刺之有理[4]，谨度病端，与时相应[5]，内合于五脏六腑，外合于筋骨皮肤。是故内有阴阳，外有阴阳。有内者，五脏为阴，六腑为阳；有外者，筋骨为阴，皮肤为阳。故曰病在阴之阴[6]者，刺阴之荥俞；病在阳之阳者，刺阳之合[7]；病在阳之阴者，刺阴之经；病在阴之阳者，刺阳之络。病在阳者名曰风，病在阴者名曰痹，阴阳俱病名曰风痹。病有形而不痛者[8]，阳之类；无形而痛[9]者，阴之类。无形而痛者，其阳完[10]（《九墟》完作缓，下同）而阴伤，急治其阳，无攻其阴（《九墟》作急治其阴，无攻其阳）；有形而不痛者，其阴完而阳伤，急治其阴，无攻其阳（《九墟》作急治其阳，无攻其阴）。阴阳俱动[11]，乍有乍无，加以烦心，名曰阴胜其阳，此谓不表不里，其形不久[12]也。

曰：形气病之先后，内外之应[13]奈何？曰：风寒伤形，忧恐忿怒伤气。气伤脏，乃病脏；寒伤形，乃应形；风伤筋脉，筋脉乃应。此形气内外之相应也。曰：刺之奈何？曰：病九日者，三刺而已。病一月者，十刺而已。多少远近，以此衰[14]之。久痹不去身者，视其血络，尽去其血。曰：外内之病，难易之治奈何？曰：形先病而未入脏者，刺之半其日；脏先病而形乃应者，刺之倍其日，此外内难易之应也。

【注释】

[1] 有刚有柔：指性格的刚强柔弱。

[2] 有阴有阳：指患者的体质，有偏于阴，有偏于阳。

[3] 方：针治的方法。

[4] 得病所始，刺之有理：了解疾病始发的情况，针刺治疗才有理可循。《类经·阴阳形气外内易难》注云："谓知其或始于阴，或始于阳，故刺之有理也。"

[5] 谨度（duó）病端，与时相应：度，推测，衡量。端，有"本""始"的含义。谨度病端，指认真地推测发病的原因。与时相应，指与四季气候变化的关系。《类经·阴阳形气外内易难》注云："谓察其风因木化，热因火化，湿因土化，燥因金化，寒因水化，故与时相应也。"

[6] 阴之阴：指病在脏。因体内为阴，五脏属体内之阴，故称阴之阴。下文六腑为阴之阳。因体表为阳，皮肤为体表之阳，故称阳之阳，筋骨为阳之阴。

[7] 刺阳之合：针刺阳经的合穴。

[8] 病有形而不痛者：病变在体表有可见之形征，但无疼痛者，如斑疹之类。《类经·阴阳形气外内易难》注云："有形而不痛者，病浅在外也。"《灵枢集注》张志聪注曰："有形者，皮肉筋骨之有形……病有形而不痛者，病在外之阳也。"

[9] 无形而痛：因气血痹阻引起体内疼痛而无形征可见的患者。《类经·阴阳形气外内易难》注云："无形而痛者，病深在内也。"《灵枢集注》张志聪注曰："无形者，五脏六腑之气也……病无形而痛者，气伤病也。"

[10] 完：完整，无损伤。此指未病。

[11] 阴阳俱动：阴阳都发生病变。《类经·阴阳形气外内易难》注云："阴阳俱动，表里皆病也。"

[12] 其形不久：有两种解释，一种认为系指病在半表半里，因阴病偏胜，病渐入里，故在外之形征，不会长久存在，随病邪入里而消失，产生无形而痛的阴之类病变。另一种解释为此时表里俱伤，病情严重，预后不良。《类经·阴阳形气外内易难》注云："故曰不表不里，治之为难，形将不久矣。"似前说为妥。

[13] 内外之应：《类经·阴阳形气外内易难》注云："形见于外，气运于中，病伤形气，则或先或后，必各有所应"。

[14] 衰：等差的意思。"以此衰之"，即以此标准作为等差进行比较。

【原文】

曰：何以知其皮肉血气筋骨之病也？曰：色起两眉间薄泽者，病在皮；唇色青黄赤白黑者，病在肌肉；营气濡然者，病在血气（《千金翼》方作脉）；目色青黄赤白黑者，病在筋；耳焦枯受尘垢者，病在骨。曰：形病何如，取之奈何？曰：皮有部[1]，肉有柱[2]，气血有俞（《千金翼》下有筋有结），骨有属[3]。曰：愿闻其故。曰：皮之部，俞在于四末；肉之柱，在臂胻诸阳肉分间与足少阴分间；气血之俞，在于诸络脉，气血留居[4]则盛而起；筋部无阴无阳，无左无右，候病所在；骨之属者，骨空之所以受液而溢脑髓者也。曰：取之奈何？曰：夫病之变化，浮沉浅深，不可胜穷，各在其处。病间者浅之，甚者深之，间者少之，甚者众之。随变而调气，故曰上工也。

曰：人之肥瘦小大寒温，有老壮少小之别奈何？曰：人年五十以上为老，三十以上为壮，十八以上为少，六岁以上为小。曰：何以度其肥瘦？曰：人有脂，有膏，有肉。曰：别此奈何？曰：腘肉坚，皮满者，脂。腘肉不坚，皮缓者，膏。皮肉不相离者，肉。曰：身之寒温何如？曰：膏者其肉淖而粗理者身寒，细理者身热。脂者其肉坚，细理者和（《灵》作热），粗理者，寒（少肉者寒温之症未详）。曰：其肥瘦大小奈何？曰：膏者，多气而皮纵缓，故能纵腹垂腴[5]；肉者，身体容大；脂者，其身收小。曰：三者之气血多少何如？曰：膏者多气，多气者热，热者耐寒也；肉者多血，多血者则形充，形充者则平也；脂者，其血清，气滑少，故不能大。此别于众人也。曰：众人如何？曰：众人之皮肉脂膏不能相加也，血与气不能相多也，故其形不小不大，各自称其身，名曰众人。曰：治之奈何？曰：必先别其三形，血之多少，气之清浊，而后调之，治无失常经。是故膏人者，纵腹垂腴；肉人者，上下容大；脂人者，虽脂不能大。

【注释】

[1] 皮有部：即皮病有其一定的部属。如张志聪："卫气行于皮，输于四末，为所主之部。"

[2] 肉有柱：柱即是腘肉。《类经·卫气失常皮肉气血筋骨之刺》注云："柱者，腘之属也。"即上下肢高起处的肌肉，因其坚厚隆起，有支柱的作用。

[3] 骨有属：属，指两骨相交的关节部位。丹波元简云："属者跗属之属，两骨相交之处，十二关节皆是。"

[4] 气血留居：停止闭塞之义。

[5] 纵腹垂腴：腴，腹下脂肪。即腹肌缓纵不收，膏脂下垂。

【原文】

曰：病者多以旦慧昼安，夕加夜甚者，何也？曰：春生夏长，秋收冬藏，是气之常也，人亦应之。以一日一夜分为四时之气，朝为春，日中为夏，日入为秋，夜为冬。朝则人气始生，病气衰，故旦慧；日中则人气长，长则胜邪，故安；夕则人气始衰，邪气始生，故加；夜半人气入脏，邪气独居于身，故甚。曰：其时有反者，何也？曰：是不应四时之气，脏独主其病者，是必以脏气之所不胜[1]时者甚，以其所胜时者起也。曰：治之奈何？曰：顺天之时[2]，而病可与期。顺者为工，逆者为粗也。

【注释】

[1] 所不胜：与后文之"所胜"均为五行相克之称谓，克我者为我所不胜，我克者为我所胜。《灵枢注证发微》注云："脾病不能胜旦之木，肺病不能胜昼之火，肝病不能胜夕之金，心病不能胜夜之水，故为加为胜也。若人之脏气能胜时之气，如肺气能胜旦之木，肾气能胜昼之火，心气能胜夕之金，脾气能胜夜之水，故至于慧且安也。"

[2] 顺天之时：顺应五行生克之理，择时针刺。《灵枢注证发微》注云："如脾病不能胜旦之木，则补脾而泻肝；肺病不能胜昼之火，则补肺而泻心；肝病不能胜夕之金，则补肝而泻肺；心病不能胜夜之水，则补心而泻肾。"

【按语】

1. 讨论脏腑体表之阴阳属性、相应病候及其治法，从体质之阴阳、性格之刚柔、身材之短长、体力之强弱等方面予以详审，将皮肤、筋骨、六腑、五脏分为阴之阳、阳之阴、阳之阳、阴之阴等几个病位层次，并指出，病在阳者为风，病在阴者为痹，阴阳俱病者为风痹；病有形而不痛者属阳，无形而疼痛者属阴；风寒之邪易伤形体，情志之变伤五脏。病在脏，取阴经之荥穴、输穴；病在腑，刺阳经之络穴；病在皮肤，刺阳经之合穴；病在筋骨，刺阴经之经穴。

2. 论述皮、肉、脉、筋、骨等病之诊断特点及治疗原则，老壮少小年龄区别，人体肥瘦及脂、膏、肉三种体形之生理病理特点。皮、肉、脉、筋、骨，既是针刺由浅入深所及的不同组织，也是不同的病变浅深层次。针刺浅深要适度，当浅则浅，当深则深，总以适病为度，随变而调气，方为上工。

3. 论述了病旦慧、昼安、夕加、夜甚的特点及其与一日四时阴阳消长的关系，也指出了病不应四时之气而由脏独主其病的特例，并提出了"顺天之时，而病可与期"的时间医学观念。

第七节 阴阳大论

【提要】

主要内容有：

1. 介绍阴阳互相依存和互相制约的关系。

2. 阴阳失调所引起的病理变化、诊断方法、治疗原则及预后判断。

【原文】

阴静阳躁，阳生阴长，阳杀阴藏[1]，阳化气，阴成形[2]。寒极生热，热极生寒[3]。寒气生浊，热气生清[4]。清气在下则生飧泄，浊气在上则生䐜胀[5]。此阴阳反作，病之逆顺也。故清阳为天，浊阴为地；地气上为云，天气下为雨；雨出地气，云出天气。故清阳出上窍[6]，浊阴出下窍[7]；清阳发腠理，浊阴走五脏；清阳实四肢，浊阴归六腑[8]。水为阴，火为阳。阳为气，阴为味。味归形，形归气，气归精，精归化[9]。精食气，形食味[10]。化生精，气生形[11]。味伤形，气伤精[12]。精化为气，气伤于味[13]。阴味出下窍，阳气出上窍。味厚者为阴，薄为阴之阳；气厚者为阳，薄为阳之阴。味厚则泄，薄则通；气薄则发泄，厚则发热。壮火之气衰，少火之气壮[14]。壮火食气，气食少火。壮火散气，少火生气[15]。气味辛甘发散为阳，酸苦涌泄为阴。阴胜则阳病，阳胜则阴病。阴病则热，阳病则寒（《素问》作阳胜则热，阴胜则寒）。重寒则热，重热则寒[16]。寒伤形，热伤气。气伤痛，形伤肿[17]。故先痛而后肿者，气伤形也；先肿而后痛者，形伤气也。风胜则动，热胜则肿[18]，燥胜则干，寒胜则浮[19]，湿胜则濡泄。天有四时五行以生长收藏，以生寒暑燥湿风；人有五脏化为五气，以生喜怒悲忧恐。故喜怒伤气，寒暑伤形，暴怒伤阴，暴喜伤阳[20]，厥气上行，满脉去形[21]。故曰喜怒不节，寒暑过度，生乃不固。重阴必阳，重阳必阴，此阴阳之变也。

夫阴在内，阳之守也；阳在外，阴之使也[22]。阳胜则身热，腠理闭，喘息粗，为之俯闷（《素问》作俯仰），汗不出而热，齿干以烦闷，腹胀死，耐冬不耐夏；阴胜则身寒，汗出，身常清，数栗而寒，寒则厥，厥则腹满死，耐夏不耐冬。此阴阳更胜之变，病之形能[23]也。曰：调此二者奈何？曰：能知七损八益[24]，则二者可调也；不知用此，则早衰矣。

【注释】

[1] 阳生阴长，阳杀阴藏：生，生发。长，盛大。杀，肃杀，收敛。藏，潜藏。指阴阳在万物生死过程中相互依存，发挥作用，阳主生而阴主长，阴阳偏亢则阳收敛阴潜藏。《内经知要·阴阳》注云："阳之和者为发育，阴之和者为成实，故曰阳生阴长，此阴阳之治也。阳之亢者为焦枯，阴之凝者为封闭，阳杀阴藏，此阴阳之乱也。"

[2] 阳化气，阴成形：《类经·阴阳应象》注云："阳动而散，故化气，阴静而凝，故成形。"

[3] 寒极生热，热极生寒：物极必反，这是阴阳相互转化的具体表现。《类经·阴阳应象》注云："阴寒阳热，乃阴阳之正气。寒极生热，阴变为阳也。热极生寒，阳变为阴也……如人伤于寒，则病为热。本寒而变热也。内热已极，而反寒栗，本热而变寒也。故阴阳之理，

极则必变。"

[4] 寒气生浊，热气生清：寒气属阴，寒性凝滞，多重浊下降；热气属阳，热性升散，多轻清上升。《素问注证发微》注云："寒气主阴，阴主下凝而不散，故浊气生焉；热气主阳，阳主上升而不凝，故清气生焉。"

[5] 清气在下……则生䐜胀：清阳衰于下而不能上升，则发食谷不化之飧泄；浊阴聚于上而不能下降，则发生胸腹胀满。《类经·阴阳应象》注云："清阳主升，阳衰于下而不能升，故为飧泄。浊阴主降，阴滞于上而不能降，故为䐜胀……䐜胀，胸膈满也。"

[6] 上窍：指耳、目、口、鼻。

[7] 下窍：指前、后二阴。

[8] 清阳发腠理……浊阴归六腑：清阳之气，宣发于腠理；浊阴之气，归注于五脏。四肢为诸阳之本，故清阳充实于四肢，六腑为传化之腑，故浊阴归于六腑。《素问集注》张志聪注曰："清阳之气，通会于腠理，而浊阴之精血走于五脏，五脏主藏精者也；四肢为诸阳之本，六腑者传化物而不藏，此言饮食所生之清阳，充实于四肢，而浑浊者，归六腑也。"

[9] 味归形……精归化：归：意为充养，依赖。五味充养形体，形体的生成依赖气化功能；气化功能要有精微物质的充养，但精微物质的化生必须依赖气化功能。王冰注曰："形食味，故味归形；气生形，故形归气；精食气，故气归精；化生精，故精归化。"《素问经注节解》注云："归者，自外返内之称，味以养形，形以气运，气蕴于精，精本于化，皆从末推本之义。"

[10] 精食气，形食味：王冰注曰："气化则精生，味和则形长，故云食之也。"

[11] 化生精，气生形：即"精归化""形归气"二句之解。

[12] 味伤形，气伤精：五味失调可伤及形体，气化失常可损及精微。《类经·阴阳应象》注云："味既归形，而味有不节，必反伤形。气既归精，而气有失调，必反伤精。"《素问经注节解》注云："与上文'精食气，形食味'对看，上言其常，此言其变也。"

[13] 精化为气，气伤于味：精微可化生为气，气也可为五味失调所伤。《类经·阴阳应象》注云："上文既云气归精，是气生精也，而此又曰精化气，是精生气也，二者似乎相反，而不知此正精气互根之妙……上文曰味伤形，则未有形伤气不伤者，如云味过于酸，肝气以津，脾气乃绝之类，是皆味伤气也。"

[14] 壮火之气衰，少火之气壮：壮火使人气衰，少火使人气壮。《类经·阴阳应象》注云："火，天地之阳气也，天非此火不能生物，人非此火，不能有生，故万物之生，皆由阳气。但阳和之火则生物，亢烈之火反害物，故火太过则气反衰，火和平则气乃壮。"

[15] 壮火食气……少火生气：因壮火是阳亢之极，能灼烁人体之气，少火为阳和之象，能资生人体之气，所以说壮火能消耗人体之气，少火能生化人体之气。王冰注曰："气生壮火，故云壮火食气；少火滋气，故云气食少火。以壮火食气，故气得壮火则耗散，以少火益气，故气得少火则生长，人之阳气，壮少亦然。"

[16] 重寒则热，重热则寒：即上文"寒极生热，热极生寒"之义。

[17] 寒伤形……形伤肿：《内经知要·阴阳》注云："寒属阴，形亦属阴，故寒则形消也；热为阳，气亦为阳，故热则气散也。气喜宣通，气伤则壅闭而不通，故痛；形为质象，形伤则稽留而不化，故肿。"

[18] 热胜则肿：热邪胜，易发肿疡病病。王冰注曰："热胜则阳气内郁，故洪肿暴作，甚则荣气逆于肉理，聚为痈脓之肿。"

[19] 寒胜则浮：浮，虚浮、浮肿之意。寒邪胜，多发浮肿病。吴崑注曰："寒胜则阳气不运，故坚痞腹满，而为虚浮。"

[20] 暴怒伤阴，暴喜伤阳：突然大怒，可使血逆而伤阴；突然大喜，可使气缓而伤阳。《素问经注节解》注云："阴者，血也。血藏于肝，肝主怒，怒则肝气急逆而血内动，甚且有呕血者。阳者，气也。卒然而喜，则心神为之飞扬而气涣散矣。"

[21] 厥气上行，满脉去形：王冰注曰："厥，气逆也，逆气上行，满于经络，则神气浮越，去离形骸矣。"

[22] 阴在内……阴之使也：阴气在内，由阳气来守卫；阳气在外，由阴气来役使。王冰注曰："阴静，故为阳之镇守；阳动，故为阴之役使。"

[23] 形能：指形态。"能"与"态"同。

[24] 七损八益：《太素·阴阳》注云："阳胜八益为实，阴胜七损为虚。"认为阳胜各证为八益，属实证，阴胜各证为七损，属虚证。王冰注曰："上古天真论曰：女子二七天癸至，月事以时下。丈夫二八天癸至，精气溢泻。然阴七可损，则海满而血自下；阳八宜益，交会而泄精。由此则七损八益理可知矣。"张景岳认为："七为少阳之数，八为少阴之数。七损者，言阳消之渐；八益者，言阴长之由也。"丹波元简认为，女子自五七至七七为三损；丈夫自五八至八八为四损，合为七损。女子自七岁至四七为四益；丈夫自八岁至四八为四益，合为八益。对于"七损八益"的理解，各家说法不一，今存各家之言，供参考。

【原文】

清阳上天，浊阴归地。天气通于肺，地气通于咽，风气通于肝，雷气通于心，谷气通于脾，雨气通于肾。六经为川，肠胃为海，九窍为水注之气。暴风象雷，逆气象阳。故治不法天之纪，不用地之理，则灾害至矣。邪风之至，疾如风雨。故善治者治皮毛，其次治肌肤，其次治筋脉，其次治六腑，其次治五脏。治五脏者，半生半死矣。

故天之邪气，感则害五脏；水谷之寒热，感则害六腑；地之湿气，感则害皮肉筋脉。故善用针者，从阴引阳，从阳引阴[1]，以右治左，以左治右，以我知彼，以表知里，以观过与不及之理，见微得过，用之不殆。善诊者，察色按脉，先别阴阳。审清浊而知部分[2]；视喘息，听声音而知病所苦；观权衡，视规矩[3]而知病所生；按尺寸，观浮沉滑涩而知病所在[4]。以治则无过，以诊则无失矣。故曰：病之始起，可刺而已；其盛也，可待衰而已。故因其轻而扬之，因其重而减之，因其衰而彰之。形不足者，温之以气；精不足者，补之以味；其高者，因而越之；其下者，引而竭之[5]；中满者，泻之于内；其有形者，溃形以为汗；其在皮者，汗而发之；其慓悍者，按而收之；其实者，散而泻之。审其阴阳，以别柔刚，阳病治阴，阴病治阳，定其血气，各守其乡，血实宜决之，气实宜掣之引之[6]。

【注释】

[1] 从阴引阳，从阳引阴：病在阳而治其阴，病在阴而治其阳；或从阴而引阳分之邪，从阳而引阴分之气。《太素》注云："肝脏足厥阴阴脉实，肝腑胆足少阳脉虚，须泻厥阴，以补少阳，即从阴引阳也；若少阳实，厥阴虚，虚泻少阳以补厥阴，即从阳引阴也。余例准此。"

《类经》注云："从阴引阳者，病在阳而治其阴也；从阳引阴者，病在阴而治其阳也。"

[2] 审清浊而知部分：审观色泽之清浊，而知病变之部位。吴崑注曰："色清而明，病在阳分；色浊而暗，病在阴分。"

[3] 观权衡，视规矩：观察四时脉象的变化规律。《素问注证发微》注："脉要精微论云：'春应中规'，言阳气柔软如规之圆也。'夏应中矩'，言阳气强盛，如矩之方也。'秋应中衡'，言阴升阳降，高下必平。'冬应中权'，言阳气居下如权之重也。"

[4] 按尺寸……知病所在：浮沉滑涩指脉象而言。通过诊察尺寸脉象而知病之所在。王冰注曰："浮沉滑涩，皆脉象也……故审尺寸，观浮沉，而知病之所生以治之也。"亦有学者理解为触摸尺部皮肤的滑涩和切按寸口脉象的浮沉，来诊察疾病之所在。如丹波元简曰："谓按尺肤而观滑涩，按寸口而观浮沉也。非寸关尺之尺，古义为然。"

[5] 其高者……引而竭之：病位偏高者，可用吐法以散越之；病位在下者，可用通利大小便的方法祛其邪。《内经知要》注云："高者，病在上焦。越者，吐也。越于高者之上也。下者，病在下焦。竭者，下也。引其气液就下也。通利二便皆是也。"

[6] 掣之引之：即导之引之。王冰注曰："掣读为导，导引则气行条畅。"

【原文】

阳从右，阴从左（《素问》作阳从左，阴从右），老从上，少从下。是以春夏归阳为生，归秋冬为死。反之，则归秋冬为生。是以气之多少，逆顺皆为厥，有余者厥也。一上不下，寒厥到膝，少者秋冬死，老者秋冬生。气上不下，头痛癫疾，求阳不得，求之于阴（《素问》作求阴不审），五部隔无征，若居旷野，若伏空室，绵绵乎属不满目[1]。

冬三月之病，在理已尽，草与柳叶皆杀，春[2]阴阳皆绝，期在孟春。冬三月之病，病合阳者，至春正月脉有死征，皆归于春（《素问》作始春）。春三月之病，曰阳杀，阴阳皆绝，期在草干[3]。夏三月之病，至阴不过十日[4]。阴阳交[5]，期在溓水[6]。秋三月之病，三阳俱起，不治自已。阴阳交合者，立不能坐，坐不能起。三阳独至，期在石水，二阴独至，期在盛水。

【注释】

[1] 目：《素问·放盛衰论》作"日"，意似长。

[2] 春：新校正引《太素》无此字。

[3] 草干：《素问·阴阳类论》王冰注曰："霜降草干之时也。"《素问注证发微》云："期在旧草尚干之时即应死矣，无望其草生柳叶之日也。"前者指秋，后者为春，究竟为何，姑存二家之言，供参考。

[4] 至阴不过十日：《类经·四时病死期》注云："脾肾皆为至阴，夏三月以阳盛之时，而脾肾伤极，则真阴败绝，天乾易气不能堪矣，故不过十日也。"

[5] 阴阳交：《素问·评热病论》云："有病温者，汗出辄复热，而脉躁疾不为汗衰，狂言不能食，病名为何？岐伯对曰：病名阴阳交，交者死。"《太素·热病说》注云："汗者，阴液也；热者，阳盛气也。阳盛则无汗，汗出则热衰。今出而热不衰者，是阳邪盛而复阴起，两者相交，故名阴阳交也。"本篇"阴阳交"一词出自《素问·阴阳类论》，二者是否意同，尚待考。

[6] 溓水：溓，水静貌。《素问·阴阳类论》王冰注曰："立秋之候也。"

【按语】

阴阳是对事物和现象既对立又统一的两个方面的高度总结，是从各种具体事物和现象中抽象出来的。古人在长期的生活实践中认识到，自然界及人体在运动过程中的任何阶段，都存在着对立统一的两个方面，如自然界中之天地、水火、寒热，人体的形气、脏腑、内外等，因此，古人用阴阳对自然界万事万物现象加以概括并阐释，描述人体的生理病理现象和治疗疾病的方法。

本篇重点讨论了阴阳的义理特性、应象含义、病变特性及以阴阳义理认识疾病并指导治疗疾病。阴静阳躁，阴浊阳清，阳生阴长，阳杀阴藏，此阴阳之义理特性。清阳为天，浊阴为地；清阳出上窍，浊阴出下窍；清阳发腠理，浊阴走五脏；清阳实四肢，浊阴归六腑，此阴阳应象之大者。阳为气，阴为味；味归形，形归气；气归精，精归化；精食气，形食味；化生精，气生形；味伤形，气伤精；精化为气，气伤于味，此阴阳应象之细者。阴胜则阳病，阳胜则阴病；阴病则热，阳病则寒，重寒则热，重热则寒；寒伤形，热伤气；气伤痛，形伤肿，此阴阳之变。天之邪气，感则害五脏；水谷之寒热，感则害六腑；地之湿气，感则害皮肉筋脉；故善用针者，从阴引阳，从阳引阴；以右治左，以左治右，此以阴阳义理认识疾病并指导治疗疾病。春夏归阳为生，归秋冬为死；冬三月之病……皆归于春；春三月之病……期在草干；夏三月之病……期在濡水；秋三月之病……不治自已，此以阴阳之理判断疾病治愈后也。总之，阴阳者，万物之能始也。

需要说明一点，阴阳的左右属性归类，《素问》作"阳从左，阴从右"，即阳气自左而升，阴气自右而降。故阳从左为顺，阴从右为顺。本篇则记为"阳从右，阴从左"，其意待考。

第八节　正邪袭内生梦大论

【提要】

主要内容有：

1. 介绍由于邪气侵袭机体所产生的各种梦境。

2. 分析梦境发生的机理，指出相应的针刺治疗原则。

【原文】

黄帝问曰：淫邪泮衍[1] 奈何？岐伯对曰：正邪[2] 从外袭内，未有定舍，反淫于脏，不得定处，与荣卫俱行，而与魂魄飞扬，使人卧不得安而喜梦。凡气淫于腑，则有余于外，不足于内；气淫于脏，则有余于内，不足于外。

曰：有余不足有形乎？曰：阴盛则梦涉大水而恐惧，阳盛则梦蹈大火而燔焫，阴阳俱盛则梦相杀毁伤。上盛则梦飞，下盛则梦堕；甚饱则梦予，甚饥则梦取。肝气盛则梦怒，肺气盛则梦恐惧哭泣，心气盛则梦喜笑及恐怖，脾气盛则梦歌乐、体重、手足不举，肾气盛则梦腰脊两解而不属。凡此十二盛者，至而泻之立已。

【注释】

[1] 泮衍：蔓延之意。

［2］正邪：此处特指生梦原因。《类经·梦寐》注云："正邪者，非正风之谓。凡阴阳劳逸之感于外，声色嗜欲之动于内，但有干于身心者，皆谓之正邪。"

【原文】

厥气[1]客于心，则梦见丘山烟火；客于肺，则梦飞扬，见金铁之器及奇物；客于肝，则梦见山林树木；客于脾，则梦见丘陵大泽，坏屋风雨；客于肾，则梦临渊，没居水中；客于膀胱，则梦游行；客于胃，则梦饮食；客于大肠，则梦见田野；客于小肠，则梦见聚邑街衢（一作冲衢）；客于胆，则梦见斗讼自刳[2]；客于阴器，则梦接内；客于项，则梦斩首；客于胻，则梦行走不能前，及居深地窌苑[3]中；客于股肱，则梦礼节拜跪；客于胞䐈[4]，则梦溲便利。凡此十五不足者，至而补之立已。

【注释】

［1］厥气：指邪气。

［2］刳（kū）：剖开之意。范晔《后汉书·华佗传》云："刳破腹背，抽割积聚。"

［3］窌（jiào）苑（yuàn）：窌，通"窖"，地窖之意。苑，指养禽兽植树木的地方。

［4］胞䐈：胞，指膀胱；䐈，指大肠。

【按语】

人体处于正常睡眠状态下，阳合于阴，卫气合于营分，营卫大会，精神魂魄内藏于脏而不外越；若受外邪影响，使阴阳不能合，神魂不安于脏，则会出现"卧不得安而喜梦"。

本篇介绍了各种邪气偏盛导致的12种实证梦境和正气不足、邪气留居所致的15种虚证梦境。其中实证梦境主要由阴阳偏盛、气机失调、脏气偏盛等所致。虚证梦境据其特征可分为三类：邪留于脏所致之梦，与五行属性有关；邪留于腑所致之梦，与其功能有关；邪留于肢体某一局部所致之梦，则与某部的活动情况有关。我们可利用患者做梦的自觉情况，帮助了解受邪之处与病变部位，对于临床诊断疾病具有一定的参考价值。

第九节　五味所宜五脏生病大论

【提要】

主要内容有：

1. 主要介绍五味对五脏在营养、治疗等方面的作用与禁忌。

2. 五脏发病的症状与治疗。

【原文】

黄帝问曰：谷气有五味，其入五脏，分别奈何？岐伯对曰[1]：胃者，五脏六腑之海，水谷皆入于胃，五脏六腑皆禀于胃，五味各走其所喜。故谷味酸，先走肝。《九卷》又曰：酸入胃，其气涩（一作涩以收），不能出入。不出则留于胃，胃中和温则下注于膀胱，膀胱之胞[2]薄以软，得酸则缩绻，约而不通，水道不行，故癃。阴者，积筋之所以终聚也，故酸入胃而走于筋。《素问》曰：酸走筋，筋病无多食酸。其义相顺。又曰：肝欲辛，多食酸，则肉胝䐈而唇揭[3]。谓木胜土也（木辛与《九卷》义错，《素问》肝欲辛作欲酸）。

苦先走心。《九卷》又曰：苦入胃，五谷之气皆不能胜苦，苦入下脘。下脘者，三焦之路，皆闭而不通，故气变呕也。齿者，骨之所终也。故苦入胃而走骨，入而复出，齿必鰯疏，是知其走骨也。苦走心，此云走骨者，水火相济，故骨气通于心。《素问》曰：苦走骨，骨病无多食苦。其义相顺。又曰：心欲酸，食苦则皮槁而毛拔。谓火胜金也（火酸与《九卷》义错）。

甘先走脾。《九卷》又曰：甘入胃，其气弱少，不能上至上焦，而与谷俱留于胃中。甘者，令人柔润也。胃柔则缓，缓则虫动，虫动则令人心闷。其气通于皮，故曰甘走皮。皮者，肉之余。盖皮虽属肺，与肉连体，故甘润肌肉并皮也。《素问》曰：甘走肉，肉病无多食甘。其义相顺。又曰：多食甘，则骨痛而发落。谓土胜水也（与《九卷》不错）。

辛先走肺。《九卷》又曰：辛入胃，其气走于上焦。上焦者，受诸气而营诸阳者也。姜韭之气，熏至营卫，营卫不时受之，久留于心下，故洞（一作熅）心[4]。辛者，与气俱行，故辛入胃，则与汗俱出矣（《千金》云：辛入胃而走气，与气俱出，故气盛）。《素问》曰：辛走气，气病无多食辛。其义相顺。又曰：肺欲苦，多食辛，则筋急而爪枯。谓金胜木也（肺欲苦与《九卷》义错）。

咸先走肾。《九卷》又曰：咸入胃，其气上走中焦，注于诸脉。脉者，血之所走也。血与咸相得则血涘（一作凝，下同），血涘则胃中汁注之，注之则胃中竭，竭则咽路焦，故舌干而善渴。血脉者，中焦之道，故咸入而走血矣。咸先走肾，此云走血者，肾合三焦，血脉虽属肝心，而为中焦之道，故咸入而走血矣。《素问》曰：咸走血，血病无多食咸。其义相顺。又曰：多食咸，则脉涘泣而变色，谓水胜火也（虽俱言血脉，其义不同）。

【注释】

[1] 岐伯对曰：《太素》《灵枢》均作"伯高曰"。

[2] 胞：通脬（pāo），指膀胱脬囊，俗称尿脬。

[3] 肉胝（zhī）䐴（zhòu）而唇揭：胝，坚厚之意。䐴，皱之意。揭，举、掀起之意。本句意为肌肉坚厚皱缩，嘴唇起皮。

[4] 洞心：《类经·五味之走各有所病》注云："洞心，透心若空也……过于辛则开窍而散，故为洞心。"

【原文】

谷气营卫俱行，津液已行，营卫大通，乃化糟粕以次传下。

曰：营卫俱行奈何？曰：谷始入于胃，其精微者，先出于胃之两焦，以溉五脏，别出两焦，行于营卫之道。其大气之揣（一作搏）而不行者，积于胸中，名曰气海，出于肺，循于喉咙，故呼则出，吸则入。天地之精气，其大数常出三而入一[1]，故谷不入，半日则气衰，一日则气少矣。

曰：谷之五味可得闻乎？曰：五谷：粳米甘，麻（《素问》作小豆）酸，大豆咸，麦苦，黄黍辛。五果：枣甘，李酸，栗咸，杏苦，桃辛。五畜：牛肉甘，犬肉酸，豕肉咸，羊肉苦，鸡肉辛。五菜：葵[2]甘，韭酸，藿[3]咸，薤[4]苦，葱辛。五色：黄宜甘，青宜酸，黑宜咸，赤宜苦，白宜辛。

脾病者，宜食粳米、牛肉、枣、葵。甘者入脾用之。心病者，宜食麦、羊肉、杏、薤。苦者入心用之。肾病者，宜食大豆、豕肉、栗、藿。咸者入肾用之。肺病者，宜食黍、鸡肉、桃、葱。辛者入肺用之。肝病者，宜食麻、犬肉、李、韭。酸者入肝用之。肝病禁辛，心病禁咸，脾病禁酸，肺病禁苦，肾病禁甘。

【注释】

[1] 出三而入一：《灵枢注证发微》注云："其大数，谷化之精气出之者三分，则天地之精气入之者一分。惟其出多入少，故人半日不再用谷，则谷化之气衰，至一日则气少也。"《灵枢集注》任谷庵注曰："五谷入于胃也，其糟粕、津液、宗气分为三隧，故其大数常出三入一。盖所入者谷，而所出者乃化糟粕以次传下，其津液溉五脏而生营卫，其宗气积于胸中以司呼吸，其所出有三者之隧道，故谷不入半日则气衰，一日则气少矣。"关于"出三入一"说法不一，存疑待考。

[2] 葵：《本草纲目》："李时珍曰：葵菜古人种为常食，今之种者颇鲜。有紫茎、白茎两种，以白茎为胜……四五月种者可留子，六七月种者为秋葵，八九月种者为冬葵，经年收采。正月复种者为春葵。然宿根至春亦生。"

[3] 藿：《备急千金要方》菜蔬云："藿味咸，寒涩无毒。宜肾，主大小便数，去烦热。"《本草纲目》云为赤小豆叶，并言："去烦热，止小便数。"《名医别录》云："煮食名目。"

[4] 薤：菜类，《名医别录》列为中品，多年生草本，高尺许，地下有白色鳞茎，叶细长，深绿色，稍为三角形，茎叶均有臭气，其鳞茎之色白者，谓之薤白。

【原文】

肝，足厥阴少阳主治。肝苦急，急食甘以缓之。心，手少阴太阳主治。心苦缓，急食酸以收之。脾，足太阴阳明主治。脾苦湿，急食苦以燥之。肺，手太阴阳明主治。肺苦气上逆，急食苦以泄之。肾，足少阴太阳主治。肾苦燥，急食辛以润之。开腠理，致津液，通气也。

毒药攻邪，五谷为养，五果为助，五畜为益，五菜为充。气味合而服之，以补精益气。此五味者，各有所利，辛散，酸收，甘缓，苦坚，咸软。

肝病者，两胁下痛引少腹，令人善怒。虚则目䀮䀮无所见，耳无所闻，善恐，如人将捕之。取其经厥阴与少阳血者。气逆则头痛，耳聋不聪，颊肿，取血者。又曰：徇蒙招尤[1]，目瞑耳聋，下实上虚[2]，过[3]在足少阳、厥阴，甚则入肝。

心病者，胸中痛，胁支满，两胠[4]下痛，膺背肩胛间痛，两臂内痛。虚则胸腹大，胁下与腰脊相引而痛。取其经少阴、太阳血者（《素问》舌下血者）。其变病，刺郄中血者[5]。又曰：胸中痛，支满，腰脊相引而痛，过在手少阴、太阳（《素问》云：心烦头痛，病在膈中，过在手巨阳、少阴）。

脾病者，身重善饥，肌肉痿，足不收行，善瘛疭[6]，脚下痛。虚则腹胀，肠鸣飧泄，食不化。取其经太阴、阳明、少阴血者[7]。又曰：腹满腹胀，支满胠胁，下厥上冒，过在足太阴、阳明。

肺病者，喘咳逆气，肩背痛，汗出，尻阴股膝挛，髀腨胻足皆痛。虚则少气不能报息[8]，耳聋，喉咙干。取其经手太阴、足太阳外，厥阴内少阴血者。又曰：咳嗽上气，病（《素问》作厥）在胸中，过在手阳明、太阴。

肾病者，腹大胫肿痛，咳喘身重，寝汗出，憎风。虚则胸中痛，大肠小肠（《素问》作大腹小腹）痛，清厥，意不乐。取其经少阴、太阳血者。又曰：头痛癫疾，下虚上实，过在足少阴、太阳，甚则入肾。

【注释】

[1] 徇蒙招尤：指头晕目眩。滑寿《读素问钞》注云："徇蒙招尤，当作眴蒙招摇。眴蒙谓目瞬动而蒙昧，下文目瞑是也。招摇，谓头振掉而不定也。"

[2] 下实上虚：邪实于下而正虚于上。姚止庵《素问经注集解》注云："目瞑耳聋，上虚病也。虽似乎虚而非虚也，下实故也。肝胆二经，相火寄焉，冲逆而上，故令瞑聋……瞑聋之病，若非是火，则为精血亏损之候，是上下俱虚矣。今经言下实者，盖闻瞑聋之病，不尽是虚，宜于肝胆求之，不可一于补肾也。"

[3] 过：此处指病，生病。《素问注证发微》注云："过者，病也。凡《内经》以人之有病，如人之有过误，故称之曰过。脉要精微论云：'故乃可诊有过之脉'。此非过与不及之过，亦非经过之过，乃指病而言也。"

[4] 胠（qū）：指胁部。《广雅·释亲》云："胠，胁也。"

[5] 其变病，刺郄中血者：其有变病，可以刺郄中出血。对本句各家说法不一，存疑待考。《素问·脏气法时论》王冰注曰："其或呕变，则刺少阴之郄血满者也。"《素问注证发微》注云："及有变病，则又不止前证而已，又当取少阴之郄曰阴郄穴者，以出其血也。"吴崑《吴注素问·调经论》云："变病如笑不休之类，凡心经实邪发病，皆是郄中阴郄穴也。"《素问直解》注云："其变病者，言始病心包之经脉，今变病太阳之孙络当刺郄中而取其血者，郄中，足太阳之委中。"

[6] 瘛疭（chìzòng）：痉挛之意。

[7] 少阴血者：刺足少阴的络脉出血。《素问·脏气法时论》王冰注曰："少阴肾脉也。以前病行善瘛，脚下痛，故取之而出血，血满者，出之。"

[8] 不能报息：呼吸不能恢复接续。报，复、恢复之意。

【按语】

《素问·上古天真论》云："上古之人，其知道者，法于阴阳，和于术数，食饮有节，起居有常，不妄作劳。"中医学强调，养生应从饮食起居做起，饮食起居应符合数学规律。本篇讨论饮食五味对人体的作用与影响，是以中国古代术数理论模式为基础的。全篇以五脏、五味和五行的对应关系来讨论五谷、五果、五畜、五菜的气味、五味对五脏的作用、五味偏嗜对人体筋、肉、血、皮、骨的不良影响、五脏生时的饮食宜忌、五脏生病的症状及相应的针灸治疗取穴原则。

本篇突出强调了食养在疾病治疗过程中的重要意义，并指出具体的食疗方法及饮食禁忌。脾病患者，宜食粳米、牛肉、红枣、葵菜；心病患者，宜食小麦、羊肉、杏子、薤菜；肾病者，宜食大豆、猪肉、栗子、藿菜；肺病患者，宜食黍、鸡肉、桃子、葱；肝病患者，宜食麻（或小豆）、犬肉、李子、韭菜。肝病禁辛，心病禁咸，脾病禁酸，肺病禁苦，肾病禁甘。这些对于今天指导临床治疗仍具有一定的价值。

第十节　五脏传病大论

【提要】

主要内容为根据五行配五脏的生克关系，说明五脏病的传变及预后。

【原文】

病在肝，愈于夏。夏不愈，甚于秋。秋不死，持[1]于冬，起于春。病在肝，愈于丙丁。丙丁不愈，加于庚辛。庚辛不加（《素问》作不死，下同），持于壬癸，起于甲乙。禁当风。病在肝，平旦慧，下晡[2]甚，夜半静。

病在心，愈于长夏。长夏不愈，甚于冬。冬不死，持于春，起于夏。病在心，愈于戊己。戊己不愈，加于壬癸。壬癸不加，持于甲乙，起于丙丁。禁衣温食热[3]。病在心，日中慧，夜半甚，平旦静。

病在脾，愈于秋。秋不愈，甚于春。春不死，持于夏，起于长夏。病在脾，愈于庚辛。庚辛不愈，加于甲乙。甲乙不加，持于丙丁，起于戊己。禁温衣湿地（《素问》云：禁温衣饱食，湿地濡衣）。病在脾，日昳[4]慧，平旦（《素问》作日出）甚，下晡静。

病在肺，俞于冬。冬不愈，甚于夏。夏不死，持于长夏，起于秋。病在肺，愈于壬癸。壬癸不愈，加于丙丁。丙丁不加，持于戊己，起于庚辛。禁寒衣冷饮食[5]。病在肺，下晡慧，日中甚，夜半静。

病在肾，愈于春。春不愈，甚至长夏。长夏不死，持于秋，起于冬。病在肾，愈于甲乙。甲乙不愈，加于戊己。戊己不加，持于庚辛，起于壬癸。禁犯焠㷩[6]，无食热，无温衣（《素问》作犯焠㷩热食温炙衣）。病在肾，夜半慧，日乘四季[7]甚，下晡静。

邪气之客于身也，以胜相加[8]，至其所生而愈[9]，至其所不胜而甚[10]，至其所生而持[11]，自得其位而起[12]。

【注释】

[1] 持：维持。

[2] 下晡：指下午三时至五时之间。晡（bū），申时。

[3] 禁衣温食热：心属火，多病热，衣温食热则病加，故禁之。

[4] 日昳（dié）：指下午未时，相当于下午一时至三时。

[5] 禁寒衣冷饮食：《素问·脏气法时论》王冰注曰："肺恶寒气，故衣食禁之。"《灵枢经》曰："形寒寒饮则伤肺，饮尚伤肺，其食甚焉。"

[6] 焠㷩（cuì āi）：《玉篇》云："焠，火如水也。""㷩，热也。"《类经·五脏病气法时》注云："焠㷩，烧爆之物也。"

[7] 日乘四季：四季指一年中之三、六、九、十二4个月份而言，日乘四季则指对应于一天中的辰、未、戌、丑4个时辰。

[8] 邪气之客于身也，以胜相加：病邪之侵袭于人体，常随着四时脏气之盛衰，以相胜侮不胜。张景岳《类经·疾病类·五脏病气法时》注："凡内伤外感之加于人者，皆曰邪气。

外感六气，胜衰有时。内伤五情，间甚随脏，必因胜以侮不胜，故日以胜相加也。"

[9] 至其所生而愈：到我所生之时病愈。如肝属木，木生火，肝病至属火之时而愈。

[10] 至其所不胜而甚：到我所不胜（克我）之时病加重。如金克木，肝病至属金之时而甚。

[11] 至其所生而持：到生我之时病情维持。如水生木，肝病至属水之时而持。

[12] 自得其位而起：到自旺之时病情好转。如肝病至属木之时而起。"其"在《素问·脏气法时论》作"于"。

【原文】

肾移寒于脾，痈肿少气[1]。脾移寒于肝，痈肿筋挛。肝移寒于心，狂，膈中。心移寒于肺，为肺消[2]。肺消者饮一溲二，死不治。肺移寒于肾，为涌水[3]。涌水者，按其腹不坚，水气客于大肠，疾行肠鸣濯濯[4]，如囊裹浆，治主肺者（《素问》作水之病也）。脾移热于肝，则为惊衄。肝移热于心则死。心移热于肺，传为膈消[5]。肺移热于肾，传为柔痓[6]。肾移热于脾，传为虚，肠澼死，不可治。胞移热于膀胱，则癃，溺血。膀胱移热于小肠，膈肠不便，上为口糜。小肠移热于大肠，为虑瘕[7]，为沉。大肠移热于胃，善食而瘦，名曰食㑊[8]。又胃移热于胆，亦名食㑊。胆移热于脑，则辛頞[9]鼻渊。鼻渊者，浊涕下不止也，传为衄衊[10]瞑目，故得之厥也。

【注释】

[1] 痈肿少气：痈，壅也；痈肿指浮肿之意，因水气壅滞肌肉而为浮肿。少气，指脾肾之气化不行而少气。《类经·移热移寒》注云："凡痈毒之病，寒热皆能为之。热者为阳毒，寒者为阴毒。盖脾主肌肉，得寒则气聚而坚，坚而不散，则为肿为痈也。一曰痈者壅也。肾以寒水之气反传所胜，侵侮脾土，故壅为浮肿，其义尤通。少气者，寒盛则阳虚于下，阳虚则无以化气也。"

[2] 肺消：《类经·移热移寒》注云："心火不足，则不能温养肺金。肺气不温，则不能行化津液，故饮虽一而溲则倍之。夫肺者，水之母也，水去多，则肺气从而索矣，故日肺消。门户失守，本元日竭，故死不能治。"

[3] 涌水：《类经·移热移寒》注云："涌水者，水自下而上，如泉之涌也。水者阴气也，其本在肾，其末在肺。肺移寒于肾，则阳气不化于下，阳气不化，则水泛为邪，而客于大肠，以大肠为肺之合也。"

[4] 濯濯（zhuózhuó）：指肠鸣之声。

[5] 膈消：《类经·移热移寒》注云："肺属金，其化本燥，心腹以热移之，则燥愈甚而传为膈消。膈消者，膈上焦烦，饮水多而善消也。"

[6] 柔痓：痓，亦作"痉"。姚止庵《素问经注节解》云："痓者，筋脉抽掣，木之病也。木养于水，今肾受肺热，水枯不能养筋，故令搐搦不已，但比刚痉少缓，故曰柔也。"

[7] 虑（fú）瘕：虑，通伏，深沉隐伏的意思。瘕，腹内包块，时聚时散。《类经·移热移寒》注云："小肠之热下行，则移于大肠，热结不散则或气或血，留聚于曲折之处，是为虑瘕。"

[8] 食㑊：㑊，困倦、怠惰。食㑊，病名，其症善食而瘦，饮食不营肌肤。多为胃热

所致。

　　[9] 辛頔：指鼻梁处有辛辣的感觉。

　　[10] 衄衊（miè）：指鼻流污血。《说文解字》云："衊，污血。"

【原文】

　　五脏受气于其所生，传之于其所胜，气舍于其所生，死于其所不胜。病之且死，必先传其所行至不胜乃死。此言气之逆行也，故死。肝受气于心，传之于脾，气舍于肾，至肺而死。心受气于脾，传之于肺，气舍于肝，至肾而死。脾受气于肺，传之于肾，气舍于心，至肝而死。肺受气于肾，传之于肝，气舍于脾，至心而死。肾受气于肝，传之于心，气舍于肺，至脾而死。此皆逆死也，一日一夜五分之[1]，此所以占死者之早暮也。

　　黄帝问曰：余受九针于夫子，而私览于诸方，或有导引行气，按摩灸熨，刺焫[2]饮药，一者可独守耶，将尽行之乎？岐伯对曰：诸方者，众人之方也，非一人之所尽行也。曰：此乃所谓守一勿失，万物毕者也。余已闻阴阳之要，虚实之理，倾移之过[3]，可治之属。愿闻病之变化，淫传绝败而不可治者，可得闻乎？曰：要乎哉问，道昭乎其如旦醒，窘乎其如夜暝。能被而服之[4]，神与俱成，毕将服之，神自得之，生神之理，可著于竹帛，不可传之于子孙也。曰：何谓旦醒？曰：明于阴阳，如惑之解，如醉之醒。曰：何谓夜暝？曰：瘖乎其无声，漠乎其无形，折毛发理，正气横倾，淫邪泮衍，血脉传留，大气入脏，腹痛下淫，可以致死，不可以致生。

【注释】

　　[1] 一日一夜五分之：《素问·玉机真脏论》王冰注曰："朝主甲乙，昼主丙丁，四季土主戊己，晡主庚辛，夜主壬癸。"

　　[2] 焫（ruò，又读rè）：烧灼之意。《灵枢·病传》作"焫"，音义同。

　　[3] 倾移之过：指人体阴阳气血偏倾变移所造成的病变。

　　[4] 被而服之：被：犹受也。服：犹行也。指接受上述所论之道并在实践中运用体察。

【原文】

　　曰：大气入脏奈何？曰：病先发于心，心痛，一日之[1]肺，喘咳。三日之肝，胁支满。五日之脾，闭塞不通，身体重。三日不已，死。冬夜半，夏日中[2]。

　　病先发于肺，喘咳。三日之肝，胁支满，一日之脾而身体痛，五日之胃而腹胀，十日不已，死。冬日入，夏日出[3]。

　　病先发于肝，头痛目眩，胁支满[4]。一日之脾而身体痛，五日之胃而腹胀，三日之肾，腰脊少腹痛，胻酸。三日不已，死。冬日中（《素问》作日入），夏早食[5]。

　　病先发于脾，身体痛。一日之胃而胀，二日之肾，少腹腰脊痛，胻酸。三日之膀胱，背膂筋痛，小便闭。十日不已，死。冬人定，夏晏食[6]。

　　病先发于胃，胀满。五日之肾，少腹腰脊痛，胻酸。三日之膀胱，背膂筋痛，小便闭。五日而上之脾，身体痛。六日不已，死。冬夜半，夏日昳[7]。

　　病先发于肾，少腹腰脊痛，胻酸。三日之膀胱，背膂筋痛，小便闭。三日而上之心，心胀。三日之小肠，两胁支痛。三日不已，死。冬大晨，夏晏晡[8]（按《灵枢》《素问》云：三日而上之小肠，此云三日而上之心，乃皇甫士安合二书为此篇文也）。

病先发于膀胱，小便闭。五日之肾，少腹胀，腰脊痛，胻酸，一日之小肠而腹胀[9]，二日之脾而身体痛。二日不已，死。冬鸡鸣，夏下晡[10]。

诸病以次相传，如是者，皆有死期，不可刺也。

【注释】

[1] 之：到达之意。

[2] 冬夜半，夏日中：《类经·病传死期》注云："冬月夜半，水王之极也。夏月日中，火王之极也。心火畏水，故冬则死于夜半。阳邪亢极，故夏则死于日中。盖衰极亦死，盛极亦死，有所偏胜，则有所偏绝也。"

[3] 冬日入，夏日出：肺气旺于日入申酉之时，衰于日出寅卯之时。肺恶寒，冬寒盛，故冬则死于日入。肺主气，暑伤气，故夏则死于日出。《类经·病传死期》注云："肺邪王于申酉，故冬则死于日入；金气绝于寅卯，故夏则死于日出。"

[4] 胁支满：原作"肋多满"，据黄龙祥《黄帝针灸甲乙经（新校本）》改。

[5] 冬日中，夏早食：日中，《类经·病传死期》作"日入"。注云："木受伤者，金胜则危，故冬畏日入。肝发病者，木强则剧，故夏畏早食时也。"早食为肝旺之时。

[6] 冬人定，夏晏食：人定，指深夜，于时为亥。晏食，指早饭后的一段时间，王冰注为寅后二十五刻。《类经》云："人定在亥，而土病于冬者畏之，寒水反能侮土也。晏食在巳，而脾病于夏者畏之，以戊己王乡而合邪为患也。"

[7] 冬夜半，夏日昳：《类经·病传死期》注云："冬夜半后，丑也；夏日昳，未也。皆土旺之时，故胃病逢之，气极则败。"

[8] 冬大晨，夏晏晡：《吴注素问》云："冬大晨，辰也；夏晏晡，戌也。土主四季，水之畏也，故肾病患之。"

[9] 腹胀：原作"肠胀"，据黄龙祥《黄帝针灸甲乙经（新校本）》改。

[10] 冬鸡鸣，夏下晡：《吴注素问》云："冬鸡鸣，丑也；夏晏晡，未也。太阴主丑未，乃土气也，膀胱壬水，畏其克制，故死也。"

【按语】

本篇以五脏为核心要素，汇集了《内经》关于疾病传变规律的相关内容。主要讨论了以下内容。

1. 根据五脏五行的生克制化，依一年四时、一旬十日、一日十二时辰应于五脏五行的关系，说明五脏病愈、甚（加）、持（静）、起的时间规律，并推测疾病的变化情况，对五脏病变规律做出理论总结："邪气之客于身也，以胜相加，至其所生而愈，至其所不胜而甚，至其所生而持，自得其位而起"。

2. 讨论寒邪和热邪在五脏之间相互移传所导致的病变情况。人体脏器为寒热之邪所侵，则使脏气厥逆。厥逆之气，不但可使本脏致病，而且还可以移传于他脏。因此，在临证之时，不但要充分认识某一脏器之疾病，且应考虑到脏腑间相互影响，如"见肝之病，知肝传脾"等。

3. 论述五脏病变中，邪气受、传、舍、死的具体情况及详细机理，指出"五脏受气于其所生，传之于其所胜，气舍于其所生，死于其所不胜。病之且死，必先传其所行至不胜乃死"。

4. 讨论大邪之气侵入五脏后的传变与预后，以及可治与不可治。涉及"间脏传"和"不间脏传"两种情况，对此古代医家注说不一。但其精神实质不外乎是：凡病邪传至己所不胜之脏者，就是不间脏传，多属难已或不治，故文中皆未言及克己之脏，如心病未及肾、肺病未及心。

第十一节　寿夭形诊病候耐痛不耐痛大论

【提要】

主要内容有：

1. 阐述了人的体质与寿命长短的关系，以及对疼痛的耐受力。

2. 论述了形体变化和脏腑病候在诊断方面的意义。

【原文】

黄帝问曰：形有缓急，气有盛衰，骨有大小，肉有坚脆，皮有厚薄，以其立寿夭[1]奈何？伯高对曰：形与气相任[2]则寿，不相任则夭。皮与肉相裹[3]则寿，不相裹则夭。血气经络胜形则寿，不胜形则夭。曰：何谓形缓急？曰：形充而皮肤缓者则寿，形充而皮肤急者则夭。形充而脉坚大者顺也，形充而脉小以弱者气衰也，衰则危矣。形充而颧不起者骨小也，小则夭矣。形充而大肉[4]䐃坚而有分者[5]肉坚，坚则寿矣。形充而大肉[6]无分理不坚者肉脆，脆则夭矣。此天之生命所以立形定气而视寿夭者也。必明于此，以立形定气，而后可以临病人，决死生也。曰：形气之相胜，以立寿夭奈何？曰：平人而气胜形者寿；病而形肉脱，气胜形者死，形胜气者危也[7]。

【注释】

[1] 寿夭：寿，即长寿。夭，夭折，早逝，少壮而死曰夭。此指根据人的体质判断健康长寿而言。

[2] 相任：相当，相应。

[3] 相裹：紧密联结。

[4] 大肉：指臀部、腿部等处肥厚肌肉而言。

[5] 有分者：指肌肉分理明显的意思。分，指肌肉的分理。

[6] 大肉：原作"大皮肉"，据黄龙祥《黄帝针灸甲乙经（新校本）》改。

[7] 平人而气胜……形胜气者危也：气是人之根本，常人若气能充实于形体，即可长寿；但在病时形肉已脱（大肉陷下），气虽能充实于病体或肌肉尚未大脱而气已经大虚者，均预后不良。

【原文】

凡五脏者中之府，中盛脏满，气胜伤恐[1]者，声如从室中言，是中气之湿也。言而微，终日乃复言者，此夺气也。衣被不敛，言语善恶不避亲疏者，此神明之乱也。仓廪不藏者，是门户不要也[2]。水泉不止者，是膀胱不藏也。得守者生，失守者死。

夫五脏者，身之强也。头者精明之府，头倾视深，神将夺矣。背者胸中之府，背曲肩随，府将坏矣。腰者肾之府，转摇不能，肾将惫矣。膝者筋之府，屈伸不能，行则偻附，筋将惫矣。骨者髓之府，不能久立，行则振掉，骨将惫矣。得强则生，失强则死。

岐伯曰：反四时者，有余者为精，不足为消。应太过，不足为精；应不足，有余为消。阴阳不相应，病名曰关格。

人之骨强筋劲[3]肉缓皮肤厚者，耐痛。其于针石之痛，火焫亦然。加以黑色而善（一本作美）骨者，耐火焫。坚肉薄皮者，不耐针石之痛，于火焫亦然。同时而伤其身，多热者易已，多寒者难已。胃厚色黑大骨肉肥者，皆胜毒；其瘦而薄胃者，皆不胜毒也。

【注释】

[1] 气胜伤恐：气胜，指邪气胜。伤恐，即伤于恐，肾为之伤。指病邪壅盛，肾气虚惫。

[2] 仓廪不藏者，是门户不要也：《吴注素问》云："仓廪，脾胃也。不藏，传送太速也。门户，幽门、阑门、魄户也……不要，失其禁要也。"

[3] 劲：指强劲有力。《孙子·军争》云："劲者先，疲者后。"

【按语】

本段阐述了人的体质禀赋与健康的关系。首先指出通过观察形体的缓急、气的盛衰、皮肤的厚薄、骨骼的大小、肌肉的坚脆、脉象的坚弱大小，以及气血经络与形体是否相适应等情况，可得知人体格之强弱与寿命之长短。其次讨论了不同体质的人对针刺疼痛及艾灸火热的耐受力亦不同，并明确提出"同时而伤其身，多热者易已，多寒者难已"的观点，于当今临床尤具重要意义，值得深思。此外，还论述了通过观察形体变化来诊断脏腑病候，如"声如从室中言者，是中气之湿也；言而微，终日乃复言者，是精气夺也；衣被不敛，言语善恶不避亲疏者，是神明乱也"。又如"头倾视深，是神将夺矣；背曲肩随，是府将坏矣"。诸如此类，在临床仍具有很重要的实际意义。

第十二节　形气盛衰大论

【提要】

主要内容有：

1. 从人体形和气两方面的盛衰情况，论述人体在生、长、壮、老、死过程中，各个不同阶段生理和形态方面的特点。

2. 说明男女各个阶段的发育情况。

3. 强调了解人体正常的生理功能对疾病诊治的重要性。

【原文】

黄帝问曰：气之盛衰可得闻乎？岐伯对曰：人年十岁（一作十六），五脏始定，血气已通，其气在下故好走[1]。二十岁，血气始盛，肌肉方长，故好趋[2]。三十岁，五脏大定，肌肉坚固，血脉盛满，故好步[3]。四十岁，五脏六腑十二经脉，皆大盛平定，腠理始开，荣华剥落，鬓发斑白，平盛不摇，故好坐。五十岁，肝气始衰[4]，肝叶始薄，胆汁始减，目始不明。六十岁，心气始衰，乃善忧悲，血气懈惰，故好卧。七十岁，脾气虚，皮肤始枯，故四肢不举。八十岁，肺气衰，魂魄离散，故言善误。九十岁，肾气焦，脏乃萎枯，经脉空虚。至百岁，五脏皆虚，神气皆去，形骸独居而终尽矣。

【注释】

[1] 走：疾趋，跑。《说文解字》云："释名曰：徐行曰步，疾行曰趋，疾趋曰走。"

[2] 趋：疾行，疾走。

[3] 步：徐行，稳步行走。

[4] 肝气始衰：肝气开始衰退。《太素·摄生寿限》注："肝为木，心为火，脾为土，肺为金，肾为水，此为五行相生次第，故先肝衰，次第至肾也。"

【原文】

女子七岁，肾气盛，齿更发长。二七天水[1]至（《素问》作天癸至），任脉通，伏冲脉盛，月事以时下，故有子。三七肾气平均[2]，故真牙[3]生而长极。四七筋骨坚，发长极，身体盛壮。五七阳明脉衰，面始焦，发始堕。六七三阳脉衰于上，面皆焦，发始白。七七任脉虚，伏冲（一作太冲）脉衰少，天水竭，地道不通[4]，故形坏而无子耳。

丈夫八岁，肾气实，发长齿更。二八肾气盛，天水至而精气溢泻，阴阳和故能有子。三八肾气平均，筋骨劲强，故真牙生而长极。四八筋骨隆盛，肌肉满壮。五八肾气衰，发堕齿槁。六八阳气衰于上，面焦，鬓发颁白。七八肝气衰，筋不能动，天水竭，精少，肾脏衰，形体皆极。八八则齿发去。肾者主水，受五脏六腑之精而藏之，故五脏盛乃能泻，今五脏皆衰，筋骨懈惰，天水尽矣，故发鬓白，体重，行步不正而无子耳。

【注释】

[1] 天水：亦称天癸，指肾气所生的一种促成生殖功能的物质。

[2] 平均：平衡而充满。

[3] 真牙：智齿。

[4] 地道不通：此处指月经停止。王冰注曰："经水绝止，是为地道不通。"

【按语】

人的生、长、壮、老是一个客观过程，中医学对于这一过程的认识和描述有多种文字记载。本篇采录了《灵枢·天年》和《素问·上古天真论》的相关内容，前者以十年为一阶段，详细描述了人体生、长、壮、老、已各个时期的生理特点，十岁，五脏始定，血气已通；二十岁，血气始盛，肌肉方长；三十岁，五脏大定，肌肉坚固，血脉盛满；四十岁，五脏六腑十二经脉，皆大盛平定，腠理始开，荣华剥落，鬓发斑白；五十岁，肝气始衰；六十岁，心气始衰；七十岁，脾气虚；八十岁，肺气衰；九十岁，肾气焦；至百岁，五脏皆虚，神气皆去，形骸独居而终尽矣。后者则重点讨论男女生殖功能的发育规律，女子以七年、男子以八年为一个发育阶段进行描述，同时还引入了"天水（天癸）"这一术语，天癸是促使人体生育功能成熟的先决条件，即天水至则有子、天水竭（尽）则无子。

NOTE

第八章　《内经》病证学原理

第一节　经脉类病证

一、六经受病发伤寒热病

【提要】

"六经受病发伤寒热病"在《针灸甲乙经》第七卷中，共分上、中、下三节，论述了邪客六经而致伤寒热病的病因、证候、治疗、禁忌和预后。主要内容有：

1. 六经热病的症状、治则和转归等。

2. 五脏热病的症状、色诊和预后。

3. 阳受风气、阴受湿气的原理。

4. 虚实的机理及重虚、重实的诊断和预后。

5. 各种伤寒热病的针灸治疗等。

【原文】

黄帝问曰[1]：夫热病者，皆伤寒之类也，或愈或死，其死皆以六七日之间，其愈皆以十日已上者，何也？岐伯对曰：太阳者，诸阳之属[2]也。其脉连于风府，故为诸阳主气。人之伤于寒也，则为病热，热虽甚不死。其两感[3]于寒而病者，必不免于死矣。

伤寒一日，太阳受之，故头项与腰脊皆痛[4]。二日阳明受之，阳明主肉，其脉夹鼻，络于目，故身热目疼而鼻干，不得卧。三日少阳受之，少阳主骨（《素问》作胆），其脉循胁，络于耳，故胸胁痛而耳聋。三阳（《素问》下有经络二字）皆受病而未入于腑（《素问》作脏）者，故可汗而已。四日太阴受之，太阴脉布胃中，络于嗌，故腹满面嗌干。五日少阴受之，少阴脉贯肾，络肺，系舌本，故口燥舌干而渴。六日厥阴受之，厥阴脉循阴器而络于肝，故烦满[5]而囊缩。三阴三阳五脏六腑皆受病，营卫不行，五脏不通，则死矣。

其不两感于寒者，七日太阳病衰，头痛少愈。八日阳明病衰，身热少愈。九日少阳病衰，耳聋微闻。十日太阴病衰，腹减如故，则思饮食。十一日少阴病衰，渴止（《素问》下有不满二字），舌干乃已。十二日厥阴病衰，囊纵少腹微下，大气[6]皆去，其病日已矣。治之各通其脏脉[7]，病日衰已矣。其未满三日者，可汗而已；其满三日者，可泄而已。

【注释】

[1] 黄帝问曰：本段见于《素问·热论》。

［2］诸阳之属：太阳为六经之长，统摄阳经和阳分，主阳气。

［3］两感：指相表里的阴阳两经同时受病，如太阳与少阴、阳明与太阴、少阳与厥阴。

［4］头项与腰脊皆痛：原作"头项痛，腰脊背强"，据《素问》新校正引本书改。

［5］满：同"懑"，即"闷"。

［6］大气：《素问·热论》王冰注："大气，谓大邪之气也。"

［7］治之各通其脏脉：《太素》杨上善注云："量其热病在何脏之脉，知其所在，即于脉以行补泻之法。"

【原文】

曰：热病已愈，时有所遗[1]者，何也？曰：诸遗者，热甚而强食，故有所遗。若此者，皆病已衰，而热有所藏，因其谷气相薄，两热相合，故有所遗。治遗者，视其虚实，调其逆顺，可使立已。病热少愈，食肉则复，多食则遗，此其禁也。

其两感于寒[2]者，一日太阳与少阴俱病，则头痛口干，烦满。二日阳明与太阴俱病，则腹满身热，不欲食，谵语。三日少阳与厥阴俱病，则耳聋，囊缩而厥，水浆不入，不知人者，故六日而死矣。

曰：五脏已伤，六腑不通，营卫不行，如是后三日乃死，何也？曰：阳明者，十二经脉之长，其血气盛，故不知人，三日其气乃尽，故死。

【注释】

［1］遗：余也。邪热未尽，时有反复。

［2］两感于寒：表里两经同时受寒。

【原文】

肝热病者[1]，小便先黄，腹痛多卧，身热。热争[2]则狂言及惊，胸中（《素问》无胸中二字）胁满痛，手足躁，不得安卧。庚辛甚[3]，甲乙大汗，气逆[4]则庚辛死。刺足厥阴、少阳。其逆则头痛贞贞，脉引冲头痛也。

心热病者，先不乐，数日乃热，热争则心烦闷（《素问》又有卒心痛三字）善呕，头痛面赤无汗。壬癸甚，丙丁大汗，气逆则壬癸死。刺手少阴、太阳。

脾热病者，先头重颊痛，烦心（《素问》下有颜青二字），欲呕，身热。热争则腰痛不可用俯仰，腹满，泄，两颔（一本作额）痛。甲乙甚，戊己大汗，气逆则甲乙死。刺足太阴、阳明。

肺热病者，先凄凄然厥，起皮毛，恶风寒，舌上黄，身热。热争则喘咳，痛走胸膺背，不得大息，头痛不甚[5]（《素问》作堪），汗出而寒。丙丁甚，庚辛大汗，气逆则丙丁死。刺手太阴、阳明，出血如大豆立已。

肾热病者，先腰痛胻酸，苦渴数饮，身热。热争则项痛而强，胻寒且酸，足下热，不欲言，其逆则项痛贞贞（《素问》下有澹澹二字）然。戊己甚，壬癸大汗，气逆则戊己死。刺足少阴、太阳。诸当汗者，至其所胜日[6]汗甚。

肝热病者，左颊先赤。心热病者，颜颔先赤。脾热病者，鼻先赤。肺热病者，右颊先赤。肾热病者，颐先赤。病虽未发者，见赤色者刺之，名曰治未病。热病从部所[7]起者，至期而已[8]；其刺之反者，三周[9]而已；重逆则死。

【注释】

[1] 肝热病者：本段见于《素问·刺热》。

[2] 热争：《类经》张介宾注："热入于脏，则邪正相胜，故曰争。"

[3] 庚辛甚：庚辛属金，金克木，故庚辛日肝热病症状加重。

[4] 气逆：因病情加重，出现正气逆乱。

[5] 头痛不甚：《太素》杨上善注："肺热冲头，以肺脉不至，故头痛不甚。"

[6] 所胜日：指本脏气旺之日，如肝旺于甲乙日、心旺于丙丁日等。

[7] 部所：五脏病色反应于面的对应部位，即肝－左颊、心－颜颌、脾－鼻、肺－右颊、肾－颐。

[8] 至期而已：指至所胜之日而病愈，如肝病至甲乙日、心病至丙丁日等。期：所胜之日。

[9] 三周：说法不一。《素问》王冰注云："调三周于三阴三阳之脉状也。"《类经》张介宾注云："谓三遇所胜之日而后已。"《素问直解》高士宗注云："三日也。"联系上下文，张介宾注解可能性大。

【原文】

诸治热病，先饮之寒水，乃刺之。必寒衣之，居止寒处，身寒而止；病甚者，为五十九刺[1]。热病，先胸胁痛满，手足躁，刺足少阳，补足太阴[2]；病甚者，为五十九刺。热病，先身重骨痛，耳聋好瞑，刺足少阴；病甚者，为五十九刺。热病，先眩冒而热，胸胁满，刺足少阴、少阳。

太阳之脉，色荣颧，骨热病也。荣未夭（《素问》作未交。下同），曰今且得汗，待时自已。与厥阴脉争见者死，其死不过三日。热病气内连肾。少阳之脉，色荣颊，前[3]热病也。荣未夭，曰今且得汗，待时自已。与手少阴脉[4]争见者死，其死不过三日。

【注释】

[1] 五十九刺：指治疗热病的59个腧穴。详见下文。五十九刺是在热病治疗四种常规方法（饮寒水使其内寒、刺于穴令其脉寒、以寒衣使其外寒、以寒居令其体寒）无效的情况下使用的。

[2] 足太阴：疑为手太阴。

[3] 前：明抄本作"筋"，与《素问》新校正引本书合。

[4] 手少阴脉：按前文例当作少阴。

【原文】

其热病气穴[1]，三椎下间主胸中热，四椎下间主膈[2]中热，五椎下间主肝热，六椎下间主脾热，七椎下间主肾热。荣在骶也[3]，项上三椎骨陷者中也。颊下逆颧为大瘕，下牙车为腹满，颧后为胁痛。颊上者，膈上也。

【注释】

[1] 其热病气穴：本段见于《素问·刺热》。

[2] 膈：原作"胃"，据《素问》《太素》改。

[3] 荣在骶也：《太素·五脏热病》无"骶也"，"荣在"二字连下句。

【原文】

冬伤于寒[1]，春必温病；夏伤于暑，秋必病疟。凡病伤寒而成温者，先夏至日者为病温，后夏至日者为病暑；暑当与汗皆出勿止。所谓玄府者，汗孔也。

曰[2]：《刺节》言彻衣者，尽刺诸阳之奇俞，未有常处，愿卒闻之。曰：是阳气有余而阴气不足，阴气不足则内热，阳气有余则外热，两热相薄，热于怀炭，衣热不可近身，身热不可近席，腠理闭塞而不汗，舌焦唇槁月澈（《黄帝古针经》作槁腊），嗌干欲饮。取天府、大杼三痏，刺中膂以去其热，补手、足太阴以去其汗。热去汗晞，疾于彻衣。

《八十一难》曰：阳虚阴盛，汗出而愈，下之即死；阳盛阴虚，汗出而死，下之即愈（于经乖错，于义反倒，不可用也）。

曰[3]：人有四肢热，逢风寒如炙如火者，何也？曰：是人阴气虚，阳气盛，四肢热[4]者阳也。两阳相得，而阴气虚少，少水不能灭盛火，而阳气独治。独治者，不能生长也，独盛而止耳。故逢风如炙如火者，是人当肉烁也。

曰：人身非常温也，非常热也，而烦满者，何也？曰：阴气少，阳气胜，故热而烦满。

曰[5]：足太阴、阳明为表里，脾胃脉也，生病异者，何也？曰：阴阳异位，更实更虚，更逆更顺，或从内，或从外，所从不同，故病异名。

阳者，天气也，主外；阴者，地气也，主内。阳道实，阴道虚。故犯贼风虚邪者，阳受之，则入腑；食饮不节，起居不时者，阴受之，则入脏。入六腑则身热不得眠，上为喘呼；入五脏则膜满闭塞，下为飧泄，久为肠澼。故喉主天气，咽主地气。故阳受风气，阴受湿气。故阴气从足上行至头，而下行循臂至指端；阳气从手上行至头，而下行至足。故曰：阳病者上行极而下；阴病者下行极而上。故伤于风者上先受之，伤于湿者下先受之也。

【注释】

[1] 冬伤于寒：本节三段分别见于《素问·阴阳应象大论》《素问·热论》《素问·水热穴论》。

[2] 问曰：本节见于《灵枢·刺节真邪》。

[3] 问曰：本节见于《素问·五乱》。

[4] 四肢热：当据《素问》《太素》删"热"字。

[5] 问曰：本节见于《素问·太阴阳明论》。

【原文】

黄帝问曰[1]：病热有所痛者，何也？岐伯对曰：病热者，阳脉也，以三阳之盛[2]也。人迎一盛在少阳，二盛在太阳，三盛在阳明。夫阳入于阴，故病在头与腹，乃胀而头痛也。

曰[3]：病身热汗出而烦满不解者，何也？曰：汗出而身热者风也，汗出而烦满不解者厥也，病名曰风厥。太阳为诸阳主气（《素问》作巨阳主气），故先受邪。少阴其表里也，得热则上从，上从则厥。治之表里刺之，饮之服汤。

曰：温病汗出辄复热，而脉躁疾者不为汗衰，狂言不能食，病名曰何？曰：名曰阴阳交，交者死。人所以汗出者，皆生于谷，谷生于精。今邪气交争于骨肉，而得汗者，是邪退精胜，精胜则当能食，而不复热。复[4]热者，邪气也，汗者，精气也，今汗出而辄复热者，是邪胜也，不能食者，精无裨也，汗而热留者，寿可立而倾也。夫汗出而脉躁盛者死，今脉不与汗相应，此不胜其病，其死明矣。狂言者，是失志，失志者死。此有三死，不见一生，虽愈必死。

病风且寒且热[5]，炅汗出，一日数过，先刺诸分理络脉。汗出且寒且热，三日一刺，百日而已。

【注释】

[1] 黄帝问曰：本节见于《素问·腹中论》。

[2] 盛：当据明抄本作"动"。

[3] 问曰：本节见于《素问·评热病论》。

[4] 复：疑衍文。

[5] 病风且寒且热：见《素问·长刺节论》。

【原文】

曰[1]：何谓虚实？曰：邪气盛则实，精气夺则虚。重实者，内（《素问》作言）大热病，气热，脉满，是谓重实。曰：经络俱实何如？曰：经络皆实，是寸脉急而尺缓也，皆当俱治。故曰：滑则顺，涩则逆。夫虚实者，皆从其物类治（《素问》作始），故五脏骨肉滑利，可以久长。寒气暴上，脉满而实，实而滑顺则生，实而涩逆则死。形尽满者，脉急大坚，尺满（一作涩）而不应也。如是者，顺则生，逆则死。所谓顺者手足温，所谓逆者手足寒也。

曰：何谓重虚？曰：脉虚、气虚、尺虚，是谓重虚也。所谓气虚者，言无常也；尺虚者，行步恇然也；脉虚者，不象阴也。如此者滑则生，涩则死。气虚者，肺虚也；气逆者足寒也。非其时则生，当其时则死，余脏皆如此也。

脉实满，手足寒，头热（一作痛）者，春秋则生，冬夏则死。脉浮而涩，涩而身有热者死。络气不足，经气有余者，脉口热而尺寒，秋冬为逆，春夏为顺，治主病者。经虚络满者，尺热满，脉口寒涩，春夏死，秋冬生。络满经虚，灸阴刺阳；经满络虚，刺阴灸阳。

曰：秋冬无极阴，春夏无极阳者，何谓也？曰：无极阳者，春夏无数虚阳明，阳明虚则狂；无极阴者，秋冬无数虚太阴，太阴虚则死[2]。

春亟治经络，夏亟治经俞，秋亟治六腑，冬则闭塞，治用药而少针石。所谓少针石者，非痈疽之谓也。

【注释】

[1] 问曰：见《素问·通评虚实论》，文名有出入。

[2] 问曰……则死：这段文字不见于《素问》传世本。

【原文】

热病始手臂者[1]，先取手阳明、太阴而汗出。始头首者，先取项太阳而汗出。始足胫者，先取足阳明而汗出。臂太阴（《灵枢》作阳）可出汗，足阳明可出汗。取阴而汗出甚者止之阳，取阳而汗出甚者止之阴。振寒凄凄，鼓颔不得汗出，腹胀烦闷，取手太阴。

【注释】

[1] 热病始手臂者：本节见于《灵枢·寒热病》。

【原文】

热病三日[1]，气口静，人迎躁者[2]，取之诸阳，五十九刺，以泻其热，而出其汗，实其阴，以补其不足。身热甚，阴阳皆静者[3]，勿刺之。其可刺者，急取之，不汗则泄。所谓勿刺，皆有死征也。

热病七日八日，脉口动，喘而眩者，急刺之，汗且自出，浅刺手大指间。

热病七日八日，脉微小，病者溲血，口中干，一日半而死，脉代者，一日死。

热病已得汗而脉尚躁（一本作盛），喘且复热，勿庸（一本作肤）刺[4]，喘盛者必死。

热病七日八日，脉不躁，不散数，后三日中有汗，三日不汗，四日死，未汗勿庸刺。

热病先肤痛，窒鼻充面[5]，取之皮，以第一针五十九刺。苛[6]鼻干（《灵枢》作诊鼻干）索皮于肺，不得，索之于火，火者，心也。

热病先身涩烦而热，烦闷唇嗌干，取之皮[7]，以第一针五十九刺。热病肤胀，口干，寒汗出，索脉于心；不得，索之于水，水者，肾也。

热病嗌干，多饮善惊，卧不能安，取之肤肉，以第六针五十九刺。目眦赤（《灵枢》作青），索肉于脾；不得，索之于木，木者，肝也。

热病而胸胁痛（《灵枢》作面青脑痛），手足躁，取之筋间，以第四针针于四逆。筋躄[8]，目浸[9]，索筋于肝；不得，索之于金，金者，肺也。

热病数惊，瘈疭而狂，取之脉，以第四针急泻有余者。癫疾毛发去，索血于心；不得，索之于水，水者，肾也。

热病身重骨痛，耳聋好暝，取之骨，以第四针五十九刺。骨病不食，啮齿耳青，索骨于肾；不得，索之于土，土者，脾也。

热病不知所痛，耳聋，不能自收，口干，阳热甚，阴颇有寒者，热在髓也，死不治。

热病头痛，颞颥目脉紧（一本作瘈），善衄，厥热病也。取之以第三针，视有余不足。

寒热痔[10]（一作痛），热病体重，肠中热，取之以第四针于其俞及下诸指间，索气于胃络[11]得气也。

热病夹脐急痛，胸胁满，取之涌泉与阴陵泉，以第四针针嗌里[12]。

热病而汗且出，及脉顺可汗者，取鱼际、太渊[13]、大都、太白，泻之则热去，补之则汗出。汗出太甚，取内踝上横脉[14]以止之。

热病已得汗而脉尚躁盛者，此阴脉之极[15]也，死；其得汗而脉静者生。

热病脉常躁盛而不得汗者，此阳脉之极[16]也，死；其脉躁盛得汗而脉静者生。

厥[17]，夹脊而痛，至头项几几，目䀮䀮然，腰脊强，取足太阳腘中血络。嗌干，口热如胶，取足少阴（此条出《素问·刺腰痛》篇，在后刺腰痛内）。

【注释】

[1] 热病三日：本段见于《灵枢·热病》。

[2] 气口静，人迎躁者：三阳受病，未入于阴，至三日也未入于阴，故气口静；三阳受病，故人迎躁。

［3］身热甚，阴阳皆静者：身热，阳证；阴阳皆静，寸口、人迎脉都静。阳证得阴脉，死候，不宜针刺。

［4］勿庸刺：不需要针刺。

［5］窒鼻充面：窒鼻，鼻塞。充面：面皮浮肿。即肺热合于皮毛的征象。

［6］苛：《灵枢识》丹波元简注："小疹也。"

［7］取之皮：与医理不合，也与下文"索脉于心"不应。按心热病，当"取之脉"。《灵枢识》丹波元简注："取之皮作取之脉是也。"

［8］筋躄：筋脉萎软无力，不能行走。

［9］目浸：泪液过多分泌，充盈眼眶。

［10］寒热痔：《类经》张介宾注云："寒热痔三字，于上下文义不相续，似为衍文。"

［11］索气于胃络：足阳明脉之别络，为丰隆穴，别走足太阴。

［12］嗌里：相当于廉泉穴。

［13］鱼际、太渊：即热病取之荥穴、输穴。

［14］内踝上横脉：相当于复溜穴。

［15］阴脉之极：汗为阴液，脉躁盛为阳动。汗出而脉仍躁动，即阴虚于内，阳无所归。

［16］阳脉之极：脉常躁盛为阳盛阴虚之体，故热病汗不出。

［17］厥：本句见于《灵枢·杂病》，可能为错简。

【原文】

热病死候[1]有九：一曰汗不出，大颧发赤者死（《太素》云：汗不出，大颧发赤者，必不反而死）。二曰泄而腹满甚者死。三曰目不明，热不已者死。四曰老人婴儿热而腹满者死。五曰汗不出、呕血（《灵枢》作呕，下血）者死。六曰舌本烂，热不已者死。七曰咳而衄，汗出[2]，出不至足者死。八曰髓热者死。九曰热而痉者死。热而痉[3]者，腰反折，瘛疭，齿噤齘[4]也。凡此九者不可刺也。

【注释】

［1］热病死候：本段见于《灵枢·热病》。死候，《灵枢》《太素》均作"不可刺者"。

［2］出：《灵枢》《太素》均作"不出"。

［3］痉：即颈项强直，角弓反张。

［4］齘（xiè）：牙关紧闭。

【原文】

所谓五十九刺者[1]，两手内外侧各三，凡十二痏；五指间各一，凡八痏；足亦如是。头入发际一寸，旁三分（《灵枢》无分字）各三，凡六痏；更入发际三寸边五，凡十痏；耳前后口下（《灵枢》作已下）者各一，项中一，凡六痏；颠上一[2]。《素问》曰：五十九者，头上五行，行五者，以越诸阳之热逆也。大杼、膺俞、缺盆、背椎，此八者以泻胸中之热（一作阳）；气冲、三里、巨虚上下廉，此八者以泻胃中之热；云门、髃骨、委中、髓空，此八者以泻四肢之热。五脏俞旁五，此十者以泻五脏之热。凡此五十九者，皆热之左右也（按二经虽不同，皆泻热之要穴也）。

NOTE

【注释】

[1] 所谓五十九刺者：本段分别见于《灵枢·热病》和《素问·水热穴论》。

[2] 颞上一：《灵枢·热病》此后还有"囟会一，发际一，廉泉一，风池二，天柱二"。《甲乙经》缺，与"五十九穴"不合。

【原文】

头脑中寒[1]，鼻衄，目泣出，神庭主之（《千金》作寒热头痛）。

头痛身热，鼻窒，喘息不利，烦满汗不出，曲差主之。

头痛目眩痛，颈项强急，胸胁相引不得倾侧，本神主之。

热病（《千金》下有烦满二字）汗不出，上星主之，先取譩譆，后取天牖、风池。

热病汗不出而苦呕，烦心，承光主之。

头项痛重，暂起僵仆，鼻窒衄衄，喘息不得通，通天主之。

头项恶风，汗不出，凄厥恶寒，呕吐，目系急痛引頞，头重项痛，玉枕主之。

颊清（《千金》作妄喢视），不得视，口沫泣出，两目眉头痛，临泣主之。

脑风头痛，恶见风寒，衄衄、鼻窒喘息不通，承灵主之。

头痛身热，引两额急（一作痛），脑空主之。

醉酒风发，两角（一作两目）眩痛，不能饮食，烦满呕吐，率谷主之（《千金》以此条置风篇）。

项强，刺喑门。热病汗不出，天柱及风池、商阳、关冲、掖门[2]主之。

颈项痛，不得顾，目泣出，多眵䁾，鼻衄衄，目内眦赤痛，气厥，耳目不明，咽喉偻引项，筋挛不收，风池主之。

伤寒热盛，烦呕，大椎主之。

头重目瞑，凄厥寒热，项强难以反顾，汗不出，陶道主之。

身热头痛，进退往来，神道主之。

头痛如破，身热如火，汗不出，瘈疭（《千金》作头痛，寒热，汗不出，恶寒）里急，腰腹相引痛，命门主之。

颈项痛不可以俯仰，头痛振寒，瘈疭，气实则胁满，夹脊有并气，热汗不出，腰背痛，大杼主之。

风眩头痛，鼻衄不利，时嚏，清涕自出，风门主之。

凄凄振寒，数欠伸，膈俞主之。

热病汗不出，上髎及孔最主之（《千金》作臂厥，热病汗不出，皆灸刺之，此穴可以出汗）。

肩髆间急，凄厥恶寒，魄户主之。项背痛引颈，魄户主之。

肩痛胸腹满，凄厥，脊背急强，神堂主之。喘逆，衄衄，肩胛内廉痛，不可俯仰，肶季胁引少腹而痛胀，譩譆主之。

背痛恶寒，脊强俯仰难，食不下，呕吐多涎，膈关（《千金》作阳关）主之。

胸胁胀满，背痛，恶风寒，饮食不下，呕吐不留住，魂门主之。

善嚏，头痛身热，额厌主之。

热病头痛引目外眦而急，烦满汗不出，引颔齿，面赤皮痛，悬颅主之（《千金》有热病头痛身重，悬颅主之）。

热病偏头痛引目外眦，悬厘主之。

头目瞳子痛，不可以视，夹项强急不可以顾，阳白主之。

头风痛，鼻衄衄，眉头痛，善嚏，目如欲脱，汗出寒热，面赤，颊中痛，项椎不可左右顾，目系急，瘛疭，攒竹主之。

寒热，凄厥鼓颔，承浆主之。

身热，头胁痛不可反侧，颅息主之。

肩背痛，寒热瘰疬，颈有大气，暴聋气蒙督，耳目不明，头颔痛，泪出，鼻衄不得息，不知香臭，风眩，喉痹，天牖主之。

热病，胸中澹澹，腹满暴痛，恍惚不知人，手青，少腹满（《千金》作心腹），瘛疭，心疝，气满不得息，巨阙主之。

头眩痛，身热汗不出（《千金》作烦满汗不出），上脘主之。

身寒热，阴都主之。

热病象疟，振栗鼓颔，腹胀睥睨，喉中鸣，少商主之。

寒厥及热烦心，少气不足以息，阴湿痒，腹痛不可以食饮，肘挛支满，喉中焦干渴，鱼际主之。

热病振栗鼓颔，腹满阴萎，咳引尻溺出，虚也。膈中虚，食饮呕，身热汗不出，数唾涎，呕吐血下，肩背寒热，脱色，目泣出，皆虚也，刺鱼际补之。

病温身热，五日以上汗不出，刺太渊，留针一时取之。若未满五日，禁不可刺也。

热病先手臂痛，身热，瘛疭，唇口聚，鼻张目下，汗出如转珠，两乳下三寸坚，胁下满悸，列缺主之。

振寒瘛疭[3]，手不伸，咳嗽唾浊，气膈善呕，鼓颔不得汗，烦满身痛（《千金》作身心痛），目呐纵衄，尺泽主之。左窒刺右，右窒刺左。两胁下痛，呕泄上下出，胸满短气，不得汗，补手太阴以出之。

热病烦心，心闷而汗不出，掌中热，心痛，身热如火，浸淫烦满，舌本痛，中冲主之（《千金》又作天髎）。

热病发热，烦满而欲呕哕，三日以往不得汗，怵惕，胸胁痛不可反侧，咳满溺赤，大便（《千金》作小便）血，衄不止，呕吐血，气逆，噫不止，嗌中痛，食不下，善渴，口中烂，掌中热，劳宫主之。

热病烦心而汗不出，肘挛腋肿，善笑不休，心中痛，目赤黄，小便如血，欲呕，胸中热，苦不乐，太息，喉痹嗌干，喘逆，身热如火，头痛如破，短气胸痛，大陵主之。

热病烦心，善哕，胸中澹澹善动而热，间使主之。

面赤皮热，热病汗不出，中风热，目赤黄，肘挛腋肿。实则心暴痛，虚则烦心，心惕惕不能动，失智，内关主之。

心澹澹然善惊，身热烦心，口干，手清，逆气，呕（《千金》作噪）血，肘瘛，善摇头，颜清，汗出不过眉，伤寒温病，曲泽主之。

多卧善唾，肩髃痛寒，鼻衄赤多血，浸淫起面，身热，喉痹如梗，目眦伤，忽振寒，肩疼，二间主之。

鼻鼽衄，热病汗不出，瞤目，目痛瞑，头痛，龋齿痛，合谷主之。

热病烦心，瞤目，目痛泣出，厥逆头痛，胸满不得息，阳溪主之。

热病肠澼，臑肘臂痛，虚则气膈满，肩（一作手）不举，吐舌，戾颈，妄言，阳溪主之。

伤寒，寒热头痛，哕衄，肩不举，温留主之。

伤寒，余热不尽，曲池主之。

头痛振寒，清泠渊主之。

头痛，项背急，消泺主之。

振寒，小指不用，寒热汗不出，头痛，喉痹舌急卷，小指之间热，口中热，烦心，心痛，臂内廉及胁痛，聋，咳，瘈疭，口干，项痛不可顾，少泽主之。

振寒寒热，肩臑肘臂痛，头痛不可顾，烦满，身热恶寒，目赤痛，眦烂生翳膜，暴痛，鼽衄，发聋，臂重痛，肘挛，痂疥，胸满引臑，泣出而惊，颈项强，身寒，后溪主之。

热病汗不出，胸痛不得息，颔肿，寒热，耳鸣聋无所闻，阳谷主之。

泄风汗出至腰，项急不可以左右顾及俯仰，肩弛肘废，目痛，痂疥生疣，瘈疭，头眩目痛，阳谷主之。

振寒寒热，颈项肿，实则肘挛，头眩痛，狂易，虚则生疣，小者痂疥，支正主之。

风眩头痛，小海主之。

气喘，热病衄血不止，烦心，善悲，腹胀，逆息热气，足胫中寒，不得卧，气满胸中热，暴泄，仰息，足下寒，膈中闷，呕吐，不欲食饮，隐白主之。

热病汗不出，且厥，手足清，暴泄，心痛腹胀，心尤痛甚，此胃心痛也，大都主之，并取太白。腹满、善呕、烦闷，此皆主之。

热病先头重颜痛，烦闷身热，热争则腰痛不可以俯仰，腹满，两颔痛甚，暴泄善饥而不欲食，善噫，热中，足清，腹胀食不化，善呕泄，有脓血，苦呕无所出，先取三里，后取太白、章门主之。

热病满闷不得卧（《千金》云：不得卧，身重骨痛不相知），太白主之。

热中少气厥寒，灸之热去（《千金》作灸涌泉），烦心不嗜食，咳而短气，善喘，喉痹，身热痛，脊胁相引，忽忽善忘，涌泉主之。

热病烦心，足寒清，多汗，先取然谷，后取太溪、大指间动脉，皆先补之。

目痛引眦，少腹偏痛（眦，一作脊），呕，瘈疭，视昏嗜卧，照海主之。泻左阴跷，取足左右少阴俞，先刺阴跷，后刺少阴，气在横骨上。

热病汗不出，默默嗜卧，溺黄，少腹热，嗌中痛，腹胀内肿，涩下，心痛如锥针刺，太溪主之。手足寒至节，喘息者死。

热病，刺陷谷，足先寒，寒上至膝乃出针。

善啮唇，善噫，腹痛胀满，肠鸣，陷谷主之。

热病汗不出，口中热痛，冲阳主之。胃脘痛，时寒热，皆主之。

热病汗不出，善噫，腹胀满，胃热谵语，解溪主之。

厥头痛，面浮肿，烦心，狂见鬼，善笑不休，发于外，有所大喜，喉痹不能言，丰隆主之。

阳厥凄凄而寒，少腹坚，头痛，胫股腹痛，消中，小便不利，善哕，三里主之。

胁痛咳逆不得息，窍阴主之。及爪甲与肉交者，左取右，右取左，立已；不已，复取之。

手足清，烦（一作脉）热汗不出，手肢转筋，头痛如锥刺之，循循然不可以动，动益烦心，喉痹舌卷，口干，臂内廉痛不可及头，耳聋鸣，窍阴皆主之。

膝外廉痛，热病汗不出，目外眦赤痛，头眩两颔痛，逆寒泣出，耳鸣聋，多汗，目痒，胸中痛不可反侧，痛无常处，侠溪主之。

厥，四逆，喘，气满，风身汗出而清，髋髀中痛，不得行，足外皮痛，临泣主之。

目视不明，振寒，目翳，瞳子不见，腰两胁痛，脚酸转筋，丘墟主之。

身懈寒，少气热甚，恶人，心惕惕然，取飞扬及绝骨、跗下临泣，立已。淫泺胫酸，热病汗不出，皆主之。

头重，鼻衄及瘜疭，汗不出，烦心，足下热，不欲近衣，项痛，目翳，鼻及小便皆不利，至阴主之。

身疼痛，善惊，互引，鼻衄，通谷主之。

暴病头痛，身热痛，肌肉动，耳聋，恶风，目眦烂赤，项不可以顾，髀枢痛，泄，肠澼，束骨主之。

鼽衄血不止，淫泺头痛，目白翳，跟尻瘜疭，头顶肿痛，泄注，上抢心，目赤眦烂无所见，痛从内眦始（《千金》作翳从内眦始），腹满，颈项强，腰脊不可俯仰，眩，心痛，肩背相引，如从后触之状，身寒从胫起，京骨主之。

下部寒，热病汗不出，体重，逆气，头眩痛，飞扬主之。

鼽衄，腰脊痛，脚腨酸重，战栗不能久立，腨如裂，脚急跟痛足挛，少腹痛引喉咽，大便难，膜胀，承山主之。

热病夹脊痛，委中主之。

【注释】

[1] 头脑中寒：本条以下不见于《灵枢》和《素问》，当为《明堂经》佚文。

[2] 掖门：掖，"腋"之古字。掖门，即液门。

[3] 振寒瘜疭：以下内容出自《针灸甲乙经》第七卷"六经受病发伤寒热病第一（下）"，文字不见于《灵枢》和《素问》，当为《明堂经》佚文。

【按语】

上述原文是皇甫谧汇集《素问·热论》《素问·刺热》《灵枢·刺节真邪》《素问·逆调论》《素问·太阴阳明论》《素问·腹中论》《素问·评热病论》《素问·长刺节论》《素问·通评虚实论》《灵枢·寒热病》《灵枢·热病》，以及《明堂经》佚文等相关文献的基础上类编而成的。

1. 六经伤寒热病 本节以"六经受病发伤寒热病"为题，论述了针灸治疗伤寒热病的原理和具体方法。古代医家首先认识到"伤于寒"与"发热"之间的因果关系，故有"夫热病者，皆伤寒之类也（《素问·热论》）"的论述。其次，还认识到人体发热有一个变化过程，且这个过程有一定的时间规律，在人体病候表现上也呈现一定的传变规律，故皇甫谧首先提出了"六经受病"的概念。第三，伤寒热病的预后也有好坏之别，因此还有"或愈或死，其死皆以六七日之间，其愈皆以十日以上者（《素问·热论》）"的阐述。第四，医家不仅以六经理论为视角对"伤寒热病"有系统认识，而且还总结了方药（如张仲景《伤寒论》）、针灸（如皇甫谧《针灸甲乙经》）等证治。

（1）"三阴三阳"与"六经"理论　"六经受病"是基于"三阴三阳"理论，将疾病分属太阳、阳明、少阳、太阴、少阴、厥阴的认识。这种疾病认识的范式，首见于《素问·热论》中伤寒热病的三阴三阳六阶段；至东汉张仲景以三阴三阳为纲领编著《伤寒论》，确立了"六经辨证"模式，不仅树立了中医辨证论治的典范，也对中医学的发展产生了极大影响。

关于"六经"的实质，后世医家争议颇多。理解"六经"，关键在于对三阴三阳的认识。《素问·阴阳离合论》指出，三阴三阳理论的构建与阴阳离合密切相关。三阴三阳表述的是自然界阴阳离合的6种状态，即以一年中阴阳气的盛衰变化为依据划分三阴三阳。《史记·历书》记载，"以至子日当冬至，则阴阳离合之道行焉"，即是这一思想的体现。因此，《素问·阴阳离合论》有"圣人南面而立，前曰广明，后曰太冲；太冲之地，名曰少阴；少阴之上，名曰太阳……广明之下，名曰太阴；太阴之前，名曰阳明；厥阴之表，名曰少阳。是故三阳之离合也，太阳为开，阳明为阖，少阳为枢……三阴之离合也，太阴为开，厥阴为阖，少阴为枢"的进一步细述。具体来说，三阳之离合即表示：太阳在东北方，冬至过后，正是阳气渐开之时，故为阳之"开"；阳明在西北方，阳气渐收，藏合于阴，故为阳之"阖"；少阳在东南方，夏至太阳回归，阴阳转枢于此，故为阳之"枢"。三阴之离合即表示：太阴在西南，夏至以后，阴气渐长，故为阴之"开"；厥阴居东向南，阴气渐消，并合于阳，故为阴之"阖"；少阴在正北方，冬至阴极而一阳生，故为阴之"枢"。因此，三阴三阳的开、阖、枢，决定了"六经"各自的属性和不同特点。从不同时空方位阴阳气的状态来理解三阴三阳，可以较为合理地解释和理解"六经理论"。

天人相应，故"天有六气，人以三阴三阳而上奉之（《三因极一病证方论》）"。三阴三阳，在天为风木、君火、相火、湿土、燥金、寒水六气，在人则各有脏腑经络相对应。三阴三阳既是对自然界阴阳离合的6个时空段的划分，也是对人体气化6种状态的表述。故清代张志聪有"此皆论六气之化本于司天在泉五运六气之旨，未尝论及手足之经脉（《伤寒论集注》）"的论述，从"六气之化"诠释六经。但就人体病理变化而言，六经不是经络而又不离经络；不是脏腑却可统概脏腑。因此，基于三阴三阳的六经辨证，不仅古代伤寒学家强调，当代许多中医也借以诊治急危重症疑难病，如李可老中医有"伤寒六经辨证之法，统病机而执万病之牛耳，则万病无所遁形"的体会。

（2）"六经受病"与"伤寒热病"　对"伤寒热病"的认识，始于《黄帝内经》。其中尤其以《素问·热论》的记载和论述最为完整和详尽。

《素问·热论》有"太阳者，诸阳之属也。其脉连于风府，故为诸阳主气。人之伤于寒也，则为病热，热虽甚不死；其两感于寒而病者，必不免于死矣"的记载，指出了人体受寒发热病的原理。其中，"风府""太阳脉""阳气"构成了受寒发热病原理中不可分割的几个关键环节。而太阳脉是"伤寒热病"中首先被累及的，故出现"头项与腰脊皆痛"的证候。

基于三阴三阳理论，"伤寒热病"不仅累及太阳脉，还可以累及其他，如阳明脉（身热、目痛而鼻干，不得卧）、少阳脉（胸胁痛而耳聋）、太阴脉（腹满而嗌干）、少阴脉（口燥、舌干而渴）和厥阴脉（烦满而囊缩）等。此外，"伤寒热病"还可以深传入里，影响相关脏或腑的功能，出现"营卫不行，五脏不通"的病候，这就意味着病情加重，预后较差。如果没有再次感受寒邪或者没有深入影响五脏六腑，则病情较轻，预后也好，疾病很快消退，如"头痛少愈""身热少愈""耳聋微闻""腹减如故则思饮食""渴止舌干乃已""囊纵少腹微下"等。

《素问·热论》还指出了"伤寒热病"的治疗原则（即"各通其脏脉"）和治疗方法（即"可汗而已""可泄而已"）。

（3）"六经伤寒"与针灸治疗　皇甫谧在本节中主要讨论了"六经受病发伤寒热病"的主要证候及其针灸治疗。在治疗部分，主要收录了《灵枢·热病》和《明堂》遗篇的内容，但未按照六经辨证的针灸治疗方案，倒是后世医家不断补充和完善。

李梴在《医学入门·杂病穴法歌》云："伤寒一日太阳风府，二日阳明之荥，三日少阳之俞，四日太阴之井，五日少阴之俞，六日厥阴之经。在表刺三阳经穴，在里刺三阴经穴。六日过经未汗，刺期门、三里。"

陈会在《神应经》中有"伤寒部"，记载与"伤寒"有关的 16 个病证针灸处方："身热头疼：攒竹、大陵、神门、合谷、鱼际、中渚、液门、少泽、委中、太白；洒淅恶寒、寒栗鼓颔：鱼际；身热：陷谷、吕细、三里、复溜、侠溪、公孙、太白、委中、涌泉；寒热：风池、少海、鱼际、少冲、合谷、复溜、临泣、太白；伤寒汗不出：风池、鱼际、经渠、二间；过期不解：期门；余热不尽：曲池、三里、合谷；腹胀：三里、内庭；阴证伤寒：灸神阙；大热：曲池、三里、复溜；呕哕：百会、曲泽、间使、劳宫、商丘；腹寒热气：少冲、阴陵、商丘、太冲、三阴交、行间、隐白；发狂：百劳、间使、合谷、复溜；不省人事：中渚、三里、大敦；秘塞：照海、章门；小便不通：阴谷、阴陵"。

杨继洲《针灸大成》卷八设"伤寒门"，记载了与《神应经》同样的内容。

承淡安对"伤寒六经病"的针灸治疗，有如下详细的阐述。

太阳病：风府针 2～3 分半深，留捻 3 分钟。合谷针入 3～5 分深，留捻 3 分钟。头维针入 1 分深，留捻 2 分钟。注意捻时宜缓。

阳明病：三间针 2 分深，留捻 2 分钟。合谷针 3～5 分深，留捻 3 分钟。曲池针 5 分～1 寸深，留捻 3 分钟。内庭针 3 分深，留捻 3 分钟。解溪针 3 分深，留捻 2 分钟。

少阳病：中渚针 3～5 分深，留捻 3 分钟。足临泣针 3 分深，留捻 3 分钟。期门针 3 分，留捻 2 分钟。间使针 3～5 分，留捻 3 分钟。头窍阴针 1 分，留捻 1 分钟后再灸麦粒大之艾炷 3 壮。

太阴病：隐白灸 3 壮。公孙针入 3 分，留捻 3 分钟。三阴交灸 3 壮。中脘针入 5 分～1 寸，留捻 3 分钟，灸 5 壮。章门灸 5 壮。如由阳明传入热化者，针少商 1 分，留捻 1 分钟。隐白针入 1 分，留捻 1 分钟。三阴交针入 3 分，留捻 3 分钟。大都针入 2 分，留捻 2 分钟。

少阴病：夹火而动者：涌泉针入 3 分，留捻 2 分钟；照海针入 3 分，留捻 3 分钟；复溜针入 3 分，留捻 2 分钟；至阴针入 1 分，留捻 1 分钟；通谷针入 3 分，留捻 2 分钟；神门针入 2 分，留捻 1 分钟；太溪针入 2～3 分，留捻 2 分钟。夹水而动者：肾俞灸 5～7 壮；肓俞灸 5 壮；关元灸 5～10 壮；太溪灸 5 壮；复溜灸 3～5 壮。

厥阴病：纯阳证：大敦针入 1 分，留捻 1 分钟；中封针入 2～3 分，留捻 2 分钟；期门针入 4 分，留捻 2～3 分钟；灵道针入 3 分，留捻 2 分钟；肝俞针入 3 分，留捻 2 分钟。纯阴证：肝俞灸 5～7 壮；行间灸 3 壮；关元灸 7～15 壮；中脘灸 5～7 壮；期门灸 5 壮。阴阳错杂证：中封针入 3 分，留捻 2 分钟；灵道针入 3 分，留捻 2 分钟；关元针入 5 分，留捻 1 分钟，再灸 5

壮；间使针入 3~4 分，留捻 2 分钟，再灸 2 壮；肝俞针入 3~4 分，留捻 2 分钟。

自《素问·热论》确立"六经辨证"，认识"伤寒热病"，后世多有发挥，尤以东汉张仲景《伤寒论》为最著，影响最大。柯韵伯曾有"六经分司诸病之提纲，非专为伤寒一症而立（《伤寒来苏集》）"的发挥。因此，在中医学术发展过程中，"六经辨证"的思维和运用处处出现，不仅指导运用方药，也指导运用针灸。

2. 五脏热病　从五脏的角度辨析热病，并阐述针灸治疗，首见于《素问·刺热》。皇甫谧将"五脏热病"的内容与"六经伤寒"一起论述，提示两者之间的关联和病理上的相关。

（1）五脏热病的病候，与表里经脉循行有关　如肝热病，小便先黄（环阴器），腹痛，多卧，身热（上行夹胃）。热争则狂言及惊（肝动，语言也），胸中胁满痛（属肝络胆），手足躁（连手厥阴），不得安卧（与督脉会于颠）。

心热病，先不乐，数日乃热（心主喜乐，热病将发，故不乐数日乃热），热争则心烦闷善呕，头痛面赤无汗（起心中，夹咽，系目系）。

脾热病，先头重颊痛（表里经足阳明脉循颊），烦心（足太阴脉注心中），欲呕，身热（足阳明下循喉咙下膈属胃络脾主肌）。热争则腰痛不可用俯仰，腹满，泄，两颔痛（足阳明之证，入腹里，属胃）。

肺热病，先凄凄然厥，起皮毛，恶风寒（肺主毛腠），舌上黄（肺热上熏），身热（肺主行气于身）。热争则喘咳，痛走胸膺背，不得大息（肺以主咳，在于胸中），头痛不甚（肺热冲头，以肺脉不至），汗出而寒。

肾热病，先腰痛胻酸，苦渴数饮，身热（足少阴脉上腨内，出腘内廉，贯脊属肾络膀胱，上贯肝膈入肺中，循喉咙夹舌本）。热争则项痛而强，胻寒且酸（足太阳脉别项，本支行背，合有四道，以下合腘贯腨，至足小指外侧），足下热（足少阴起于足心），不欲言（从肺出络心），其逆则项痛贞贞然。

（2）五脏热病的变化，与五行生克相关　如肝热病：庚辛（金）甚，甲乙（木）大汗，气逆则庚辛（金）死（金克木）。心热病：壬癸（水）甚，丙丁（火）大汗，气逆则壬癸（水）死（水克火）。脾热病：甲乙（木）甚，戊己（土）大汗，气逆则甲乙（木）死（木克土）。肺热病：丙丁（火）甚，庚辛（金）大汗，气逆则丙丁（火）死（火克金）。肾热病：戊己（土）甚，壬癸（水）大汗，气逆则戊己（土）死（土克水）。

根据五行属性，当热脏器的病候，在所值时辰（五行属性一致）将汗出减轻；在被克时辰将加重。《灵枢·经脉》也有类似的论述，如"足厥阴气绝则……庚笃辛死，金胜木也"。这一病候变化规律，可为临床病候预测和择机治疗提供参考。

（3）五脏热病的针灸治疗　皇甫谧引用《素问·刺热》原文，指出了五脏热病的针灸处方。具体为：肝热病——刺足厥阴、少阳。心热病——刺手少阴、太阳。脾热病——刺足太阴、阳明。肺热病——刺手太阴、阳明，出血如大豆立已。肾热病——刺足少阴、太阳。

原文提示可以选择相表里经脉进行治疗。这里"足厥阴、少阳""手少阴、太阳""足太阴、阳明""手太阴、阳明""足少阴、太阳"还可能是部位（腧穴）名称。

皇甫谧还引用了从脊柱腧穴治疗五脏热病的方法，即"三椎下间主胸中热，四椎下间主膈中热，五椎下间主肝热，六椎下间主脾热，七椎下间主肾热（《素问·刺热》）"。这里心肺之热尚没有细分，概以"胸中热"言之。脊柱段不同节段与五脏有一定的对应关系，这种对应关系直接提示用相关节段腧穴消除对应脏器的热病。值得注意的是，这里脊柱段腧穴与五脏对应关系，与传世背俞穴理论中的对应关系不一致。

3. 五十九刺 "热病五十九刺"，即针刺热病有 59 个腧穴。《黄帝内经》中有两处记载，分别见于《灵枢·热病》和《素问·水热穴论》，两者内容和理论形式不完全一致。

《灵枢·热病》的"五十九穴"为："两手内外侧各三"（十二穴）；"手五指间各一"（八穴）；"足五趾间各一"（八穴）；"头入发际一寸傍三分各三"（六穴）；"更入发际三寸边五"（十穴）；"耳前后下各一"（六穴）；"颠上一，囟会一，发际一，廉泉一，风池二，天柱二，项中一"（九穴）。

《素问·水热穴论》的"五十九穴"为："头上五行，行五者"（二十五穴）；"大杼、膺俞、缺盆、背椎"（八穴）；"气冲、三里、巨虚上下廉"（八穴）；"云门、髃骨、委中、髓空"（八穴）；"五脏俞傍五"（十穴）。

皇甫谧将两者放在一起叙述，首先记述《灵枢·热病》的五十九穴，然后辅以《素问·水热穴论》的记载。前者以五十九穴通治热病；后者区别诸阳热、胸中热、胃热、四肢热、五脏热，分以治之。

二、足阳明脉病发热狂走

【提要】

"足阳明脉病发热狂走"见于《针灸甲乙经》第七卷第二节。本篇主要论述了足阳明脉受病出现发热、癫狂等症的病因病机、诊法和治疗。主要内容有：

1. 足阳明脉受病出现发热狂走等症。

2. 热病的临床表现与针灸、推拿治疗。

3. 癫狂病的针灸治疗与取穴。

【原文】

黄帝问曰[1]：足阳明之脉病，恶人与火，闻木音则惕然而惊，欲独闭户牖而处[2]，愿闻其故。岐伯对曰：阳明者，胃脉也；胃，土也，闻木音而惊者，土恶木也。阳明主肌肉，其血气盛[3]，邪客之则热，热甚则恶火。阳明厥则喘闷，闷则恶人。阴阳相薄，阳尽阴盛，故欲独闭户牖而处（按："阴阳相薄"至此，本在《素问·脉解》篇，士安移续于此）。曰：或喘而生者，或喘而死者，何也？曰：厥逆连脏则死，连经则生。曰：病甚则弃衣而走，登高而歌，或至不食数日，逾垣上屋，非其素所未能，病反能者，何也？曰：阴阳争[4]而外并于阳（此八字亦《素问·脉解》篇文），邪盛则四肢实，实则能登高而歌。热盛于身，故弃衣而欲走。阳盛故妄言、骂詈、不避亲疏。

大热遍身[5]，故狂言而妄见、妄闻，视足阳明及大络取之，虚者补之，血如实者泻之。因令偃卧[6]，居其头前，以两手四指按其颈动脉久持之，卷而切推之，下至缺盆中，复上如前，热去乃已，此所谓推而散之者也。

身热狂走[7]，谵语见鬼，瘛疭，身柱主之。

狂，妄言，怒恐恶火，善骂詈，巨阙主之。

热病汗不出，鼽衄，眩，时仆，面浮肿，足胫寒，不得卧，振寒，恶人与木音，喉痹，龋齿，恶风，鼻不利，多善惊[8]，厉兑主之。

四厥[9]，手足闷者，使人久持之，厥热（一本作逆冷）胫痛，腹胀，皮痛，善伸数欠，恶人与木音，振寒，嗌中引外痛，热病汗不出，下齿痛，恶寒，目急，喘满，寒栗，龂，口噤僻[10]，不嗜食，内庭主之。

狂歌妄言，怒恐，恶人与火，骂詈，三里主之。

【注释】

［1］黄帝问曰：本节见于《素问·阳明脉解》和《素问·脉解》。

［2］欲独闭户牖而处：《素问·阳明脉解》作"钟鼓不为动，闻木音而惊何也？"问法不同。

［3］阳明主肌肉，其血气盛：《素问·阳明脉解》作"阳明肉，其脉血气盛"，新校正云："按《甲乙经》脉作肌。"

［4］阴阳争：《素问·脉解》篇作"阴阳复争"。

［5］大热遍身：本节见于《灵枢·刺节真邪》。

［6］偃卧：仰卧。

［7］身热狂走：以下当为《明堂》佚文。

［8］多善惊：《外台秘要》卷39作"多卧善惊"。

［9］四厥：《外台秘要》卷39作"四肢厥逆"。

［10］口噤僻：牙关紧闭，口眼㖞斜。僻，㖞。

【按语】

1. 足阳明脉病候　本节提示了足阳明脉与发热、狂走等病证之间的密切关系。

早期经脉理论中，也是将精神性疾病归属于足阳明脉病候的。如马王堆等简帛医书中即有"是动则病，洒洒振寒，善伸数欠，颜黑，病肿。病至则恶人与火，闻木声则惕然而惊，心欲动，欲独闭户塞牖而处，病甚则欲乘高而歌，弃衣而走。惕然为肝厥。是阳明脉主治（《阴阳十一脉灸经》）"。《灵枢·经脉》在此基础上进一步完善。《素问·阳明脉解》和《素问·脉解》有对足阳明脉是动病进行诠释。四段文字在行文和记载的病候上有一定的出入，尤其是《素问》的两个注解版本，可能参考了不同的上古文献。而《灵枢·经脉》的作者对病候做了一定的取舍。分析足阳明脉是动病病候，主要包括三个部分。即患者的一般情况，"洒洒振寒，善伸数欠，颜黑"等；患者怕人、怕光、怕声音等严重抑郁状态，"恶人与火，闻木声则惕然而惊""独闭户塞牖而处"等；以及出现"欲弃衣而走，登高而歌"等狂躁的表现。

从足阳明脉来认识和诊治精神疾患，应该是秦汉到晋的学术主流。研读该段文字，还当与《甲乙经》第二卷第一节"十二经脉络脉支别"中关于足阳明脉病候的记载进行合参。

2. 足阳明脉病候与针灸治疗

（1）大热狂言　因高热而出现狂证，伴有幻视、幻听者，当采用"虚者补之，实者泻之"的治疗原则，尤其要重视足阳明脉循行部位的异常血络，对于络脉盛者可以选择刺络放血的方法。此外，还可以针对热证，采用"推而散之"的治则和推拿操作手法进行治疗。这是最早出现使用针推并用的治疗方法。

（2）针灸治疗与取穴　足阳明脉是动病病候的针灸治疗，主要选择足阳明脉腧穴（足三里、内庭、厉兑）和督脉腧穴（身柱）、任脉腧穴（巨阙）治疗。各腧穴在应用时，还各有侧重。

身柱：针对高热伴有抽搐（瘈疭），狂证伴有幻觉（谵语见鬼）。

巨阙：针对狂证伴有情志异常（怒，恶火，善骂詈）。

厉兑：针对热病汗不出，或有振寒、恶风、足胫寒，伴头面部症状（鼽衄，眩，时仆，面浮肿，喉痹，龋齿，鼻不利）、精神症状（不得卧，恶人与木音，多善惊）。

内庭：针对热病汗不出，或有四厥厥冷、恶寒，伴头面部症状（嗌中引外痛，下齿痛，目急，龂，口噤）、胸腹部症状（喘满，腹胀，皮痛，不嗜食）和精神症状（善伸数欠，恶人与木音）。

足三里：主要针对精神症状（狂歌，妄言，怒，恶人与火，骂詈）。

本节所选穴位均为临床所常用，可通过调理足阳明脉及其相关脏器，使得热去神复。值得注意的是，文中所述"四厥""足胫寒"并非阳虚寒凝所致，实为"热深厥亦深"阳盛逼阴于外所致，均当泻火治疗。本病诊治，当有阳明经热和阳明腑实之别，调理肠胃，泄热通便，使热从阳明腑泄而神复。

除了上述腧穴外，《甲乙经》中还有其他一些腧穴，如冲阳、上巨虚、京骨、风府，也有相近的治疗病证。

三、足太阳脉动发下部痔脱肛

【提要】

本篇出自《针灸甲乙经》第 9 卷第 12 节，主要论述痔病和脱肛的针灸治疗。主要内容为痔病和脱肛的不同兼症、治疗取穴等。

【原文】

痔痛[1]，攒竹主之。

痔，会阴主之。凡痔与阴相通者死，阴中诸病，前后相引痛，不得大小便，皆主之。

痔，骨蚀，商丘主之。

痔，篡痛，飞扬、委中及承扶主之。

痔，篡痛，承筋主之。

脱肛下，刺气街主之。

【注释】

[1] 痔痛：以下原文当为《明堂经》佚文。

【按语】

本篇为皇甫谧汇集《明堂经》佚文而成。

1. 痔疾与足太阳脉的关系 痔疾是《灵枢·经脉》所记载足太阳脉"所生病"的第一个病证。虽然传世本《灵枢·经脉》没有记载足太阳脉循行与肛门，但是皇甫谧在《甲乙经》第二卷第一节"十二经脉络脉支别"中关于足太阳脉循行中却有一分支"从腰中下会于后阴"，显示了足太阳脉与肛门的直接联系。故皇甫谧在此独立设一章节，以足太阳脉动为视角讨论痔、脱肛等病证的治疗。

足太阳脉与肛门的直接联系还可从《黄帝内经》中找到线索。《灵枢·经别》有"足太阳

NOTE

之证，别入于腘中，其一道下尻五寸，别入于肛……"的记载，也提示足太阳脉与肛门的直接联系。尽管所凭有别，学术聚焦还是很明显的。

2. 痔疾的针灸治疗与取穴　虽然《黄帝内经》中没有足太阳脉腧穴治疗痔疾的记载，但是皇甫谧汇集的《甲乙经》给了我们许多启示。

(1) 多从足太阳脉上选穴　如攒竹、飞扬、委中、承扶、承筋。其中攒竹主治痔痛，属下病上取之远道取穴，方法上虽然合于经脉理论，但后世仅偶见提及，其临床价值还有待验证。飞扬、委中、承扶、承筋诸穴，可以印证《灵枢·经别》有"足太阳之证，别入于腘中，其一道下尻五寸，别入于肛……"的记载。

(2) 选择局部会阴穴　由于局部治疗的经脉循行特异性并不突出，而局部部位特点更加明显，因此有"凡痔与阴相通者死，阴中诸病，前后相引痛，不得大小便，皆主之"的阐释。

(3) 选择商丘治疗"痔，骨蚀"　"骨蚀病"在《甲乙经》第 11 卷第 9 节（下）有讨论，"管疽，商丘主之"，可参阅。这里我们可以明显地发现，商丘穴主治痔疾的优势不在痔疾疼痛方面，而是在于痔漏出血。因此，后世《百证赋》有"商丘痔漏而最良"的记载。

(4) 选择气街治疗"脱肛，下痢"　虽然都是肛门部的疾病，"脱肛，下痢"与痔疾在病因病机等方面还是存在很大差异的，这里从足阳明脉的气街穴入手治疗，值得关注。

四、足厥阴脉动喜怒不时发癀疝遗溺癃

【提要】

本篇出自《针灸甲乙经》第 9 卷第 11 节，主要论述足厥阴脉受病，与前阴、小便病候的关系，主病特点及针灸治疗等。主要内容有：

1. 去衣针灸治疗的具体方法。

2. 癃的类型与预后。

3. 疝和癃闭等病变的症状与针灸治疗。

【原文】

黄帝问曰[1]：刺节言去衣者，刺关节之支络者，愿闻其详。岐伯对曰：腰脊者，人之关节；股腨者，人之趋翔[2]，茎睾者，身中之机，阴精[3]之候，津液之道路也。故饮食不节，喜怒不时，津液内流而下溢于睾，水道不通，日大不休[4]，俯仰不便，趋翔不能，荥然有水，不上不下，铍石所取，形不可匿，裳不可蔽，名曰去衣。

曰[5]：有癃者，一日数十溲，此不足也。身热如炭，颈膺如格，人迎躁盛，喘息气逆，此有余也（《素问》下有"阳气大盛于外，阴气不足"一句）。太阴脉细如发者，此不足者也。其病安在？曰：病在太阴，其盛在胃，颇在肺，病名曰厥，死不治。此得五有余，二不足。曰：何谓五有余、二不足？曰：所谓五有余者，病之气有余也；二不足者，亦病气之不足也。今外得五有余，内得二不足，此其不表不里，亦死证，明矣。

【注释】

[1] 黄帝问曰：本节见于《灵枢·刺节真邪》。

[2] 趋翔：行动敏捷的意思。趋为快走，翔为飞翔。

[3] 阴精：原作"阴津"，据《灵枢·刺节真邪》改。

[4] 日大不休：原作"炅不休息"，据《灵枢·刺节真邪》改。

[5] 问曰：本节见于《素问·奇病论》。

【原文】

狐疝[1]，惊悸少气，巨缺[2]主之。

阴疝[3]引睾，阴交主之。

少腹痛，溺难，阴下纵，横骨主之。

少腹疝，卧善惊，气海主之。

暴疝痛，少腹大热，关元主之。

阴疝、气疝，天枢主之。

癀疝，大巨及地机、中郄主之。

阴疝，痿，茎中痛，两丸骞痛，不可仰卧，刺气冲。

阴疝，冲门主之。

男子阴疝，两丸上下，小腹痛，五枢主之。

阴股内痛，气痈[4]，狐疝走上下，引少腹痛，不可俯仰，商丘主之。

狐疝，太冲主之。

阴跳遗溺[5]，小便难而痛，阴上入腹中，寒疝，阴挺出，偏大肿，腹脐痛，腹中悒悒不乐，大敦主之。

腹痛上抢心，心下满，癃，茎中痛，怒瞋不欲视，泣出，长太息，行间主之。

癀疝，阴暴痛，中封主之（《千金》云癀疝，阴暴痛，痿厥，身体不仁）。

疝，癃，脐少腹引痛，腰中痛，中封主之。

气癃，小便黄，气满塞，虚则遗溺，身时寒热，吐逆，溺难，腹满，石门主之。

气癃，癀疝，阴急，股枢腨内廉痛，交信主之。

阴跳腰痛，实则挺长，寒热，挛，阴暴痛，遗溺，偏大；虚则暴痒，气逆，肿睾，卒疝，小便不利如癃状，数噫，恐悸，气不足，腹中悒悒，少腹痛，嗌中有热，如有息肉状，如著欲出，背挛不可俯仰，蠡沟主之。

丈夫癀疝，阴跳，痛引篡中，不得溺，腹中支，胁下楷满，闭癃，阴痿，后时泄，四肢不收；实则身热头痛，汗不出，目䀮䀮然无所见，怒欲杀人，暴痛引髌下节，时有热气，筋挛膝痛不可屈伸，狂如新发，衄，不食，喘呼，少腹痛引嗌，足厥痛，曲泉主之。

癃疝，然谷主之。

卒疝，少腹痛，照海主之（《千金》云四肢淫泺身闷）。病在左取右，右取左，立已。

阴暴起，疝，照海主之（《千金》云四肢淫泺身闷）。

疝，至阴主之。

遗溺，关门及神门、委中主之。

胸满膨膨然，实则闭癃，腋下肿痛；虚则遗溺，脚急兢兢然，筋急痛，不得大小便，腰痛引腹不得俯仰。委阳主之。

气癃，中髎主之。

气癃，溺黄，关元及阴陵泉主之（《千金》云寒热不节，肾病不可以俯仰）。

气癃，小便黄，气满，虚则遗溺，石门主之。

癃，遗溺，鼠鼷痛，小便难而白，期门主之。

小便难，窍中热，实则腹皮痛；虚则痒瘙，会阴主之。

小肠有热，溺赤黄，中脘主之。

溺黄，下廉主之。

小便黄赤，完骨主之。

小便黄，肠鸣相追逐，上廉主之。

劳瘅[6]，小便赤难，前谷主之。

【注释】

［1］狐疝：以下当为《明堂经》佚文。

［2］巨缺：即"巨阙"。

［3］阴疝：《圣济总录》云："论曰：疝者，痛也。邪气聚于阴，致阴器肿大而痛者，阴疝也。"又"论曰：《黄帝针经》曰：足厥阴之脉，环阴器，抵少腹，是动则病丈夫癀疝，即阴疝也。"

［4］气痛：《外台秘要》卷39作"气逆"。

［5］阴跳遗溺：《千金要方》卷30作"卒疝暴痛"。

［6］劳瘅：因劳伤元气而湿热内蕴发黄者称劳瘅。《肘后方》卷4云："瘅病有五种：谓黄瘅、谷瘅、酒瘅、女瘅、劳瘅也。""女劳瘅者，身目皆黄，发热恶寒，小腹满急，小便难，由大劳大热交，交接后入水所致。"

【按语】

"足厥阴脉动喜怒不时发癀疝遗溺癃"是皇甫谧汇集《灵枢·刺节真邪》《素问·奇病论》和《明堂经》佚文写成的。

1. 足厥阴脉病候与前阴病 本篇篇名明确表示了足厥阴脉与前阴及小便病候的关系，凸显出足厥阴脉的主病特点。《灵枢·经脉》有"肝足厥阴之脉……是动则病腰痛不可以俯仰，丈夫癀疝，妇人少腹肿，甚则嗌干，面尘脱色。是主肝生病者，胸满，呕逆，飧泄，狐疝，遗溺，闭癃"的记载，提示包括"疝""遗溺""闭癃"等前阴病，为足厥阴脉所主，也是与足厥阴脉"循股阴，入毛中，过阴器，抵小腹"的循行特点有关。

自《黄帝内经》以降，许多医家都把小便异常的病证责之于足厥阴肝经，从肝论治。如明代医家孙一奎第一次明确提出"肝主小便"之观点，认为"阴茎腿缝皆肝经，络肝肾，主下焦。又肝主小便，使毒邪从小便中出，所治皆顺也"。清代医家尤在泾提出"肝喜冲逆而主疏泄，水液随之上下也"的观点，认为肝主疏泄不仅使水液下泄，还有"上下行"的作用。清代医家吴鞠通则有"肝病，小便先黄者，肝脉络阴器，又肝主疏泄"的认识，认为肝之所以与小便有关，一则因肝经络阴器，自然对小便有调节之作用，再者为肝主疏泄之故。

2. 前阴病的针灸治疗 足厥阴脉病候与前阴病的密切关系，直接提示了前阴病从肝、从足厥阴脉论治。

（1）去衣针灸治疗方法 皇甫谧引用《灵枢·刺节真邪》的文字，针对茎睾之疾介绍了"去衣"针灸治疗。茎睾是前阴部最明显的器官，主排泄尿液，故为"津液之道路也"，当"津液内流而下溢于睾"的时候，即可以出现睾丸肿大、疼痛等，这时可以用"砭石"治疗，即为"去衣"。由此可见，针对鞘膜积液一类睾丸水肿、疼痛，可以直接用铍针切开引流，迅速消除水肿，减轻疼痛。因此，明初医家楼全善说："《内经》刺灸癀疝共四法，其一节，此篇文所谓铍石取睾囊中水液者是也。其法今世人多能之，睾丸囊大如斗者，中藏秽液，必有数升，信知此出古法也。"此说颇有参考价值。去衣针灸治疗，其实就是一个微创手术。

篇名中提到的"喜怒不时"，是本病的病因之一。

（2）疝的针灸治疗　疝，出自《灵枢·大奇论》等篇。历代论疝，包括多种病证，《素问·骨空论》记载为冲疝、狐疝、癫疝、厥疝、瘕疝、癀疝、癃疝七疝；《诸病源候论》既有石疝、血疝、阴疝、妒疝、气疝五疝之说，也有厥疝、癥疝、寒疝、气疝、盘疝、胕疝、狼疝七疝之说。此外，后世医家对于《黄帝内经》"七疝"有不同的注解，如"寒疝、气疝、水疝、筋疝、狐疝、癫疝、血疝（《儒门事亲》）"；"狐疝、癫疝、心疝、肝疝、脾疝、肺疝、肾疝（《素问注证发微》）"。疝是包括前阴疼痛在内的一类疾病，主要特点是少腹部疼痛；疝的发病自然多与肝足厥阴之脉有关。

狐疝，《灵枢·五色》又名小肠气、阴狐疝，多因肝气失于疏泄而发，表现为腹内部分肠段滑入阴囊，阴囊时大时小，胀痛俱作，即腹股沟疝，可以取商丘、太冲穴治疗；阴疝是癀疝、寒疝、厥疝的统称。癀疝在《灵枢·经脉》指寒邪侵犯肝胃二经，内蕴瘀血而致小腹拘急疼痛，牵引睾丸，可以取大巨、地机、中封等穴治疗。

（3）遗溺癃的针灸治疗　遗溺、癃等病证，部分与疝证有关系，作为其主要症状之一；部分可以单独出现，即出现小便排尿障碍，如"闭癃"，或出现小便控制障碍，如"遗尿""尿失禁"等。因此，皇甫谧引用《素问·奇病论》原文，首先讨论了癃病的"有余"和"不足"之症。其次指出了癃病的死证，即病在太阴、邪盛于肺胃，出现邪正厥逆、不表不里的危象。若能将祛邪和扶正两种方法适当结合运用，才能挽救其危势。

从皇甫谧汇集的《明堂经》佚文分析，治疗遗尿和癃闭的腧穴，不仅仅局限在足厥阴脉上，包括关门、神门、委中、委阳、中髎、关元，以及阴陵泉、石门、期门、会阴、中脘、下廉、完骨、上廉、前谷等。因此，临证过程中当细细辨别，针对性选择腧穴进行治疗。

此外，篇中所列腧穴的主治，并不是该主治范围的全部内容，有些分散于其他卷篇，如太冲穴，还见于《针灸甲乙经》卷8第2篇"环脐痛，阴骞两丸缩，坚痛不得卧，太冲主之"；《针灸甲乙经》卷9第8篇"腰脊相引如解，腰痛少腹满，小便不利如癃状，羸瘦，意恐惧，气不足，腹中快快，太冲主之"。当互参。

五、足太阴厥脉病发溏泄下痢

【提要】

本篇出自《针灸甲乙经》第11卷第5节，主要论述飧泄的病因病机和针灸治疗。主要内容有：

1. 溏泄下痢的病因和关于难治易治的辨别。

2. 溏泄下痢的发展变化和预后等情况。

3. 根据临床证候进行针灸治疗。

【原文】

春伤于风[1]，夏生飧泄，肠澼。久风为飧泄[2]，飧泄而脉小，手足寒者，难已；飧泄而脉小，手足温者，易已。

黄帝问曰[3]：肠澼便血何如？岐伯对曰：身热则死，寒则生。曰：肠澼下沫何如？曰：脉沉则生，浮则死。曰：肠澼下脓血何如？曰：悬绝则死，滑大则生。曰：肠澼之属，身不热，脉不悬绝，何如？曰：脉滑大皆生，悬涩皆死，以脏期之[4]。

飧泄[5]，补三阴交，上补阴陵泉，皆久留之，热行乃止。

病泄下血，取曲泉。

【注释】

[1] 春伤于风：本节见于《灵枢·论疾诊尺》。

[2] 久风为飧泄：《素问》王冰注："久风不变，但在胃中，则食不化而泄利也。以肝气内合而乘胃，故为病焉。"另《素问·阴阳应象大论》曰："风气通于肝。故内应于肝也。"

[3] 黄帝问曰：本节见于《素问·通评虚实论》。

[4] 以脏期之：病之死期，当在脏气所不胜之日。如肝气绝者，当死于庚辛日，以庚辛日属金，金克木，为肝气所不胜之日，故当死。其他各脏同此例。这是以五行相克的理论推算的。

[5] 飧泄：以下两段分别见于《灵枢·四时》《灵枢·厥病》。

【原文】

五脏肠中有寒[1]，泄注，肠澼便血，会阳主之。

肠鸣澼泄，下髎主之。

肠澼泄，切痛，四满主之。

便脓血，寒中，食不化，腹中痛，腹哀主之。

绕脐痛，抢心，膝寒，注利，腹结[2]主之。

溏瘕，腹中痛，脏痹，地机主之。

飧泄，太冲主之。

溏泄谷不化，寒热不节，阴陵泉主之。

肠澼，中郄主之。

飧泄，大肠痛，巨虚、上廉主之。

【注释】

[1] 肠中有寒：以下数段当为《明堂经》佚文。

[2] 腹结：原作"腹哀"，据《外台秘要》卷39改。

【按语】

本篇是皇甫谧汇集《灵枢·论疾诊尺》《素问·通评虚实论》《灵枢·四时》《灵枢·厥病》及《明堂经》佚文而成。

1. 足太阴脉病候　《灵枢·经脉》有"脾足太阴之脉……是动则病，舌本强，食则呕，胃脘痛，腹胀善噫，得后与气，则快然如衰，身体皆重。是主脾所生病者，舌本痛，体不能动摇，食不下，烦心，心下急痛，溏、瘕、泄、水闭、黄疸，不能卧，强立股膝内肿厥，足大指不用"的记载，提示本篇篇名中出现的溏泄、下痢属于足太阴脉病候，皇甫谧阐释了溏泄、下痢的病因病机为足太阴脉"厥"。

皇甫谧首先引用《灵枢·论疾诊尺》原文，认为"飧泄"的发病与"春伤于风"有关，导致肝木乘脾土，出现足太阴脉"厥"所致；并可依据脉之大小、手足之寒温进行预后判断。

之后引用《素问·通评虚实论》原文，进一步对肠澼、便血进行阐释，认为肠澼有伴"便血""下沫""下脓血"之别，分别可以根据身之寒热、脉之沉浮或悬绝滑大进行预后判断。

2. 足太阴厥脉病候的针灸治疗

（1）飧泄的针灸治疗　飧泄不仅表现为大便次数多、便质水样，还经常伴没有消化的食物。飧泄的针灸治疗，在《内经》中就有"飧泄取三阴（《灵枢·九针十二原》）"的记载。三阴，即为太阴，因此《内经》至《甲乙经》主治飧泄的腧穴，除上巨虚外全在足阴脉，体现了这种认识。具体而言，三阴交和阴陵泉都是主要腧穴。

（2）肠澼的针灸治疗　虽然肠澼也表现为大便次数多、便质稀，但多伴有脓血、黏液等，因此两者之间需要鉴别。治疗肠澼的腧穴，不仅仅有足太阴脉上的，还包括曲泉、会阳、下髎、四满、腹哀、腹结、中都等。足厥阴脉的曲泉和中都，以及腹部和骶部腧穴也是古代医家关注的重点，后世的《千金要方》《外台秘要》《圣惠方》等医籍记载也是如此，至北宋《铜人经》中四肢部取穴始增，仍以阴脉居多。

六、手太阳少阳脉动发耳病

【提要】

本篇出自《针灸甲乙经》第12卷第5节，论述由于手太阳和手少阳脉受病，出现耳病及其治法。主要内容有：

1. 暴厥耳聋的病机及各种耳病的针刺腧穴。
2. 发蒙的针刺手法。

【原文】

暴厥而聋[1]，耳偏塞闭不通，内气暴薄也[2]。不从内外中风之病，故留瘦著也[3]。

头痛耳鸣，九窍不利，肠胃之所生也。

【注释】

［1］暴厥而聋：本节见于《素问·通评虚实论》。

［2］内气暴薄也：《类经》注云："此以内气之逆，暴有所薄而然。薄，侵迫之谓。"

［3］留瘦著也：肌肉消瘦、皮肤留著于筋骨的意思。

【原文】

黄帝问曰[1]：刺节言发蒙者，刺府俞以去府病，何俞使然？岐伯对曰：刺此者，必于白日中刺其耳听（一作听宫），中其眸子，声闻于耳，此其俞也。曰：何谓声闻于耳？曰：已刺，以手坚按其两鼻窍，令疾偃[2]，其声必应其中。

耳鸣[3]，取耳前动脉。耳痛不可刺者，耳中有脓，若有干擿抵（一作耵聍），耳无闻也。

耳聋，取手少指（《太素》云少指、次指）爪甲上与肉交者，先取手，后取足。耳鸣，取手[4]足中指爪甲上，左取右，右取左，先取手，后取足。

聋而不痛，取足少阳；聋而痛，取手阳明。

耳鸣[5]，百会及额厌、颅息、天窗、大陵、偏历、前谷、后溪皆主之。

耳痛聋鸣，上关主之，刺不可深。

耳聋鸣，下关及阳溪、关冲、液门、阳谷主之。

耳鸣聋，头颔痛，耳门主之。

头重，颔痛引耳中，忱忱嘈嘈，和髎主之。

聋，耳中颠飕颠飕者若风，听会主之。

耳聋填填[6]如无闻，忱忱嘈嘈若蝉鸣、鹎鹕鸣，听宫主之。下颊取之，譬如破声，刺此（即《九卷》所谓发蒙者）。

聋，翳风及会宗下空主之。

耳聋无闻，天窗主之。

耳聋嘈嘈[7]无所闻，天容主之。

耳鸣无闻，肩贞及腕骨主之。

耳中生风，耳鸣耳聋时不闻，商阳主之。

聋，耳中不通，合谷主之。

耳聋，两颞颥痛，中渚主之。

耳焞焞浑浑[8]，聋无所闻，外关主之。

卒气聋[9]，四渎主之。

【注释】

[1] 黄帝问曰：本节见于《灵枢·刺节真邪》。

[2] 疾偃：偃，在此为停止、停息的意思。疾偃，即急速闭住口鼻、息止呼吸的意思。

[3] 耳鸣：本节见于《灵枢·厥病》。

[4] 手：此下《太素》耳聋有"足"字。

[5] 耳鸣：以下当为《明堂经》佚文。

[6] 填填：雷声。

[7] 嘈嘈：声音嘈杂。形容耳鸣。

[8] 焞焞浑浑：焞焞，暗也。浑浑，浊也。此均解作不清楚。

[9] 卒气聋：本句见于《灵枢·杂病》。

【按语】

本篇是皇甫谧汇集《素问·通评虚实论》《灵枢·刺节真邪》《灵枢·厥病》《灵枢·杂病》和《明堂经》佚文而成。

1. 耳的经脉联系　耳与经脉的联系，当属手少阳脉最为主要。《阴阳十一脉灸经》中有"耳脉"的记载，即为手少阳脉的前身。《灵枢·五阅五使》还有"耳者，肾之官也"的记载，因此后世有"耳，统属足少阴肾经"的说法。

本篇篇名突出强调了手太阳脉、手少阳脉与耳的联系。手太阳脉与耳的联系，《灵枢·经脉》有"手太阳之脉，循颈出，走太阳之前，结于耳后完骨。其支者，入耳中；直者，出耳上，下结于颔。其病耳中鸣痛。""手太阳当曲颊，所生病者耳聋目黄"等记载。手少阳脉与耳的联系，《灵枢·经脉》有"手少阳之脉，上项系耳后，直上出耳上角。其支者，从耳后入耳中，出走耳前。是动则病耳聋，浑浑焞焞"的记载。《素问·三部九候论》还有"上部人，耳前之动脉，以候耳目之气"的记载。

因此，探讨耳病的针灸证治时，手太阳脉和手少阳脉是关注的重点。

2. 耳病的针灸治疗　耳病，临床多见有耳鸣耳聋，次有耵聍等症。

《素问·通评虚实论》探讨了暴聋和耳鸣的差异：认为暴厥耳聋，是内气相迫，突然逆气上冲而造成的耳聋；如果不是由于风中于内或外而造成的，可有肌肉消瘦、皮肤留著筋骨等症。头痛耳鸣、九窍不通利的病证，则多由肠胃痞塞所致。

（1）发蒙针灸治疗法　皇甫谧引用《灵枢·刺节真邪》原文，记载了发蒙针灸治疗耳聋的方法。具体为：选择中午时分，针刺患者听宫，然后让患者捏住鼻子、屏住呼吸，这样就可以听到外面的声音。这种方法强调治疗本病的时间必须在中午阳气正盛的时候；其次要求针刺操作时，配合呼吸等动作，以促进气机通畅而复聪。

（2）《内经》针灸治疗耳病的特点　皇甫谧汇集了《灵枢·厥病》《灵枢·杂病》（末句）关于针灸治疗耳病的原文，阐述了耳鸣、耳聋的治则治法，提出耳痛而耳中有脓者，或耵聍塞于耳中致聋者不可以用针刺治疗。文中提到"耳鸣，取手足中指爪甲上，左取右，右取左，先取手，后取足"，当为缪刺法。《内经》所言巨刺、缪刺，均为机体一侧有病，于对侧选取经穴治疗的方法。二者的不同在针刺的浅深、病位的深浅及中经或中络的不同。黄元御在《素问真解·缪刺论》中指出："缪刺，即巨刺之浅者也。"

（3）《明堂经》针灸治疗耳病的特点　皇甫谧汇集《明堂经》佚文15条，主要讲述耳病的腧穴主治，共20余穴。主要有以下特点：首先，重视局部用穴，如百会及额厌、颅息、天窗、天容、上关、下关、和髎、耳门、听宫、听会等。其次，关注远道腧穴，如大陵、偏历、前谷、后溪、阳谷、关冲、液门、中渚、外关等，远部腧穴主要出现在手三阳脉。此外，还出现了局部和远道腧穴的配伍，如百会及额厌、颅息、天窗、大陵、偏历、前谷、后溪皆主之；下关及阳溪、关冲、液门、阳谷；肩贞及腕骨等组合。大部分穴位目前临床仍在频繁使用，且疗效显著，其中大陵与肩贞两穴治疗耳病当代临床少见使用，有待于临床进一步验证和探索。值得关注的是，《明堂经》佚文尚没有出现下肢和躯干部的腧穴。

七、手足阳明脉动发口齿病

【提要】

本篇出自《针灸甲乙经》第12卷第6节，论述因手足阳明经脉感受病邪而发生的口齿病变及证治。主要内容有：

1. 口齿痛的不同症状。

2. 口舌病的见症。

3. 口齿痛的治则及腧穴主治。

【原文】

诊龋齿痛[1]，按其阳明之来，有过者独热。在左者左热，在右右热，在上上热，在下下热。

臂之阳明有入頄齿者[2]，名曰大迎，下齿龋取之臂。恶寒补之（一作取之），不恶寒泻之[3]（《灵枢》名曰禾髎，或曰大迎。详大迎乃是足阳明脉所发，则当云禾髎是也。然而下齿龋又当取足阳明，禾髎、大迎当试可知耳）。手太阳有入颊遍齿者（《灵枢》作"足太阳有入頄遍齿者"），名曰角孙，上齿龋取之在鼻与頄（一作頄）前。方病之时，其脉盛，脉盛则泻之，虚则补之。一曰取之出眉外（《灵枢》作"鼻外"），方病之时，盛泻虚补。

齿动痛（《灵枢》无"动"），不恶清饮，取足阳明[4]；恶清饮，取手阳明。

舌缓涎下，烦闷，取足少阴[5]。

重舌[6]，刺舌柱[7]以铍针。

上齿龋肿[8]，目窗主之。

上齿龋痛，恶风寒[9]，正营主之。

齿牙龋痛，浮白及完骨主之。

齿痛，颧髎及二间主之。

上齿龋，兑端及耳门主之。

齿间出血者，有伤酸，齿床[10]落痛，口不可开，引鼻中，龈交主之。

颊肿口急，颊车骨痛，齿不可以嚼，颊车主之。

厥，口僻失欠[11]，下牙痛，颊肿，恶寒，口不收，舌不能言，不得嚼，大迎主之。

上齿龋痛，口僻噤[12]不开，上关主之。

失欠，下齿龋，下牙痛，颔[13]肿，下关主之。

齿龋痛，听会及冲阳主之。

齿牙不可嚼，龈肿，角孙主之。

口僻不正，失欠口不开，翳风主之。

舌下肿，难言，舌纵，㖞戾不端[14]，通谷主之。

舌下肿，难以言，舌纵涎出，廉泉[15]主之。

口僻，刺太渊，引而下之。

口中腥臭，劳宫主之。

口中[16]下齿痛，恶寒颔肿，商阳主之。

齿龋痛，恶清，三间主之。

口僻，偏历主之。

口齿痛，温溜主之。

下齿龋则上齿痛，液门主之。

齿痛，四渎主之。

上牙齿龋痛，阳谷主之（一作阳溪）。

齿龋痛，合谷主之。

齿龋痛，小海[17]主之。

舌纵涎下，烦闷，阴谷[18]主之。

【注释】

[1] 诊龋齿痛：本段见于《灵枢·论疾诊尺》。

[2] 臂之阳明有入頄齿者：本段见于《灵枢·寒热病》。臂之阳明，即手阳明经。入頄齿，原作"入頄遍齿"。

[3] 恶寒补之，不恶寒泻之：《太素》杨上善注云："恶寒者阳虚，故补之；不恶寒者阳实，故泻之。"

[4] 齿动痛……取足阳明：本段见于《灵枢·杂病》。清饮，即凉饮。《类经》张介宾注云："手足阳明之脉皆入齿中，然胃经多实热，故不畏寒饮者，当泻足阳明；大肠经多虚热，故畏寒饮者，当补手阳明也。"

[5] 舌缓涎下，烦闷，取足少阴：本段见于《灵枢·寒热病》。

[6] 重舌：舌下血脉肿胀。本段见于《灵枢·始终篇》。

[7] 舌柱：舌下大筋。

[8] 上齿龋肿：以下数段为《明堂经》佚文。

[9] 恶风寒：《外台秘要》作"恶寒"。

[10] 齿床：《外台秘要》作"齿尖"。

[11] 厥，口僻失欠：厥，即肢厥，四肢厥冷。口僻，口㖞邪。失欠，不能张口。

[12] 喋：张口，原作"恶寒者"，据《外台秘要》卷39"上关"改。

[13] 顑：颧骨。

[14] 㖞庆不端：即口㖞不正。

[15] 廉泉：原作"广泉"据《外台秘要》卷39"廉泉"改。

[16] 口中：《外台秘要》作"口干"。

[17] 小海：原作"少海"，据《外台秘要》卷39"小海"改。

[18] 阴谷：原作"阴交"，据《外台秘要》卷39"阴谷"改。

【按语】

"手足阳明脉动发口齿病"是皇甫谧汇集《灵枢·论疾诊尺》《太素·杂诊》《灵枢·寒热病》《太素·寒热杂说》《灵枢·杂病》《太素·头齿痛》和《明堂经》佚文编写而成。

1. 手足阳明脉与口齿痛　中医学对于口齿痛的认识很早。《灵枢·经脉》中云："大肠手阳明之脉，起于大指、次指之端……贯颊，入下齿中……是动则病齿痛。"十二经脉中，经过牙齿的经脉有手、足阳明经，而手阳明大肠经入下齿中，足阳明胃经入上齿。此外，本篇论述了手足阳明脉感邪之后，所引起的口齿疾病。故除齿痛之外，由于阳明经的循行是"还出夹口""还出夹口环唇"，故口内的疾病，譬如重舌、失欠、口僻等口舌周围的疾病亦可用阳明经穴主治。

2. 口齿病的诊治和针灸取穴　本篇论述"齿痛，有过者独热"，无论是风热外袭还是胃火炽盛，火邪循经上炎即可引起牙痛。因肾主骨，齿为骨之余，肾阴不足、虚火上炎亦可引起虚火牙痛。所以牙痛的本质是热邪，可以是实热也可以是虚热引起。手、足阳明脉动，即手、足阳明脉跳动太过的意思。关于手、足阳明脉跳动，亦可能是指大迎。根据大迎定位，当面动脉搏动处，亦是手、足阳明脉的交会穴。所以诊查齿痛，大迎穴处的脉搏跳动值得关注。

古人善于根据经脉循行路线判定病证发生的原因，并从"恶不恶清饮"来分辨手、足阳明病。本段治疗口齿病的选穴有以下几个特点：①取穴大多来自阳经，这也与手三阳经从手走头、足三阳经从头走足有关。②邻近取穴为主，辅以远端取穴，加以辨证取穴。如失欠，下齿齲……下关主之。颊肿，口急……颊车主之。上齿龋同，恶寒者，上关主之。这里的选穴都是邻近取穴。而口僻，偏历主之；口齿痛，温溜主之等都是远端取穴，且大多选手阳明或者是手少阳经穴，也说明了"经脉所过，主治所及"。目前，临床上针灸治疗牙痛、口僻等口齿病，亦多选手、足阳明经穴，并且常配伍取穴，常用的穴位有"合谷、二间、迎香、下关"。单个取穴的报道较少，针刺治疗口齿痛病的效果较好，止痛作用明显，这可能与针刺可以疏通局部气血，使经络运行通畅有关。

八、手足阳明少阳脉动发喉痹咽痛

【提要】

本篇论述由于手、足阳明少阳脉感受病邪而发生的咽喉病变及证治。主要内容有：

1. 喉痹咽痛的不同症状。

2. 喉痹咽痛的治则及腧穴主治。

【原文】

喉痹不能言，取足阳明；能言，取手阳明[1]。

喉痹[2]，完骨及天容、气舍、天鼎、尺泽、合谷、商阳、阳溪、中渚、前谷、商丘、然谷、阳交悉主之。

喉痹咽肿[3]，水浆不下，璇玑主之。

喉痹食不下，鸠尾主之。

喉痹咽如哽[4]，三间主之。

喉痹不能言，温溜及曲池主之。

喉痹气逆，口喎，喉咽如扼状，行间主之（《千金》作间使）。

咽中痛，不可纳食，涌泉主之。

【注释】

[1] 喉痹不能言……取手阳明：《灵枢集注》云："喉痹者，邪闭于喉而肿痛也。足阳明之脉，循喉咙夹于结喉之旁，故邪闭则不能言矣，当取之足阳明。手阳明之脉，在喉旁之次，故能言者，取手阳明。"本段见于《灵枢·杂病》。

[2] 喉痹：本段见于《明堂经》佚文。

[3] 咽肿：《外台秘要》卷39、《太平圣惠方》卷99均作"咽痛"。

[4] 哽：原作"梗"，据《千金要方》《外台秘要》改。

【按语】

本篇主要论述了邪闭于咽喉所发病。"喉痹"一词首见于帛书《五十二病方》，此后《内经》等书中也有多处对喉痹及咽痛进行论述，是后世医家对喉痹咽痛理论及发展认识的根源。

在治疗上，首先要分清咽病还是喉病，这对取穴配伍有指导性作用。喉与咽的解剖定位与生理功能，早在《内经》中就有分述。《灵枢·经水》云："若夫八尺之士，皮肉在此，外可度量切循而得之，其死可解剖而视之，其藏之坚脆，府之大小……皆有大数……咽门重二十两，广二寸半，至胃长一尺六寸。喉咙重十二两，广二寸，长一尺二寸，九节。"《内经》中咽为"咽"，"咽喉"也；喉为"喉"，"喉咙"也，两者不相互混淆。在《张氏医通》中，对

《内经》"喉痹"的病位做出以下论述："凡经言喉痹者，谓喉中呼吸不通，言语不出而天气闭塞也；云咽塞，云嗌通者，谓咽喉不能纳唾与食，而地气闭塞也。"因此喉咙与天气关系密切，主呼吸，而咽主司地气，主吞咽饮食。病变部位不同取穴自然不同。李鼎先生对十二经与咽喉部的循行与病候关系有较为系统的讨论。见表 8 – 1。

表 8 – 1　咽喉部位循行经脉一览表

部		嗌	咽	喉
手经	太阴	—	—	肺系
	少阴	（干）	夹	别，走
	厥阴	—	—	循
	阳明	—	—	别，循（痹）
	太阳	（痛）	循	—
	少阳	（肿）		（痹）
足经	阳明	络	别：循	循，络（痹）
	太阳	—	—	—
	少阳	—	别：夹	—
	太阴	—	夹，别：结	—
	少阴	（干）	（肿）	循
	厥阴	（干）	—	循

注："别"指经别；"络"指络脉。

从表 8 – 1 可以看出，足阳明、少阳和足太阴经与咽关系更为密切，手、足阳明与喉关系更为密切，此与《针灸甲乙经》的论述也甚是相符。

邪闭于喉而发喉痹肿痛，可取手阳明之合谷、商阳、阳溪、天鼎等；足阳明之气舍；手少阳之中渚；足少阳之完骨、阳交等。上列各穴，皆可选为主治，此乃经脉所过主治所及。另外如十宣穴，以及少商、关冲、照海、中冲等穴，亦可取而治疗喉痹肿痛。如"喉痹舌卷……刺手中指次指爪甲上，去端如韭叶（《素问·缪刺论》）"；"喉痹……取手小指次指爪甲下，去端如韭叶（《素问·热病》）"皆为佐证。

九、足太阳阳明手少阳脉动发目病

【提要】

足太阳阳明手少阳脉动发目病"出自《针灸甲乙经》第 12 卷第 4 节。本篇论述由于足太阳阳明手少阳脉感受病邪而发生的目病变及证治。主要内容有：

1. 五脏六腑精神魂魄与目的关系，及根据目病的外候，诊察与病情有关的脏腑经络，探讨猝然而惑的病因病机。

2. 足阳明、足太阳及阴阳二跷脉的关系。

3. 目病的主治腧穴。

【原文】

黄帝问曰[1]：余尝上清零之台，中陉[2]而顾[3]，匍匐而前，余私异之，窃内怪之，或独冥视，安心定气，久而不解，被发长跪，俯而复（《灵枢·大惑论》无）视之，久不已，卒然自止，何气使然？岐伯对曰：五脏六腑之精气皆上注于目而为之精，精之裹（《灵枢》作"窠"，下同）者为眼。骨之精（此下原有"者"字，据《灵枢·大惑论》删）者为瞳子，筋之精为黑精（《灵枢》作"黑眼"），血之精为其络裹，气之精为白睛（《灵枢》亦作"白眼"），肌肉之精为约束[4]。裹契[5]（一作"撷"）筋骨血气之精而与脉并为系，上属于脑，后出于项中。故邪中于项，因逢身之虚，其入深，则随眼系以入于脑，入则脑转，脑转则引目系急，目系急则目眩以转矣。邪中其精，则其精所中者不相比，不相比则精散，精散则视歧，故见两物也。目者，五脏六腑之精也，营卫魂魄之所常营也，神气之所生也。故神劳则魂魄散，志意乱[6]。是故瞳子黑眼法于阴，白睛赤脉法于阳，故阴阳合揣[7]（《灵枢》作"传"）而精明也。目者心之使也，心者神之所舍也，故神分精乱而不揣（一作"转"），卒然见非常之处，精神魂魄散不相得，故曰惑。

曰：余疑何其然也，余每之东苑，未尝不惑，去之则复。余惟独为东苑劳神乎，何其异也？曰：不然，夫心有所喜，神有所恶，卒然相惑，则精气乱，视误故惑，神移乃复。是故间者为迷，甚者为惑。

目眦外决[8]（一作"次"）于面者为兑眦；在内近鼻者，上为外眦，下为内眦。

目色赤者病在心，白色者病在肺，青色者病在肝，黄色者病在脾，黑色者病在肾，黄色不可名者病在胸中[9]。诊目痛，赤脉从上下者太阳病，从下上者阳明病，从外走内者少阳病[10]。

夫胆移热于脑，则辛頞[11]鼻渊（一作"洞"）。鼻渊者，浊涕下不止，传为衄衊[12]（《素问》作"衄蔑"），瞑目，故得之气厥。

足阳明有夹鼻入于面者，名曰悬颅[13]，属口对入系目本。头痛引颔取之，视有过者取之，损有余，补不足，反者益甚。足太阳有通项入于脑者，正属目本，名曰眼系[14]。头目苦痛，取之在项中两筋间，入脑乃别[15]。阴跷阳跷，阴阳相交，阳入阴出，阴阳交于兑眦。阳气盛则瞋目，阴气绝则眠。

目中赤痛，从内眦始，取之阴跷。

目中痛不能视，上星主之[16]，先取譩譆，后取天牖、风池。

青盲[17]，远视不明，承光主之。

目瞑，远视晄晄，目窗主之。

目晄晄赤痛，天柱主之。

目眩无所见，偏头痛，引目外眦而急，颔厌主之。

目不明，恶风，目泣出，憎寒，头痛目眩瞀，内眦赤痛，目晄晄无所见，眦痒痛，淫肤白翳，睛明主之。

青盲无所见，远视晄晄，目中淫肤白膜，瞳子髎、巨髎主之。

目不明，泪出，目眩瞀，瞳子痒，远视晄晄，昏夜无见，目𥆧动与项口参相引，㖞僻口不能言，刺承泣。

目痛口僻，泪出，目不明，四白主之。

目赤黄，颧髎主之。

䀮[18]目，水沟主之。

目痛不明，龈交主之。

目瞑，身汗出，承浆主之。

青盲瞙[19]目，恶风寒，上关主之。

青盲，商阳主之。

瞙目，目䀮䀮，偏历主之。

眼痛，下廉主之。

瞙目，目䀮䀮，少气，灸五里，左取右，右取左。

目中白翳，目痛泣出，甚者如脱，前谷主之。

白膜覆珠，瞳子无所见，解溪主之。

【注释】

[1] 黄帝问曰：本段见于《灵枢·大惑论》。

[2] 陛：台阶。

[3] 顾：原作"惑"，据《千金要方》引本书改。惑，迷乱。

[4] 肌肉之精为约束：肌肉之精即为脾之精气。《类经·神乱则惑》注："约束，眼胞也，能开能阖，为肌肉之精，主于脾也。"

[5] 契：合，包罗之意。

[6] 故神劳……志意乱：《太素·七邪》注："目之有也，凡因三物，一为五脏六腑精致所成，二为营卫魂魄血气之所营，三为神明气之所生，是则以神为本，故神老者，魂魄意志无神俱乱也。"

[7] 阴阳合揣：阴阳相持而平衡协调。揣，持。《汉书·贾谊传》："何足控揣。"孟康注："揣，持也。"

[8] 目眦外决：本段见于《灵枢·癫狂病》《灵枢·论疾诊尺》《素问·气厥论》。

[9] 黄色不可名者病在胸中：此文费解，疑有脱简，故引二注以备参考。《太素》卷17残篇注："恶黄之色不可譬喻言之，言之故不可名之也。"《灵枢集注》张志聪注："黄色不可名者，色黄而有黑白青赤之间色也。并在胸中者，五脏之气，皆从内膈而出，故所见之色若是。"

[10] 诊目痛……少阳病：《类经·色脉诸诊》注："足太阳经为目上网，故赤脉从上下者为太阳病。足阳明经为目下网，故赤脉从下上者为阳明病。足少阳经外行于锐眦之后，顾从外走内者为少阳病也。"

[11] 頞：鼻梁。

[12] 䀾蔑：蔑，《说文解字》："目不明也。"䀾，《说文解字·血部》："污血也。"

[13] 足阳明夹鼻……名曰悬颅：《太素·寒热杂说》注："足阳明大经，起鼻交頞，下鼻外入上齿中，还出夹口交承浆，循颐出大迎，上耳前循发髻，气发悬颅之穴。"按"悬颅"，马莳《灵枢注证发微》注为少阳脉气所发。《素问·气府论》王冰注为阳明脉气所发，与《太素》注一致，且说均有所本，顾并存之。本段见于《灵枢·寒热病》《灵枢·热病》。

[14] 正属目本，名曰眼系：《太素·寒热杂说》注："足太阳经，起自内眦，上额交颠上。其直者，从颠入络脑，还出别下项，有络属于目本，名曰目系。"

[15] 在项中两筋间，入脑乃别：《灵枢注证发微》注："足太阳膀胱经有通项入于脑者，名曰玉枕。此正属于木之根，两眼中之系，皆系于此，顾名曰眼系……其脉在项中两筋间如于

脑，与阴跷阳跷相别。"

[16] 目中痛不能视，上星主之：本段当为《明堂经》佚文。

[17] 青盲：眼球瞳神均无异常变化，但视物不清。

[18] 䁭：斜视。

[19] 瞫：目病。

【按语】

"足太阳阳明手少阳脉动发目病"是皇甫谧汇集了《灵枢·大惑论》《灵枢·癫狂》《灵枢·论疾诊尺》《素问·气绝论》《灵枢·寒热病》《灵枢·寒热杂病》《灵枢·热病》编写而成。

1. 五轮学说 "五脏六腑之精气皆上注于目而为之精，精之窠窠者为眼，骨之精者为瞳子，筋之精为黑睛，血之精为其络裹，气之精为白眼，肌肉之精为约束。"《灵枢·大惑论》阐述了眼与五脏六腑的关系，所指瞳子、黑睛、赤脉、白睛、约束为骨、筋、血、气、肌肉之精，即后世五轮学说的基础。后世医家依据此归纳出"五轮学说"，即瞳仁属肾，称为水轮；黑睛属肝，称为风轮；两眦血络属心，称为血轮；白睛属肺，称为气轮；眼睑属脾，称为肉轮，并且认为，观察五轮的形色变化，可以诊查相应脏腑的病变。

肉轮：属脾，位于上下眼睑，脾与胃相表里，故肉轮之疾常与脾、胃相关。

气轮：属肺，位于白睛，肺与大肠相表里，故气轮之疾常与肺、大肠相关。

血轮：属心，位于两眦血络，心与小肠相表里，故血轮之疾常与心、小肠相关。

风轮：属肝，位于黑睛，肝与胆相表里，故风轮之疾常与肝、胆相关。

水轮：属肾，位于瞳仁，肾与膀胱相表里，故水轮之疾常与肾、膀胱相关。

肝开窍于目，故相对的眼的疾病还是与肝的关系更为密切，如白睛黄染，不能单纯从五轮的角度去考虑，此病乃湿热蕴蒸肝胆所致，所以五轮辨证还有其局限性及不足之处，临床辨证还需具体分析，五轮学说只能作为参考，不能起到指导作用。

2. 目与精神、魂魄的关系 目与精神、魂魄的关系极为密切。《灵枢·大惑论》云："夫精明，五色者，气之华也。"提示眼睛与人体精神魂魄的盛衰有着极为密切的关系，这与"目为精明之府"的意义一致。《灵枢·邪气脏腑病形》云："十二经脉，三百六十五络，其气血皆上于面而走空窍。其精阳气上走与目而为睛……"即认为目睛为精气之汇聚，眼睛能反映全身精气及其神态。

3. "迷""惑"的主要原因 文中指出"迷""惑"的主要原因，是由于喜恶相感、神分精乱所致。精神的突然改变，使目的调节功能未能立即适应，所以治疗时必须转移其精神。文中虽是对"迷""惑"的论述，但根据其精神，可以体会到，过度劳神和精神上经常喜恶交集的人往往可以导致目病，在治疗时要注意精神作用。目之睛明，必须五脏六腑协调，才能保持正常视力，因此一般目病亦必须从整体出发，进行诊断和处理。

4. 阴跷、阳跷与瞋目、瞑目的关系 阴跷、阳跷与瞋目、瞑目的关系极为密切。《灵枢》云："阳气盛则瞋目，阴气盛则瞑目"，是指卫气行于阳分则阳气盛，因而人神清气爽，瞋目不欲寐。相反，卫气行于阴分则阴气盛，表现出精神萎靡，瞑目但欲寐。另外，其所谓阳入阴出，亦与卫气行阴行阳的出入密切相关。卫气"昼行于阳""夜行于阴"，而阳跷脉从足太阳分出，阴跷脉从足少阴分出，两者皆联系到"肾"，故肾与阴阳跷脉密切相关。老年人肾中精气衰竭，营卫不够充足，运行不能流畅，故"昼不精，夜不瞑"，所以本节必须与卫气行及有关寤寐等文联合而看。

目与其他各个经络的关系亦十分密切。手、足三阳经以目为交汇点，而六阴经之中，手少阴及足厥阴均连目系。本篇所述关于目病的腧穴主治，都是以疏泄手、足三阳经络的风火为治疗目的，这仅是局限于外感风热、内郁火邪所致的目病。因情志内伤、精气亏损而导致的目病，当兼补五脏六腑之精气为主。

十、手太阴阳明太阳少阳脉动发肩背痛肩前臑皆痛肩似拔

【提要】

本篇出自《针灸甲乙经》第 10 卷第 5 节，论述了手太阴阳明太阳少阳脉受病出现的肩病及治法。主要内容有：

1. 肩部疼痛。

2. 针灸治疗时腧穴的选取。

【原文】

肩痛不可举[1]，天容及秉风主之。

肩背痹[2]痛，臂不举，寒热凄索[3]，肩井主之。

肩肿不得顾，气舍主之。

肩背痹痛，臂不举，血瘀肩中，不能动摇[4]，巨骨主之。

肩中热，指臂痛，肩髃主之。

肩重不举，臂痛，肩髎主之。

肩重肘臂痛，不可举，天宗主之。

肩胛中痛，热而寒至肘，肩外俞主之。

肩胛周痹[5]，曲垣主之。

肩痛不可举，引缺盆，云门主之。

肘痛，尺泽主之。

臂瘛[6]引口中，恶寒，颐[7]肿，肩痛[8]引缺盆，商阳主之。

肩肘中痛，难屈伸，手不可举重[9]，腕急，曲池主之。

肩肘节酸重，臂痛，不可屈伸，肘髎主之。

肩痛不能自举，汗不出，颈痛[10]，阳池主之。

肘中濯濯[11]，臂内廉痛，不可及头，外关主之。

肘痛引肩，不可屈伸，振寒热，颈项肩背痛，臂痿痹不仁，天井主之（《千金》云"肩内麻木"）。

肩不可举，不能带衣，清泠渊主之。

肘臂腕中痛，颈肿不可以顾，头项急痛，眩，淫泺[12]，肩胛小指痛，前谷主之。

肩痛不可自带衣，臂腕外侧痛不举，阳谷主之。

臂不可举，头项痛，咽肿不可咽，前谷主之。

肩痛欲折，臑如拔，手不能自上下，养老主之。

肩背颈痛时眩，涌泉主之。

【注释】

［1］肩痛不可举：本节出自《明堂经》佚文。

［2］痹：原作"髀"，据《外台秘要》卷39改。

［3］凄索：恶寒貌。凄，与"悽"通。索，惧也。

［4］血瘀肩中，不能动摇：《外台秘要》卷39"巨骨"作"胸中有淤血，肩臂不得屈伸而痛"，《千金要方》卷第30第3作"肩中痛不能摇动"。

［5］周痹：肩胛周围麻痹。

［6］瘛：通"瘈"，手足痉挛，肌体、肌肉抽动、抽掣的一种病证。

［7］頄：人体部位名。指眼眶下面的骨。相当于解剖学上的上颌骨与颧骨构成眼眶的下侧部分。

［8］痛：原作"肿"，据《外台秘要》卷39改。

［9］重：原在"腕"后，据《千金要方》卷30移此。《外台秘要》卷39无此字。

［10］颈痛：《外台秘要》卷39作"颈肿"。

［11］濯濯：象声也。如《本经》卷第10"肠鸣濯濯"，卷9第7"肠中切痛而鸣濯濯"等。此言"肘中濯濯"，当是肘关节中痛而跳动也。"濯"与"躍"同。《尔雅·释训》："濯濯，迅也。"陆德明释文："躍，樊本作濯。"躍躍，跳动貌。

［12］淫泺：酸痛无力。《素问·骨空论》云："淫泺胫酸，不能久立。"王冰注："淫泺谓似酸痛而无力也。"

【按语】

本篇是皇甫谧汇集《明堂经》佚文编写而成。

1. 肩的经脉联系　　"经脉所过，主治所及"。手太阴、阳明、太阳、少阳四条经脉都循行过肩部，《灵枢·经脉》篇中对经脉病候的论述，四条经脉均与肩痛相联。如手太阴肺经"气盛有余，则肩背痛，风寒汗出中风，小便数而欠；气虚，则肩背痛、寒，少气不足以息，溺色变"；手阳明大肠经"是主津所生病者……肩前臑痛，大指、次指痛不用"；手太阳小肠经"是主液所生病者，耳聋，目黄，颊肿，颈、颌、肩、臑、肘臂外后廉痛"等。《灵枢》对经脉的循行、主治已有较为系统的论述，但是对于具体穴位的选取、如何辨证施治未提出较为明确的选穴，但可作为本篇四条经脉治疗作用的佐证。

全文共有23条，其中手太阴肺经4条，手阳明大肠经3条，手太阳小肠经8条，手少阳三焦经5条，足阳明大肠经1条，足少阴肾经1条。其中手太阳经条文数量最多，说明手太阳经对于肩、背、臂、肘等疼痛更有针对性。马王堆汉墓出土的帛书"阴阳十一脉"中，将手阳明大肠经、手太阳小肠经、手少阳三焦经分别称为"齿脉""肩脉""耳脉"。"阴阳十一脉"主要着眼于经脉所到达的头身的部位，因手太阳经主要到达肩部，故称之为"肩脉"。原文录之如下。

肩脉：起于耳后，下肩，出臑外（廉），出臂外，腕上，乘手背（此句乙本作"出臂外，出指上廉"）。是动则病：嗌痛，颊肿，不可以顾，肩似脱，臑似折。是肩脉主治其能产病：颊痛，喉痹，臂痛，肘痛，为四病。

从原文可以看出，肩脉"下肩"病"肩似脱"，主治"肩痛"。提示手太阳小肠经与肩部疼痛的密切相关性。

2. 肩病的针灸治疗 本篇均取自《明堂经》佚文 23 条，共 24 个穴位，主要讲述了肩痛的腧穴主治。主要特点为初步体现了辨证论治的思想：异经中的辨证，如同样是"肩痛"，"肩痛不可举，引缺盆"选择手太阴肺经的云门穴；"肩痛不能自举，汗不出，颈痛"选择手少阳经的阳池穴。本经中的穴位选择，均是"肩痛"，"肩痛不可举"选手太阳的天容及秉风；"不可自带衣，臂腕外侧痛不举"选手太阳的阳谷穴；"肩痛欲折，臑如拔，手不能自上下"选养老穴。其次是对邻近与远道作用也有体现，如"肘痛，尺泽主之"体现了穴位邻近治疗作用，"臂瘈引口中，恶寒，顑肿，肩痛引缺盆，商阳"。本节中的肩髃、肩髎、曲池、天宗、外关等是临床治疗肩痛的经典穴位；商阳、气舍则未在临床上得到验证，但这也为临床选穴提供了一些新的思路。

十一、太阳中风感于寒湿发痉

【提要】

本篇出自《针灸甲乙经》第 7 卷第 4 节，主要论述了痉病发病的原因、症状、辨证方法、脉象，以及不同兼证的取穴。主要内容：

1. 痉证的症状。
2. 刚痉与柔痉的区别。
3. 不同兼证痉病的治则与取穴。

【原文】

热病而痉[1]者，腰反[2]折，瘈疭[3]，齿噤龄[4]（《灵枢》云：热而痉者死。腰折，病病，齿噤也）。

张仲景曰：太阳病，其证备，其身体强几几然[5]，脉反沉迟者，此为痉。夫痉脉来，按之筑筑[6]而弦直上下行。刚痉为病，胸满口噤，卧不著席，脚挛急，其人必齘齿。太阳病，发热，脉沉细为痉（《金匮》作"名曰痉，为难治"）。痉家，其脉伏坚，直上下。太阳病，发热无汗，恶寒（《金匮》恶寒上有"反"），此为刚痉。太阳病，发热汗出，不恶寒（《金匮》此上有"而"），此为柔痉。太阳中湿病痉，其脉沉与筋平。太阳病，无汗，小便少（《金匮》作"而小便反少"），气上冲胸，口噤不能（《金匮》作"得"）语，欲作刚痉。然刚痉，太阳中风感于寒湿者也，其脉往来进退，以沉迟细异于伤寒热病。其治不宜发汗，针灸为嘉，治之以药者，可服葛根汤[7]（按：本经其他篇中概未摘录仲景所书文字，独此引用仲景治痉方证，与体例不合，疑为后人所加）。

风痉身反折，先取太阳[8]（《灵枢》作"足太阳"）及腘中[9]及血络出血。痉，中有寒，取三里。痉，取之阴跷及三毛上[10]及血络出血。

痉，取囟会、百会及天柱、膈俞、上关，光明主之[11]。

痉，目不眴[12]，刺脑户。

痉，脊强反折，瘈疭，癫疾，头重（《外台》此下有"寒热"二字），五处主之。

痉互引，善惊，天冲[13]主之。

痉反折，心痛，形气短，尻膉涩[14]，小便黄闭，长强主之。

痉，脊强互引，恶风，时振栗，喉痹，大气满喘，胸中郁郁，身热，目𥄂𥄂[15]，项强（《外台》此下有"急"字）寒热，僵仆，不能久立，烦满里急，身不安席，大杼主之。

痉，筋痛急互引，肝俞主之。

热痉，脾俞及肾俞主之。

热痉互引，汗不出，反折，尻臀内痛似瘅疟[16]状，膀胱俞主之。

痉，反折互引，腹胀腋挛，背中怏怏[17]引胁痛，内引心，中膂内俞主之。又刺阳明。从项而数背椎[18]，夹脊膂而痛，按之应手者，刺之[19]三痏立已。

痉，互引身热，然谷、谚语主之。

痉，反目憎风（《千金》下有"寒"字），刺丝竹空。

痉，互引，唇吻强，兑端主之。

痉，烦满，龈交主之。

痉，口噤，互引，口干，小便赤黄，或时不禁，承浆主之。

痉，口噤，大迎主之。

痉，不能言，翳风主之。

痉，先取太溪，后取太仓之原[20]主之。

痉，脊强里急，腹中拘急痛，水分主之。

痉，脊强，口不可开，多唾，大便难，石关主之。

痉，脊强（《外台》无"强"字）反折，京门主之。

痉，腹大坚，不得息，期门主之。

痉，上气，鱼际主之。

痉，互引，腕骨主之。热病汗不出，善呕苦，痉，身反折，口噤，善鼓颔，腰痛不可以顾，顾而有似拔者，善悲，上下取之，出血，见血立已。喉痹不能言，三里主之。

痉，惊，互引，脚如结，腨[21]如裂，束骨主之。

痉，目反白多，鼻不通利，涕黄，更衣[22]（一本作"便去血"），京骨主之。

痉，脊强，头眩痛[23]，脚如结，腨如裂，昆仑主之。

痉，反折，飞扬主之。

【注释】

[1] 痉：原作"痓"，《灵枢·热病》篇作"痉"，按"痓"为"痉"之别字致误，据此改。

[2] 反：《灵枢·热病》篇、《太素·热病说》均无。

[3] 瘛疭：出自《灵枢·邪气脏腑病形》，指手脚痉挛、口㖞眼斜的症状。

[4] 龂：原作"断"，据《灵枢·热病》篇、《太素·热病说》改。龂，齿相切也。

[5] 几几然：几，音殊。引头之貌，意为拘谨貌。

[6] 筑筑：即坚实之意。

[7] 张仲景曰……葛根汤：本段见于《金匮要略·痉湿暍病脉证治》。

[8] 太阳：据《灵枢·热病》篇，此处应指足太阳。

[9] 及腘中：《太素》杨上善注："取其脉所生腧穴及腘中正经。"

[10] 三毛上：指肝经大敦穴。

[11]光明主之：以下数段当为《明堂经》佚文。

[12]眴：音"瞬"，动目。

[13]天冲：原作"太冲"，据《外台秘要》卷39"天冲"改。

[14]尻膑涩：《外台秘要》卷39长强无此三字。《医心方》卷二第一作"尻膑清"。《太素》杨上善注云："肛谓白膑"。是谓尻至肛部清冷的意思。

[15]目䀮䀮（huānghuāng）：目，原脱，据《外台秘要》卷39"大杼"补。

[16]瘅疟：其临床表现为发作时只发热不寒战。

[17]快快：《类经·脏腑诸胀气》注："困苦貌。"

[18]从项而数背椎：《外台秘要》作"从项数脊椎"。

[19]刺之：原作下有"尺泽"二字，此症主治与尺泽无涉，且《外台秘要》卷39中膂内俞亦无此二字，故删。

[20]太仓之原：指足阳明胃经之原穴冲阳。

[21]腨：指小腿肚处。

[22]更衣：《外台秘要》卷39京骨作便血，此处应为便血的意思。

[23]头眩痛：原作"项眩痛"，据《外台秘要》卷39昆仑改。

【按语】

本篇是皇甫谧汇集《灵枢·热病》《金匮要略方论·痉湿病脉证第二》和《明堂经》佚文编写而成。

1. 太阳中风与痉　痉病是指以筋脉强急为特征的一组证候群的总称。无论外感、内伤，凡表现颈项强急，口噤龂齿，角弓反张，脉紧而弦者，就可视为"痉病"。《黄帝内经》对本病有较详细的论述。如《素问·五常政大论》云："赫曦之纪……其病痉。"《素问·六元纪大论》云："太阳所至为寝汗强。""强暴强直，皆属于风。"《素问·气厥论》云："肺移热于肾，传为柔痉。"《灵枢·热病》云："热而痉者死。腰折，瘛疭，齿噤龂也。"本篇选用《金匮要略·痉湿暍》篇的内容阐述痉病。《金匮要略》关于"痉病"的论述，无疑是在《内经》的基础上发展起来的，并进一步指出了"痉病"的辨证论治要领，为后世研究这一病证奠定了理论和实践基础。其中痉病的发病原因之一就是"太阳病，其证备"。本文开篇题目就是太阳中风感于寒湿，此处的太阳中风应理解为，太阳病伤于风邪，所以又有伤寒表实证和中风表虚证之分。故后文有"太阳刚痉"和"太阳柔痉"之分。其实，仲景首列"刚痉""柔痉"的目的，不在于病邪性质的区分上，关键在于启示我们，对于痉病的治疗应该重点掌握"辨证纲领"（阴阳、表里、寒热、虚实）。无论哪种病邪侵入人体，都有八纲辨证的必要，不能认为某种病邪侵入为虚，某种病邪侵入为实。徐忠可云："……但治痉病，刚柔之辨，最为吃紧，故首拈无汗及恶寒为刚，有汗不恶寒者为柔，以示辨证之要领耳。"（《金匮要略注》卷二）这里的"刚柔"，就是"阴阳""虚实"等义。丹波元简云："盖刚柔乃阴阳之义，阴阳乃虚实之谓，表实故称以刚，表虚故称以柔。"（《金匮玉函要略辑义》，见《皇汉医学丛书》）二氏所论甚是。痉有"刚柔"，其原因亦离不开阴阳失调，本篇着重论述了"刚痉"的治疗，"其治不宜发汗，针灸为佳"指的则是针灸治疗刚痉的效果较好。

2. 寒湿与刚痉　陈言在《三因极一病证方论·痉叙论》中概括提出，痉证是因"血气内虚，外为风寒湿热之所中"。所以以风、寒、湿、热四邪与病发痉证关系最为密切。其中，刚痉的发生与寒湿关系更为密切。《素问·至真要大论》云"诸痉项强，皆属于湿"一语概括了湿邪是导致各种痉证的重要因素，其主要表现就是项强。《金匮要略》曰："太阳病，无汗而小便反少，气上冲胸，口噤不得语，欲作刚痉，葛根汤主之。"清·尤在泾对此条原文的认识是，此证为太阳病的表实证，由于风寒束表，卫气闭阻，而发为颈项强急、无汗恶寒，邪气入里化热，郁于胸中。肺气不宣，水津不行，则小便反少；里气既不外达，又不下行，势必逆而上冲，故气上冲胸；热伤津液，邪阻筋脉，筋脉强急，故口噤不得语，欲发痉病。外感于寒，束于肌表，腠理闭塞，玄府不开，营阴郁滞，卫气开阖失职，脉络壅阻，气血不畅，筋脉拘急以致痉。本篇论述的痉证，应是外感表证之后失治或误治，又伤于寒湿引起的刚痉。

3. 痉证的针灸治疗 从本篇的取穴、主治上看。在循经取穴上，本证多取督脉和膀胱经的穴位，因为本证病位在脑，常表现出脊背反张的症状。督脉和膀胱经循行背部，督脉直接入络脑中，足太阳膀胱经亦行于脑后，故太阳中风感于寒湿，取穴于此二经，既治标疏通项背经络以利其项背强直、角弓反张，又能治本扶阳祛邪以消散寒湿阴邪。在分部取穴上，①多取头部穴和手足部末端穴位以醒脑开窍，活血化瘀，交通阴阳，逐邪外出。②多取背部腧穴，因为本证表现之一是脊背反张，故取背部腧穴，并且背属阳，膀胱经与督脉循行于此，而寒湿都为阴邪，使得阳脉疏通而对抗阴邪。这一点同循经取膀胱经穴和督脉穴。③选取关节部位的腧穴。因本证还有肢体抽动表现，而关节是肢体活动的枢纽，故关节处的穴位亦应重视，如"腨如裂，昆仑主之"。"先取太阳及腘中"。此外，其他一些局部取穴，应根据临床症状，加以应用。

十二、寒气客于经络之中发痈疽风成发厉浸淫

【提要】

本篇在《针灸甲乙经》第 11 卷中分上、下两节，主要论述风寒邪气侵袭人体，使经脉不能畅通而发生痈疽、厉风、浸淫疮等病的病机、症状、治疗和预后。主要内容有：

1. 痈疽的病机、治疗原则，以及顺证和逆证的辨证。
2. 有关痈疽、厉风、浸淫疮等病的腧穴主治。
3. 痈与疽的区别。

【原文】

黄帝问曰：肠胃受谷，上焦出气，以温分肉，以养骨节，通腠理[1]。中焦出气如雾（《灵枢》作"露"），上注溪谷而渗孙脉，津液和调，变化赤而（《灵枢》作"而赤"）为血，血和则孙络先满（《灵枢》此下有"溢"字），乃注于络脉，络脉皆盈，乃注于经脉。阴阳乃张[2]，因息而行[3]，行有经纪，周有道理[4]，与天合同，不得休止。切[5]而调之，从虚去实，泻则不足，疾则气减，留则先后；从实去虚，补则有余，血气已调，神气（《灵枢》作"形气"）乃持[6]。余已知血气之至与不至（《灵枢》作"平与不平"），未知痈疽之所从生，成败之时，死生之期，或有远近，何以度之？

岐伯对曰：经脉流行不止，与天同度，与地合纪，故天宿失度，日月薄蚀[7]，地经失纪，水道流溢，草萱[8]不成，五谷不植，经纪不通，民不往来，巷聚邑居，别离异处。血气犹然，请言其故。夫血脉营卫，周流不休，上应天宿，下应经数。寒气（《灵枢》作"邪"）客于经

络之中则血泣，血泣则不通，不通则卫气归之不得复反[9]，故痈肿也。寒气化为热，热胜则肉腐，肉腐则为脓，脓不泻则筋烂，筋烂则骨伤，骨伤则髓消，不当骨空[10]，不得泄泻，则筋骨枯空，枯空则筋骨肌肉不相亲（《灵枢》作"荣"），经络败漏，熏于五脏，脏伤则死矣。

【注释】

［1］上焦出气……通腠理：《类经·痈疽》注："上焦出气，宗气也。宗气出于喉咙而行呼吸，其以温分肉、养骨节、通腠理者，是卫气化于宗气也。"

［2］阴阳乃张：张，盛大的意思。《太素》云："脉乃张也。"阴，营气也；阳，卫气也。本句意为营卫之气盛大。

［3］因息而行：此意为营卫之气凭借人的呼吸而运行。

［4］行有经纪，周有道理：经纪，度数也。道理，事物的规律。此言经脉营卫之气运行有一定的规律，周而复始。

［5］切：专志也。

［6］持：保守。

［7］日月薄蚀：《汉书》天文志韦昭曰："气往迫之为薄，亏毁曰食也。""食"与"蚀"义同。

［8］草萋：泛指众草木而言。萋，萋芙。

［9］不通则卫气归之不得复反：此言血脉凝滞不通，则卫气归依，不得往返运行。

［10］骨空：指骨节交会之空隙处也。

【原文】

黄帝问曰：病之生时，有喜怒不测，饮食不节，阴气不足，阳气有余，营气不行，乃发为痈疽，阴阳气不通，两热相薄[1]，乃化为脓，小针能取之乎？岐伯对曰：夫致使身被痈疽之疾，脓血之聚者，不亦离道[2]远乎？痈疽之生，脓血之成也（《灵枢》其下有"不从天下，不从地出"八字），积聚（《灵枢》作"积瘀"）之所生。故圣人自治于未形也，愚者遭其已成也。曰：其已有形，脓已成（《灵枢》其上有"不予遭"，其下有"不予见"），为之奈何？曰：脓已成，十死一生。曰：其已成有脓血，可以小针治乎？曰：以小治小者，其功小；以大治大者，其功大；以小治大者，多害大。故其已成脓血者，其惟砭石铍锋之所取也。曰：多害者，其不可全乎？曰：在逆顺焉耳。曰：愿闻顺逆。曰：已为伤者，其白睛青黑眼小[3]，是一逆也；纳药而呕，是二逆也；伤（《灵枢》作"腹"）痛渴甚，是三逆也；肩项中不便，是四逆也；音嘶色脱，是五逆也。除此五者为顺矣。

【注释】

［1］薄：《灵枢》作"搏"，意邪热相聚也。

［2］离道：指背离摄生预防之规律。

［3］白睛青黑眼小：肝开窍于目，其色青；肾藏精，精气上注于目，其色黑。故白睛青黑眼小为肝肾俱败也，故曰逆。

【原文】

邪（《灵枢》作"虚邪"）之入于身也深，其寒与热相薄，久留而内著，寒胜其热，则骨疼肉枯；热胜其寒，则烂肉腐肌为脓，内伤骨为骨蚀[1]。有所疾前[2]，筋屈不得伸，气（《灵枢》作"邪气"）居其间而不反，发为筋瘤也。有所结，气归之[3]，卫气留之不得复反，津液久留，合而为肠（一本作疡）疽，留久者数岁乃成，以手按之柔。有所结，气归之，津液留之，邪气中之，凝结日以易甚，连以聚居为昔瘤，以手按之坚。有所结，气深中骨，气因于骨，骨与气并息，日以益大，则为骨疽。有所结，气中于肉，宗气归之，邪留而不去，有热则化为脓，无热则为肉疽。凡此数气者，其发无常处而有常名。

曰：病痈肿颈痛，胸满腹胀，此为何病？曰：病名曰厥逆，灸之则喑[4]，石之则狂，须其气并[5]，乃可治也。阳气重上（一本作止），有余于上，灸之阳气入阴，入则喑；石之阳气虚，虚则狂；须其气并而治之，使愈（《素问》作"可使全也"）。

曰：病颈痛者，或石治之，或以针灸治之而皆已，其治何在？曰：此同名而异等者也。夫痈气之息[6]者，宜以针开除去之。夫气盛血聚者，宜石而泻之。此所谓同病而异治者也。

曰：诸痈肿筋挛骨痛，此皆安生[7]？曰：此皆寒气之肿[8]也，八风[9]之变也。曰：治之奈何？曰：此四时之病也，以其胜，治其俞（《素问》作"治之使愈"）。

【注释】

[1] 内伤骨为骨蚀：《类经》卷十三第四注："其最深者，内伤于骨是为骨蚀。"

[2] 前：为"煎"之假借。

[3] 有所结，气归之：《类经》卷十三第四注："邪有所结，气必归之。"

[4] 喑：不能言也。

[5] 气并：并，相从也。气并者，调阴阳既逆之后，必渐通也。

[6] 息：滋息也，生长也。

[7] 生：原作"在"，据明抄本《素问》《太素》改。

[8] 肿：同"钟"，聚集的意思。

[9] 八风：八方之风也。

【原文】

暴痈筋濡（一本作緛），随分而痛[1]，魄[2]汗不尽，胞气[3]不足，治在其经俞。腋痈太热，刺足少阳五[4]；刺而热不止，刺手心主三[5]，刺手太阴经络者[6]、大骨之会[7]各三。痈疽不得顷时回，痈不知所，按之不应手，乍来乍已，刺手太阴旁三，与缨脉[8]各二。

治痈肿者刺痈上，视痈大小深浅刺之，刺大者多而深之，必端内针为故止也（《素问》云：刺大者多血，小者深之，必端内针为故止）。

项肿不可俯仰，颊肿引耳，完骨主之。

咽肿难言，天柱主之。

胕[9]肿唇痈，颧髎主之。

颊肿痛，天窗主之。

颈项痈肿不能言，天容主之。

身肿（《千金》关门下有"身重"二字），关门主之。

胸下满痛，膺肿，乳根主之。

马刀[10]肿瘘，渊掖、章门、支沟主之。

面肿目痈肿，刺陷谷出血，立已。

犊鼻肿，可灸不可刺，其上（《外台》作"赤"）坚勿攻，攻之者死。

痈疽，窍阴主之。

厉风[11]者，索[12]刺其肿上，已刺以吮其处（《灵枢》作"以锐针针其处"），按出其恶血，肿尽乃止，常食方食，无食他食[13]。

脉风成为厉。

管疽[14]发厉，窍阴主之。

头大浸淫，间使主之。

管疽（《外台秘要》作"骨疽蚀"），商丘主之。

瘃蚌[15]欲呕，大陵主之。

痂疥[16]，阳溪主之。

【注释】

[1] 随分而痛：随分肉间痛也。

[2] 魄：魄者，迫也。

[3] 胞气：膀胱经之气。

[4] 刺足少阳五：《素问发微》注："宜是胆经之渊液穴。"

[5] 刺手心主三：《素问发微》注："宜是天池穴也。"

[6] 刺手太阴经络者：《类经》卷二第55注："刺手太阴经络者，列缺也。"

[7] 大骨之会：《素问》王冰注："大骨会肩也，谓肩贞穴。"

[8] 缨脉：结缨两旁之脉，亦足阳明经中水突、气舍等穴。

[9] 胂：指眼眶下面的骨。

[10] 马刀：病证名，即马刀疮。出《灵枢·经脉》，系指耳之前后，忽有疮状似马刀，如杏核，大小不一，名马刀疮。

[11] 厉风：癞风，即癞病，今人谓之麻风也。

[12] 索：散也。

[13] 常食方食，无食他食：此言本病饮食，只应食正常食品，不可食其他异物食品。

[14] 管疽：指鼻管败坏之麻风病。

[15] 瘃蚌：冻疮瘙痒之谓也。

[16] 痂疥：常指疥疮瘙痒。

【原文】

黄帝问曰：愿尽闻痈疽之形与忌日名？岐伯对曰：痈发于嗌[1]中，名曰猛疽。不急治，化为脓；脓不泻，塞咽，半日死。其化为脓者，脓泻已，则合（《外台》作"含"）豕膏[2]，无食（《千金》校云：无冷食），三日已。

发于颈者，名曰夭疽。其状大而赤黑，不急治则热气下入渊腋，前伤任脉，内熏肝肺，熏则十余日死矣。

阳气大发[3]，消脑溜[4]项，名曰脑烁。其色不乐（《诸病》作"荣"），脑项痛如刺以针。烦心者，死不治。

发于肩及臑，名曰疵痈。其状赤黑，急治之。此令人汗出至足，不害五脏，痈发四五日，逆（《灵枢》作"逞"）焫[5]之。

发于腋下赤坚者，名曰米疽（《千金》作"朱疽"）。治之以砭石，欲细而长，疏砭之，涂以豕膏，六日已，勿裹之。其痈坚而不溃者，为马刀挟瘿，以急治之。

发于胸，名曰井疽。其状如大豆，三四日起，不早治，下入腹，不治，七日死。

发于膺，名曰甘疽。色青，其状如谷实瓜蒌，常苦寒热，急治之，去其寒热。不急治，十日死，死后出脓。

痈发于胁，名曰败疵。此言女子之病也，灸之。其状大痈脓，其（《灵枢》此上有"治之"二字）中乃有生肉大如赤小豆，治之以菱翘（连翘）草根及赤松子根各一升，以水一斗六升，煮之令竭，得三升，即强饮，厚衣坐于釜上，令汗（《灵枢》此下有"出"）至足已。

发于股胫（一作腨），名曰股胫疽。其状不甚变色，痈脓内薄于骨，急治之，不急治四十日死。

发于尻，名曰锐疽。其状赤坚大，急治之，不治三十日死。

发于股阴，名曰赤弛。不治，六十日死，在两股之内，不治，十日死。

发于膝，名曰疵痈。其状大痈，色不变，寒热而坚者，勿石，石之者即死，须其色异（《灵枢》无"色异"二字），柔[6]乃石之者生。

诸痈之发于节[7]而相应者，不可治。发于阳者百日死，发于阴者四十日死。

发于胫，名曰兔啮，其状如赤豆至骨，急治之，不急治，杀人。

发于内（《诸病》《外台》均无"内"）踝，名曰走缓。其状痈，色不变，数石（《诸病》作"灸"）其俞而止其寒热，不死。

发于足上下，名曰四淫。其状大痈，不急治之百日死。

发于足旁，名曰厉痈。其状不大，初从小指发，急治之，去其黑者，不消辄益[8]，不治百日死。

发于足指，名曰脱疽。其状赤黑者，死不治；不赤黑者，不死。治之不衰，急斩去之，不去则死矣。

【注释】

[1] 嗌：咽喉。

[2] 豕膏：脂膏。

[3] 阳气大发：邪热之甚也。

[4] 溜：流通，此言流注也。

[5] 逆焫：逆，迎也。焫，同热，灸焫也。指痈疽发病时，迎其病而灸之。

[6] 柔：系指疮已柔软，为脓成之象。

[7] 节：关节。

[8] 益：加重。

【原文】

黄帝问曰：何为痈？岐伯对曰：营气积留于经脉之中，则血泣[1]而不行，不行则卫气归之，归而不通，壅遏而不得行，故曰热。大热不止，热胜则肉腐，肉腐则为脓。然不能陷肌肤于骨髓，骨髓不为焦枯，五脏不为伤，故名曰痹。

曰：何谓疽？曰：热气纯盛，下陷肌肤筋髓骨肉，内连五脏，血气竭绝，当其痈下筋骨良肉皆无余，故名曰疽。疽者，曰其上皮夭淤（《灵枢》无"淤"字）以坚[2]，状如牛领皮；痈者其皮上薄以泽，此其候也。

曰：有疽死者奈何？曰：身有五部：伏兔一，腨（《灵枢》作腓）二，背三，五脏之俞四，项五。此五部有疽死也。

曰：身形应九野[3]奈何？曰：请言身形之应九野也。左手（一作足[4]）应立春，其日戊寅己丑；左胸（一作胁）应春分，其日乙卯；左手[5]应立夏，其日戊辰己巳；膺喉头首应夏至，其日丙午；右手应立秋，其日戊申己未；右胸（一作胁）应秋分，其日辛酉；右足应立冬，其日戊戌己亥；腰尻下窍应冬至，其日壬子；六腑及膈下三脏[6]应中州，其日大禁太乙所在之日，及诸戊己。凡此九者，善候八正[7]所在之处，主左右上下身体有痈肿者，欲治之，无以其所直[8]之日溃治之，是谓天忌日也。

五子夜半[9]，五丑鸡鸣，五寅平旦，五卯日出，五辰食时，五巳隅中。

五午日中，五未日昳，五申晡时，五酉日入，五戌黄昏，五亥人定。

以上此时得疾者皆不起。

【注释】

[1] 泣：与"涩"为同义词。《素问·五脏生成》云："凝于脉者为泣。"

[2] 夭淤以坚：《灵枢》《太素》无"淤"，与下文"薄以泽"相对，应为"夭以坚"，意为皮色黑暗无光泽而坚厚。

[3] 九野：八卦九宫之位也。

[4] 足：原作"手"，原校云：一作"足"。按作手与九宫相应之位不合，据原校文及《灵枢》《千金翼方》卷23第二改。

[5] 手：原作"足"，按作足与九宫相应之位不合，据《灵枢》《千金翼方》卷23第二改。

[6] 三脏：原作"五脏"，详膈下仅有肝、脾、肾三脏，故据《灵枢》改。

[7] 八正：指春分、秋分、夏至、冬至、立春、立夏、立秋、立冬八个时令。见《素问·八正神明论》。

[8] 直：通"值"。

[9] 五子夜半：五子及下文五丑、五寅、五卯、五辰等乃古代记日及记时名称。其法以天干地支相配，阳干配阳支，阴干配阴支，五子者，即以阳干之甲、丙、戊、庚、壬相配，而得甲子、丙子、戊子、庚子、壬子，依此类推。鸡鸣及后文平旦、日出等乃古代每日记时名称。

【按语】

"寒气客于经络之中发痈疽风成发厉浸淫"是皇甫谧在汇集《灵枢·痈疽》《灵枢·玉版》《灵枢·刺节真邪》《素问·腹中论》《素问·病能论》《素问·脉要精微论》《素问·通评虚实论》《素问·长刺节论》《灵枢·寒热病》《灵枢·九针论》等相关文献的基础上类编而成的。

1. 痈疽的病机 本节第一、二段主要论述了人体气血营卫周流情况，以及痈疽发生之病机及致死原因；指出由于寒邪客于经络之中，影响血脉的运行，而致痈疽形成；并指出，若不及时治疗，痈疽会由局部皮肤腠理逐渐侵袭筋肉，甚至深至骨髓，最终导致经脉败坏，毒气内熏五脏而夭亡。正如《素问·生气通天论》所云："营气不从，逆于肉理，乃生痈肿。"《诸病源候论》卷 33 之"内痈候"对痈疽的病机有所阐发。其云："喜怒不测，饮食不节，阴阳不调，则六腑不和，荣卫虚者，腠理则开，寒客于经络之间，经络为寒所折，则荣卫稽留于脉。荣者血也，卫者气也。荣血得寒则涩而不行，卫气从之，与寒相搏，亦壅遏不通，气着阳也。阳气蕴积则生于热，寒热不散，故聚积成痈。"

文中提到的三焦之上焦和中焦的功能，最早见于《灵枢·营卫生会》。其云："上焦如雾，中焦如沤，下焦如渎。""上焦如雾"，形容上焦具有敷布、宣发的功能，如同自然界中的雾露一样，能够将精微物质分布到全身各处。《灵枢·决气》又云："上焦开发，宣五谷味，熏肤充身泽毛，如雾露之溉。""中焦如沤"，形容中焦脾胃有腐熟水谷、化生精微的功能，如同自然中将物质浸泡时产生的热气一样，将水谷精微化生营血而营养周身，本篇云"此所受气者，泌糟粕，蒸津液，化其精微，乃化而为血"，以及《灵枢·决气》所云的"中焦受气取汁，变化而赤是谓血"，均指中焦的气化功能。"下焦如渎"，形容下焦主排泄水液和糟粕，如同沟渠水道。因痈疽的形成是因外界因素影响到血脉的运行，故上焦、中焦的功能决定了其与痈疽的形成有着密切的联系。

2. 痈疽的病因、治疗原则　本节下篇出自《灵枢·玉版》，概括了痈疽发病是多方面因素而导致的，包括饮食不节、情志不调、体质等。对痈疽的治疗最好是在脓成之前，脓成后治疗则"十死一生"。这里主要强调了痈疽早期治疗的关键，脓成之时只有用砭石或铍针、锋针放血排脓，其效果及预后有赖于病情的轻重。此外，还揭示了痈疽的预后。

第一，白睛青黑，眼小。肝开窍在目，其色主青；肾又藏精，精气上注于目，其色主黑。故曰白睛青黑而眼小者已为肝肾俱败者也。

第二，纳药而呕。胃主受盛，脾司运化，纳药而吐，脾胃已无力运化受盛药物，抗拒药物，故脾胃败也。

第三，伤痛渴甚。《外台秘要》卷 37 痈疽发青证候等论均为伤，渴甚者已是阴液亏竭的证候。

第四，肩项中不便。肩为三阳经所过，项为手足六阳经所行，故肩项不便者，已是阳脉不通也。经络不通，痈疽之毒愈发壅盛，日久热度不去。

第五，音嘶色脱。肺主声，心主色荣，故声音嘶哑而色脱无光泽，乃心肺败也。

以上五逆皆是五脏衰败的证候，以及阳脉不通，阴液衰竭，无不到了疾病的最后阶段，上焦心肺，中焦脾胃，下焦肝肾，正应对了三焦。三焦乃水液、精气运行的通道，其中任一不通，则精气水液输布失职，而引起疾病走向逆势，而最终导致病情恶化。以上是对痈疽治疗预后具有代表性的描述，为后世医家提出五善七恶奠定了基础，但到了现代已经不具备指导意义了，只能说明感染情况比较严重。

值得注意的是，继发全身化脓性感染或毒血症与五逆的联系，若局部化脓性感染未予重视，往往会出现一至数个全身性感染或毒血症的症状，多可通过对其症状的仔细观察而判断出其病情的严重性及预后。痈疽往往重者症状轻，轻者症状反重，临床中不得不察，以防延误病情。古人对痈疽等外科疾病随着外科学的不断发展而进步的。从最初的固定命名到对痈疽病因病机的论述，从本文选取的《灵枢·刺节真邪》可以看出，邪气发无常处，所以命名的种类也杂乱繁多，没有统一的规则。病机主要是寒热相搏，寒盛则经气凝滞于经络，脉道不通，骨肉无以所养，则骨疼肉枯；热盛则酿脓，烧灼肌肉使肉烂肌腐。治疗上选取《素问·腹中论》《素问·病能论》，探讨了痈疽病的治疗时机和同病异治，或以针刺以通其气滞，或以砭石以泻其壅盛，此所谓同病异治。取穴采取循经辨证和邻近选穴的原则。不同部位痈疽的治疗取穴乃前人临床经验所得。

3. 不同部位痈疽的名称和转归 不同部位痈疽的名称和转归见表8-2。

表8-2 不同部位痈疽的名称和转归

部位		名称	转归
头项	嗌中	猛疽	化脓→脓不泻→半日死 化脓→脓泻已→用豕膏，无食→三日愈
	颈	夭疽	大赤黑→热气下入渊腋，伤任脉，熏肝肺→十余日死
	消脑溜（于）项	脑烁	其色不乐 脑项痛如刺以针 }烦心者→死不治
四肢	肩及臑	疵痈	赤黑→急治：使人汗出至足→不害五脏→痈发四五日，逆而灸→可愈
	腋下	米疽	赤坚→砭石治→细长之砭疏刺，涂豕膏，勿裹→六日愈
		马刀夹瘿	痈坚不溃→急治
	股阴	赤弛	不治→六十日死 在两股之内→不治，十日死
	膝	疵痈	大痈，色不变，寒热而坚者，勿（用）砭石，用则死；色（变）异，柔，用砭石者生
	节		发于阳者百日死 发于阴者四十日死
	胫	兔啮	状如赤豆，至骨→不急治→死
	踝	走缓	痈，色不变→多次针其部位，止其寒热→不死
	足上下	四淫	大痈→不急治→百日死
	足旁	厉痈	不大，初从小指发→急治去其黑→不消变大→不治百日死
	足趾	脱疽	赤黑→死不治 不赤黑者→可不死→治之病不衰→急斩→不去则死
躯干	胸	井疽	如大豆→三四日起→下入腹→七日死
	膺	甘疽	色青，如谷实瓜蒌 }急治→去其寒热 （常苦寒热） }不急治→十日死，死后出脓
	胁（女）	败疵	女子之病→灸之 大痈脓，其中有生肉大如赤小豆→治：以葳翘草根及赤松子根各一升，以水一斗六升，煮之令竭，三升强饮，厚衣坐于釜上→汗至足→愈
	股胫	股胫疽	不甚变色，痈脓内薄于骨→不急治，四十日死
	尻	锐疽	赤坚大→不急治，三十日死

4. "痈"于"疽"的区别，以及禁忌日 下卷第三部分据《灵枢·痈疽》篇，主要包括痈和疽的区分，身形应九野，以及禁忌日和痈疽致死时辰。

（1）对于痈、疽的区分，提出痈为脓毒较浅有光泽，未内陷于骨髓及深至五脏；疽则侵袭较深，皮色晦暗无泽，质地坚硬。同时说明身体的五个重要部位——伏兔、腨部、背部、五脏背俞、项部，如果生了疽，有致死的危险。现代皮肤病对痈、疽、疔、疖有明确区分。

痈：红肿热痛，浅而高大，未脓易消，已脓易溃易敛。

疽：漫肿无头，肤色不变，边界不清，无热少痛。

疔：初起如粟，根深形小，状如针，顶白而痛。

疖：浅表局限，形小而圆，红肿热痛不甚，易溃易敛，反复发作。

（2）身形应九野见表8-3。

表8-3　身形应九野

部位	节气	禁忌日
左手	立春	戊寅、己丑
左胸	春分	乙卯
左足	立夏	戊辰、己巳
膺喉	夏至	丙午
右手	立秋	戊申、己未
右胸	秋分	辛酉
右足	立冬	戊戌、己亥
腰尻下窍	冬至	壬子
六腑及膈下五脏	中州	太乙、戊己

（3）以下时辰患痈疽不可治

夜半（23：00~1：00）：甲子日、丙子日、戊子日、庚子日、壬子日。

鸡鸣（1：00~3：00）：乙丑日、丁丑日、己丑日、辛丑日、癸丑日。

平旦（3：00~5：00）：甲寅日、丙寅日、戊寅日、庚寅日、壬寅日。

日出（5：00~7：00）：乙卯日、丁卯日、己卯日、辛卯日、癸卯日。

食时（7：00~9：00）：甲辰日、丙辰日、戊辰日、庚辰日、壬辰日。

隅中（9：00~11：00）：乙巳日、丁巳日、己巳日、辛巳日、癸巳日。

日中（11：00~13：00）：甲午日、丙午日、戊午日、庚午日、壬午日。

日昳（13：00~15：00）：乙未日、丁未日、己未日、辛未日、癸未日。

晡时（15：00~17：00）：甲申日、丙申日、戊申日、庚申日、壬申日。

日入（17：00~19：00）：乙酉日、丁酉日、己酉日、辛酉日、癸酉日。

黄昏（19：00~21：00）：甲戌日、丙戌日、戊戌日、庚戌日、壬戌日。

人定（21：00~23：00）：乙亥日、丁亥日、己亥日、辛亥日、癸亥日。

以目前的医学水平，痈疽之症能否痊愈，取决于病邪的轻重、病发部位的深浅、人体的正气盛衰，以及治疗方法的恰当与否。本节中提到的一些忌日，即所谓的"天忌日"，为发病不起之时。其中诸多不合理的地方，但是否痈疽的发生也有其发生的规律，尚值得深入探讨。

第二节　脏腑类病证

一、五脏传病发寒热

【提要】

"五脏传病发寒热"在《针灸甲乙经》第 8 卷中，分上、下两节，论述了五脏病的传变、治法，以及寒热病的病机、证候与治法。主要内容有：

1. 五脏病生克乘侮的传变规律。
2. 根据骨、肉、脉等综合情况对病情进行预后判断。
3. 真脏脉危重死症的表现及预后。
4. 瘰疬的病因病机与针灸治法及预后。
5. 从皮、肌、骨论述寒热病的病因及其证候与治法。
6. "男子如蛊，女子如阻"的表现与治法。
7. 寒热病灸疗法及寒热头痛的不同针治方法。
8. 寒热病的证候与治法。

【原文】

黄帝问曰：五脏相通，移皆有次，五脏有病则各传其所胜。不治，法三月，若六月，若三日，若六日[1]，传五脏而当死（《素问》下有顺传所胜之次）。故曰：别于阳者，知病从来；别于阴者，知死生之期[2]，言至其所困而死[3]者也。是故风者，百病之长也。今风寒客于人，使人毫毛毕直，皮肤闭而为热[4]，当是之时，可汗而发；或痹不仁，肿痛[5]，当是之时可汤熨，及（一本作足字）火灸，刺而去。弗治，病入舍于肺，病名曰肺痹，发咳上气。弗治，肺即传而行之肝，病名曰肝痹，一名曰厥，胁痛出食[6]，当是之时，可汗可刺。弗治，肝传之脾，病名曰脾风，发瘅，腹中热，烦心汗出，黄瘅（《素问》无黄瘅二字），当此之时，可按，可药，可烙（一本作浴）。弗治，脾传之肾，病名曰疝瘕，少腹烦冤[7]而痛，汗出（《素问》作出白），一名曰蛊，当此之时，可按可药。弗治，肾传之心，病筋脉相引而急，名之曰瘛，当此之时，可灸可药。弗治，十日法当死。

肾传之心，心即复反传而之肺，发寒热[8]，法当三岁死[9]，此病之次也。然其卒发者，不必治，其传化有不以次者，忧恐悲喜怒，令不得以其次，故令人大病矣。因而喜，大虚，则肾气乘矣，怒则肝气乘矣，悲则肺气乘矣，恐则脾气乘矣，忧则心气乘矣，此其道也[10]。故病有五，五五二十五变，及其传化。传，乘之名也。

大骨枯槁，大肉陷下，胸中气满，喘息不便，其气动形，期六月死。真脏脉见，乃予之期日[11]。

大骨枯槁，大肉陷下，胸中气满，喘息不便，内痛[12]引肩项，期一月死。真脏脉见，乃予之期日。

大骨枯槁，大肉陷下，胸中气满，喘息不便，内痛引肩项，痛热，脱肉破䐃，真脏脉见，十月之内死。

大骨枯槁，大肉陷下，肩髓内消[13]，动作益衰，真脏未见，期一岁死。见其真脏，乃予之期日。

大骨枯槁，大肉陷下，胸中气满，腹内痛，心中不便，肩项身热，䐃破脱肉，目眶陷，真脏脉见，目不见人，立死[14]；其见人者，至其所不胜之时而死。

急虚中身卒至[15]，五脏闭绝，脉道不通，气不往来，譬之堕溺，不可为期。其脉绝不来，若一息五六至，其形肉不脱，真脏虽不见，犹死。

真肝脉至，中外急，如循刀刃责责[16]然，如按琴瑟弦，色青白不泽，毛折乃死。

真心脉至，紧（一本作坚）而搏，如循薏苡子累累然，色赤黑不泽，毛折乃死。

真肺脉至，大而虚，如以毛羽中人肤，色赤白不泽，毛折乃死。

真脾脉至，弱而乍疏乍数，色青黄不泽，毛折乃死。

真肾脉至，搏而绝，如指弹石辟辟然，色黑黄不泽，毛折乃死。诸真脏脉见者，皆死不治。

【注释】

[1] 法三月……若六日：《类经·逆顺相传至困而死》注曰："病不早治，必至相传，远则三月六月，近则三日六日，五脏传遍，于法当死……若三月而传遍，一气一脏也；六月而传遍，一月一脏也，三日者，昼夜各一脏也；六日者，一日一脏也。脏为五，而传遍以六者，假令病始于肺，一也；肺传肝，二也；肝传脾，三也；脾传肾，四也；肾传心，五也；心复传肺，六也。是谓六传。"

[2] 别于阳者……知死生之期：《类经·逆顺相传至困而死》注曰："阳者言表，谓外候也。阴者言里，谓脏气也。凡邪中于身，必证形于外，察其外证，即可知病在何经，故别于阳者，治病从来。病伤脏气，必败真阴，察其根本，即可知危在何日，故别于阴者知死生之期。此以表里言阴阳也。"

[3] 至其所困而死：至其所不胜脏气旺时，如脾病至肝旺时，土不胜木克，故死。

[4] 皮肤闭而为热：风寒之邪，其性收敛，侵入人体则腠理闭塞，卫阳不得外，故郁而为热。

[5] 或痹不仁，肿痛：外邪不得及时发散，则留于经脉，使气血不能畅通，故为此症。

[6] 出食：肝气上逆时，水谷不得疏泄，故食而复出。

[7] 烦冤：心中烦闷，气不舒畅。

[8] 发寒热：《类经·风传五脏》注曰："若肾传于心，未至即死而邪未尽者，当复传于肺，而金火交争，金胜则寒，火盛则热，故发寒热。"

[9] 法当三岁死：《素问钞》滑寿云："三岁，当作三日。夫以肺病而来，各传所胜，至肾传心，法当十日死，即肾传之心，心复传肺，真所谓一脏不复受再伤者也，又可延至三岁乎。"

[10] 此其道也：指以上五志发病，即所谓"卒发""不以其次"，是随外界刺激引起情志变化而发生的疾病。但此五者，或因有余而乘其所胜，如肝气乘脾；或因不足而被乘于其所不胜，如肾被脾乘。虽然都是乘所不胜，而一虚一实，又当分辨。

[11] 大骨枯槁……乃予之期日：《类经·骨枯肉陷真脏脉见者死》注曰："大骨大肉，皆

以通身而言，如肩、脊、腰、膝，皆大骨也。尺肤、臀肉，皆大肉也。肩吹项倾，腰重膝败者，大骨之枯槁也。尺肤既削，臀肉必枯，大肉之陷下也。肾主骨，骨枯则肾败矣；脾主肉，肉陷则脾败矣；肺主气，气满喘息，则肺败矣；气不归原，形体振动，孤阳外浮而真阴亏矣。三阴亏损，死期不出六月。六月者，一岁阴阳之更变也。若其真脏脉已见，则不在六月之例，可因克贼之日而定其期矣。"

[12] 内痛：《太素·真脏脉形》注曰："谓是内心痛也。"

[13] 肩髓内消：指肩部大骨骨髓消脱，则肩骨垂而不举。

[14] 真脏脉见……立死：脏气已亏，胃气衰败，所以真脏脉见。五脏之精气不能上注于目，则目不见人，是神气已脱，故立死。

[15] 急虚中身卒至：急虚指正气暴虚。正虚者邪必猝之。所以外邪中身者，必猝然而至。"卒"同"猝"。

[16] 责责：《太素·真脏脉形》作"清清"。《诸病源候论》卷15肝病候作"赜颐"。

【原文】

黄帝问曰：寒热瘰疬，在于颈腋者，何气所生？岐伯对曰：此皆鼠瘘[1]，寒热之毒气稽于脉而不去者也（《灵枢》稽作堤字）。鼠瘘之本皆在于脏，其末上出颈腋之间，其浮于脉中，未著于肌肉而外为脓血者，易去也[2]。曰：去之奈何？曰：请从其末引其本，可使衰去[3]，而绝其寒热。审按其道以予之，徐往徐来[4]以去之。其小如麦者，一刺知，三刺已。决其死生，反其目视之，其中有赤脉从上下贯瞳子者，见一脉一岁死，见一脉半一岁半死，见二脉二岁死，见二脉半二岁半死，见三脉三岁死，赤脉不下贯瞳子者可治。

曰：人有善病寒热者，何以候之？曰：小骨弱肉者，善病寒热[5]。颧骨者，骨之本也，颧大则骨大，颧小则骨小。皮薄而肉弱无䐃，其臂懦懦然[6]，其地[7]色殀然，不与天[8]地同色，污然独异，此其候也。然臂薄者，其髓不满，故善病寒热。

风盛则为寒热。

皮寒热，皮不可附席，毛发焦，鼻槁腊，不得汗，取三阳之络，补手太阳[9]。肌寒热，病肌痛，毛发焦，唇槁腊，不得汗，取三阳于下以去其血者，补太阴以去其汗[10]。骨寒骨热，痛无所安，汗注不休，齿本槁痛，取其少阴于阴股之络；齿色槁，死不治，骨厥亦然[11]。

男子如蛊[12]，女子如阻[13]，身体腰脊如解，不欲食，先取涌泉见血，视跗上盛者，尽出血。

灸寒热之法[14]：先取项大椎，以年为壮数[15]，次灸橛骨[16]，以年为壮数，视背俞陷者灸之[17]，举臂肩上陷者[18]灸之，两季胁之间[19]灸之，外踝上绝骨之端[20]灸之，足小指、次指之间灸之，腨上陷脉[21]灸之，外踝后灸之，缺盆骨上切之坚动如筋者[22]灸之，膺中陷骨间[23]灸之，掌束骨下[24]灸之，脐下关元三寸灸之，毛际动脉[25]灸之，膝下三寸分间灸之，足阳明灸之，跗上动脉[26]灸之，颠上一灸之，取犬所啮处灸之[27]，即以犬伤病法三炷灸之，凡当灸二十九处。

寒热头痛，喘喝，目不能视，神庭主之。

其目泣出，头不痛者，听会主之。

寒热，头痛如破，目痛如脱，喘逆烦满，呕吐，流汗，难言，头维主之。

寒热，刺脑户。

【注释】

[1] 鼠瘘：《类经·瘰疬》注曰："瘰疬者，其状累然而立贯上下也，故于颈腋之间，皆能有之，因其形如鼠穴，塞其一，复穿其一，故又名鼠瘘。盖以寒热之毒，留于经脉，所以联络不止。一曰：结核连续者为瘰疬，形长如蚬蛤者为马刀。又曰：胁肋下者为马刀。"

[2] 其浮于脉中……易去也：鼠瘘若按之浮动，未与肌肉筋脉胶着一起，虽有脓血能溃于外者，是根蒂较浅，故易去。

[3] 从其末引其本，可使衰去：原作"从其本引其末"，据《外台秘要》卷23引本书改，与《千金要方》卷23第1合。治疗本病时，必须对发病的脏腑进行治疗，谓"引其本"；再从外发部位治疗，将毒引而出之，病可衰败而痊愈。

[4] 徐往徐来：《类经·瘰疬》注曰："徐来徐往，即补泻之法，所谓徐而疾则实，疾而徐则虚也。"

[5] 小骨弱肉者，善病寒热：《类经·风邪五变》注曰："骨属肾，肉属脾，皆至阴之所在也，阴不足则阳邪易以入之，故善病寒热。"

[6] 懦懦然：绵弱无力。

[7] 地：指地阁，即颏部。

[8] 天：指天庭，即颜部。

[9] 皮寒热……补手太阳：《灵枢注证发微》注曰："肺主皮毛，开窍于鼻。故皮痛而不可近席，毛发焦燥，鼻孔枯腊。腊者，干也。如不得汗，当取足太阳膀胱经之络穴飞扬以泻之，盖太阳为三阳也。又当取手太阴肺经之络穴列缺以补之。正以太阳主表，故宜泻其邪；而肺主皮毛，必宜补之于既泻之后也。"

[10] 补太阴以去其汗：《灵枢·热病》篇云："取之鱼际、太渊、大都、太白，泻之则热去，补之则汗出。"据此，则太阴当包括手、足太阴两经。

[11] 骨寒骨热……骨厥亦然：《类经·刺寒热》注曰："肾主骨，骨寒热者，邪在至阴也。阴虚者必躁，故无所安也。阴伤则液脱，故汗注不休也。齿者，骨之余。若齿未槁者，阴气尚充，犹为可治，当取足少阴之络穴大钟以刺之；若齿有枯色，则阴气竭矣，其死无疑……骨寒而厥者皆然。"

[12] 如蛊：似指腹中如蛊病之形，而又非蛊病，根据刺涌泉出血之治法推论，当属瘀血为病。

[13] 女子如阻：阻，指女子妊娠恶阻病。

[14] 灸寒热之法：《类经·灸寒热》注曰："此下灸寒热之法，多以虚劳为言，然当因病随经而取之也。"

[15] 以年为壮数：即根据年龄大小决定灸治的壮数。

[16] 掀骨：即尾骶骨，此处有尾闾穴。

[17] 背俞陷者灸之：《类经·灸寒热》注曰："背俞皆足太阳经穴，陷下之处，即经气之不足者，故当灸之。"

[18] 举臂肩上陷者：指手阳明经肩髃穴。

[19] 两季胁之间：指足少阳京门穴。

[20] 绝骨之端：指足少阳经阳辅穴。

[21] 腨上陷脉：指足太阳经承山穴。

[22] 动如筋者：《类经·灸寒热》注曰："此结聚也。但随其所有而灸之，不必拘于俞穴。"《吴注素问》注："此非谓穴，乃肉间结核也。"

[23] 膺中陷骨间：指任脉天突穴。

[24] 掌束骨下：《素问直解》注曰："束骨，横骨也。掌束骨下，犹言掌下束骨，谓横骨缝中大陵二穴。"

[25] 毛际动脉：指足阳明经气冲穴。

[26] 跗上动脉：指足阳明经冲阳穴。

[27] 犬所啮处灸之：《类经·灸寒热》注曰："犬伤令人寒热者，古有灸法如此。"《千金翼方》卷28，卒死第八云："治狂犬咬人，令人吮去恶血尽，灸百壮已，后日日灸，一百日止。"《铜人经》卷五外丘条云："今附狂犬所伤，毒不出，发寒热，速以三壮，又可灸所啮之处，立愈。"

【原文】

寒热取五处及天柱、风池、腰俞、长强、大杼、中膂俞、上髎、龈交、上关、关元、天髎、天容、合谷、阳溪、关冲、中渚、阳池、消泺、少泽、前谷、腕骨、阳谷、小海、然谷、至阴、昆仑主之。

寒热骨痛，玉枕主之。

寒热懈烂（一本作懒），淫泺，胫酸，四肢重痛，少气难言[1]，至阳主之。

肺寒热，呼吸不得卧，咳上气，呕沫，喘气相追逐，胸满胁膺急，息难，振栗，脉鼓，气膈，胸中有热，支满不嗜食，汗不出，腰脊痛，肺俞主之。

寒热，心痛循循然[2]，与背相引而痛，胸中悒悒不得息，咳唾血，多涎，烦中善噫[3]，食不下，呕逆，汗不出，如疟状，目䀮䀮，泪出悲伤，心俞主之。

咳而呕，膈寒，食饮不下，寒热，皮肉肤痛，少气不得卧，胸满支两胁，膈上竞竞[4]，胁痛腹䐜，胃脘暴痛，上气，肩背寒痛，汗不出，喉痹，腹中痛，积聚，嘿嘿嗜卧，怠惰不欲动，身常湿湿（一作温），心痛无可摇者，膈俞主之。

咳而胁满急，不得息，不得反侧，腋胁下与脐相引，筋急而痛反折，目上视，眩，目中循循然，眉头痛，惊狂，衄，少腹满，目䀮䀮生白翳，咳引胸痛，筋寒热[5]，唾血，短气，鼻酸，肝俞主之。

寒热，食多身羸瘦，两胁引痛，心下贲痛[6]，心如悬，下引脐，少腹急痛，面急[7]（一本作黑），目䀮䀮，久喘咳少气，溺浊赤，肾俞主之。

骨寒热，溲难，肾俞主之。

寒热头痛，水沟主之。

寒热，颈瘰疬，大迎主之。

肩痛引项，寒热，缺盆中痛[8]，汗不出，胸中热满，天窗主之。

寒热，肩肿引胛中痛，肩臂酸，臑俞主之。

寒热，项疬适[9]，耳鸣无闻，引缺盆，肩中热痛，手臂麻小不举（一本作手臂不举），肩贞主之。

寒热疬，目不明，咳上气，唾血，肩中俞主之。

寒热病适，胸中满，有大气，缺盆中满痛者死，外溃不死，肩痛引项，臂不举，缺盆中痛，汗不出，喉痹，咳嗽血，缺盆主之。

咳上气，喘，暴喑不能言及舌下夹缝青脉[10]，颈有大气，喉痹，咽中干急，不得息，喉中鸣，翕翕[11]寒热，颈肿肩痛，胸满腹皮热，衄，气哽，心痛，瘾疹，头痛，面皮赤热，身肉尽不仁，天突主之。

肺系急，胸中痛，恶寒，胸满悒悒然，善呕胆，胸中热，喘逆气，气相追逐，多浊唾不得息，肩背风汗出，面腹肿，膈中食噎不下食，喉痹，肩息肺胀，皮肤骨痛，寒热，烦满，中府主之。

寒热，胸满颈痛，四肢不举，腋下肿，上气，胸中有声，喉中鸣，天池主之。

咳，胁下积聚，喘逆，卧不安席，时寒热，期门主之。

寒热，腹䐜胀怏怏然[12]不得息，京门主之。

寒濯濯[13]，热烦，手臂不仁，唾沫，唇干引饮，手腕挛，指支痛，肺胀上气，耳中生风，咳喘逆，痹臂痛，呕吐，饮食不下膨膨，少商主之。

唾血，时寒时热，泻鱼际，补尺泽。

臂厥，肩膺胸满痛，目中白翳眼青，转筋，掌中热，乍寒乍热，缺盆中相引痛，数欠[14]，喘不得息，臂内廉痛，上膈，饮已烦满，太渊主之。

寒热，胸背急，喉痹，咳上气，喘，掌中热，数欠，汗出，刺经渠。

善忘，四肢逆厥，善笑，溺白，列缺主之。

胸中膨膨然，甚则交两手而瞀，暴痹喘逆，刺经渠及天府，此谓之大俞[15]。

寒热咳呕沫，掌中热，虚则肩背寒栗，少气不足以息，寒厥交两手而瞀，口沫出；实则肩背热痛，汗出，四肢暴肿，身湿（一本作温），摇时寒热，饥则烦，饱则善而色变（一作痫），口噤不开，恶风泣出，列缺主之。

烦心，咳，寒热，善哕，劳宫主之。

寒热，唇口干，身热喘息，目急痛，善惊，三间主之。

胸中满，耳前痛，齿痛，目赤痛，颈肿，寒热，渴饮辄汗出，不饮则皮干热，曲池主之。

寒热，颈疬适，咳，呼吸难，灸五里，左取右，右取左。

寒热，颈疬适，肩痛不可举，臂臑[16]主之。

风寒热，腋门主之。

寒热，颈颔肿，后溪主之。

寒热善呕，商丘主之。

呕，厥寒，时有微热，胁下支满，喉痛嗌干，膝外廉痛，淫泺胫酸，腋下肿，马刀瘘，肩肿，吻伤痛，太冲主之。

心如悬（《千金》作心痛），阴厥[17]，脚踹后廉急，不可前却[18]，血瘕，肠澼便脓血，足跗上痛，舌卷不能言，善笑，足痿不收履，溺青赤白黄黑，青取井，赤取荥，黄取输，白取经，黑取合。血痔，泄（《千金》下有利字）后重，腹痛如癃状，狂仆，必有所扶持，及大气涎出，鼻孔中痛，腹中常鸣，骨寒热无所安，汗出不休，复溜主之。

男子如盅，女子如阻，寒热少腹偏肿[19]，阴谷主之。

少腹痛，飧泄出糜，次指间热，若脉陷[20]，寒热身痛，唇干不得汗出，毛发焦，脱肉少气，内有热，不欲动摇，泄脓血，腰引少腹痛，暴惊狂言非常，巨虚、下廉主之。

胸中满，腋下肿，马刀瘘，善自啮舌颊，天牖中肿，淫泺胫酸，头眩，枕骨颔颅痛[21]，目涩，身痹，洒淅振寒，季胁下支满，寒热，胸胁腰腹膝外廉痛，临泣主之。

寒热颈肿，丘墟主之。

寒热，颈腋下肿，申脉主之。寒热酸痏[22]，四肢不举，腋下肿，马刀瘘，喉痹，髀膝胫骨摇酸，痹不仁，阳辅主之。

寒热，髀胫不收，阳交主之。

寒热，腰痛如折，束骨主之。

寒热，目眈眈，善咳喘逆，通谷主之。

寒热善唏[23]，头重足寒，不欲食，脚挛，京骨主之。

寒热，篡反出，承山主之。

寒热，篡后出，瘜疢，脚腨酸重，战栗不能久立，脚急肿痛跗筋足挛，少腹痛引喉嗌，大便难，承筋主之。

跟厥，膝急，腰脊痛引腹篡，阴股热，阴暴痛，寒热，膝酸重，合阳主之。

【注释】

［1］少气难言：呼吸气短、语言不能接续之意。

［2］循循然：指有一定规律的样子。

［3］噎：食塞咽喉之意。

［4］竞竞：《玉篇》谓"不自安貌"。

［5］筋寒热：肝主筋，筋寒热即肝寒热，乃肝脏受邪而发寒热之病。

［6］心下贲痛：心下，指胃脘部。贲痛，指上冲而痛。

［7］面急：当据注文作"面黑"，与《外台秘要》合。

［8］缺盆中痛：原作"缺盆主之，身热"，与《针灸甲乙经》取穴体例不合，据《外台秘要》《医心方》改。

［9］疬适：本条及下"缺盆"条，《外台秘要》卷39均作"历适"。《外台秘要》"臑俞"条亦有"历适"之名。又本书卷7第1中"天牖"条之"瘰疬"，《外台秘要》亦作"历适"。可证"瘰疬"与"历适"为同义词。

［10］咳上气……舌下夹缝青脉：此针方应作"咳上气……刺天突及舌下夹缝青脉"，《明堂经》编者处理多穴针灸方，多有失误。

［11］翕翕：轻微发热的样子。翕，鸟羽敛合貌。

［12］怏怏然：郁郁不乐貌。

［13］寒濯濯：身寒冷如洗貌。濯，洗涤。

［14］数欠：原作"数咳"，据《外台秘要》改。

［15］此谓之大俞：《本经》卷12第7云："……取天府，此胃之大腧五部也。"按：五部是天牖、扶突、天柱、天府、人迎，故天府为五部大俞之一。《灵枢·寒热病》篇云："此为天牖五部。"

[16] 臂臑：此后原有"俞"字，王焘遂将此条病证分别归入"臂臑""臑俞"二穴中，非是。今据《医心方》卷二删"俞"字，与《针灸甲乙经》腧穴排列序例合。

[17] 阴厥：阳气衰于下所发的寒厥。《素问·气交变大论》曰："岁水太过，寒气流行，邪害心火，民病阴厥。"又曰："阴厥，上、下、中寒。"

[18] 前却：前进后退之意。

[19] 偏肿：《千金要方》作"遍肿"。

[20] 次指间热，若脉陷：《灵枢·邪气脏腑病形》篇曰："小肠病者小腹痛，腰脊控睾而痛，时窘之后，当耳前热，若寒甚，若独肩上热甚，及至小指次指之间热，若脉陷者，此其候也。手太阳病也，取之巨虚下廉。"此为手太阳经病，故取本经合穴治疗。

[21] 颅痛：原作"腮肿"，据《外台秘要》改。

[22] 酸痛：酸痛之意。

[23] 唏：指叹声。

【按语】

本节主要包含《素问·玉机真脏论》《素问·骨空论》《灵枢·寒热病》《灵枢·五变》《灵枢·五邪》《灵枢·热病》《明堂经》佚文等的部分内容。

1. 从皮、肌、骨论述寒热病的病因及其证候与治法　寒热病的病因主要为风盛。《黄帝内经》记载有皮寒热、肌寒热和骨寒热。

《素问·风论》云："风气藏于皮肤之间，内不得通，外不得泄，风者善行而数变，腠理开则洒然寒，闭则热而闷，其寒也则衰饮食，其热也则消肌肉，故使人而不能食，名曰寒热。"寒热病的病因主要为风盛。

《灵枢·寒热病》云："皮寒热者，不可附席，毛发焦，鼻槁腊。不得汗，取三阳之络，以补手太阴。"皮寒热指外邪侵袭皮毛，症见皮痛而不能着席、毛发枯焦而鼻孔干燥的一种病证。治当先取足太阳经飞扬，以泻在表之热；再取手太阴经的荥俞之穴，以补肺气。

《灵枢·寒热病》云："肌寒热者，肌痛，毛发焦而唇槁腊。不得汗，取三阳于下，以去其血者，补足太阴，以出其汗。"肌寒热是邪侵袭肌肉，症见肌肉痛、毛发枯焦而口唇干燥的一种病证。治当先取足太阳经下部络脉出血，以泻在内之热；再补手、足阴经的荥俞之穴，以取其汗。

《灵枢·寒热病》云："骨寒热者，病无所安，汗注不休。齿未槁，取其少阴于阴股之络；齿已槁，死不治。骨厥亦然。骨痹，举节不用而痛，汗注、烦心。取三阴之经，补之。"骨寒热是邪伤少阴肾气，症见烦躁不安、毛发枯焦而汗出不止的一种病证。若齿未枯槁，是阴气未竭，治当取足少阴肾经之大钟；若齿已枯槁，是阴气已竭，为不治死证。骨寒热而发厥逆者，亦为死证。

《灵枢·寒热病》云："春取络脉，夏取分腠，秋取气口，冬取经输。凡此四时，各以时为齐。络脉治皮肤，分腠治肌肉，气口治筋脉，经输治骨髓。"指出四时针刺取穴可治疗皮、肌、骨寒热病。

2. "男子如蛊，女子如阻"的表现与治法　"男子如蛊，女子如阻，身体腰脊如解，不欲饮食，先取涌泉见血，视跗上盛者，尽见血也。"其首见于《灵枢·热病》。"男子如蛊"是说男子腹中如蛊病之形，而又非蛊病，根据下文可疑为瘀血病。"女子如阻"是指女子妊娠恶阻病。《千金要方·妊娠恶阻》曰："阻病者，患心中愦愦，头重眼眩，四肢沉重，懈惰不欲执作，恶闻食气，欲啖咸酸果实，多卧少起，世谓恶食。"本节谓"女子如阻"，正如《千金要方》所谓"经血既闭，水渍于脏，脏气不宣通，经络否涩"之意，而实非真正的女子阻病。"身体腰脊如解"，即骨质疏松症；"不欲饮食"，即消化功能减退症。"涌泉"在足心，代表阴跷脉；"跗上"即足背，代表阳跷脉。阴阳跷脉发自于两目，实乃发自于眼系交叉点，即脑垂体，故有维持性别稳定之功能。"足"是阴阳跷脉在下部的终始点，对于"男子如蛊"者，既然是阴气盛过阳气，就要"取涌泉见血"，即泻其阴气也；对于"女子如阻"者，既然是阳气盛过阴气，就要"取跗上盛者见血"，即泻其阳气也。另外，针刺放血还有治疗发热的作用。

3. 寒热病治法 灸法的适应证比较多，如"陷下者，其脉血结于中，中有着血，血寒，故宜灸"。寒热病也可用灸，根据病位所在进行选穴灸治，本节介绍了29个穴位。先取项后大椎穴，根据年龄决定艾灸壮数。次灸长强穴，亦以年龄决定壮数。身发寒热，颈生瘰疬，咳嗽，呼吸难，可灸五里。

关于针刺法，文中所述28穴均可治疗寒热病，但强调辨证求因，审因论治，根据不同的病证选择不同的穴位。故又根据五脏寒热及寒热头痛、寒热骨痛等不同症状分别论述其选穴。如五脏寒热：肺寒热，取肺俞；心寒热，取心俞；膈寒，食饮不下，寒热，取膈俞；筋寒热，唾血，短气，鼻酸，因肝主筋，故取肝俞；骨寒热，溲难寒热，食多身羸瘦，久喘咳少气，溺浊赤，因肾主骨，故取肾俞。又如寒热头痛的不同针治方法：寒热头痛，喘喝，目不能视，取神庭；寒热，头痛如破，目痛如脱，取头维。寒热头痛，亦可刺脑户、水沟。寒热骨痛：寒热骨痛，可取玉枕。

本节刺寒热选穴也遵循循经取穴和局部取穴的原则。循经取穴方面，如呼吸不得卧，咳上气，呕沫，喘息，胸满胁膺急，息难等与肺系疾病相关，故选少商、太渊、经渠、尺泽、中府等穴。局部取穴方面，如寒热，颈瘰疬，选大迎。

二、五脏六腑胀

【提要】

本篇出自《针灸甲乙经》第八卷第三节，主要论述风寒邪气侵袭人体，使经脉不能畅通而发生痛疽、厉风、浸淫疮等病的病机、症状、治疗和预后。主要内容有：

1. 胃、小肠等的生理功能。

2. 胀病的病因、病机和症状。

3. 治疗胀病的刺法与主要腧穴。

【原文】

黄帝问曰：脉之应于寸口，如何而胀？岐伯对曰：其至大坚直以涩者，胀也[1]。曰：何以知其脏腑之胀也？曰：阴为脏而阳为腑也[2]。曰：夫气之令人胀也，在于血脉之中耶？抑脏腑之内乎？曰：二者皆在焉，然非胀之舍也。曰：愿闻胀舍。曰：夫胀者，皆在于腑脏之外，排脏腑而廓胸胁，胀皮肤，故命曰胀[3]。

曰：脏腑之在内也，若匣匮之藏禁器[4]也，各有次舍，异名而同处，一域之中，其气各异，愿闻其故。曰：夫胸腹者，脏腑之城郭。膻中者，心主之中宫也。胃者，太仓也。咽喉小肠[5]者，传道也。胃之五窍者，闾里之门户也[6]。廉泉玉英者，津液之道路也。故五脏六腑各有畔界，其病各有形状。营气循脉，卫气逆为脉胀，卫气并血脉循分肉为肤胀[7]（《灵枢》作营气循脉为脉胀，卫气并脉循分肉为肤胀），取三里泻之，近者一下（一本作分，下同），远者三下，无问虚实，工在疾泻[8]也。

曰：愿闻胀形？曰：心胀者，烦心短气，卧不得安。肺胀者，虚满而喘咳。肝胀者，胁下满而痛引少腹。脾胀者，苦哕，四肢闷，体重不能衣。肾胀者，腹满引背怏怏然，腰髀痛。胃胀者，腹满胃脘痛，鼻闻焦臭，妨于食[9]，大便难。大肠胀者，肠鸣而痛濯濯，冬日重感于寒则飧泄，食不化。小肠胀者，小腹䐜胀引腰而痛。膀胱胀者，小腹满而气癃。三焦胀者，气满于皮肤中，壳壳然而不坚。胆胀者，胁下痛胀，口苦，好叹息。凡此诸胀，其道在一，明知逆顺，针数不失。泻虚补实，神去其室[10]。致邪失正，真不可定。粗工所败，谓之天命。补虚泻实，神归其室，久塞其空[11]，谓之良工。

曰：胀者焉生，何因而有名？曰：卫气之在身也，常并脉循分肉，行有逆顺，阴阳相随，乃得天和[12]，五脏皆治，四时皆叙，五谷乃化。然而厥气在下，营卫留止，寒气逆上，真邪相攻，两气相薄，乃舍为胀。曰：何以解惑？曰：合之于真，三合而得。

曰：无问虚实，工在疾泻，近者一下，远者三下，今有三而不下，其过焉在？曰：此言陷于肉肓而中气穴者也。不中气穴而气内闭藏，不陷肓则气不行，不越中肉则卫气相乱，阴阳相逆。其于胀也，当泻而不泻，故气不下，必更其道[13]，气下乃止，不下复起，可以万全，恶有殆者乎？其于胀也，必审其诊，当泻则泻，当补则补，如鼓之应桴，恶有不下者乎？

心胀者，心俞主之，亦取列缺。

肺胀者，肺俞主之，亦取太渊。

肝胀者，肝俞主之，亦取太冲。

脾胀者，脾俞主之，亦取太白。

肾胀者，肾俞主之，亦取太溪。

胃胀者，中脘主之，亦取章门。

大肠胀者，天枢主之。

小肠胀者，中髎主之。

膀胱胀者，曲骨主之。

三焦胀者，石门主之。

胆胀者，阳陵泉主之。

五脏六腑之胀，皆取三里。三里者，胀之要穴也。

【注释】

[1] 大坚直以涩者，胀也：《类经·脏腑诸胀》注曰："脉大者，邪之盛也，脉坚者，邪之实也。涩因气血之虚而不能流利也。大都洪大之脉，阴气必衰；坚强之脉，胃气必损，故大坚以涩，则病当为胀。""直"谓端直，弦脉也，脉大坚弦，邪盛伤正之象。

[2] 阴为脏而阳为腑也：《类经·脏腑诸胀》注曰："脉病在阴，则胀在脏；脉病在阳，则胀在腑。"

[3] 夫胀者……故命曰胀：《灵枢注证发微》注曰："夫胀不在于血脉之中，亦不在于脏腑之内，乃在于脏腑之外，胸胁之内，排其脏腑，而以胸胁为廓，其皮肤亦为之胀，此则胀之

所舍也。"廓胸胁，指胀病能排挤脏腑，扩大胸胁空处而言。排，排挤之意。

［4］禁器：禁秘的物品。

［5］小肠：原作"少腹"，形误。据《灵枢》《太素·胀论》改。

［6］胃之五窍者，闾里之门户也：《类经·脏腑诸胀》注曰："闾，巷门也。里，邻居也。《周礼》五家为比，五比为闾，盖二十五家为闾也。"《风俗通》曰："五家为轨，十轨为里，盖五十家为里也。胃之五窍，为闾里门户者，非言胃有五窍，正以上自胃脘，下至小肠、大肠，皆属于胃，故曰闾里门户，如咽门、贲门、幽门、阑门、魄门，皆胃气之所行也，故总属胃之五窍。"

［7］卫气并血脉循分肉为肤胀：《类经·脏腑诸胀》注曰："卫气逆而并于脉，复循分肉之间，故为肤胀。"

［8］取三里泻之……工在疾泻：《类经·脏腑诸胀》注曰："三里，足阳明经穴，阳明为五脏六腑之海，而主肌肉，故胀在肌肤者，当以针泻之，一下、三下，谓一次、再次、三次也，盖邪有远近，故泻有难易耳。"

［9］食：原作"飧"，据《脉经》卷6第8改。

［10］神去其室：《太素·胀论》注曰："神室，心脏也。补实泻虚伤神，故神去心室。"

［11］久塞其空：《灵枢集注》姚士因注曰："塞其空者，外无使经脉肤腠疏空，内使脏腑神气充足。"

［12］天和：谓自然的和气，此指正常无病的状态。

［13］必更其道：《类经·脏腑诸胀》注曰："三而不下，必未得其所也，故当更穴再刺之。"

【按语】

"五脏六腑胀"是皇甫谧汇集《灵枢·胀论》《明堂经》佚文的部分内容编写而成。

1. 胀病的病因、病机和症状　《灵枢·胀论》云："夫气之令人胀也。"又云："然后厥气在下，营卫留止，寒气逆上，真邪相攻，两气相搏，乃合为胀也。"胀病的病因有两个方面：一是厥气，即逆气；二是寒气，泛指浊阴之邪。其病机为：逆气下行，寒气上干，营卫滞留，营血得寒则凝，卫气上行受阻，真邪相持，脏虚，入脏而互结，腑虚则入腑，所以五脏六腑皆令人胀。胀病的类型有五脏胀、六腑胀、肤胀等，"五脏六腑，各有畔界，其病各有形状"，临床上可以根据症状与表现判断是某一脏或腑的胀病。如"小肠胀者，小腹䐜胀引腰而痛"，指少腹胀满，牵引腰部疼痛。

2. 治疗胀病的刺法与主要腧穴　胀病的刺法要根据胀病的虚实，采取虚则补之，实则泻之的原则。治疗当根据脏腑之不同，分而治之。五脏胀均可取背俞穴，亦可取五输穴中的输穴（心胀除外）。具体而言，心胀者，取心俞，亦取列缺。肺胀者，取肺俞，亦取太渊。肝胀者，取肝俞，亦取太冲。脾胀者，取脾俞，亦取太白。肾胀者，取肾俞，亦取太溪。五腑胀中胃胀、大肠胀、三焦胀均取募穴，如胃胀者，取中脘，亦取章门。大肠胀者，取天枢。三焦胀者，取石门。小肠、膀胱胀均局部取穴，小肠胀者，取中髎。"中髎"在背部脊柱旁开一寸五分，第三空夹脊陷者中。膀胱胀者，取曲骨。胆胀者，取下合穴阳陵泉。五脏六腑之胀，皆可取三里。

三、热在五脏发痿

【提要】

本篇出自《针灸甲乙经》第十卷第四节，主要论述了五脏有热导致的痿病证候及治疗方法。主要内容有：

1. 以五脏与五体相合理论为基础，论述"五脏使人痿"的病因病机与证候。

2. 5 种痿证的鉴别方法。

3. 论述"治痿独取阳明"及其他治疗原则。

4. 痿证各种症状的不同取穴。

【原文】

黄帝问曰：五脏使人痿，何也？岐伯对曰：肺主身之皮毛，心主身之血脉，肝主身之筋膜[1]，脾主身之肌肉，肾主身之骨髓。故肺气热则叶焦，焦则皮毛虚弱急薄著，著则生痿躄[2]矣。故心气热则下脉厥而上，上则下脉虚，虚则生脉痿，枢折挈，胫肿而不任地（《素问》瘛作挛，肿作疭）。肝气热则胆热泄，口苦，筋膜干，筋膜干则筋急而挛，发为筋痿。脾气热则胃干而渴，肌肉不仁，发为肉痿。肾气热则腰脊不举，骨枯而髓减，发为骨痿。

曰：何以得之？曰：肺者，脏之长也，为心之盖，有所亡失，所求不得，则发为肺鸣，鸣则肺热叶焦，发为痿躄。悲哀太甚则胞络[3]绝，胞络绝则阳气内动，发则心下崩，数溲血，故《本经》曰：大经空虚，发为肌痹，传为脉痿；思想无穷，所愿不得，意淫于外[4]，入房太甚，宗筋弛纵，发为筋痿，及为白淫[5]。故《下经》曰筋痿生于肝使内[6]也。有渐[7]于湿，以水为事[8]，若有所留，居处伤湿，肌肉濡渍，痹而不仁，发为肉痿。故《下经》曰肉痿者，得之湿地。有所远行劳倦，逢大热而渴，渴则阳气内伐，内伐则热合（《素问》作舍）于肾，肾者水脏，今水不胜火，则骨枯而髓空，故足不任身，发为骨痿。故《下经》曰骨痿生于大热。

曰：何以别之？曰：肺热者色白而毛败，心热者色赤而络脉溢，肝热者色苍而爪枯，脾热者色黄而肉蠕动，肾热者色黑而齿槁。

曰：治痿者独取阳明，何谓也？曰：阳明者，五脏六腑之海[9]，主润宗筋。宗筋者，主束骨而利机关。冲脉者，经脉之海，主渗灌溪谷，与阳明合于宗筋。阴阳总宗筋之会[10]，会于气冲，而阳明为之长，皆属于带脉，而络于督脉，故阳明虚则宗筋纵，带脉不引[11]，故足痿不用。治之，各补其营而通其俞，调其虚实，和其逆顺，则筋脉骨肉各以其时受月[12]则病已矣。

痿厥，为四末束闷，乃疾解之，日二；不仁者十日而知，无休，病已止。

口缓不收[13]，不能言语，手足痿躄不能行，地仓主之。

痿不相知，太白主之。（一云身重骨痿不相知）。

痿厥，身体不仁，手足偏小，先取京骨，后取中封、绝骨[14]，皆泻之。

痿厥寒，足腕不收，躄，坐不能起，髀枢脚痛，丘墟主之。

虚则痿躄，坐不能起；实则厥，胫热膝痛，身体不仁，手足偏小，善啮颊，光明主之。

【注释】

[1] 筋膜：《素问·痿论》新校正引全元起注曰："膜者，人皮下肉上筋膜也。"《类经·

痿证》注："盖膜犹幕也，凡肉理脏腑之间，其成片联络薄筋，皆谓之膜，所以屏障血气者也。凡筋膜所在之处，脉络必分，血气必聚。"

[2] 痿躄：下肢痿弱不能行走的一种病。

[3] 胞络：《素问·痿论》新校正云："详经注中胞字，俱当作包。"故胞络即心包络之脉。

[4] 意淫于外：思想为外界美色所干扰之意。

[5] 白淫：指男子流白及女子白浊、带下之类的疾病。

[6] 使内：指房劳过度，耗竭精气而言。

[7] 渐：浸渍的意思。

[8] 以水为事：指工作居处都接近水湿。

[9] 阴阳者，五脏六腑之海：因胃能受纳水谷，吸收精华以滋养五脏六腑，故称阳明为五脏六腑之海。

[10] 阴阳总宗筋之会：足三阴经、阳明、少阳及督、冲、跷脉等，都会于前阴部，故称宗筋。阳明为水谷之海，冲脉为血海，一阴一阳，总统诸脉，所以说阴阳总宗筋之会。

[11] 不引：即不能收引。

[12] 时受月：《素问·痿论》王注曰："时受月，谓受气时月也，如肝主甲乙，心主丙丁……"

[13] 不收：此后原有"痿不能行"四字，与下文重，据《外台秘要》《医心方》《千金要方》删。

[14] 绝骨：指阳辅穴。

【按语】

"热在五脏发痿"是皇甫谧汇集《素问·痿论》《灵枢·杂病》《明堂经》佚文的部分内容编写而成。

1. 五脏使人痿 本节论述了"五脏使人痿"的病因病机及证候，认为其病理是内热耗伤津血，筋、骨、脉、肌、皮等组织失养，致膝胫酸软无力。其所以分为五者，因筋、脉、肉、皮、骨等组织中的任何一种受病，都可导致下肢痿弱而成痿证。由于这5种组织分别连属五脏，所以又称五脏痿。另从情志、气候、居处、色欲等方面具体说明致痿的原因，这样可以对痿病的病因和病理有较全面的认识。

"五脏使人痿"是基于"五脏与五体相合"的理论，将疾病分为"筋痿、脉痿、肉痿、骨痿和痿躄"五痿。其首见于《素问·痿证》，其对痿证的病因病机有较为详细的描述，指出痿证的主要原因是内热伤津，宗筋失润，以致痿软弛纵，发为痿证，并提出了"肺热叶焦"为主要病机的观点。由于肺居高位，为五脏六腑之华盖，故以"肺热叶焦"为致痿的主因。五脏病变的发生，是由于脏气之热，或由情志所伤，或由年老肾衰，或由湿热浸淫。而病理的关键，在于筋骨、肌肉等失去气血津液的濡养。后世医家在此基础上，通过实践，进一步认识到阴阳、气血、津液之虚，湿痰、瘀血、食积之患，皆能使人成痿。

关于痿证的病因、病机，历代多有论述。《太素》云："痿者，屈弱也。以五脏热，遂使皮肤、脉、筋、肉、骨缓痿屈弱不用。"《吕览》云："多阳则痿。"汉代张仲景《伤寒论》论述了伤寒吐下后又复发汗，阴阳气血俱虚，不能濡养筋脉久而成痿；《金匮要略·中风历节病脉症并治第五》又有"咸则伤骨，骨伤则痿"的记载，分别从误治及过食咸味等方面讨论了病因。隋代巢元方从外感内伤两方面分析病因，《诸病源候论·风身体手足不随候》即论述其主因是外受风邪，内由脾胃亏虚，并运用脏腑经络理论，对其病理作了阐发。巢氏说："手足不随者，由体虚腠理开，风气伤于脾胃之经络也，足太阴为脾之经，脾与胃合；足阳明为胃之经，胃为水谷之海也。脾主一身之肌肉，为胃行水谷之气，以养身体四肢。脾气弱，即肌肉虚，受风邪所侵，故不能为胃通行水谷之气，致四肢肌肉无所禀受。而风邪在经络，搏于阳经，气行则迟，关机缓纵，故令身体手足不随也。"张子和指出："大抵痿之病，皆因客热而成……故痿躄属肺，脉痿属心，筋痿属肝，痿病成矣。"明确了"痿病无寒"的论点，认为"若痿作寒治，是不刃而杀之也"。李东垣对湿热致痿论述尤详。朱丹溪《丹溪心法》则立专篇论述痿躄证治，分为湿热、痰湿、气虚、血虚、瘀血五个证候，并按不同证候提出了相关治法及具体方药。王肯堂《证治准绳》分别论述五劳、五志、六淫各伤其脏所合而成皮、肉、肺、筋、骨致成五痿，对情志因素尤为重视。中医学认为，五脏藏神，某一脏气的虚实可以影响到所藏之神（某一情志）的变化。反之，情志的变化也会影响到所关联脏气的虚实。因此，在治法上对治痿独取阳明从生理病理关系上做了阐发。总之，清明以来，对本病病因病机的认识有了较大进展，论述了火热、湿热、湿痰、气血亏损、瘀血、情志失调等在致病中的重要作用。

2. 治痿独取阳明　"治痿独取阳明"首见于《素问·痿证》，认为治疗痿证多从足阳明经穴或胃腑入手，其对临床具有重要的指导意义。"各补其荥而通其俞，调其虚实，和其逆顺"是针刺治疗痿证的原则。阳明即足阳明胃经，而"胃为水谷之海""气血生化之源""阳明多气多血"。张介宾注："阳明，胃脉也。主纳水谷，化气血以滋养表里，故为五脏六腑之海。"《素问·痿论》曰："阳明者，五脏六腑之海，主润宗筋，宗筋主束骨而利关节也。"故阳明充盛，气血充足，筋脉得以濡养，则筋脉柔软，关节滑利，运动灵活。阳明胃的功能又与脾的运化密不可分，如《素问·太阴明论》所言："四肢皆禀气于胃而不得至经，必因于脾乃得禀也。今脾病不能为胃行其津液，四肢不得禀水谷气，气日以衰，脉道不利，筋骨肌肉皆无气以生，故不用焉。"因此，脾胃亏虚，气血不足，则宗筋失养，纵缓不收，而见肌肉、关节痿弱不用。

根据"五脏使人痿""五脏气热可致痿""肉痿乃得之湿地"等病因病机，"治痿独取阳明"之说实难圆通。治痿强调调理阳明，不是说只取阳明，不管哪一种原因引起的痿证，都要同时考虑阳明，如马莳注云："……今日独取阳明，又必兼取所受病之经，假如治筋痿者，合胃与肝而治之，补阳明之荥穴内庭，肝之荥穴行间，胃之俞穴陷谷，肝之俞穴太冲……"此与"各补其荥而通其俞，调其虚实"相合。金元以来，随着对本病病因病机认识的深入，治疗上也有了新的见解。李东垣详论湿热致痿，提出清燥汤等方剂，随症加减。朱丹溪按不同证候提出了相关治法，如痰湿用二陈汤加苍术等，充分体现了针灸取阳明清利湿热的观点。

3. 痿证各种症状的不同取穴　痿证的治疗，以驱邪通络、濡养筋脉为主，以手、足阳明经穴和夹脊穴为主穴。上肢取肩髃、曲池、合谷、胸段夹脊穴，下肢取髀关、伏兔、阳陵泉、足三里、三阴交、腰部夹脊穴。阳明经多血多气，选上、下肢阳明经穴位，可疏通经络，调理气血。夹脊穴为督脉之旁路，又与膀胱经第1侧线的脏腑背俞相通，可调脏腑阴阳，行气血。三阴交健脾益肾，濡养筋脉。筋会阳陵泉，可疏经调筋。肺热津伤加尺泽、肺俞、二间；湿热袭络加阴陵泉、大椎、内庭；脾胃虚弱加脾俞、胃俞、关元；肝肾亏损加太溪、肾俞、肝俞；上肢肌肉萎缩加手阳明经排刺；下肢肌肉萎缩加足阳明经排刺。本节曰："口缓不收，不能言语，手足痿躄不能行，地仓主之。痿不相知，太白主之。痿厥，身体不仁，手足偏小，先取京骨，后取中封、绝骨，皆泻之。痿厥寒，足腕不收躄，坐不能起，髀枢脚痛，丘墟主之。虚则痿躄，坐不能起；实则厥，胫热膝痛，身体不仁，手足偏小，善啮颊，光明主之。"上述均体现了"治痿独取阳明"的治则。

四、经络受病入肠胃五脏积发伏梁息贲肥气痞气奔豚

【提要】

本篇出自《针灸甲乙经》第八卷第二节，主要论述伏梁、息贲、肥气、痞气、奔豚等的病证及主治。主要内容有：

1. 不同邪气伤人的病位、病机及由外入内、由上而下的传变规律。

2. 邪气成积留著于孙络、阳明之经、缓筋、肠胃之募原、伏冲之脉、膂筋、俞脉的临床表现。

3. 积块形成机理。

4. 经络受病内入于肠胃、五脏，结聚而形成五脏积的病因、病机、症状及主治俞穴。

【原文】

黄帝问曰：百病始生，三部之气，所伤各异，愿闻其会。岐伯对曰：喜怒不节则伤于脏，脏伤则病起于阴，清湿袭虚则病起于下，风雨袭虚则病起于上，是谓三部。至其淫溢，不可胜数。

风雨寒热不得虚邪，不能独伤人。卒然逢疾风暴雨而不病者，盖无虚邪，不能独伤，此必因虚邪之风，与其身形，两虚相得[1]，乃客其形。两实[2]相逢，众人肉坚。其中于虚邪也，因其天时，与其躬身，参以虚实，大病乃成[3]。气有定舍，因处为名，上下内外，分为三真[4]。是故虚邪之中人也，始于皮肤，皮肤缓则腠理开，腠理开则邪从毛发入，毛发入则稍深，稍深则毛发立，洒然，皮肤痛。留而不去则传舍于络，在络之时，通于肌肉，其病时痛时息，大经乃代。留而不去，传舍于经，在经之时，洒淅善惊。留而不去，传舍于俞，在俞之时，六经不通，四节即痛，腰脊乃强。留而不去，伏舍于伏冲之脉[5]，在伏冲之脉时，身体重痛。留而不去，传舍于肠胃，在肠胃之时，贲响[6]腹胀，多寒则肠鸣，飧泄不化，多热则溏出糜。留而不去，传舍于肠胃之外，募原[7]之间，留著于脉，稽留而不去，息而成积，或著孙络，或著脉络，或著经脉，或著俞脉，或著于伏冲之脉，或著于膂筋，或著于肠胃之募原，上连于缓筋，邪气淫溢，不可胜论。

其著孙络之脉而成积，往来上下，擘（音拍，破尽也）乎（《素问》作手）孙络之居也，浮而缓，不能拘积而止之，故往来移行，肠胃之外，凑渗注灌，濯濯有音，有寒则腹膜满雷引，故时切痛。其著于阳明之经，则夹脐而居，饱则益大，饥则益小。其著于缓筋[8]也，似阳明之积，饱则痛，饥则安。其著于肠胃之募原也，痛而外连于缓筋也，饱则安，饥则痛。其著于伏冲之脉者，揣之应手而动，发手则热气下于两股，如汤沃之状。其著于膂筋[9]在肠后者，饥则积见，饱则积不见，按之弗得。其著于俞脉[10]者，闭塞不通，津液不下，而空窍干。此

NOTE

邪气之从外入内，从上下者也。

曰：积之始生至其已成，奈何？曰：积之始生，得寒乃生，厥[11]止乃成积。曰：其成奈何？曰：厥气生足溢[12]（《灵枢》作足俯），足溢生胫寒，胫寒则脉血凝泣，寒热上下入于肠胃，入于肠胃则䐜胀，外之汁沫迫聚不得散[13]，日以成积。卒然盛食多饮则脉满，起居不节，用力过度则络脉伤，阳络伤则血外溢，溢则衄血；阴络伤则血内溢，溢则便血。肠外之络伤则血溢于肠外，肠外有寒，汁沫与血相搏，则并合凝聚，不得散而成积矣。卒然中于寒，若内伤于忧恐，则气上逆，气上逆则穴俞不通，温气不行，凝血蕴裹而不散，津液凝涩，著而不去，而积皆成矣。

曰：其生于阴者奈何？曰：忧思伤心，重寒伤肺，忿怒伤肝。醉饱入房，汗出当风则伤脾；用力过度，入房汗出浴水则伤肾。此内外三部之所生病也。察其所痛，以知其应，有余不足，当补则补，当泻则泻，无逆天时[14]，是谓至治。

曰：人之善病肠中积者，何以候之？曰：皮薄而不泽，肉不坚而淖泽[15]，如此则肠胃恶，恶则邪气留止，积聚乃作。肠胃之积，寒温不次，邪气乃（一本作稍）止，至其蓄积留止，大聚乃起。

曰：病有身体腰髀股胻[16]皆肿，环脐而痛，是谓何病？曰：名曰伏梁[17]。此风根[18]也，不可动[19]，动之为水溺涩之病。病有少腹盛，左右上下皆有根者，名曰伏梁也。裹大脓血，居肠胃之外，不可治；治之，每切按之致死。此下则因阴[20]，必下脓血，上则迫胃脘，生膈夹（一本作依）胃脘内痈，此久病也，难治。居脐上为逆，居脐下为顺，勿动亟夺[21]，其气溢（《素问》作泄）于大肠，而著于肓，肓之原在脐下，故环脐而痛也。

《八十一难》曰：心之积名曰伏梁，起于脐上，上至心下，大如臂，久久不愈，病烦心，心痛。以秋庚辛日得之，肾病传心，心当传肺，肺以秋旺，不受邪，因留结为积。

又曰：肺之积名曰息贲，在右胁下，覆大如杯，久久不愈，病洒洒[22]恶寒，气逆喘咳，发肺痈。以春甲乙日得之，心病传肺，肺当传肝，肝以春旺，不受邪，因留结为积。

曰：病胁下满，气逆，行三二岁不已，是为何病？曰：病名息贲[23]，此不妨于食，不可灸刺，积为导引服药，药不能独治也。

《八十一难》曰：肝之积名曰肥气[24]，在左胁下，如覆杯，有头足如龟鳖状，久久不愈，发咳逆，痎疟，连岁月不已。以季夏戊己日得之，肺病传肝，肝当传脾，脾以季夏旺，不受邪，因留结为积。此与息贲略同。

又曰：脾之积名曰痞气[25]，在胃脘，覆大如盘，久久不愈，病四肢不收，发黄疸，饮食不为肌肤。以冬壬癸日得之，肝病传脾，脾当传肾，肾以冬旺，不受邪，因留结为积。

又曰：肾之积名曰贲豚，发于少腹，上至心下，若豚状，或上或下无时，久不已，令人喘逆，骨痿少气。以夏丙丁日得之，脾病传肾，肾当传心，心以夏旺，不受邪，因留结为积也。

息贲，时唾血，巨阙主之。

腹中积，上下行，悬枢主之。

疝积胸中痛，不得穷屈，天容主之。

暴心腹痛，疝积时发，上冲心，云门主之。

心下大坚，肓俞、期门及中脘主之。

脐疝绕脐痛，冲胸不得息，灸脐中。

贲豚气上，腹膜坚痛引阴中，不得小便，两丸骞[26]，阴交主之。

脐下疝绕脐痛，石门主之。

奔豚气上，腹膜痛，口强不能言，茎肿先引腰，后引小腹，腰髋少腹坚痛，下引阴中，不得小便，两丸骞，石门主之。

奔豚，寒气入小腹，时欲呕，伤中溺血，小便数，腰背脐痛引阴，腹中窘急欲凑[27]，后泄不止，关元主之。

奔豚上抢[28]心，甚则不得息，忽忽少气，尺厥[29]，心烦痛，饥不能食，善寒中腹胀，引膜而痛[30]，小腹与脊相控暴痛，时窘之后，中极主之。

腹中积聚，时切痛，商（一作肓）曲主之。

脐下积，疝瘕，胞中有血，四满主之。

脐疝绕脐而痛，时上冲心，天枢主之。

气疝烦[31]呕，面肿，奔豚，天枢主之。

奔豚，卵上入，痛引茎，归来主之。

奔豚上下，期门主之。

息奔，胁下气上下，胸中有热，期门主之。

疝瘕，髀中急痛，循胁上下抢心，腹痛积聚，府舍主之。

奔豚，腹肿，章门主之。

少腹积聚，劳宫主之。

环脐痛，阴骞，两丸缩，腹坚痛不得卧，太冲主之。

寒疝，下至腹膝腰痛如清水，大腹（一作小腹）诸疝，按之下至膝上伏兔中寒，疝痛腹胀满，痿厥少气，阴市主之。

大疝腹坚，丘墟主之。

【注释】

[1] 相得：原作"相搏"，据明抄本改。

[2] 两实：指天有实风，人有实形。实形，为形体壮实之谓。

[3] 参以虚实，大病乃成：《太素·邪传》注："参，合也；虚者，形虚也；实者，邪气盛实也。两者相合，故大病成也。"

[4] 真：《太素·邪传》作"贞"。《太素·邪传》注："上谓头面也，下为尻足也，中谓腹。三部各有其外也。贞，正也；三部各有分别，故名三贞也。"

[5] 伏冲之脉：指冲脉之伏行于脊内者。张介宾《类经·疾病类》云："即冲脉之在脊者，以其最深，故曰伏冲。"

[6] 贲响：腹中气体上下冲击有响声。

[7] 募原：泛指膈间及肠胃之外脂膜的部分，一作"膜原"。《灵枢·百病始生》云："募原者，肠胃外之膏膜。"

[8] 缓筋：足阳明之筋。

[9] 脊筋：脊内之筋。

[10] 俞脉：足太阳脉，络肾属膀胱。

[11] 厥：气逆。

[12] 足溢：溢，器满也，引申为胀满。因感受寒邪，血行不畅，凝滞于足而感胀满。

[13] 外之汁沫迫聚不得散：胃主血，大肠主津，小肠主液，此处指运行于肠胃外的津液，由于寒气的侵袭及肠胃的胀满而聚集，不能得到布散。

[14] 无逆天时：人体脏腑阴阳有适应自然界阴阳消长的能力，治疗疾病时，必须顺从其适应性，不可违背它。

[15] 淖泽：柔和滑润。

[16] 腰髀股胻：原作"腰股胻背"。胻，小腿。

[17] 伏梁：伏，藏伏也。梁，疆梁坚硬之谓。

[18] 风根：即寒气也。

[19] 动：《素问·奇病论》王注："谓剂其毒药而击动之，使其大下也。"

[20] 此下则因阴：此下，指少腹。阴，前后二阴。

[21] 勿动亟夺：不可用剧烈药物如峻泻剂以伤动正气及屡次劫夺邪气的治法。因本病留著而有根，强行劫夺，不仅不能去病，反而徒伤元气。

[22] 洒洒：寒栗的样子。

[23] 息贲：病名，有气急上奔、右胁下有块如覆杯状、发热恶寒、胸闷呕逆、咳吐脓血等症状，久可发为肺痈。

[24] 肥气：肥盛也。肥气聚于左胁之下如覆杯凸出，如肉肥盛之状。

[25] 痞气：痞塞而不通。

[26] 两丸骞：两侧睾丸内陷。骞，内陷。此处指由于阴中痛，睾丸拘挛而上缩。

[27] 凑：聚之意。

[28] 抢：冲逆之意。

[29] 尸厥：指突然出现心中烦乱、不知人事、手足厥冷、牙关紧闭等症状的疾病。

[30] 引膜而痛：《外台秘要》作"引胁而痛"。其含义指寒气侵袭中焦，从而牵引两胁疼痛。

[31] 烦：原作"哕"，据《千金要方》注文引本书改，与《外台秘要》合。

【按语】

"经络受病入肠胃五脏积发伏梁息贲肥气痞气奔豚"是皇甫谧汇集《灵枢·百病始生》《灵枢·五变》《素问·腹中论》《难经·五十六难》《素问·奇病论》及《明堂经》佚文等内容编写而成。

1. 不同邪气伤人致病及其传变规律　人体感受外邪而发病，必须具备两个基本因素，即外有虚邪之风，内有身形之虚，两者相合，其病乃生。邪气性质不同，侵害人体的部位不同，发病有"或起于阴，或起于阳"之分。情志内伤，病多发于五脏，故"喜怒不节则伤脏"而病起于内；地之清湿属外感之阴邪，故"清湿袭虚，则病起于下"；天之风雨属外感之阳邪，故"风雨袭虚，则病起于上"。

邪气的传变始在皮肤，次传腠理，再传经络。若迁延失治误治，则易内传入里，而留著成痈成积。邪入孙络则易成积，邪入肠胃，则为满为痛。外邪由表入里的传变规律为：外邪→皮肤（毛发立、淅然恶寒、皮肤痛）→络脉（肌肉痛）→经脉（洒淅恶寒、犹如受惊一般）→输脉（肢节痛、腰脊强）→伏冲之脉（体重、身痛）→肠胃（贲响腹胀，从寒化则为飧泻，从热化则胃溏出糜）→肠胃之外，募原之间，留著于脉，息而成积（积之部位："或著孙脉……上连缓筋"）。外邪传变来自于《灵枢·百病始生》。本段从邪气传变的角度详细论述了虚邪由表及里、由浅入深形成积证的过程及临床表现。

2. 邪气成积留著于不同部位的临床表现 本段深入论述了积证，指出了积留著于不同部位的临床表现，进一步指出邪气传变留止的多样性，又从孙络浮而缓的特点指出积往来于肠胃之外的机理。

邪气留著于孙络而成积的，其积能随络脉上下往来活动，臂和手是孙络居止之处，孙络浮浅弛缓，无力拘束积气留止不动，所以邪随络脉往来，移行于肠胃之外，致使肠间之水汇聚渗泄，注灌而濯濯有声，有寒的则腹胀满，肠雷鸣，相互牵引，时常腹彻痛。邪气留著于阳明之经而成积的，其积在脐的两旁，阳明属胃，胃主受纳水谷，所以饱时其积块显大，饥时则显小。邪气留著于缓筋而生积的，它的形状与阳明之积相似，所以饱食则痛，饥时则安。邪气留著于肠胃募原而成积的，疼痛与缓筋相连，但饱时不痛，饥时则痛。邪气留著于伏冲之脉而成积的，按压其腹觉有跳动应手，将手举起，觉有热气下流两股，并像用热汤浇灌一样。邪气留著于脊筋而成积的，因为脊筋夹脊两旁，在肠胃之后，饥时肠胃空虚，积形可以发现，饱时肠胃充满，就隐伏不见，按摸不到。若邪气留著于俞脉，致脉道闭塞，津液不能输布，则肠道干燥，空窍壅滞不通。

3. 积块形成机理 积块形成的基本病机——得寒乃生厥，止乃成积。积块的形成有三种病变过程，一是寒起于足部，血脉凝泣，导致足悗胫寒循脉上犯肠胃，肠胃膜胀逼迫肠外汁沫积聚不得散开，慢慢形成积块。二是用力过度、暴饮暴食、起居不节等致络脉受伤，加之肠外有寒，寒凝血瘀津停，三者并合凝聚而成积。三是外中于寒、内伤忧怒，寒邪随气机上逆，六输不通，阳气不行，气血津液相互蕴裹，留著而成积。

积的病因：首先，寒邪是导致积的最重要因素，故文中说"积之始生，得寒乃生"。其次，寒邪之外，情志失和、饮食失调、起居不节、劳倦过度等也是积生成的重要病因。积之病机为寒凝、气滞、血瘀、津停，积聚不散，日渐成积。在治疗上积块一类慢性痼疾，当以温经散寒、调理气机为大法，适当选用行气导滞、活血化瘀、化痰利水等方药。古人在治疗癥瘕积聚时多取肿块局部穴、腹部穴、背部穴、足三阴经穴，以及足三里、内关等穴。

肠中积病候的诊断，若皮肤薄而不润泽，肌肉不坚实而松弛者，表示肠胃功能不良，肠胃容易感受邪气的侵袭而患积聚。中医藏象学说认为，藏于内而象于外，脾主肌肉，通过观察机体的肌肉状态即可判断肠胃状况，这对当今中医临床很有启发。

4. 邪入五脏为病 情志、外邪、饮食、劳伤（包括房劳）等因素均可造成五脏病变，这些因素既可单独伤脏，也可相合伤脏。五脏病的致病原因各有其特点，古代医家从临床实践中初步理出邪气伤脏的一般情况，如忧愁思虑过度则伤心；形寒饮冷则伤肺；忿恨恼怒则伤肝；醉饱之后入房，汗出当风则伤脾；若用力过度，或入房汗出而沐浴则伤肾。这就是五脏受伤病起于阴和人体内外上下之所以发病的原因。疾病诊治应遵循一定的原则，一是以表知里察得病处，使针药达于病所；二是明辨证候虚实，正确运用补泻方法；三是治疗措施顺应天时，因时制宜。

5. 五脏积

（1）伏梁 伏梁是病久邪留腹中结硬的一种积聚病。成因一是风邪留于脐腹之间，溢于大肠，著于肓膜，身体腰髀股胻皆肿，环脐而痛；二是居肠胃之外，裹大脓血，以致少腹胀满，上下有根。本病有根，不可轻易处理，否则会有变症，多见于下腹部鼓胀，积位于肠胃之外，内裹大量脓血，四周均有根蒂盘结，难以治疗。此病下迫阴器则容易便脓血，上则压迫胃脘导致隔塞不通。由于其气与大肠相通，影响脐下之肓膜，因而会出现环脐而痛证候。本病关键是脾胃功能失调引起的，情志失调，暴怒伤肝，肝气横逆易导致本病的发生或病情加重。因此，应注意精神调养，保持心情舒畅愉快，使肝气条达舒畅，以发挥正常的疏泄功能，保证脾胃的受纳运化功能正常运行，使疾病不发生或缩短疗程，促进康复。

本篇所言三个伏梁，一是因寒邪厥而上逆所引起，症见腰股等部浮肿，环脐疼痛；二是久病不治，邪溢肠外所引起，症见少腹坚硬有根，裹有脓血而下溢上迫；三是五脏传邪，留止而不能再传所引起，症见起于脐上至心，即风根伏梁、脓血伏梁和心积伏梁。病名虽然相同，但是其证候并不完全相同，应该注意区别。

（2）息贲　息贲是肺积的一种病证。杨玄操曰："息，长也。贲，鬲也。言肺在膈也，其气不行，渐长而通于膈，故曰息贲。一曰：贲，聚也，言其渐长而聚蓄。"其为心病传肺，症见右胁下，腹大如杯等。若长久不愈，使人洒洒恶寒，气逆喘咳而发肺痈。肺积基本病机是正气虚损、阴阳失调、六淫之邪乘虚而入，邪滞于肺，导致肺脏功能失调，肺气阻郁，宣降失司，津液失于输布，津聚为痰，痰凝气滞，气滞血瘀，瘀阻络脉，痰气瘀毒胶结日久，形成肺部积块。由此可见，肺积是一种全身属虚、局部属实的疾病，虚则以气虚、阴虚、气血两虚多见，实则以痰凝、气滞、血瘀毒结多见，特别是肺癌患者。治疗不可用艾灸和针刺，可多次用导引法疏通气血，同时，结合服药慢慢调治。

（3）肥气　肥气，古名病。五积病之一，属肝之积。症见左胁下，如覆杯，有头足，如龟鳖状等。若长久不愈，易发生咳逆、痎疟，且连年不愈。以其似覆杯凸出，如肉肥盛之状，故名肥气。《灵枢·邪气脏腑病形》云："肝脉……微急为肥气，在胁下，若复杯。"肝积是因痎疾、蛊虫病等多种原因导致肝络瘀滞不通，瘀血内积，新血不生，肝体失却柔润，疏泄失职，以右胁痛，或胁下肿块，腹胀纳少及肝瘀证候为主要表现的积聚类疾病。其在夏季戊己日得病，肺病传肝，肝病传脾。时值季夏，脾旺与季夏，其气旺盛，不受邪气，因而留结成肝之积。肥气可分为肝脾瘀滞证和血虚夹瘀证两个证型。治疗当以疏肝通络、化瘀消积、补益气血、活血化瘀为原则，辨证施治。

（4）痞气　痞气为脾的积病，出自《难经·五十四难》。云："脘腹部有状如复杯的痞块。"《难经》称之为痞气，位于胃脘，仿佛覆盖了一个盘子一样，同时四肢痿软无力，若长久不愈，病四肢不收，发为黄疸，饮食不能营养而肌肉消瘦。《济生方》卷四云："痞气之状，留于胃脘，大如复杯，痞塞不通，是为脾积。诊其脉微大而长，其色黄，其病饥则减，饱则见，腹满呕泄，足肿肉削。久不愈，令人四肢不收。"该病得于冬天的壬癸日，是肝病传脾后，再从脾传至肾时受到阻滞而形成的。按照五行生克制化原理，木克土，土克水。壬癸日肾气充盛，邪气不侵入，故留之于脾，进而成积。

（5）奔豚　奔豚为肾的积病，《难经》称肾积病为奔豚。奔豚气病，其症如《金匮要略·奔豚气病》篇所描述的"气从少腹上至心""从少腹起，上冲咽喉发作欲死，复还止"。该病的主要特征为气起自少腹，上冲胸咽，其状若奔豚（豚，小猪之意）。凡具备此特征者，可名之曰奔豚病。该病得于夏天的丙丁日，是肺病传肾后，再从肾传至心时受到阻滞而形成。按照五行生克制化原理，水克火，丙丁日心气充沛，邪气不得侵入，故留之于肾而形成肾积。

汉代张仲景对奔豚提出了独创性的见解，认识到奔豚气的发生不仅与任脉、肾有关，而且与肝有关。他创立了治疗或预防奔豚气的三个有效方剂，即桂枝加桂汤、苓桂术甘汤、奔豚汤。后世医家也认识到奔豚的发生与情志密切相关。因心主神明，情志之变，必先影响到心。尤其是惊恐之变，惊则气乱，恐则气下，心气皆不守原位。心气内洞，则邪容易乘虚而入，如肝之郁火、肾之积气阴寒、冲之阴阳无根气、任之虚阳浮越气都可以上乘心位，导致奔豚上冲心的发生。

五、寒气客于五脏六腑发卒心痛胸痹心疝三虫

【提要】

本篇出自《针灸甲乙经》第九卷第二节，主要论述寒气侵袭五脏六腑引发心痛、胸痹、心疝、三虫。主要内容有：

1. 肾心痛、胃心痛、脾心痛、肝心痛、肺心痛、真心痛的临床表现及主治穴位。
2. 心痛伴有不同临床表现的治疗方法。
3. 肠道寄生虫虫瘕、蛔咬的症状及针刺方法。
4. 心疝急发及喉痹的选经用穴。

【原文】

厥心痛[1]，与背相引，善瘛[2]，如物从后触其心，身伛偻者，肾心痛也。先取京骨、昆仑，发针立已，不已取然谷。

厥心痛，腹胀满，心痛尤甚者，胃心痛也。取大都、太白。

厥心痛，如锥针刺其心，心痛甚者，脾心痛也。取后谷、太溪。

厥心痛，色苍苍如死灰状，终日不得太息者，肝心痛也。取行间、太冲。

厥心痛，卧若从居[3]，心痛乃间，动作痛益甚，色不变者，肺心痛也。取鱼际、太渊。

真心痛，手足清至节，心痛甚，旦发夕死，夕发旦死。

心下（一本作痛）不可刺者，中有盛聚，不可取于俞[4]。

肠中有虫瘕，有蛔咬，皆不可取以小针。

心腹痛，发作肿聚，往来上下行，痛有休止，腹中热，善涎出者，是蛔咬也。以手聚按而坚持之，无令得移，以大针刺之，久持之，虫不动，乃出针。

心痛引腰脊，欲呕，刺足少阴。心痛腹胀涩涩然[5]，大便不利，取足太阴。心痛引背不得息，刺足少阴，不已取手少阴。心痛，少腹满，上下无常处，溲便难，刺足厥阴。心痛，但短气不足以息，刺手太阴。

心痛不可按，烦心，巨阙主之。

心痛有三虫[6]，多涎，不得反侧，上脘主之。

心痛身寒，难以俯仰，心疝冲冒[7]，死不知人，中脘主之。

心痛上抢心，不欲食，支痛斥膈，建里主之。

心腹中卒痛而汗出，石门主之。

胸胁背相引痛，心下澹澹[8]，呕吐多唾，饮食不下，幽门主之。

脾[9]逆气，寒厥急，烦心，善唾哕噫，胸满激呼，胃气上逆，心痛，太渊主之（《千金》作肺胀胃逆[10]）。

心膨膨痛（《千金》云烦闷乱，少气不足以息），尺泽主之。

心痛，侠白主之。

卒心中痛，瘕疝互相引，肘内廉痛，心敖敖然[11]，间使主之。

心痛，衄哕呕血，惊恐畏人，神气不足，郄门主之。

心痛卒咳逆，曲泽主之，出血则已。

卒心痛，汗出，大敦主之，出血立已。

胸痹引背时寒，间使主之。

胸痹心痛，肩肉麻木，天井主之。

胸痹心痛不得息，痛无常处，临泣主之（《千金》云不得反侧）。

心疝暴痛，取足太阴、厥阴，尽刺之血络。喉痹舌卷，口干烦心，心痛，臂表痛（《灵枢》及《太素》俱作背[12]内廉痛）不可及头，取关冲，在手小指次指爪甲去端，如韭叶许（一云左取右，右取左）。

【注释】

[1] 厥心痛：五脏气机逆乱犯心导致的心痛。《难经·六十难》云："五脏气相干，名厥心痛。"杨玄操注："诸经经络皆属于心，若一经有病，其脉逆行，逆则乘心，乘心则心痛，故曰厥心痛，是五脏气冲逆致痛，非心家自痛也。"

[2] 善瘛：抽掣，拘急如风也。

[3] 卧若从居：意指卧床或闲居休息。若，作"或"解。从居，指闲居、休息。

[4] 中有盛聚，不可取于俞：盛聚，大聚的意思。《类经·刺心痛并虫瘕蛟蛕》注云："中有盛聚，谓有形之癥，或积或血，停聚于中，病在脏而不在经，故不可取于腧穴，当从内以调治之也。"

[5] 涩涩然：形容肠中涩滞不通。《灵枢注证发微》注："啬，客啬，便难犹是也。"

[6] 三虫：《诸病源候论·九虫病》："三虫者，长虫、赤虫、蛲虫，为三虫也。"

[7] 心疝冲冒：原作"心疝气冲胃"，据《千金要方》注文引《针灸甲乙经》改。心疝，病名见《素问》，指因心经受寒而致的病证，表现为腹部疼痛，腹部隆起，自觉有气自脐上冲心。

[8] 涽涽：混混，杂乱的意思。

[9] 脾：《外台秘要》同。卷十第一下作"痹"，与《明堂经》合，义长。

[10] 肺胀胃逆：《千金要方》作"肺胀，胃气上逆"，详"肺胀"已见于《针灸甲乙经》卷八第三"胃气上逆"与本条同，不当出注。

[11] 敖敖然：心中焦灼不安的意思。敖，熬也。

[12] 背："臂"之误。

【按语】

"寒气客于五脏六腑发卒心痛胸痹心疝三虫"是皇甫谧汇集《灵枢·厥病》《灵枢·杂病》《灵枢·热病》及《明堂经》佚文等内容编写而成。

1. 厥心痛的辨证治疗　厥心痛根据脏腑不同病理表现分为肾心痛、胃心痛、脾心痛、肝心痛、肺心痛5种。其治疗所选腧穴多为五输穴之荥、输、经穴，正如《灵枢·寒热病》中所云："经输治骨髓五脏。"如"厥心痛，腹胀满，心痛尤甚者，胃心痛也。取大都、太白。"经络辨证主要依据经脉病候，如"心痛引腰脊，欲呕，刺足少阴。心痛腹胀涩涩然，大便不利，取足太阴……心痛，但短气不足以息，刺手太阴"。根据不同证候表现分属某经针刺治之。

真心痛，是为邪气直犯于心，内有瘀血积块闭塞心脉，主要表现为手足厥冷，心痛剧烈，病势危重，针刺治疗效果并不理想。其病因病机，主要以心气心阳虚为本，瘀血痰浊为标。

2. 心痛伴不同证候取穴 此部分内容为《明堂经》佚文，论述心痛、胸痹的辨证治疗，在《内经》四肢取穴的基础上加入胸腹部的局部取穴，如与胃有关的心痛取上脘、中脘、建里、巨阙等，丰富了治疗取穴内容，对后世有较大的影响。

3. 蛔咬的症状及针刺 蛔咬是指心腹痛，发作时有一积块往来上下、行走不定、时痛时止、腹中有热、吐涎是蛔虫致病。治疗时先以手按其积块，使之不移，用大针刺之，久留针，直至虫不动，乃出针（此种治疗方法临床上已基本不用）。

4. 心疝卒发 心疝，病名。多因心经为寒邪所袭而发。《诸病源候论·心疝候》云："疝者，痛也。由阴气积于内，寒气不散，上冲于心，故使心痛，谓之心疝也。其痛也，或如锥刀所刺，或阴阴而痛，或四肢逆冷，或唇口变青，皆其候也。"症见心痛如锥刺，少腹有隆起之状，甚则四肢逆冷，口唇青紫，或自觉有气由少腹部上冲于心者，治宜散寒止痛。《素问·脉要精微论》云："帝曰：诊得心脉而急，此为何病？病形如何？岐伯曰：病名心疝，少腹当有形也。帝曰：何以言之？岐伯曰：心为牡脏，小肠为之使，故曰少腹当有形也。"即《内经》所言心疝，当有少腹部症状，故取足阴脉刺之。

5. 喉痹者关冲主之 喉痹一词，最早见于帛书《五十二病方》，之后《内经》认为，喉痹的病因病机为阴阳气血郁结，瘀滞痹阻所致。临床上主要分为外感风热、肺胃热盛和阴虚火旺三种证型。实证者取手太阴，手、足阳明经穴，以清热利咽，消肿止痛；虚证者取足太阴经穴，以滋阴降火，利咽止痛。

喉痹痛，舌卷缩，口干，心烦，心痛，臂外侧痛，不能高举到头，取手少阳井穴关冲主治。"舌者，心之官也""心病者，舌卷短"。《素问·脉要精微论》云："心脉搏坚而长，当病舌卷不能言。"舌为心所主，故舌病责之于心。手少阳脉循行"散落心包"，与手厥阴脉相表里，手厥阴脉病候中即有"烦心心痛"。杨上善、王冰都从手厥阴脉来解释《灵枢·热病》《素问·缪刺论》手少阳脉治疗喉舌和心病的机理，原因就在于此。

六、邪在肺五脏六腑受病发咳逆上气

【提要】

"邪在肺五脏六腑受病发咳逆上气"出自《针灸甲乙经》第九卷第三节，本篇专论咳嗽。主要内容有：

1. 指出"五脏六腑皆令人咳，非独肺也"，分别指出五脏六腑之咳的病因病机、临床表现、传变关系及"治脏者治其俞，治腑者治其合，浮肿者治其经"的治疗原则。

2. 论述了咳逆上气不同兼症的临床选穴。

3. 叙述了振埃法的针刺部位、选用腧穴、实施方法及所适应的病证。

【原文】

邪在肺则皮肤痛，发寒热，上气喘，汗出，咳动肩背。取之膺中外俞[1]，背三椎之旁[2]，以手疾按之，快然乃刺之，取缺盆中以越之[3]。

黄帝问曰：肺之令人咳何也？岐伯对曰：五脏六腑皆令人咳，非独肺也。皮毛者，肺之合也。皮毛先受邪气，邪气以从其合。其寒饮食入胃，从肺脉上至于肺气则肺寒，肺寒则内外合邪，因而客之，则为肺咳。五脏各以其时受病，非其时各传以与之。人与天地相参，故五脏各以治时[4]感于寒则受病也。微则为咳，甚则为泄为痛。乘秋则肺先受邪，乘春则肝先受之，乘夏则心先受之，乘至阴则脾先受之，乘冬则肾先受之。

肺咳之状，咳而喘息有音，甚则唾血。心咳之状，咳则心痛，喉中介介（《素问》作阶阶）如梗状[5]，甚则咽肿喉痹。肝咳之状，咳则胠[6]（《素问》作两胁下）痛，甚不可以转，转作两胁（《素问》作胠）下满。脾咳之状，咳则右胠（《素问》作胁）下痛，阴阴[7]引肩背，甚则咳涎不可以动，动则咳剧。肾咳之状，咳则腰背相引而痛，甚则咳涎。五脏久咳乃移于六腑。脾咳不已则胃受之，胃咳之状，咳而呕，呕甚则长虫[8]出。肝咳不已则胆受之，胆咳之状，咳呕胆汁。肺咳不已则大肠受之，大肠咳之状，咳而遗矢[9]。心咳不已则小肠受之，小肠咳之状，咳而失气[10]，气与咳俱失。肾咳不已则膀胱受之，膀胱咳之状，咳而遗尿（《素问》作溺）。久咳不已则三焦受之，三焦咳之状，咳而腹满不欲饮食，此皆聚于胃，关于肺，使人多涕唾而面浮肿，气逆。

治脏者治其俞，治腑者治其合，浮肿者治其经。秋伤于湿，冬生咳嗽[11]。

曰：《九卷》言振埃[12]，刺外经[13]而去阳病，愿卒闻之。曰：阳气大逆，上满于胸中，愤䐜肩息[14]，大气[15]逆上，喘喝坐伏，病咽噎不得息[16]，取之天容。其咳上气，穷诎[17]胸痛者，取之廉泉[18]。取之天容者，深无一里[19]（里字疑误）。取廉泉者，血变[20]乃止。

咳逆上气，魄户及气舍主之。

咳逆上气，虚喘，噫语穴主之。

咳逆上气，咽喉鸣喝，喘息，扶突主之。

咳逆上气唾沫，天容及行间主之。

咳逆上气，咽喉痈肿，呼吸短气，喘息不通，水突主之（一本作天突）。

咳逆上气，喘不能言，华盖主之。

咳逆上气，唾喘短气不得息，口不能言，膻中主之。

咳逆上气，喘不得息，呕吐胸满，不得饮食，俞府主之。

咳逆上气，涎出多唾，呼吸喘悸[21]，坐不得安，或中主之。

胸满咳逆，喘不得息，呕吐烦满，不得饮食，神藏主之。

胸胁榰[22]满，咳逆上气，呼吸多唾[23]，浊沫脓血，库房主之。

咳喘不得息，坐不得卧，呼吸气索[24]咽不得，胸中热，云门主之。

胸胁榰满，不得俯仰，咳唾陈脓秽浊，周荣主之。

胸中满痛，乳肿，溃痈，咳逆上气，咽喉喝有声，天溪[25]主之。

咳逆不止，三焦有水气，不能食，维道主之。

咳逆烦闷不得卧，胸中满，喘不得息，背痛，太渊主之。

咳逆上气，舌干胁痛，心烦肩寒，少气不足以息，腹胀喘，尺泽主之。

咳，干呕烦满，侠白主之。

咳上气，喘不得息，暴痹内逆，肝肺相薄[26]，鼻口出血，身胀逆息不得卧，天府主之。

凄凄寒，咳吐血，气惊，心痛，手少阴郄主之。

咳而胸满，前谷主之。咳，面赤热，支沟主之。

咳，喉中鸣，咳唾血，大钟主之。

【注释】

[1] 膺中外俞：《灵枢注证发微》注："当取膺中外俞云门、中府等穴以刺之。"

[2] 背三椎之旁：即肺俞穴。

[3] 取缺盆中以越之：《类经·邪在五脏之刺》注："缺盆，足阳明经穴也。手太阴之脉上出于此，故当取之以散越肺邪，但忌太深，令人逆息。"

[4] 治时：即治令之时。如肝治于春、心治于夏等。

[5] 介介如梗状：介，通"芥"，小草、杂草。形容咽部不舒，如有物梗阻。

[6] 胠：指腋下胁上的部位。

[7] 阴阴：《素问·咳论》王注："阴阴然，深慢痛也。"

[8] 长虫：即蛔虫。

[9] 遗矢：矢同屎。遗矢，大便失禁。

[10] 失气：俗云放屁。

[11] 秋伤于湿，冬生咳嗽：《素问·阴阳应象大论》王注："秋湿既多，冬水复王，水湿相得，肺气又衰，故冬寒甚则为嗽。"

[12] 振埃：振落尘埃。言治病好像拂去尘埃一样。振埃为刺法五节（一曰振埃，二曰发蒙，三曰去爪，四曰彻衣，五曰解惑）之一，比喻五种刺法的功效。

[13] 外经：指经脉循行于体表的部分。

[14] 愤䐜肩息：形容胸部气满发胀、耸肩而呼吸的样子。

[15] 大气：指宗气。

[16] 噎不得息：形容咽部象被异物堵塞而不得呼吸。

[17] 穷诎（qū）：身体弯曲的意思。"穷"指身体。"诎"，屈也。形容气机不得伸展，语言难出。

[18] 廉泉：此指舌下两脉，而非任脉廉泉穴。

[19] 一里：《太素·五节刺》注："一里，一寸也。"

[20] 血变：血络疏通的意思。

[21] 喘悸：原作"哮"，据《千金要方》卷30、《外台秘要》卷39改。

[22] 楮：通支。

[23] 唾：原作"喘"，据明抄本、四库本改，与《医心方》《外台秘要》合。

[24] 索：此有尽的意思。

[25] 天溪：原作"太溪"，与《针灸甲乙经》腧穴排列顺序不合，据《医心方》《千金要方》改。王焘承《针灸甲乙经》之误，将此条病证辑入"太溪"穴中；另据别本《明堂经》，将相同的病证补入"天溪"穴中。

[26] 薄：原作"传"，据明抄本改。

【按语】

"邪在肺五脏六腑受病发咳逆上气"是皇甫谧汇集《灵枢·五邪》《素问·咳论》《灵枢·刺节真邪》《明堂经》佚文等内容而成。

1. "五脏六腑皆令人咳，非独肺也"理论及应用　本句出自《素问·咳论》。考《灵枢·经脉》中的十二经脉循行线流注规律及循行方向，加之五脏与六腑相互络属关系，不难理解五脏六腑咳之理及临床表现，经文已详述。本理论充分体现了中医整体及辨证论治观念，指导咳病针灸诊疗上可借鉴经络辨证，这一点在临床上已得到共识。

在选穴方面，后世医家将"经主喘咳寒热"的应用加以拓展。《针灸甲乙经》记载："寒热喉痹，咳上气，喘，汗出，刺经渠。"多数医家认为，"经主喘咳寒热"之"经"指手太阴肺经之经穴经渠，外感寒热咳嗽当取此穴以宣肺解表，降逆止咳。根据"五脏六腑皆令人咳，非独肺也"，"五脏之久咳，乃移于六腑"，后世医家认为，治疗五脏六腑咳时也应加取各经五输穴中的经穴，即肺咳加选经渠，心咳加选灵道，肝咳加选中封，脾咳加选商丘，肾咳加选复溜，依此类推。概"所行为经"，经穴处的气血已初现宏大之势，其连接输穴和合穴，既能疏通外经，又可调治内府，无论是外邪袭肺还是五脏六腑功能异常所致的咳嗽，选其经穴可调整经气及六腑的生理功能，使经脉气血运行通畅，肺气宣发肃降有序，咳喘则自愈。历代古医籍中也有相关文献可以佐证这一观点。《医宗金鉴·刺灸心法要诀》云："解溪主治风水气，面腹足肿喘咳频。"《针灸大成》记载，阳溪主"寒热疟疾，寒嗽呕沫"。所以，治疗"五脏六腑咳"时加取各经五输穴可试于临床。

2. "治脏者治其俞，治腑者治其合，浮肿者治其经"　本句概述了咳证的针刺治疗总原则，"俞、合、经"分别指五输穴中输穴、合穴、经穴。《灵枢·九针十二原》及《灵枢·本输》中五脏之输与原，名异而同位。《灵枢·九针十二原》认为："五脏有疾也，应出十二原，五脏有疾，当取之十二原，明知其原，睹其应，而知五脏之害矣。"《难经·六十六难》认为："五脏俞者，三焦之所行，气之所留止也，脐下肾间动气者，人之生命也，十二经之根本也，故名曰原。三焦者，原气之别使也，主通行三气，原者，三焦之尊号也，故所止辄为原。"由此可看出，俞或原是脏腑元气输注出入之所，它既可以反映疾病，又可调节脏腑功能。关于"合"，《灵枢·邪气脏腑病形》认为，"合此阳脉之别入于内，属腑者也"。合穴乃六腑之阳经深入于内，与六腑相连之所，故六腑之病必用之。《太素》杨上善注："疗五脏咳，宜疗藏经第三输也。"张志聪集注解释作五脏背俞。《灵枢·四时气》云："邪在腑，取之合。"《灵枢·邪气脏腑病形》云："合治内府。"《太素》注："有浮肿者，不可治络，宜疗经穴也。"

《圣济总录·治咳嗽灸刺法》云："《内经》治咳之法，治脏者治其俞，治腑者治其合，浮肿者治其经。以穴考之，各有定处。诸咳而喘息有音，甚则唾血者，太渊主之，浮肿则治在经渠。咳而两胁下痛不可转者，太冲主之，浮肿则治在中封。咳而右胠下痛，阴阴引肩背，甚则不可动者，太白主之，浮肿则治在商丘。咳而腰背相引痛，甚则咳涎者，太溪主之，浮肿则治在复溜。咳而心痛，喉中介介如梗，甚则咽肿喉痹者，神门主之，浮肿则治在灵道。咳而遗矢者，曲池主之，浮肿则治在阳溪。咳而失气者，小海主之，浮肿则治在阳谷。咳而遗溺者，委中主之，浮肿则治在昆仑。咳而呕，呕甚则长虫出者，三里主之，浮肿则治在解溪。咳而呕苦汁者，阳陵泉主之，浮肿则治在阳辅。久咳不已，咳而腹满者，天井主之，浮肿则治在支沟。凡此五脏六腑之咳，治之常也，俞合之外，别有遗法，附之于后云。"

至于脏治输、腑治合、浮肿治其经的道理，《难经·六十八难》将五输穴与五行相合，认为各自在主治上均有其特殊作用，如"俞主体重节痛，经主喘咳寒热，合主逆气而泄"。与本篇五脏咳、六腑咳及咳而浮肿、气逆均吻合，故这种治疗方法既反映了脏腑经脉辨证论治思想，又含有对症治疗、急则治标之意，可用于临床。

3. 《针灸甲乙经》关于咳嗽的疗法特点 纵览《针灸甲乙经》，针灸治疗咳嗽，通常采用局部取穴与远道取穴相结合，局部取穴主要选用肺部周围以膀胱经、肺经、任脉、肾经为主的腧穴，远道取穴主要选用相关经络四肢肘膝关节以下的特定穴，治疗过程中常针灸并用。

（1）选穴

①围绕肺部取穴，体现近取原则：即围绕肺在体表的投影如背部、胸部、肩颈部的腧穴，其所属经脉分布涉及肺经、膀胱经、胃经、任脉、肾经、小肠经、脾经、大肠经、肝经、胆经，如本篇云："取之膺中外俞，背三椎之旁……取缺盆中以越之。"

②循经取穴以特定穴为主，体现远取原则：如本篇"治脏者治其俞，治腑者治其合，浮肿者治其经"体现了五输穴的运用。

③循经取穴以肺经腧穴作为选穴重点：咳嗽是肺脏疾病的主要特征，且肺经的主治病证也以咳嗽为主。《针灸甲乙经》始终遵循以肺经腧穴作为选穴重点的原则。

④注重辨证选穴，体现中医整体观念："五脏六腑皆令人咳，非独肺也"，故《针灸甲乙经》在治疗咳嗽的选穴过程中，除督脉外，其余十三条经脉的腧穴均有涉及；且又以肺经、膀胱经、肾经、小肠经、脾经、胃经腧穴作为主治的重点。

（2）刺灸法

①《针灸甲乙经》主张针灸并用，如"邪在肺则皮肤痛，发寒热，上气喘……取之膺中外俞，背三椎之旁，以手疾按之，快然乃刺之"，"寒热，颈疬适，咳，呼吸难，灸五里，左取右，右取左"等。

②提出左病治右、右病治左的治疗方法。如"振寒，手不伸，咳嗽唾血，气膈善呕，鼓颌不得汗，烦满身痛，目纵眦，尺泽主之。左窒刺右，右窒刺左"。

③为"冬病夏治"提供了理论依据：在治疗咳嗽时，《针灸甲乙经》选用了膀胱经的心俞、膈俞、肝俞、肺俞等腧穴，由于背俞穴是阴病行阳的场所，现代临床依据《内经》"春夏养阳，秋冬养阴"的原理，创立了冬病夏治的新疗法，其主要选穴，就是以《针灸甲乙经》为依据的。

4. 咳嗽的针灸治疗 《针灸甲乙经》中"治脏者治其俞，治腑者治其合，浮肿者治其经"已成为针灸治疗"五脏六腑咳"之总法则，唐代《备急千金要方》记载："风咳者，不下之。寒咳、支咳、肝咳，刺足太冲。心咳，刺手神门。脾咳，刺足太白。肺咳，刺手太渊。肾咳，刺足太溪。胆咳，刺足阳陵泉。厥阴咳，刺手大陵。"可见，脏咳取用五腧穴之输（原）穴，腑咳取用五腧穴之合穴，恰恰与"治脏者治其俞，治腑者治其合"的治则相应。

关于"五脏六腑咳"之具体方、穴，临床有医者将"四关"穴（合谷、太冲）作为治疗"五脏六腑咳"的基础方，因《灵枢·九针十二原》曰："五脏有六腑，六腑有十二原，十二原出于四关，四关主治五脏，五脏有疾，当取十二原。十二原者，五脏之所以禀三百六十五节气味也。"基于此，治疗上在"四关穴"基础上进行加减：肺咳实证加肺经之合穴尺泽，如外感咳嗽而热象显著者加大肠经合穴曲池，取"合主逆气而泄"之意；肺咳虚证加肺经输（原）

穴太渊或肺之背俞穴肺俞而直接治脏；肝咳因常伴胁肋疼痛加肝之募穴期门疏肝理气；脾咳痰多者，加脾经合穴阴陵泉，以健脾利湿化痰，或加脾经原穴太白以健运脾胃；心咳，如因心火亢盛逆上者，加心包络之荥穴劳宫清泻心火，降逆止咳，或加心经俞（原）穴神门调心安神而止咳；肾咳加肾经输（原）穴太溪补肾纳气止咳，或加肾之背俞穴肾俞以补肾壮腰，纳气止咳；胃咳加胃经合穴、下合穴足三里降逆和胃止咳；小肠咳加小肠之下合穴上巨虚降逆止咳；大肠咳加大肠下合穴下巨虚通腑降逆止咳；胆咳加胆经合穴、下合穴阳陵泉利胆降逆止咳；膀胱咳加膀胱之合穴、下合穴委中或加膀胱之募穴中极降逆止咳；三焦咳加足三里和降胃气，太渊调补肺气，太溪补肾利水。

现代临床针灸治咳除了借鉴古代理论，通常要分清外感和内伤，辨证取穴。邪热蕴肺型，治取手太阴和阳明经为主，毫针泻法，或点刺泻血，禁灸，以清泄蕴热，宣肺理气；痰浊阻肺型，治取手太阴、手阳明经腧穴为主，辅以足阳明、太阴经穴，针宜泻法，以去除痰湿，宣通肺气；外感风寒型，治取手太阴、阳明经腧穴为主，辅以督脉、胆经腧穴，针用泻法，以疏风散寒，宣肺止咳；肺气不足型，治取手太阴、任脉与本脏俞、募穴，以补益肺气，扶正祛邪。具体地说，可有风寒、风热、燥热、痰湿、痰热、肝火、气虚、阴虚之别，据此辨证取穴，并根据"虚者补之，实者泻之"，采用适当的刺灸补泻，疗效可立竿见影。

5. 关于"振埃"

（1）含义 "振埃"法是指针刺效果之快捷，如同振掉身上的尘埃。"振埃"治病证，是由于邪气大逆，肺气不降，邪气逆上积满胸中，而致胸中窒塞，气愤喘息，耸肩而不能平卧，喘息时喝喝有声。发病时若闻见烟尘之味，就会像堵塞咽喉一样出不来气。本法适用于病位较浅、发病较急阳邪冲逆于上的实证。"振埃刺法"所述症状类似于现代过敏性哮喘及喘息性支气管炎急性发作期症状。

（2）治疗 治疗采用刺外经，取天容；咳逆上气者，加廉泉。针刺要求"取天容者，无过一里，取廉泉者，血变而止"，即天容穴行针不超过1寸，廉泉穴行针要看到患者面部血色改变为止。天容穴名首见于《灵枢·本输》。其将天容归属于足少阳胆经。《针灸甲乙经》将天容穴归属手少阳三焦经。自《外台秘要》《铜人腧穴针灸图经》以后，其归手太阳小肠经。天容穴治疗咳喘气逆，古医籍多有记载。其中《针灸甲乙经》云："主胸中痛，不得息咳逆上气唾沫。"《备急千金要方》云："主咳逆上气喘息，呕沫齿噤，哽咽。"《针灸资生经》云："主气逆喘鸣。"《针灸大成》云："主胸满不得息。"《明堂经》云："主寒热，胸中痛，咳逆，上气唾沫。"可见，天容穴有理气降气、通窍散结作用，现代针灸归结其主治有：气逆喘息，咽喉肿胀，发声困难，语言障碍，耳聋耳鸣，颊肿瘿气；常用于哮喘、特别是哮证、急性喉炎、中风不语、耳鸣耳聋等症。廉泉穴为任脉经穴，有降逆气、利喉舌、消肿止痛开窍作用，常用于咳嗽气喘、暴喑、喉痹、咽食困难、中风不语、聋哑等。此二穴合用可治急性过敏性哮喘呼吸困难，尚可酌加天突、大椎、定喘、肺俞等。临床有医家采用振埃刺法治疗哮喘急性发作期，结合中药汤剂辨证治疗，使哮喘得到缓解。

七、邪在心胆及诸脏腑发悲恐太息口苦不乐及惊

【提要】

本篇出自《针灸甲乙经》第九卷第五节，主要论述心胆的病机与证治。主要内容有：

1. 重点说明胆瘅的含义、病因病机、症状、治疗选穴及预后。

2. 分别阐述邪在心、胆的病因病机、症状及主治腧穴。

3. 论述邪在心胆及其他脏腑出现悲、怒、太息、口苦不乐等情志病变的刺法及针刺选穴。

【原文】

黄帝问曰：有口苦取阳陵泉，口苦者，病名为何？何以得之？岐伯对曰：病名曰胆瘅。夫胆者，中精之腑，五脏（《素问》无此八字，但云肝者，中之将也）取决于胆，咽为之使。此人者，数谋虑不决，胆气上溢（《素问》下有虚字），而口为之苦，治之以胆募俞[1]，在阴阳十二官相使[2]中。

善怒而欲食，言益少，刺足太阴。怒而多言，刺足少阴（《太素》作少阳）。

短气心痹，悲怒逆气，恐[3]，狂易，鱼际主之。

心痛善悲，厥逆，悬心如饥之状，心澹澹而惊恐，大陵及间使主之。

心澹澹[4]而善惊恐，心悲，内关主之（《千金》作曲泽）。

善惊悲不乐，厥，胫足下热，面尽热，嗌干渴，行间主之。

脾虚令人病寒不乐，好太息，商丘主之。

色苍苍然，太息，如将死状，振寒，溲白便难，中封主之。

心如悬，哀而乱，善怒[5]，嗌内肿，心惕惕恐如人将捕之，多涎出，喘，少气吸吸[6]不足以息，然谷主之。

惊，善悲不乐如堕坠，汗不出，面尘黑，病饥[7]不欲食，照海主之。

胆眩，寒厥，手臂痛，善惊，妄言[8]，面赤泣出，腋门主之。大惊乳痛，梁丘主之。

邪在心，则病心痛，善悲，时眩仆，视有余不足而调其俞。

胆病者，善太息，口苦，呕宿水（《灵枢》作宿汁），心下澹澹[9]，善恐，如人将捕之，嗌中阶阶然，数咳唾，候在足少阳之本末[10]，亦视其脉之陷下者灸之，其寒热者取阳陵泉。

邪在胆，逆在胃，胆液泄则口苦，胃气逆则呕苦汁，故曰呕胆，取三里以下胃逆，则刺足少阳血络以闭胆逆，调其虚实以去其邪。

【注释】

[1] 胆募俞：指胆的募穴日月与俞穴胆俞。

[2] 阴阳十二官相使：《素问·奇病论》王注：“言治法具于彼篇，今经已亡。”

[3] 恐：原作“怒”，据《外台秘要》《明堂经》改。

[4] 澹澹：原作“谵谵”，据《外台秘要》《千金要方》改。

[5] 怒：原作“恐”，据明抄本改，与《外台秘要》合。

[6] 吸吸：悲的意思。《楚辞》：“悲吸吸而常怀。”

[7] 饥：原作“饮”，据《医学纲目》卷13引本条改，与《外台秘要》《千金要方》合。

[8] 妄言：原作“忘言”，据《医学纲目》卷13引本条改，与《外台秘要》《千金要方》合。

[9] 澹澹：跳动的意思。

[10] 足少阳之本末：《灵枢注证发微》注：“盖以经穴之始为本，经穴之终为末也。”

【按语】

"邪在心胆及诸脏腑发悲恐太息口苦不乐及惊"是皇甫谧汇集《素问·奇病论》《灵枢·杂病》《灵枢·五邪》《灵枢·邪气脏腑病形》《灵枢·四时气》《明堂经》佚文等内容编写而成。

1. 关于"胆瘅"及"邪在胆"的针灸证治 瘅，热的意思，胆瘅即为胆热病。邪结少阳，枢机不利，胆失通降，疏泄失职，胆郁热结，胆气上溢发为"口苦"，故称"胆瘅"。胆瘅病，类似于现在的慢性胆囊炎、慢性胆管炎、胆石症等胆道疾病。经文所述，胆之为病，证候表现多为胆气亏虚或气机不畅。胆气不疏则善太息，胆气上逆则口苦，胃失和降则呕宿汁。肝脉内循咽喉，胆脉上夹咽喉，胆气不利则咽中如有异物，胆气虚则心下澹澹，恐人将捕之。针刺治疗本病首先要了解经脉起止，穴位分布情况，脉之盈陷情况，虚则补之加灸，实则泻之刺血，临床常用腧穴为足少阳合穴阳陵泉，通调经气，以利胆腑。

现代临床上，胆病临床证治需辨虚实，胆火亢盛者，治取足少阳、足厥阴经腧穴为主，如阳陵泉、悬钟、足窍阴、日月、太冲、行间、曲泉等，针泻不灸，以疏通经气，泄热泻火。胆气怯弱者，治取背腧及足厥阴、足少阳经腧穴为主，如胆俞、肝俞、肾俞、命门、心俞、中都、侠溪等，针用补法，针灸并用，以助阳壮胆，扶正祛邪。

胆为六腑之一，六腑传化水谷，宜通不宜滞，所以临床采用针灸治疗六腑病，多根据"六腑以通为用""六腑以通为补"的原则进行。六腑为病，其症状表现，有内脏病，有经脉病，有实证，亦有虚证，所主病非一脏独有，所取之下合穴非一法之刺，应全面分析，准确辨别虚实寒热，而后施行针灸补泻，这样才能取得满意疗效。

2. "邪在心，则病心痛，善悲，时眩仆，视有余不足而调其俞" 此句出自《灵枢·五邪》，论述了邪侵及心的临床表现和治疗。《灵枢·邪气脏腑病形》云："愁忧恐惧则伤心，病则心痛，喜悲，时眩仆。"《灵枢·邪客》云："心者五脏六腑之大主也，精神之所舍也，其脏坚固，邪弗能容也……故诸邪之在于心者，皆在于心之包络。"本节所论"邪在心"，或指邪在心包络，其治疗"视有余不足而调其俞"中"其俞"二字，当指大陵穴。

临床上，心病症状不外乎心悸、健忘、失眠、昏迷、谵语、癫狂等，证治有心阳不足、心阴亏虚、心火上炎、痰火蒙心之别，治疗多以手少阴、厥阴经腧穴为主，配以手足阳明、手足太阳经、足少阴经穴，再根据"实者泻之，虚者补之"施以恰当的刺灸补泻。

（1）心阳不足，当益气助阳，温经复脉，治取本脏背俞和手少阴、任脉经穴为主，如心俞、极泉、青灵、通里、膻中、关元、气海等穴，针灸并用，施以补法。

（2）心阴亏虚，当滋补心肾，水火既济，治以背俞与手少阴、厥阴经穴为主，配以足少阴经穴，如心俞、肾俞、厥阴俞、青灵、太溪、天泉等穴，针补不灸。

（3）心火上炎，当清泻火热，治取手少阴、厥阴、太阳经腧穴为主，兼取手阳明经穴为辅，如少冲、中冲、少府、劳宫、曲泽、少泽、后溪、曲池等穴，针用泻法。

（4）痰火蒙心，当泻热豁痰，宣通经气，治取手少阴、厥阴经腧穴，甚者并用手足阳明、督脉腧穴及十二井穴，如少府、劳宫、后溪、少商、丰隆、涌泉、水沟、大椎等穴，针用泻法，或三棱针点刺放血。

3. 情志病的针灸治疗 本篇列举了邪在诸脏腑所发情志病的症状表现及针灸治疗。临床上情志病症状多种多样，或见情志异常（如悲、恐、怒、惊等），或表现为躯体症状（如伴见心痛、面热、手臂痛等），但情志病可牵涉五脏。《素问·阴阳应象大论》云："人有五脏化五气，以生喜、怒、悲、忧、恐。"五脏与情志的这种对应关系，指导情志病的针灸治疗可从五脏着手。就本篇而言，选经已囊括五脏经脉；取穴以特定穴为主，涉及五腧穴之荥穴（如鱼际、行间、然谷）、输穴（如大陵）、经穴（如商丘、中封、间使）、郄穴（如梁丘）及八脉交会穴（如内关、照海）。现代临床，情志病多侧重于心、肝、脾三脏，故选经取穴多以此三脏为主，又督脉、膀胱经循行"入络脑"，故督脉及膀胱经穴，尤其五脏背俞穴运用广泛。

情志病的针灸取穴，当代有医者认为可从以下几方面着手。

（1）根据情志病的产生取穴　因"怒伤肝，喜伤心，思伤脾，悲伤肺，恐伤肾"，故治疗应首辨情志累及的主要脏腑，再辨病证的虚实，虚证取本经上的原穴、合穴，配伍相应的背俞穴，如心脾两虚取神门、太白、足三里、心俞、脾俞；实证取本经上的荥穴、募穴，如肝郁气滞取行间、期门、膻中。

（2）根据情志病伤及五脏取穴　根据五脏所属表里经脉原穴、合穴、募穴、背俞穴及络穴为主，如思伤脾，组穴太白、公孙、阴陵泉、脾俞、胃俞、丰隆、章门、足三里。

（3）根据情志病易伤及心神、脑髓取穴　因心主神明，取穴以手少阴、厥阴经为主，加取神门、大陵、内关及心俞以安神；因督脉"入络脑"，加取督脉腧穴如百会、水沟、神庭等，并配伍四关穴活血通络，太溪、悬钟补益脑髓。

（4）根据情志病致病关键在气机紊乱取穴　因"怒则气上，喜则气缓，悲则气消，恐则气下，惊则心无所倚"，可配伍膻中、内关、合谷、太冲以调气行血。

（5）根据情志生克规律取穴　例如，治疗愤怒导致的肝经病证，因悲胜怒，故采用敛肺平肝之法，取肝经太冲、行间，配伍肺经的荥穴鱼际、经穴经渠及合穴尺泽。

情志的针灸选穴角度不一，但只要遵循中医理论，有理有据，都可酌情应用于临床。

八、肝受病及卫气留积发胸胁满痛

【提要】

"肝受病及卫气留积发胸胁满痛"出自《针灸甲乙经》第9卷第4节。本篇主要论述了肝受病和卫气留滞所形成的胸胁满痛等病的证候、病机及针灸治疗方法。主要内容有：

1. 邪在肝的证候、病机及针灸治疗。

2. 卫气郁积胸腹的证候、病机及针灸治疗。

3. 胸胁满痛的病机及针灸治疗。

【原文】

邪在肝，则病两胁中痛，寒中，恶血在内，胻节时肿，善瘛，取行间以引胁下，补三里以温胃中，取血脉以散恶血，取耳间青脉[1]以去其瘛。

黄帝问曰：卫气留于脉（《太素》作腹）中，蓄积不行[2]，菀蕴[3]不得常所（《灵枢》下有"使人"二字），楮（zhī）胁中满，喘呼逆息者，何以去之？伯高对曰：其气积于胸中者上取之，积于腹中者下取之，上下皆满者旁取之。积于上者泻人迎、天突、喉中；积于下者泻三里与气街；上下皆满者上下皆取之，与季胁之下深一寸[4]，重者鸡足取之[5]。诊视其脉，大而强急，及绝不至者，腹皮绞甚[6]者，不可刺也。

气逆上，刺膺中陷者，与胁下动脉。

胸满，呕无所出，口苦舌干，饮食不下，胆俞主之。

胸满，呼吸喘喝，穷诎（qū）窘不得息，刺人迎，入四分。不幸杀人。

胸满痛，璇玑主之。

胸胁榰满，痛引胸中，华盖主之。

胸胁榰满，痹痛骨疼，饮食不下，呕（《千金》作咳）逆上气，烦心，紫宫主之。

胸中满不得息，胁痛骨疼，喘逆上气，呕吐烦心，玉堂主之。

胸胁榰满，膈塞，饮食不下，呕吐，食复还出，中庭主之。

胸胁榰满，痛引膺不得息，闷乱烦满，不得饮食，灵墟主之。

胸胁榰满，不得息，咳逆，乳痈，洒淅恶寒，神封主之。

胸胁榰满，膈逆不通，呼吸少气，喘息，不得举臂，步郎主之。

胸胁榰满，喘逆上气，呼吸肩息，不知食味，气户主之。

喉痹，胸中暴逆，先取冲脉，后取三里、云门，皆泻之。

胸胁榰满，却引背痛，卧不得转侧，胸乡主之。

伤忧悁[7]思气积，中脘主之。

胸满，马刀，臂不得举，渊腋主之。

大气不得息，息即胸胁中痛，实则其身尽寒，虚则百节尽纵，大包主之。

胸中暴满不得卧（一云得不喘息），喘息，辄筋主之。

胸胁榰满，瘕疝引脐腹痛，短气烦满，呕吐，巨阙主之。

腹中积气结痛，梁门主之。

伤食，胁下满，不能转展反侧，目青而呕，期门主之。

胸胁榰满，劳宫主之。

多卧善唾，胸满肠鸣，三间主之。

胸满不得息，颈颔肿，阳谷（《千金》作阳溪）主之。

胸胁胀，肠鸣切痛（一云胸胁支满，腹中切痛）太白主之。

暴胀，胸胁榰满，足寒，大便难，面唇白，时时呕血，太冲主之。

胸胁榰满，恶闻人声与木音，巨虚上廉主之。

胸胁榰满，寒如风吹状，侠溪主之。

胸胁痛，善太息，胸满膨膨然（《千金》作胸背急）丘墟主之。

胸胁榰满，头痛，项内寒热，外丘主之。

胁下榰满，呕吐逆，阳陵泉主之。

【注释】

[1] 耳间青脉：即手少阳经瘈脉穴。

[2] 蓄积不行：蓄积，积聚之意。形容卫气的运行受到阻滞，积聚不畅。

[3] 苑蕴：苑，郁结之意。蕴，积聚之意。在此说明卫气郁结积聚，不能正常运行。

[4] 季胁之下深一寸：即足厥阴肝经章门穴。

[5] 鸡足取之：《医学纲目》云："正入一针，左右斜入二针，如鸡足。足，三爪也。"

[6] 腹皮绞甚：指腹皮紧张而不能弛缓。

［7］悁（yuān）：忿、忧之意。

【按语】

"肝受病及卫气留积发胸胁满痛"是皇甫谧汇集《灵枢·五邪》《灵枢·卫气失常》《灵枢·杂病》和《明堂经》佚文等内容编写而成。

1. 邪在肝的证候、病机与针灸治疗 其内容见于《灵枢·五邪》，论述了肝受病的临床表现及针灸治疗方法。

邪在肝经，肝脉行于胁，故见两胁中痛；肝乘脾胃，木克土则致中焦虚寒；肝主血，肝病则血行不畅、恶血滞留在内；肝主筋，筋病则胻骨关节时肿，时常抽筋。故治疗时取足厥阴肝经的荥穴行间以止胁痛，取足阳明胃经的合穴足三里以温胃去中焦虚寒；刺肝经有瘀血的络脉以散在内的恶血，取手少阳经瘛脉穴以去筋脉抽掣。

2. 卫气郁积胸腹的证候、病机与针灸治疗 其内容见于《灵枢·卫气失常》，论述了卫气运行失常郁积胸腹引起的病证及针灸治疗方法。

卫气不能正常循行，与邪气相并，停留在脉中，蓄积不行而成病。其郁结又无固定部位，使人胁部支撑胀满，喘息气逆，如何治疗呢？文中指出："气积于胸中者上取之，积于腹中者下取之，上下皆满者旁取之。"如蓄积胸中，可泻足阳明经的人迎、任脉的天突和廉泉；蓄积腹中，可泻足阳明经的三里、气街；胸中和腹中均蓄积，取上下部的五个腧穴和季胁下的章门穴；病重者，可用鸡足法刺之。

另外，诊其脉象，如脉现大而强硬急疾者，乃阴虚而邪气正盛；脉绝不至者，乃营气虚脱；腹皮紧张者，乃脾气败坏的表现，这些情况都不可用针刺治疗。

3. 胸胁满痛的病机与针灸治疗 其内容见于《明堂经》佚文，论述了胸胁满痛的不同病机及辨证取穴。

如胆气不疏所致的胸满，干呕无物，口苦舌干，不能进食，取胆俞穴；胸中气逆所引起的胸胁满痛、咳逆、呕吐等症取任脉腧穴，因任脉腧穴（璇玑、华盖、紫宫、玉堂、中庭）在胸部与肺脏相通，取之可以通滞，而降逆气；胸胁支撑胀满、痛连膺部、呼吸不利等胸胁心肺的疾患取足少阴肾经的腧穴（灵墟、神封、步廊），因足少阴经脉上贯肝膈入肺中，其支者，从肺出，络心注胸中，此为补肾纳气之治；胸胁槁满、寒如风吹状、善太息、胸中膨膨然，头痛、项内寒、呕吐逆等与胆疏泄不利等相关病证取足少阳胆经腧穴（侠溪、丘墟、外丘、阳陵泉）。此皆为足少阳胆经的特定穴，治以疏泄利胆。

这种辨证取穴思想对后世的针灸临床有较好的指导意义。

4. 对"膺中陷者"和"胁下动脉"的认识 "气逆上，刺膺中陷者，与胁下动脉"一句见于《灵枢·杂病》，论述气逆上冲的针刺治疗所取腧穴。关于"膺中陷者"和"胁下动脉"所指的腧穴历代医家有不同的认识。"膺中陷者"，马莳认为是"膺窗"；张介宾则认为是"屋翳"，如解作两膺中间陷下部位的膻中穴可能更为合适。因膻中为气会，凡一切与气相关之病，均可选之治疗。

"胁下动脉"《灵枢》作"下胸动脉"。马莳认为是"膻中"。张介宾认为是"中府"；丹波元简谓"膻中无动脉，中府不在下胸"，故"胁下动脉"究竟为何穴，尚存疑待考。

九、脾受病发四肢不用

【提要】

本篇出自《针灸甲乙经》第9卷第6节，主要论述四肢与脾的关系，进而说明脾受病而四肢不用的道理。主要内容有：

1. "脾病而四肢不用"的机理。

2. 足大阴脾经太白穴的主治。

【原文】

黄帝问曰：脾病而四肢不用何也？岐伯对曰：四肢者，皆禀[1]气于胃，而不得至经[2]，必因脾乃得禀。今脾病，不能为胃行其津液，四肢不得禀水谷气，气日以衰，脉道不通，筋骨肌肉皆无气以生，故不用焉[3]。

曰：脾不主时何也？曰：脾者土也[4]，土者中央，常以四时长四脏，各十八日寄治，不独主时[5]。脾者土脏，常著[6]胃土之精也。土者生万物而法天地，故上下至头足不得主时[7]。

曰：脾与胃以募[8]相连耳，而能为之行津液何也？曰：足太阴者，三阴也，其脉贯胃属脾络嗌，故太阴为之行气于三阴[9]。阳明者表也，五脏六腑之海也，亦为之行气于三阳[10]。脏腑各因其经而受气于阳明，故为胃行津液。四肢不得禀水谷气，气日以衰，阴道不利，筋骨肌肉皆无气以生，故不用焉。

身重骨痿不相知，太白主之。

【注释】

[1] 禀：承受的意思。

[2] 至经：《太素·脏腑气液》作"径至"。

[3] 脾病……故不用焉：《类经·太阴阳明之异》注："四肢之举动，必赖胃气以为用。然胃气不能自至于诸经，必因脾气之运行，则胃中水谷之气，化为精微，乃得及于四肢也。若脾病则胃气不行，故各经脉道，日以衰微，而四肢不为用矣。"

[4] 脾者土也：脾在五行中属土。

[5] 土者中央……不独主时：《类经·脾不主时》注："五脏所主，如肝木主春而王于东，心火主夏而王于南，肺金主秋而王于西，肾水主冬而王于北；惟脾属土而蓄养万物，故位居中央，寄王四时各一十八日，为四脏之长，而不得独主于时也。考之历法，凡于辰戌丑未四季月，当立春立夏立秋立冬之前，各土王用事十八日，一岁共计七十二日。凡每季三月各得九十日，于九十日中除去十八日，则每季亦止七十二日，而为五行分王之数。总之，五七三十五，二五一十，共得三百六十日，以成一岁之常数也。"

[6] 著：贮、蓄积的意思。

[7] 土者生万物……不得主时：《类经·脾不主时》注："脾胃皆属乎土，所以生成万物，故曰法天地也。土为万物之本，脾胃为脏腑之本，故上至头下至足，无所不及，又岂得独主一时而已哉。"

[8] 募：与膜通，如膜原亦称募原。

[9] 为之行气于三阴：《类经·太阴阳明之异》注："为之者，为胃也。脾脉贯胃属脾，

足太阴也，故为之行气于三阴。"

[10] 阳明者……行气于三阳：《类经·太阴阳明之异》注："阳明者，太阴之表也，主受水谷以溉脏腑，故为五脏六腑之海。虽阳明行气于三阳，然亦赖脾气而后行，故曰亦也。"

【按语】

"脾受病发四肢不用"是皇甫谧汇集《素问·太阴阳明论》和《明堂经》佚文等内容编写而成。

1. "脾病而四肢不用"的机理　其源于《素问·太阴阳明论》，通过分析脾病而四肢不用的病机，详细说明了脾与胃、脾与四肢及脾与其他脏腑的关系。

人体对水谷的受纳消化和对水谷精微的吸收运行，主要依赖于脾胃。脾为胃行其津液，脾的作用是吸收和输布，胃的作用是受纳和消化。精微所以能输送到全身，是因为足太阴脾经和足阳明胃经。它们不但把脾和胃连一起，而且通过经脉把五脏六腑、四肢百骸紧密地联系起来，从而建立起一个全身营养的输送网络，在整个运化过程中脾的作用最为重要。如果脾受病，不能为胃行其津液，就会影响到水谷精微的输送，四肢即不能正常的禀受营养，而发生四肢不用的现象。

2. 足太阴脾经太白穴的主治　"身重骨酸不相知，太白主之"一句来源于《明堂经》。因脾病而四肢不用，故临床上四肢不用症多取足太阴脾经的原穴太白为主穴治疗。《明堂经》为临床治疗四肢病证选穴提供了思路，至今对临床仍有指导意义。

十、肾风发风水面胕肿

【提要】

"肾风发风水面胕肿"出自《针灸甲乙经》第8卷第5节，主要论述水病与肾的关系，肾风病的病机、证候、治疗及预后。主要内容有：

1. 从生理方面阐述了水液的运化过程。

2. 肾风病的病机、证候及预后。

3. 风水病兼症的主治腧穴。

【原文】

黄帝问曰：少阴何以主肾？肾何以主水？岐伯对曰：肾者至阴也，至阴者盛水也[1]。肺者太阴也。少阴者，冬脉也，其本在肾，其末在肺[2]，皆积水也。曰：肾何以聚水而生病？对曰：肾者，胃之关也[3]。关门不利，故聚水而从其类[4]。上下溢于皮肤，故为胕肿[5]。胕肿者，聚水而生病也。

曰：诸水皆主于肾乎？曰：肾者牝脏[6]也。地气上者，属于肾而生水液，故曰至阴[7]。勇而劳甚则肾汗出[8]，肾汗出逢于风，内不得入于脏腑，外不得越于皮肤，客于玄府[9]，行于皮里，传为胕肿，本之于肾，名曰风水。

曰：有病肾风者，面胕庞然肿壅（《素问》无肿字），害于言[10]，可刺否？曰：虚不当刺，不当刺而刺，后五日其气必至[11]。曰：其至何如？曰：至必少气，时从胸背上至头，汗出，手热，口干苦渴，小便黄，目下肿，腹中鸣，身重难行，月事不来，烦而不能食，食不能正偃[12]，正偃则咳甚，病名曰风水。

曰：愿闻其说？曰：邪之所凑，其气必虚。阴虚者，阳必凑之，故少气时热而汗出[13]，小便黄。小便黄者，少腹气热也。不能正偃者，胃中不和也。正偃则咳甚，上迫肺也。诸有水气者，微肿见于目下。曰：何以言之？曰：水者，阴也，目下亦阴也[14]；腹者至阴之所居，故水在腹者，必使目下肿。真气上逆，故口苦舌干，卧不得正偃，正偃则咳出清水也。诸水病者，皆不得卧，卧则惊，惊则咳甚也。腹中鸣者，病本于胃也。传脾则烦不能食，食不下者，胃脘膈也。身重难以行者，胃脉在足也。月事不来者，胞脉闭也。胞脉者，属心而络于胞中，今气上迫肺，心气不得下通，故月事不来也[15]。

曰：有病庞然如水气状，切其脉大紧，身无痛者，形不瘦，不能食，食少，名为何？曰：病主（《素问》作生）在肾，名曰肾风。肾风而不能食，善惊不已（《素问》无不字），心气痿者死[16]。

风水膝肿，巨虚、上廉主之。

面胕肿，上星主之，先取谙谆，后取天牖、风池。

风水面胕肿，冲阳主之（肿一作浮）。

风水面胕肿，颜黑，解溪主之。

【注释】

[1] 肾者至阴也，至阴者盛水也：《素问·水热穴论》王注："阴者，谓寒也。冬月至寒，肾气合应，故云肾者至阴也。水王于冬，故云至阴者盛水也。"

[2] 其本在肾，其末在肺：肾主一身之水，肺为水之上源，通调水道。肾之经脉上入肺中，肾居下，肺居上，肺肾二脏与水液代谢关系均很密切，故曰"其本在肾，其末在肺"。

[3] 肾者，胃之关也：《类经·肾主水水俞五十七穴》注："关者，门户要会之处，所以司启闭出入也。肾主下焦，开窍于二阴，水谷入胃，清者由前阴而出，浊者由后阴而出。肾气化则二阴通，肾气不化则二阴闭；肾气壮则二阴调，肾气虚则二阴不禁，故曰肾者胃之关也。"

[4] 聚水而从其类：《素问·水热穴论》王注："关闭则水积，水积则气停，气停则水生，水生则气溢，气水同类，故云关门不利。聚水而从其类也。"

[5] 胕肿：即浮肿。

[6] 牝脏：牝，雌性，属阴。因肾脏属阴，故曰牝脏。

[7] 地气上者……故曰至阴：《素问集注》张志聪注："水生于中焦之胃土，然由下焦之气上升以合化……入胃之饮，从地土之气，上输于肺，肺气通调而下输决渎，故曰地气上者属于肾，而生水液也。夫水在地之下，地气上者，直从泉下之气而生，故曰至阴。"按：地气指脾胃水饮之气。至阴指肾而言。

[8] 肾汗出：《类经·肾主水水俞五十七穴》注："勇而劳甚者，汗自阴分深处而发，故曰肾汗。"

[9] 玄府：又名元府，即汗孔。

[10] 庞（máng）然肿壅，害于言：庞然：肿起，并妨害言语。《素问·评热病论》王注："庞然，肿起貌。壅，谓目下壅，如卧蚕形也。肾之脉，从肾上贯肝膈，入肺中，循喉咙夹舌本，故妨害于言语。"

[11] 虚不当刺……其气必至：《类经·肾风风水》注："虚者本不当刺，若谓肿为实，以针泄之，则真气愈虚，邪气必乘虚而至。后五日者，脏气一周而复至其所伤之脏，病气因而

甚矣。"

[12] 正偃：即仰卧。

[13] 少气时热而汗出：《素问集源注》张志聪注："风邪伤肾，精气必虚，阴虚则阳往乘之，故时时发热。肾为生气之原，故少气也，阳加于阴则汗出。"

[14] 目下亦阴也：《灵枢·大惑论》曰："肌肉之精为约束。"脾主肌肉四肢，脾为阴，所以目下也属阴。《素问集注》张志聪注："太阴者，至阴也，水邪上乘于腹，始伤胃而渐及于脾，故微肿先见于目下，脾主约束也。"

[15] 胞脉者……故月事不来也：《类经·肾风风水》注："胞即子宫，相火之所在也。心主血脉，君火之所居也。阳气上下交通，故胞脉属心，而络于胞中以通月事，今气上迫肺，则阴邪遏绝阳道，心气不得下行，故胞脉闭而月事断矣。"

[16] 心气痿者死：《素问·奇病论》王注："肾水受风，心火痿弱，火水俱困，故必死。"

【按语】

1. 从生理方面阐述了水液的运化过程 文中首先从生理方面阐述了水液的运化过程，指出肾何以主水，以及肾在主水方面与肺胃的关系。人体水液的运化过程，主要由肾主持，摄入胃中的水液，赖以肾的气化功能，方能按时运化和排出。如肾气不化，则水液的调节必紊乱，故曰"肾为胃关"。同时，水液的运行又须赖肺气输布通调，故水液的整个运化过程系由肺、脾（胃）、肾三脏支配，而由肾脏主持。

2. 肾风病的病机、证候及预后 肾风病的病机实际上是水液运化功能紊乱，故其病变重点在肾、肺、脾（胃）三脏，而以肾脏为主，因此，文中有"其本在肾，其末在肺"之说。由水液停滞不行而为水肿，其证候以浮肿为主要症状，其他如发热、小便黄、咳嗽、惊悸不能平卧、肠鸣不食等症也是由水气不行所致。其诊断特点以面部浮肿为主，尤其是目下先肿对此病的诊断确有临床指导意义。

在预后方而，文中提出凡出现不食、善惊不已等症，为心脾已虚，至惊悸不已而心气痿弱则为死症，对此临床应引起重视。

3. 肾风病虚证误刺后的证候及病机

（1）肾风病虚证误刺后的证候表现 文中提出："有病肾风者，面胕庞然壅，害于言，可刺否？曰：虚不当刺，不当刺而刺，后五日其气必至。"说明虚证不可针刺，如虚证误刺则邪气必乘虚而至，进而伤及正气，五日后出现"时热从胸背上至头，汗出，手热，口干苦渴，小便黄，目下肿，腹中鸣，身重难行，月事不来，烦而不能食，不能正偃，正偃则咳甚"等病情加重的症状，临床上不可犯"虚虚实实"之戒。

（2）肾风病虚证误刺后证候的病机 "邪之所凑，其气必虚"。肾阴虚时，阳邪必乘虚而凑之，故见少气，时时发热而汗出；少腹有热，故见小便色黄；胃中不和，故见不能仰卧；邪气上迫于肺，故仰卧时咳嗽加重。凡有水气病者，目下必先有轻微的浮肿，因为水是属阴的，目下也是属阴的，腹部又是至阴所在之处，所以腹中有水时，同类相从，必然见目下先肿；水邪上泛凌心，迫使心火之气上逆，故口苦舌干；卧则水气上逆咳出清水，故不能仰卧。凡有水气病者，皆不能安卧，卧则惊悸不安，惊悸则咳嗽加重。水邪流窜于肠胃，故见腹中雷鸣；若水气迫于脾，运化失职，则烦满不能食；水邪阻隔于胃脘，则食物不下；身体沉重、行动困难是因胃的经脉在足部，胃受水邪则阳明不得行气于三阳，四肢失于濡养所致；胞中之脉，上属于心而下络于胞中，现在水气上迫于肺，使肺气不能肃降，心血不得下通，气血之源已断，故月经不来。

4. 风水病兼症的主治腧穴 文中论述了风水病多种兼症的腧穴主治。如患风水病兼有膝盖肿痛者应取足阳明胃经上巨虚。如兼面部浮肿，应取督脉上星穴；也可先取谚语，后取天牖、风池二穴；也可以取足阳明经的原穴冲阳主治。如风水面部浮肿而至颜面色黑的，应取足阳明经的解溪穴主治。可见，足阳明胃经所过之处的浮肿，均需循经取穴，调整胃气方可获得好疗效。

十一、脾胃大肠受病发腹胀满肠中鸣短气

【提要】

"脾胃大肠受病发腹胀满肠中鸣短气"出自《针灸甲乙经》第9卷第7节。本篇主要论述脾胃与大肠受病而出现的腹胀满、肠中鸣、短气等病证的病机、证候、治法及腧穴主治。主要内容有：

1. 脾胃大肠受病的证候及针灸治疗。
2. 腹痛的针灸治疗。

【原文】

邪在脾胃，则病肌肉痛。阳气有余，阴气不足，则热中善饥；阳气不足，阴气有余，则寒中肠鸣腹痛；阴阳俱有余，若俱不足，则有寒有热，皆调其三里。

饮食不下，膈塞不通，邪在胃脘。在上脘则抑而下之，在下脘则散而去之。

胃病者，腹䐜胀。胃脘当心而痛，上楂两胁，膈咽不通，食饮不下，取三里。

腹中雷（一本作常）鸣，气常冲胸，喘，不能久立，邪在大肠也。刺肓之原[1]、巨虚上廉、三里。腹中不便，取三里，盛则泻之，虚则补之。

大肠病者，肠中切痛而鸣濯濯，冬日重感于寒则泄，当脐而痛，不能久立，与胃同候，取巨虚上廉。

腹满，大便不利，腹大，上走胸嗌（《灵枢》下有喘息二字），喝喝然[2]，取足少阳[3]。腹满，食不化向向然，不得大便，取足太阳[4]。腹痛，刺脐左右动脉[5]，已刺按之，立已；不已，刺气街，已刺按之，立已。

腹暴痛满，按之不下，取太阳经络血者，则已。又刺少阴俞（一本作少阳俞）去脊椎三寸旁五，用员利针，刺已如食顷久，立已，必视其经之过于阳者数刺之。

【注释】

[1] 肓之原：即气海穴。

[2] 喝喝然：形容气喘的声音。

[3] 足少阳：《太素·刺腹满数》《灵枢》均作"足少阴"。杨上善注云："有本少阴为少阳。"与《针灸甲乙经》合。按：作足少阴义长。

[4] 足太阳：《灵枢》《太素》作"足太阴"义长。

[5] 脐左右动脉：指天枢穴。

【按语】

脾胃大肠受病的证候不同，可根据不同的证候表现选取不同的腧穴治疗。

（1）邪在脾胃，则病肌肉痛。不管是阴阳有余还是不足，皆调其三里。文中指出："阳气有余，阴气不足，则热中善饥；阳气不足，阴气有余，则寒中肠鸣腹痛；阴阳俱有余，若俱不足，则有寒有热，皆调其三里。"

（2）邪在胃脘，则见"饮食不下，鬲塞不通"，其治则为"在上脘则抑而下之，在下脘则散而去之。"若邪在上脘，则刺上脘穴以抑制食气，使之下降；若邪在下脘，则刺下脘穴以散停积，去寒滞。正如《类经·刺胸背腹病》注云："上脘下脘，俱任脉穴，即胃脘也。刺抑而下之，谓刺上脘以泻其至高之食气。散而去之，谓温下脘以散其停积之寒滞也。"

（3）邪在大肠，则见"腹中雷鸣，气常冲胸，喘不能久立"及"肠中切痛而鸣濯濯，冬日重感于寒则泄，当脐而痛，不能久立"等症。治疗可取大肠的下合穴上巨虚，邪在大肠可取胃的下合穴足三里。《灵枢·本输》曰："大肠小肠，皆属于胃。"虽然这是说大肠小肠的下合穴皆位于足阳明胃经的意思，但也可引申其义，说明胃腑下合穴足三里治疗大肠病的道理。

（4）肾受邪则气化失常，开合失司，致腹满大便不利，水邪停滞则腹大，肾邪循经上逆至胸喉，则喝喝然喘息，应取足少阴经的腧穴治之。

（5）脾病则不能运化水谷，气滞腹中，故腹胀满而肠鸣有声，不能大便，应取足太阴经的腧穴治之。

（6）足阳明经脉从膺胸而下夹脐，入气街中。本经发病而腹痛，应刺脐两旁的天枢穴，刺后用手按之，其痛可立止。若不止，可再刺气街穴，刺后仍用手按之，痛可立止。

（7）腹突然疼痛胀满，用手按之，亦不觉轻，按照"暴病者取之太阳"的治法，应刺手、足太阳经的结络出血，胀痛可立止。若病不愈，可再刺足少阴之背俞肾俞穴，在十四椎两旁旁开各一寸五分处（共为三寸）左右各刺五次，用员利针，刺后，约吃一顿饭的时间，胀胀可立止。但必须审察其病是属于阳经的，才可以进行针刺。

【原文】

腹满不能食，刺脊中。腹中气胀引脊痛，饮食多，身羸瘦，名曰食晦[1]。先取脾俞，后取季胁。

大肠转气，按之如覆杯，热引胃痛，脾气寒，四肢急烦，不嗜食，脾俞主之。

胃中寒胀，食多，身体羸瘦，腹中满而鸣，腹䐜，风厥，胸胁榰满，呕吐，脊急痛，筋挛，食不下，胃俞主之。

头痛，食不下，肠鸣胪胀欲呕，时泄注，三焦俞主之。

腹满胪胀，大便泄，意舍主之。

胪胀水肿，食饮不下，多寒（《千金》作恶寒），胃仓主之。

心腹胀满，噫，烦热，善呕，膈中不利，巨阙主之。

寒中伤饱，食饮不化，五脏䐜胀，心腹胸胁榰满，脉虚则生百病，上脘主之。

腹胀不通，寒中伤饱，食饮不化，中脘主之。

食饮不化，入腹还出，下脘主之。

肠中常鸣，时上冲心，灸脐中。

心满气逆，阴都主之。

大肠寒中（《千金》作疝），大便干，腹中切痛，肓俞主之。

腹中尽痛，外陵主之。

肠鸣相逐，不可倾侧，承满主之。

腹胀善满，积气，关门主之。

食饮不下，腹中雷鸣，大便不节，小便赤黄，阳纲主之。

腹胀肠鸣，气上冲胸，不能久立，腹中痛濯濯，冬日重感于寒则泄，当脐而痛，肠胃间游气切痛，食不化，不嗜食，身肿（一本作重），夹脐急，天枢主之。

腹中有大热不安，腹有大气如相夹，暴腹胀满，癫，淫泺，气冲主之。

腹满痛不得息，正偃卧，屈一膝，伸一膝，并气冲，针上入三寸，气至泻之。

寒气腹满，癫，淫泺，身热，腹中积聚疼痛，冲门主之。

腹中肠鸣盈盈然，食不化，胁痛不得卧，烦热口干燥，不嗜食，胸胁榰满，喘息而冲膈，呕心痛及伤饱，身黄，酸疼羸瘦，章门主之。

肠鸣而痛，温留主之。

肠腹时寒，腰痛不得卧，三里主之。

腹中有寒气，隐白主之。

腹满向向然，不便，心下有寒痛，商丘主之。

腹中热若寒，肠善鸣，强欠，时内痛，心悲气逆，腹满，漏谷主之；已刺外踝，上气不止，腹胀而气快然引肘胁下，皆主之。

腹中气胀，嗑嗑不嗜食，胁下满，阴陵泉主之。

喘，少气不足以息，腹满，大便难，时上走胸中鸣，胀满，口舌干，口中吸吸，善惊，咽中痛，不可纳食，善怒，惊恐不乐，大钟主之。

嗌干，腹瘕痛，坐起目䀮䀮，善怒多言，复溜主之。

腹寒胀满，厉兑主之。

腹大不嗜食，冲阳主之。

厥气上榰，解溪主之。

大肠有热，肠鸣腹满，夹脐痛，食不化，喘，不能久立，巨虚上廉主之。

肠中寒，胀满善噫，恶闻食臭，胃气不足，肠鸣腹痛，泄，食不化，心下胀，三里主之。

腹满，胃中有热，不嗜食，悬钟主之。

大肠实则腰背痛，寒痹转筋，头眩痛，虚则鼻衄，癫疾，腰痛溅溅然汗出，令人欲食，欲走，承筋主之。取脚下三折横，视盛者出血。

【注释】

[1] 食晦：指由于胃肠和胆有燥热而导致的多食而形体消瘦。

【按语】

本篇内容是皇甫谧汇集《明堂经》佚文内容编写而成。主要论述腹痛的针灸治疗方法。

1. 选穴既有远部取穴，又有近部取穴 从选穴上看，《内经》中六腑病的治疗主要取下合穴，而本节中取穴除了下合穴外，还取背部、躯干部等近端穴位，另外，还根据辨证取四肢远端的穴位。如："大肠有热，肠鸣腹满，夹脐痛，食不化，喘，不能久立，巨虚上廉主之。"

"肠中寒，胀满善噫，恶闻食臭，胃气不足，肠鸣腹痛，泄，食不化，心下胀，三里主之。""腹胀肠鸣，气上冲胸，不能久立，腹中痛濯濯，冬日重感于寒则泄，当脐而痛，肠胃间游气切痛，食不化，不嗜食，身肿，夹脐急，天枢主之。""腹中肠鸣盈盈然，食不化，胁痛不得卧，烦热口干燥，不嗜食，胸胁榰满，喘息而冲膈，心痛及伤饱，身黄，酸痟羸瘦，章门主之。""腹满，胃中有热，不嗜食，悬钟主之。""大肠实则腰背痛，寒痹转筋，头眩痛，虚则鼻衄，癫疾，腰痛溅溅然汗出，令人欲食，欲走，承筋主之。"

2. 气至与补泻　关于气至与补泻的关系，文中明确提出，如："凡腹满痛不得息，正偃卧，屈一膝，伸一膝，并气冲，针上入三寸，气至泻之。"其中"气至泻之"反映了得气与补泻的关系，为"得气在先，补泻在后"。说明施针过程中应力求先得气，再实施补泻手法。

十二、肾小肠受病发腹胀腰痛引背少腹控睾

【提要】

"肾小肠受病发腹胀腰痛引背少腹控睾"出自《针灸甲乙经》第 9 卷第 8 节。本篇内容主要论述病位在腰、小腹及前阴的病证、相互影响及针灸治疗。主要内容有：

1. 肾小肠受病的证候及针灸治疗。
2. 腰痛的针灸治疗。

【原文】

邪在肾，则病骨痛阴痹[1]。阴痹者，按之而不得，腹胀腰痛，大便难，肩背颈项强痛，时眩，取之涌泉、昆仑，视有血者，尽取之。

少腹控睾[2]引腰脊，上冲心肺，邪在小肠也。小肠者，连睾系，属于脊，贯肝肺，络心系。气盛则厥逆，上冲肠胃，熏肝肺，散于胸，结于脐，故取肓原以散之，刺太阴以予之，取厥阴以下之，取巨虚下廉以去之，按其所过之经以调之。

小肠病者，少腹痛，腰脊控睾而痛，时窘之后，耳前热，若寒甚，若独肩上热甚，及手小指次指间热，若脉陷者，此其候也。

【注释】

[1] 阴痹：指寒湿阴邪所致的痹证。

[2] 控睾：控为牵引之意。控睾，为牵引睾丸。

【按语】

本篇内容是皇甫谧汇集《灵枢·五邪》《灵枢·四时气》《灵枢·邪气脏腑病形》等内容编写而成。

1. 邪在肾致骨痛阴痹的证候及针灸治疗　内容出自《灵枢·五邪》，论述了邪在肾致骨痛阴痹的证候及针灸治疗方法。文中言："邪在肾，则病骨痛阴痹。阴痹者，按之而不得，腹胀腰痛，大便难，肩背颈项强痛，时眩。"此为邪在肾致骨痛阴痹的证候特点。因肾与膀胱相表里，所以邪在肾时，也能影响到膀胱经脉发病，如肩背颈项强病、时眩等，即是膀胱经的病候，治疗该病要取足少阴经的涌泉穴及足太阳经的昆仑穴，表里经穴位同用配合，才能取得更好的疗效。

2. 邪在小肠的证候及针灸治疗　内容出自《灵枢·四时气》，论述邪在小肠的证候、病机

及针灸治疗方法。文中言："小肠病者，少腹痛，腰脊控睾而痛，时窘之后，耳前热，若寒甚，若独肩上热甚，及手小指次指间热，若脉陷者，此其候也。"此为小肠病的证候特点。本病是邪在小肠，因气厥逆所致，故而取气海、巨虚下廉配合手太阴和足厥阴的穴位进行治疗。气海为任脉之穴，生气之源。《铜人》曰："治脏气虚惫，真气不足，一切气疾久不瘥，悉皆灸之。"据历代针灸书所载，此穴善治腹部冷气及一切气疾，故取之为治疗本病的主穴。小肠合于巨虚下廉，故取此穴以导小肠之邪气，使之下行而去之。小肠经脉贯肝肺，肺脉下络大肠，肝脉环阴器抵少腹，都与小肠、睾丸有密切关系，所以再配取二经之穴，可获更好的疗效。

3. 关于肾与小肠的关系 本篇主要论述的脏腑是肾与小肠，但无论是脏腑表里还是经脉循行，二者皆无直接关系，治疗用穴也未见关联。将二者置于一篇来论述的基础所在，即篇名所云的"腹胀腰痛引背少腹控睾"，病位在腰、小腹及前阴，与肾和小肠皆有关系。腹胀在这里并不是主症，亦非肾与小肠病的特征性病候。前阴、小腹的病证及与腰病的相互影响，在早期经脉理论乃至《灵枢·经脉》病候中，都为足厥阴脉所主，而足少阴脉与前阴及腰的关系形成于后，故《灵枢·四时气》对小肠病"少腹控睾引腰脊"之疝痛又"取厥阴以下之"。对腰痛兼有前阴症状者，取足少阴经穴治疗的方法，参见本篇下文。

【原文】

黄帝问曰：有病厥者，诊右脉沉坚，左手浮迟，不知病生安在？岐伯对曰：冬诊之，右脉固当沉坚，此应四时；左脉浮迟，此逆四时。左当主病，诊左在肾，颇在肺，当腰痛。曰：何以言之？曰：少阴脉贯肾络肺，今得肺脉，肾为之病，故为腰痛[1]。

足太阳脉令人腰痛，引项脊尻背如肿状，刺其郄中太阳正经[2]去血，春无见血。

少阳令人腰痛，如以针刺其皮中，循循然不可俯仰，不可以左右顾。刺少阳盛骨之端出血，盛骨在膝外廉之骨独起者，夏无见血。

阳明令人腰痛，不可以顾，顾如有见者，善悲。刺阳明于胻前三痏，上下和之出血，秋无见血。

足少阴令人腰痛，痛引脊内廉。刺足少阴于内踝上二痏，春无见血，若出血太多，虚不可复。

厥阴之脉令人腰痛，腰中如张弓弩弦。刺厥阴之脉，在刺厥阴之脉，在腨踵鱼腹之外[3]，循之累累然乃刺之。其病令人善言，默默然不慧[4]，刺之三痏。

解脉[5]令人腰痛，痛引肩，目䀮䀮然，时遗溲。刺解脉在膝筋分肉间，在郄外廉之横脉出血，血变而止。

同阴之脉[6]令人腰痛，腰如小锤居其中，怫然肿。刺同阴之脉，在外踝上绝骨之端，为三痏。

解脉令人腰痛如裂（《素问》作引带），常如折腰之状，善怒。刺解脉，在郄中结络如黍米，刺之血射以黑，见赤血乃已（全元起云：有两解脉，病源各异，疑误未详）。

阳维之脉令人腰痛，痛上怫然肿。刺阳维之脉，脉与太阳合腨下间，去地一尺所。

衡络之脉[7]令人腰痛，得俯不得仰，仰则恐仆。得之举重伤腰，衡络绝伤，恶血归之。刺之在郄阳之筋间，上郄数寸衡居，为二痏出血。

会阴之脉[8]令人腰痛，痛上漯然汗出，汗干令人欲饮，饮已欲走。刺直阳之脉[9]上三痏，在跗上郄下三寸所横居[10]，视其盛者出血（《素问》澉澉然作漯漯然，三所作五寸）。

飞阳之脉[11]令人腰痛，痛上怫然，甚则悲以恐。刺飞阳之脉，在内踝上二寸（《素问》作五寸），少阴之前与阴维之会。

昌阳之脉[12]，令人腰痛，痛引膺，目䀮䀮然，甚则反折，舌卷不能言。刺内筋为二痏，在内踝上大筋后，上踝二寸所（《素问》大筋作太阴）。

散脉[13]令人腰痛而热，热甚而烦，腰下如有横木居其中，甚则遗溲。刺散脉在膝前骨肉分间，络外廉束脉为三痏。

肉里之脉[14]令人腰痛，不可以咳，咳则筋挛急。刺肉里之脉为二痏，在太阳之外，少阳绝骨之端。

腰痛夹脊而痛，至头几几然，目䀮䀮然欲僵仆。刺足太阳郄中出血。

腰痛引少腹控䏚[15]，不可以俯仰。刺腰尻交者，两髁胂[16]上，以月死生为痏数，发针立已（《素问》云：左取右，右取左）。

腰痛上寒，取足太阳、阳明；痛上热，取足厥阴；不可以俯仰，取足少阳；中热而喘，取足少阴，郄中血络。

腰痛上寒，实则脊急强，长强主之。

少腹痛控睾引腰脊，疝痛，上冲心，腰脊强，溺难黄赤，口干，小肠俞主之。

腰脊痛强引背少腹，俯仰难，不得仰息，脚痿重，尻不举，溺赤，腰以下至足清不仁，不可以坐起，膀胱俞主之。腰痛不可以俯仰，中膂俞主之。

腰足痛而清，善伛，睾跳骞[17]，上髎主之。

腰痛怏怏不可以俯仰，腰以下至足不仁，入脊腰背寒，次髎主之。先取缺盆，后取尾骶与八髎。

腰痛，大便难，飧泄，腰尻中寒，中髎主之。

腰痛脊急，胁下满，小腹坚急，志室主之。

腰脊痛，恶寒，少腹满坚，癃闭下重，不得小便，胞肓主之。

腰痛骶寒，俯仰急难，阴痛下重，不得小便，秩边主之。

腰痛控睾小腹及股，卒俯不得仰，刺气冲。

腰痛不得转侧，章门主之。

腰痛不可以久立俯仰，京门及行间主之。

腰痛引少腹，居髎主之。

肾腰痛不可俯仰，阴陵泉主之。

腰痛少腹满，小便不利如癃状，羸瘦，意恐惧，气不足，腹中悒悒，太冲主之。

腰痛，少腹痛，阴包主之。

腰痛大便难，涌泉主之（《千金》云腰脊相引如解）。

实则闭癃，凄凄腰脊痛，宛转，目循循然，嗜卧，口中热；虚则腰痛，寒厥，烦心闷，大钟主之。

腰痛引脊内廉，复溜主之。春无见血，若太多，虚不可复（是前足少阴痛也）。

腰痛，不能举足，少坐若下车踬地[18]，胫中烄烄然，申脉主之。

腰痛如小锤居其中，怫然肿痛，不可以咳，咳则筋缩急，诸节痛，上下无常，寒热，阳辅主之。

腰痛不可举，足跟中踝后痛，脚痿，仆参主之。

腰痛夹脊至头几几然，目晄晄然，委中主之（是前刺足太阳郄中出血者）。

腰痛得俯不得仰，仰则恐仆，得之举重，恶血归之，殷门主之（是前衡络之脉腰痛者）。

腰脊痛尻臀股阴寒大痛，虚则血动，实则并热痛，痔痛，尻脽[19]中肿，大便直出，扶承主之。

【注释】

[1] 少阴脉贯肾络肺……故为腰痛：《类经·厥腰痛》注："肾脉本络于肺，今以冬月而肺脉见于肾位，乃肾气不足，故脉不能沉而见浮迟，此非肺病，病在肾也。腰为肾之府，故肾气逆者，当病为腰痛。"

[2] 郄中太阳正经：并下文"足太阳郄穴中""郄中结络""郄中血络"等均指委中穴处。

[3] 在腨踵鱼腹之外：指足厥阴肝经的蠡沟穴。

[4] 不慧：指言语不爽朗。

[5] 解脉：指足太阳膀胱经的散行脉。《黄帝内经素问》注："解脉，散行脉也，言不合而别行也。此足太阳之经……两脉如绳之解股，故名解脉也。"

[6] 同阴之脉：即足少阳络脉。《黄帝内经素问》注："足少阳之别络也，并少阳经上行，去足内踝上同身寸之五寸，乃别走厥阴，并经下络足跗，故曰同阴脉也。"

[7] 衡络之脉：即带脉。《素问集注》云："衡，横也。带脉横络于腰间，故曰衡络之脉。"

[8] 会阴之脉：指会阴穴。张志聪："任脉起于会阴，与督脉交会，分而上行，故曰会阴之脉。"

[9] 直阳之脉：指督脉。

[10] 在踝上郄下三寸所横居：指承筋穴。

[11] 飞阳之脉：指足太阳经络脉。

[12] 昌阳之脉：指足少阴肾经。昌阳为肾经复溜穴的别名。

[13] 散脉：指足太阴络脉。《黄帝内经素问》注："散脉，足太阴之别也，散行而上，故以名焉。"

[14] 肉里之脉：指足少阳经。《黄帝内经素问》注："肉里之脉，少阳所生，则阳维之脉气所发也。"

[15] 控䏚：控，牵引。䏚，指季胁下空软处。

[16] 髁胂：髁，音意同"髀"，指大腿骨。胂，夹脊肉。《素问集注》注："胂即两髁上陇起肉也。"

[17] 睾跳骞："跳"，《广雅释诂》："上也。"骞，"缩"之意。睾跳骞指睾丸上缩。

[18] 踬地：跌倒在地。

[19] 脽：指臀部。

【按语】

"经络受病入肠胃五脏积发伏梁息贲肥气痞气奔豚"是皇甫谧汇集《素问·病能论》《素

问·刺腰痛》及《明堂经》佚文等内容编写而成。

主要论述了腰痛由于病因病位不同，会伴有不同的症状，其治疗取穴亦有不同。特点如下。

1. 以经脉辨证取穴针刺治疗为主 内容出自《素问·刺腰痛》，论述了腰痛的经脉辨证取穴针刺治疗方法。腰痛的针刺治疗以经络辨证为主，循经远端取穴，多采用刺血法，对后世腰痛的针刺治疗有一定的影响。如《四总穴歌》中的"腰背委中求"就是继承了《内经》中腰痛针刺治疗原则的思想。

2. 以局部用穴为主，配合辨证取穴 内容出自《黄帝明堂经》佚文，论述了不同腰痛的针刺取穴，以局部取穴为多，如志室、次髎、中髎、长强、膀胱俞、中膂俞等。同时还配合对症取穴及远端取穴，完善了《内经》腰痛取穴的内容，如"腰痛少腹满，小便不利如癃状……太冲主之。腰痛，少腹痛，阴包主之""腰痛不可以久立俯仰，京门及行间主之"等。"实则癃闭……虚则腰痛……大钟主之"，始见于《灵枢·经脉》足少阴络穴主治，《针灸甲乙经》又增复溜、涌泉，这种取自于足少阴经穴的方法逐渐成为主流。

总之，腰痛的针刺治疗，至《针灸甲乙经》所显现的方法已日趋成熟，有较详细的辨证选穴。选穴主要分布于足太阳、足少阴、足厥阴和督脉，腧穴部位包括近部之腰骶腹部腧穴和远端的下肢部腧穴。

十三、三焦膀胱受病发少腹肿不得小便

【提要】

本篇出自《针灸甲乙经》第 9 卷第 9 节，主要论述三焦膀胱受病致少腹肿不得小便等病证的证候及针灸治疗方法。主要内容有：

1. 三焦病、膀胱病的证候及针灸治疗。

2. 疝病的概念及针灸治疗。

3. 三焦、膀胱受病所致小便不利的针灸治疗。

【原文】

少腹肿痛，不得小便，邪在三焦约[1]，取之足太阳大络[2]，视其结络脉与厥阴小络结而血者，肿上及胃脘，取三里。

三焦病者，腹胀气满，少腹尤坚，不得小便，窘急，溢则为水，留则为胀，候在足太阳之外大络，络在太阳、少阳之间，亦见于脉，取委阳。

膀胱病者，少腹偏肿而痛，以手按之则欲小便而不得，眉（一本作肩）上热，若脉陷，及足小趾外侧及胫踝后皆热者，取委中。

病在少腹痛，不得大小便，病名曰疝，得寒则少腹胀，两股间冷，刺腰髁间，刺而多之，尽炅病已。

少腹满大，上走胃至心，索索然[3]身时寒热，小便不利，取足厥阴。

胞转不得溺，少腹满，关元主之。

小便难，水胀满，溺出少，胞转不得溺，曲骨主之。

少腹胀急，小便不利，厥气上头颠，漏谷主之。

NOTE

溺难痛，白浊，卒疝，少腹肿，咳逆呕吐，卒阴跳，腰痛不可以俯仰，面仓黑，热，腹中腹满，身热厥痛，行间主之。

少腹中满，热闭不得溺，五里主之。

少腹中满（一本作痛），小便不利，涌泉主之。

筋急，身热，少腹坚肿时满，小便难，尻股寒，髀枢痛，外引季胁，内控八髎，委中主之。

阴胞[4]有寒，小便不利，承扶主之。

【注释】

[1] 邪在三焦约：约，约束。三焦约，指膀胱，因膀胱能约束三焦水道。"邪在三焦约"意指邪在三焦，使三焦对水道的约束功能失常而导致癃闭之症。

[2] 足太阳大络：即委阳穴。

[3] 索索然：指恶寒战栗的样子。

[4] 阴胞：指膀胱。

【按语】

"三焦膀胱受病发少腹肿不得小便"是皇甫谧汇集《灵枢·四时气》《灵枢·邪气脏腑病形》《素问·长刺节论》《灵枢·杂病》和《明堂经》佚文等内容编写而成。

1. 三焦病、膀胱病的证候及针灸治疗　内容出自《灵枢·四时气》及《灵枢·邪气脏腑病形》，主要论述三焦病、膀胱病的证候特点及针灸治疗方法，在证候上，三焦病以"腹胀气满，少腹尤坚，不得小便，窘急"为主，膀胱病以"少腹偏肿而痛，以手按之则欲小便而不得，眉上热，若脉陷，及足小趾外侧及胫踝后皆热者"为主。其治疗取穴皆以下合穴为主，体现了"合治六腑"的原则。

2. 疝病的概念及针灸治疗　内容出自《素问·长刺节论》和《灵枢·杂病》，论述了疝病的概念及针灸辨证治疗方法。

关于疝的概念，文中主要是指腹部的剧烈疼痛，兼有二便不通的病证。但在临床还有其他的解释，如：①泛指体腔内容物向外凸出的病证，多伴气痛症状，故有疝气、小肠气等病名。②指生殖器、睾丸、阴囊部位的病证，如生殖器溃烂流脓、睾丸或阴囊肿大疼痛的病证，可兼有腹部症状，包括水疝、气疝、血疝等。

疝病的针灸辨证治疗：①由寒邪所致，见少腹胀，两股间冷，可针刺腰骶间的穴位，且应多刺一些穴位，至少腹部发热时则病愈。②由肝气厥逆所致的少腹部胀满膨大，气上逆至胃和心，全身时常有寒热的感觉，小便不利等症状，则针刺足厥阴经的穴位。

3. 三焦、膀胱受病所致小便不利的针灸治疗　内容为《明堂经》佚文，主要论述三焦、膀胱受病所致小便不利的针灸治疗方法。《内经》强调"合治内腑"，取下合穴为主。《明堂经》提出以局部取穴关元、曲骨为主，配合四肢循经取穴。在针灸临床上，局部取穴配合远端取穴治疗小便不利等病证可获较好疗效。

十四、三焦约内闭发不得大小便

【提要】

"三焦约内闭发不得大小便"出自《针灸甲乙经》第 9 卷第 10 节。本篇主要论述三焦通调水道的功能失常致大小便不通的针灸治疗。主要内容有水邪内闭三焦导致大小便不通的针灸治疗。

【原文】

内闭不得溲，刺足少阴、太阳[1]与骶上[2]以长针[3]。气逆，取其太阴、阳明[4]。厥甚，取太阴、阳明动者之经。

三焦约，大小便不通，水道主之。

大便难，中注[5]及太白主之。

大便难，大钟主之。

【注释】

[1] 刺足少阴、太阳：《太素》注："足少阴、太阳主于便溲，故厥便溲闭，取此阴阳二经输穴疗主病者。"

[2] 骶上：《类经》卷22第5注："即督脉尾骶骨之上，穴名长强。"

[3] 长针：《灵枢·九针十二原》："长针者，锋利身薄，可以取远痹。本病乃三焦气闭，内陷足少阴、太阳，故以长针诱发经气开启。"

[4] 气逆，取其太阴、阳明：水邪上逆，即取太阴脾经的隐白、公孙穴，阳明胃经的解溪穴、足三里穴。

[5] 中注：原作"中渚"，据明抄本、《外台秘要》卷39中注、《千金要方》卷30第2注。

【按语】

"三焦约内闭发不得大小便"是皇甫谧汇集《灵枢·癫狂》及《明堂经》佚文等内容编写而成，主要论述了水气闭结于三焦所致大小便不通的针灸取穴治疗。

1. 水气闭结于下焦致小便不通者，为病在水脏，肾和膀胱的功能失常，而致气化不行、水气停着所致，可用长针刺足少阴肾经、足太阳膀胱经与尾骶之上的腧穴，以通其小便。如可选足少阴肾经之涌泉、筑宾，足太阳膀胱经之委阳、飞扬、仆参、金门及督脉的长强穴等治疗。

2. 水邪上犯中焦脾胃，取足太阴脾经、足阳明胃经的腧穴，补土以制水。若水邪上逆过甚，即取足太阴脾经和足阳明胃经的经穴，以降其逆。

3. 三焦气化功能失常而致大小便不通，取足阳明胃经的水道穴；若大便干燥而难下，应取足少阴肾经的中注穴、大钟穴及足太阴脾之原穴太白。

十五、气乱于肠胃发霍乱吐下

【提要】

"气乱于肠胃发霍乱吐下"出自《针灸甲乙经》第十一卷第四节。本篇主要论述气乱于肠胃发霍乱病的证候及针刺治疗。主要内容有气乱于肠胃发霍乱病的证候及针灸治疗。

【原文】

霍乱[1]，刺俞旁五[2]，足阳明及上旁三[3]。

呕吐烦满，魄户主之。

阳逆霍乱，刺人迎，刺入四分，不幸杀人[4]。

霍乱，泄出不自知，先取太溪，后取太仓之原[5]。

霍乱，巨阙、关冲、支沟、公孙、解溪主之（《千金》又取阴陵泉）。

霍乱泄注，期门主之。

厥逆霍乱，府舍主之。

胃逆霍乱，鱼际主之。

霍乱逆气，鱼际及太白主之。

霍乱，遗矢失气，三里主之。

暴霍乱，仆参主之。

霍乱转筋[6]，金门、仆参、承山、承筋主之。

霍乱，胫痹不仁，承筋主之（《千金》云主瘛疭脚酸）。

转筋于阳理其阳，转筋于阴理其阴，皆卒刺之。

【注释】

[1] 霍乱：病名。《灵枢·五乱》曰："清气在阴，浊气在阳，营气顺脉，卫气逆行，清浊相干……乱于肠胃，则为霍乱。"《类经·刺胸背腹病》注："邪在中焦，则既吐且泻，脏气反复，神志缭乱，故曰霍乱。"《诸病源候论·霍乱病诸候》："霍乱者，由人温凉不调，阴阳清浊二气有相干乱之时，其乱在于肠胃之间者，因遇饮食而变，发则心腹绞痛……言其病挥霍之间，便致缭乱也。"

[2] 刺俞旁五：刺，明抄本作"侧"。《太素》注："主疗霍乱，输旁可五取之。"《素问·通评虚实论》王冰注："霍乱者，取少阴俞旁志室穴。"马莳、张介宾皆从王冰注。

[3] 足阳明及上旁三：有多种注解，参见按语。

[4] 不幸杀人：此下明抄本有"一作肠逆"四小字教文。按人迎属胃经，穴在结喉旁动脉应手处，故针刺时应避开动脉。若误刺伤人，会造成出血死亡。《本经》卷3第12人迎项下云："刺入四分，过深不幸杀人。"

[5] 太仓之原：太仓，胃府也。《灵枢·胀论》云："胃者，太仓也。"太仓之原，即胃经的原穴冲阳穴。取之可补后天之气。

[6] 转筋：肢体筋脉牵掣拘挛，痛如扭转。

【按语】

"气乱于肠胃发霍乱吐下"是皇甫谧汇集《素问·通评虚实论》《灵枢·四时气》和《明堂经》佚文等内容编写而成。

1. 霍乱病的主治腧穴

（1）文中论述了霍乱病的选穴应以背俞穴为主，如可取志室穴、胃俞穴和胃仓穴针刺。再根据证候辨证选穴，如呕吐烦闷，取魄户；阳邪上逆，取人迎；大便泄出不能自制，是阳气虚脱不能固摄之象，先取肾之原穴太溪以固先天元阳，后取胃之原穴冲阳以补后天谷气；暴泄如注，取期门；厥气上逆，取府舍；胃气上逆，取鱼际穴；浊气上逆，取鱼际及太白；吐泻矢气，取足三里。

（2）根据病情轻重缓急选穴，如霍乱发病急，病情重的，取仆参穴针治。

（3）霍乱吐泻精液亏虚所致小腿筋脉抽搐、麻木不仁等并发症的针刺取穴：小腿后侧抽搐者，取金门、仆参、承山、承筋；若抽搐部位在四肢外侧，当调理三阳经的经气为主；若抽搐部位在四肢内侧，当调理三阴经的经气为主；若小腿麻痹不仁，取承筋穴针治。

2. 关于"足阳明及上傍三"的认识 文中指出，"霍乱，刺俞傍五、足阳明及上傍三"，如何理解"足阳明及上傍三"。

关于"足阳明及上傍三"的注解有多种说法。

（1）《素问》王冰注："足阳明，言胃俞也。取胃俞，兼取少阴俞外两旁向上第三穴，则胃仓也。"

（2）马莳认为是刺胃仓、意舍各三宥。

（3）张介宾认为是胃俞和意舍各三宥。

（4）张志聪曰："上刺阳明俞旁三，三者，先浅刺皮以出阳邪，后刺深之以出阴邪，最后极深入于分肉之间以致谷气。"

（5）《素问发微》注："又取足阳明曰胃仓穴，在十二椎下两旁，相去脊中各三寸，共六寸，针三分，灸七壮，及上有意舍穴各三宥，在十一椎下两旁，相去脊中各三寸，针三分，灸七壮。此二穴亦属足太阳膀胱经，今曰足阳明者，以其为胃穴也。"

（6）《类经》卷二十二第四十七注："足阳明，言胃俞也。再及其上之旁，乃脾俞之外，则意舍也。当各刺三宥。"

3. 关于"胃逆霍乱，鱼际主之"的认识 文中指出"胃逆霍乱，鱼际主之"，如何理解？《灵枢·经脉》云："胃中寒，手鱼之络多青矣；胃中有热，鱼际络赤。"可见，《灵枢》是以鱼际的变化情况，作为胃病寒热的诊断依据的，即鱼际穴是胃病的反应点。因此，"胃逆霍乱，鱼际主之"，即是以胃病的反应点鱼际穴，作为其治疗选穴的。在临床上，疾病的反应点往往是疾病治疗的首选穴位。

第三节 阴阳类病证

一、阴衰发热厥阳衰发寒厥

【提要】

"阴衰发热厥阳衰发寒厥"在《针灸甲乙经》第七卷第三节。本篇论述了厥病的病因、病机、症状和刺法等。其主要内容有：

1. 寒厥、热厥的发病原因及病理机制。

2. 以自然界寒暑情况比类说明人体在寒温不同气温中的生理变化，进而论述针刺治病也应根据病的寒热，采用相应的方法。

3. 说明针刺治疗厥病要以调气为主要目的，寒厥应先"火"调后针刺；气逆者应"推而上之"或"引而下之"以导引其气。

4. 不同厥病的症状与刺法。

【原文】

黄帝问曰：厥[1]之寒热者，何也？岐伯对曰：阳气衰于下则为寒厥，阴气衰于下则为热厥[2]。曰：热厥必起于足下者，何也？曰：阳气起于足五指之表[3]，集于足下而聚[4]于足心，故阳胜则足下热。曰：寒厥必起于五指而上于膝者，何也？曰：阴气起于五指之里，集于膝下而聚于膝上，故阴气盛则从五指至膝上寒。其寒也，不从外，皆从内。

曰：寒厥何失而然也？曰：厥阴者，众筋之所聚[5]（《素问》作前阴者，宗筋之所聚也），太阴、阳明之所合[6]。春夏则阳气多而阴气少，秋冬则阴气盛而阳气衰。此人质壮，以秋冬夺于所用，下气上争不能复，精气溢下，邪气从而上之。所中（《素问》所中二字作气因于中）阳气衰[7]，不能渗营其经络[8]，阳气日损，阴气独在，故手足为之寒。

曰：热厥何如？曰：酒入于胃则络脉满而经脉虚。脾主为胃行其津液者也，阴气虚则阳气入，阳气入则胃不和，胃不和则精气竭，精气竭则不荣其四肢。此人必数醉，若饱以入房，气聚于脾中不得散，酒气与谷气相薄，热遍于身，内热而溺赤。夫酒气盛而剽悍，肾气日衰，阳气独盛，故手足为之热。

曰：厥，或令人腹满，或令人暴不知人，或至半日，远至一日，乃知人者，何谓也？曰：阴气盛于上则下虚，下虚则腹满，腹满（《素问》腹满二字作阳气盛于上）则下气重。上而邪气逆，逆则阳气乱，阳气乱则不知人矣。

【注释】

[1] 厥：张介宾《类经》注："厥者，逆也，气逆则乱，故忽为眩仆脱绝，是名为厥。"

[2] 阳气衰……为热厥：《素问》王冰注："阳，谓足之三阳脉；阴，谓足之三阴脉；下，谓足也。"《素问注证发微》注："三阳经气衰于下，则阳气少阴气盛，而厥之所以为寒；三阴经气衰于下，则阴气衰阳气盛，而厥之所以为热。"

[3] 表：指外侧。

[4] 聚：杨上善《黄帝内经太素·寒热厥》作"热"。

[5] 厥阴者，众筋之所聚：足厥阴肝经环阴器，故此处厥阴指前阴。足之三阴、阳明、少阳、冲、任、督、跻之筋脉皆聚于此，故称众筋之所聚。

[6] 太阴、阳明之所合：《素问》王冰注："脾胃之脉，皆辅近宗筋，故云太阴、阳明之所合。"张介宾《类经》注："此独言太阴、阳明之合者，重水谷之脏也，盖胃为水谷气血之海，主润宗筋，又阴阳总宗筋之会，会于气街，而阳明为之长，故特言之。"

[7] 所中阳气衰：阴寒之气居中，损伤阳气，致阳气虚衰。

[8] 不能渗营其经络：张兆璜《素问集注》注："渗者，渗于脉外；营者，营于脉中。营气宗气，皆精阳之气。营行于脉中，诸阳之气，淡渗于脉外，非独卫气之行于脉外也。"

【原文】

太阳之厥则肿首头重，足不能行，发为眩仆。阳明之厥则癫疾欲走呼，腹满不得卧，面赤而热，妄见妄言。少阳之厥则暴聋，颊肿而热，胁痛，胻不可以运。太阴之厥则腹满膜胀，后不利，不欲食，食则呕，不得卧。少阴之厥则舌干，溺赤，腹满心痛。厥阴之厥则少腹肿痛，膜胀，泾溲不利，好卧屈膝，阴缩肿，胻内热。盛则泻之，虚则补之，不盛不虚，以经取之[1]。

【注释】

[1] 盛则泻之……以经取之：杨上善《黄帝内经太素》注："凡六经厥，皆量盛虚，以行补泻也。"

【按语】

本段叙述了厥证阴阳寒热的病机。阳虚为寒厥，阴虚为热厥。寒厥多为肾中精气耗伤，阴损及阳而寒邪乘机侵入致使手足发冷，即"阳气衰于下则为寒厥"。热厥多为酒食内伤，热盛于中，阳气独盛，导致肾阴亏损，"即阴气衰于下则为热厥"。可见，热厥是由于脾阴虚而致肾气日损，阳热独亢于中；寒厥乃肾精虚于下使得中阳日衰，阴寒之气聚于中。

【原文】

请言解论，与天地相应，四时相副，人参天地，故可为解。下有渐洳[1]，上生蒲苇，此所以知气形之多少也[2]。阴阳者，寒暑也，热则滋雨而在上，根茎（《灵枢》作"荄"）少汁[3]，人气在外，皮肤缓，腠理开，血气盛，汗大泄，皮淖泽；寒则地冻水冰，人气在中，皮肤致，腠理闭，汗不泄，血气强，皮坚涩。当是之时，善行水者，不能往冰[4]；善穷地者，不能凿冻。夫善用针者，亦不能取四逆，血脉凝结，坚搏不往来，亦不可即柔。故行水者，必待天温冰释；穷地者，必待冻解，而后地可穷。人脉犹是，治厥者，必先熨火以调和其经，掌与腋，肘与脚，项与脊，以调其气。大道已通，血脉乃行。后视其病，脉淖泽者[5]，刺而平之；坚紧者[6]，破而决之，气下乃止，此所谓解结[7]。

用针之类[8]，在于调气[9]。气积于胃，以通营卫[10]，各行其道。宗气留积在海，其下者注于气街，上行者注于息道。故厥在足，宗气不下，脉中之血凝而留止，弗之火调，针弗能取。用针者，必先察其经络之虚实，切而循之，按而弹之，视其应动者，乃后取而下之。六经调者，谓之不病，虽病谓之自已。一经上实下虚而不通者，此必有横络盛加于大经，令之不通。视而泻之，通而决之，是所谓解结者也。

上寒下热[11]，先刺其项太阳，久留之，已刺则火熨项与肩胛，令热下合（一本作冷）乃止，所谓推而上之者也。上热下寒，视其虚脉而陷下于经络者取之，气下而止，所谓引而下之者也。

【注释】

[1] 渐洳：浸湿。

[2] 此所以知气形之多少也：杨上善《黄帝内经太素》注："见苇蒲之茂悴，知渐洳之多少；观人形之强弱，识血气之盛衰。"

[3] 热则滋雨而在上，根茎少汁：《灵枢注证发微》注："暑热则地气上蒸，而滋雨气在于上，所以物之气亦不在下而在上，其根荄当少汁。"

[4] 不能往冰：杨上善《黄帝内经太素》注："水之性流，故谓之往。言水可往，而冰不可流。"往，行。

[5] 脉淖泽者：张介宾《类经》注："淖泽者，卫气浮也。"

[6] 坚紧者：张介宾《类经》注："坚紧者，邪气实也。"

[7] 解结：张介宾《类经》注："结者，邪之所聚，刺去其邪，即解结之谓也。"

[8] 类：法则。

NOTE

[9] 气：张介宾《类经》注："气义有三：曰营气，曰卫气，曰宗气。"

[10] 以通营卫：杨上善《黄帝内经太素》注："胃受水谷，以生于气，故水谷之气积于此也。卫气起于胃之上口，营气起于胃之中口，营行于脉中，卫行脉外，今用针调于胃气，通于营卫，使各行其道也。"

[11] 上寒下热：张介宾《类经》注："上寒下热者，阳虚于上而实于下也。"

【按语】

本段主要根据厥的不同病因，具体阐明针刺原则。寒凝血脉所致的厥逆，必须要先温熨以通其气，再用针刺调整。另外，由于横络壅盛加于经脉使经脉不通的，可以直接在患处针刺或刺血治疗。以上两种针刺疗法都属于解结，目的都是调气。

【原文】

刺热厥者，留针反为寒；刺寒厥者，留针反为热。刺热厥者，二阴一阳；刺寒厥者，二阳一阴[1]。所谓二阴者，二刺阴；所谓二阳者，二刺阳。

【注释】

[1] 二阳一阴：张介宾《类经》注："二刺阴、一刺阳者，谓补其阴经二次，泻其阳经一次，则阴气盛而阳邪退，故可以治热厥。其二阳一阴者，亦犹是也，故可以治寒厥。"

【原文】

热厥取太阴、少阳。寒厥取阳明、少阴，于足留之。

厥，胸满面肿者，肩中热，暴言难，甚则不能言，取足阳明。厥，气走喉而不言，手足微满清，大便不利，取足少阴。厥而腹膨膨，多寒气，腹中爨爨（音最，《九墟》作荣），便溲难，取足太阴。

厥逆为病，足暴清，胸中若将裂，腹肠若以刀切之，清而不食，脉大小皆涩，暖取足少阴，膜取足阳明，清则补之，温则泻之。厥逆，腹满胀，肠鸣，胸满不得息，取之下胸二肋间[1]，咳而动应手者，与背俞以指按之立快。

【注释】

[1] 下胸二肋间：张介宾《类经·针刺类·刺厥痹》注："下胸二肋，谓胸之下，左右二肋之间也。盖即足厥阴之章门、期门。"

【按语】

以上内容分别出自《灵枢·终始》《灵枢·寒热病》《灵枢·杂病》《灵枢·癫狂》。

【原文】

足厥，喘逆，足下清至膝，涌泉主之。

【按语】

本句出自《明堂经》佚文。虽然与"厥逆为病，足暴清，胸中若将裂……暖取足少阴，清取足阳明"症状相似，都有足暴冷症状，但治疗有别。前者是由于厥气从足部上逆致人喘促气逆，足下寒冷至膝是邪随足少阴之脉上逆所致，故取本经井穴涌泉；而后者"阳气衰于下则为寒厥，阴气衰于下则为热厥"，所以治寒厥要"二阳一阴"，当取足阳明以补之。

二、阴阳相移发三疟

【提要】

"阴阳相移发三疟"在《针灸甲乙经》第七卷第五节。本篇主要论述了寒疟、温疟、瘅疟的病因、病机、症状和治法。主要内容有：

1. 疟疾日作或间作、日晏和日早的病机。

2. 寒疟、温疟、瘅疟在病因、病机和症状上的区别。

3. 疟疾的治疗原则，不同兼证的腧穴主治。

【原文】

黄帝问曰：夫疟疾皆生于风，其以日作，以时发者，何也？岐伯对曰：疟之始发，先起于毫毛，欠伸乃作，寒栗鼓颔，腰脊俱痛，寒去则内外俱热，头痛如破，渴欲饮水。曰：何气使然？曰：阴阳上下交争[1]，虚实更作，阴阳相移也。阳并于阴则阴实而阳明虚，阳明虚则寒栗鼓颔也，太阳虚则腰背头项痛，三阳俱虚则阴气（一作二阴）胜，阴气胜则骨寒而痛，寒生于内，故中外皆寒[2]。阳胜则外热，阴虚则内热，内外皆热则喘渴，故欲冷饮。此皆得之夏伤于暑，热气盛，藏于皮肤之内，肠胃之外，此营气之所舍也，令人汗出空疏，腠理开，因得秋气，汗出遇风，得浴水气，舍于皮肤之内，与卫气并居。卫气者，昼行于阳，夜行于阴，此气得阳而外出，得阴而内薄，内外相薄，是以日作[3]。

【注释】

[1] 阴阳上下交争：张介宾《类经·疾病类·疟》注："阳气者，下行极而上。阴气者，上行极而下。邪气入之，则阴阳上下交争矣。"

[2] 中外皆寒：杨上善《黄帝内经太素·疟解》注："三阳俱并于阴，则三阳皆虚，虚为阴乘，故外寒；阴气强盛，盛故内寒；内外俱寒，汤火不能温也。"

[3] 是以日作：杨上善《黄帝内经太素·疟解》注："邪舍营气之中，令人汗出，开其腠理，因得秋气，复藏皮肤之内，与卫气居，卫昼行于阳，夜行于阴，邪气与卫气俱行，以日日而作也。"

【原文】

曰：其间日而作者，何也？曰：其气之舍深，内薄于阴，阳气独发，阴邪内著，阴与阳争不得出，是以间日而作。曰：其作日晏与其日早，何气使然？曰：邪气客于风府，循膂[1]而下，卫气一日一夜，大会于风府，其明日日下一节，故其作也晏[2]。此皆客于脊背，每至于风府则腠理开，腠理开则邪气入，邪气入则病作，以此日作稍益晏也。其出于风府日下一节，二十一日下至骶骨，二十二日入于脊内，注于太冲之脉（《素问》二十一作二十五，二十五作二十六，太冲作伏膂），其气上行，九日出于缺盆之中[3]，其气日高，故作日益早。其间日发者，由邪气内薄于五脏，横连募原[4]，其道远，其气深，其行迟，不能与卫气俱行，不能偕出，故间日乃作[5]。

【注释】

[1] 循膂：古本作"月吕"或"吕"。《说文解字》："吕，脊骨也。"《广雅》："吕，膂肉

也。"据下文言"日下一节","脊"在此当作脊骨理解。

[2] 故其作也晏：张介宾《类经·疾病类·疟》注："若邪气客于风府，必顺脊而下，其气渐深，则日下一节，自阳就阴，其会渐迟，故其作渐晏也。""晏"，晚的意思。

[3] 出于缺盆之中：《吴注素问》注："气上行无关节之窒，故九日处于缺盆。"《素问识》："缺盆，非阳明胃经之缺盆。骨度篇云：'结喉以下，至缺盆中，长四寸。缺盆以下，至骭，长九寸。'骨空论云：'治其喉中央，在缺盆中者。'本输篇云：'缺盆之中，任脉也，名曰天突。'俱非胃经之缺盆，乃指任脉天突穴而言。"

[4] 募原：《素问·疟论》王冰注："募原为膈募之原系。"募取义于幕，通膜，为膜间薄皮，遮隔浊气，犹幕之在上，故谓之募。

[5] 间日乃作：杨上善《黄帝内经太素·疟解》注："其邪气内著五脏之中，横连五脏募原之输，不能与卫气日夜俱行阴阳，隔日一至，故间日作也。"

【原文】

曰：卫气每至于风府，腠理乃发，发则邪入，入则病作。今卫气日下一节，其气之发，不当风府，其日作奈何？曰：(《素问》此下有八十八字，《甲乙经》本无，故不抄入) 风无常府，卫气之所发，必开其腠理，邪气之所合则其病作 (《素问》作则其府也)。曰：风之与疟相似同类，而风独常在，疟得有时休者，何也？曰：风气常留其处，故常在。疟气随经络次以内传 (《素问》作沉而内薄)，故卫气应乃作。

曰：疟先寒而后热者何也？曰：夏伤于大暑，汗大出，腠理开发，因遇风，夏气凄沧之小寒迫之，藏于腠理及皮肤之中，秋伤于风则病成矣。夫寒者阴气也，风者阳气也，先伤于寒而后伤于风，故先寒而后热，病以时作，名曰寒疟也。曰：先热而后寒者何也？曰：此先伤于风，后伤于寒，故先热而后寒，亦以时作，名曰温疟也。其但热而不寒者，阴气先绝[1]，阳气独发，则热而少气。烦冤，手足热而欲呕者，名曰瘅[2]疟。

【注释】

[1] 阴气先绝：《素问经注节解》注："先绝，非谓阴气败绝也言火邪炽盛，纯阳独胜，若无阴焉。如阳明之疟，宜用白虎之类是也。"

[2] 瘅：《素问·疟论》王冰注："瘅，热也，极热为之也。"

【原文】

曰：经言有余者泻之，不足者补之。今热为有余，寒为不足。夫疟之寒，汤火不能温，及其热，冰水不能寒，此皆有余不足之类。当此之时，良工不能止，必待其自衰乃刺之，何也？曰：经言无刺熇熇之热，无刺浑浑之脉，无刺漉漉之汗，为其病逆，未可治也。

夫疟之始发也，阳气并于阴。当是之时，阳虚阴盛而外无气，故先寒栗也。阴气逆极，则复出之阳，阳与阴并于外，则阴虚而阳实，故先热而渴。

夫疟并于阳则阳胜，并于阴则阴胜；阴胜者则寒，阳胜者则热。热疟者，风寒之暴气不常也，病极则复至，病之发也，如火之热，如风雨不可当也。故经曰：方其盛必毁，因其衰也，事必大昌。此之谓也。

夫疟之未发也，阴未并阳，阳未并阴，因而调之，真气乃安，邪气乃亡。故工不能治已发，为其气逆也。

疟之且发也，阴阳之且移也，必从四末始[1]。阳已伤，阴从之，故气未并，先其时，坚束其处[2]，令邪气不得入，阴气不得出，审候见之。在孙络者，盛坚而血者，皆取之，此其往而未得并者也。

曰：疟不发其应，何也？曰：疟者，必更盛更虚，随气之所在，病在阳则热而脉躁；在阴则寒而脉静；极则阴阳俱衰，卫气相离，故病得休，卫气集则复病。曰：时有间二日，或至数日发，或渴或不渴，其故何也？曰：其间日，邪气与卫气客于六腑而相失时，不相得，故休数日乃发也[3]。阴阳更胜，或甚或不甚，故或渴或不渴。

曰：夏伤于暑，秋必病疟，今不必应者，何也？曰：此应四时也。其病异形者，反四时也。其以秋病者寒甚，以冬病者寒不甚，以春病者恶风，以夏病者多汗。

曰：温疟与寒疟者，皆安舍，其在何脏？曰：温疟者，得之于冬，中于风寒，寒气藏于骨髓之中，至春则阳气大发，邪气不能出，因遇大暑，脑髓泺，肌肉消，腠理发泄，因有所用力，邪气与汗皆出。此病邪气先藏在肾，其气先从内出之于外。如是者，阴虚而阳盛，阳盛则病矣。衰则气反复入，复入则阳虚，阳虚则寒矣。故先热而后寒，名曰温疟[4]。

曰：瘅疟何如？曰：肺素有热，气盛于身，厥气逆上，中气实而不外泄，因有所用力，腠理开，风寒舍于皮肤之内分肉之间而发，发则阳气盛，阳气盛而不衰则病矣。其气不反之阴，故但热而不寒，气内藏于心而外舍于分肉之间，令人消烁脱肉，故名曰瘅疟[5]。

【注释】

[1] 必从四末始：杨上善《黄帝内经太素·三疟》注："夫疟之作也，必内阴外阳，相入相并，相移乃作，四肢为阳，脏腑为阴，疟之将作，阳从四肢而入，阴从脏腑而出，二气交争，阴胜为寒，阳胜为热。"《素问注证发微》注："方疟之将发，阴阳将移，必从四末而移。四末者，手足之指也，四末为十二井荥俞经合之所行，故阴阳相移，必从此始。"

[2] 坚束其处：杨上善《黄帝内经太素·三疟》注："疗之二气未并之前，以绳束四肢病所来处，使二气不得相通，必邪见孙络，皆刺去血。"孙思邈《备急千金要方·温疟》注："先其时一食顷，用细左索紧束其手足十指，令邪气不得入，阴气不得出，过时乃解。"此法令已不用，录此二说，以作参考。

[3] 故休数日乃发也：《素问注证发微》注："疟之相间而发者，正以邪气之发，必随卫气而出。凡卫在六腑，而邪客于六腑，邪气有时不与卫气相值，故邪气不随卫气而出也。"

[4] 名曰温疟：杨上善《黄帝内经太素·三疟》注："阴虚阳乘，内盛为热，故先热也，热极复衰，反入于内，外阳复虚，阳虚阴乘为寒，所以后寒，故曰温疟也。"

[5] 名曰瘅疟：《素问注证发微》注："此热气者，内藏于心肺而外舍于分肉，令人消烁脱肉，病名曰瘅疟，由此观之，则瘅疟之所舍者，肺与心耳。"

【按语】

上述内容论述了风雨寒暑皆为疟疾的病因。有感邪即发的，有感邪后发的，有纯系外邪的。疟疾发作时具有阴阳交争、虚实更作、随卫气出入而发作的特点。

间日发作是由于邪气内迫五脏募原，不能与卫气每日相会，所以隔日发作；日早、日晏是由于邪气循脊骨和太冲脉移行时有向下、向上的不同，所以发作时间有日早、日晏的区别。疟疾发作有日发、间日发、间数日发的不同。

疟疾多发生在夏秋季节，古人根据证候学的分类，将疟疾分为多种证型，有寒疟、温疟、瘅疟等。

【原文】

疟脉满大急，刺背俞，用中针，旁五胠俞[1]各一，适肥瘦出血。疟脉小实急[2]，灸胫少阴，刺指井。疟脉缓大虚，便用药，不宜用针[3]。凡治疟，先发如食顷乃可以治，过之则失时。

【注释】

[1] 五胠俞：即背部两旁靠近腋胁的五个腧穴，魄户、神堂、魂门、意舍、志室。胠，指腋下。

[2] 小实急：张介宾《类经·疾病类·诸经疟刺》注："脉小实急，淫衰胜也。阴胜者生内寒，故当灸胫之少阴以散寒，刺指之井以补阳也。王氏（王冰）曰：灸胫少阴，是谓复溜；刺指井者，谓足太阳之至阴。"

[3] 疟脉缓……不宜用针：张介宾《类经·疾病类·诸经疟刺》注："针有泻而无补，故脉虚不宜用针。脉度篇曰：盛者泻之，虚者饮药以补之。"

【原文】

疟不渴，间日而作，《九卷》曰：取足阳明，《素问》刺足太阳。渴而间日作，《九卷》曰：取手少阳，《素问》刺足少阳。瘟疟汗不出，为五十九刺（解在热病部）。

足太阳疟，令人腰痛，头重，寒从背起，先寒后热，渴。渴止汗乃出，难已。间日作，刺腘中出血（《素问》先寒后热下有"熇熇喝喝然"五字）。

足少阳疟，令人身体解㑊，寒不甚，恶见人，心惕惕然，热多汗出甚，刺足少阳。

足阳明疟，令人先寒，洒淅洒淅，寒甚久乃热，热去汗出，喜见日月光火气乃快然，刺阳明跗上（及调冲阳）。

足太阴疟，令人不乐，好太息，不嗜食，多寒热，汗出，病至则善呕，呕已乃衰，即取之足太阴。

足少阴疟，令人呕吐甚，多寒少热，欲闭户牖而处，其病难已（取太溪）。

足厥阴疟，令人腰痛，少腹满，小便不利如癃状，非癃也。数噫恐惧，气不足，腹中悒悒[1]，刺足厥阴。

【注释】

[1] 悒悒：不舒畅。

【原文】

肺疟，令人心寒，甚热，热间善惊如有所见者，刺手太阴、阳明。

心疟，令人烦心甚，欲得见清水，寒多（《素问》作反寒多，《太素》作及寒多），不甚热，刺手少阴（是谓神门）。

肝疟，令人色苍苍然（《素问》下有太息二字），其状若死者，刺足厥阴见血。

脾疟，令人病寒，腹中痛，热则肠中鸣，鸣已汗出，刺足太阴。

肾疟，令人凄凄然（《素问》作洒洒然），腰脊痛宛转，大便难，目眴眴然，手足寒，刺足太阳、少阴。

胃疟，令人且病寒，善饥而不能食，食而支满腹大，刺足阳明、太阴横脉出血。

疟发身热，刺跗上动脉，开其空，出血立寒。

疟方欲寒，刺手阳明、太阴、足阳明、太阴。

诸疟如脉不见者，刺十指间出血，血去必已。先视身之赤如小豆者，尽取之。

十二疟者[1]，其发各不同时，察其病形，以知其何脉之病。先其发时，如一食顷而刺之，一刺则衰，二刺则知，三刺则已，不已，刺舌下两脉出血，不已，刺郄中盛经出血，又刺项以下夹脊者，必已。舌下两脉者，廉泉穴也。

刺疟者，必先问其病之所先发者，先刺之。先头痛及重者，先刺头上及两额两眉间出血，先项背痛者，先刺之。先腰脊痛者，先刺郄中出血。先手臂痛者，先刺手少阴、阳明十指间。先足胫酸痛者，先刺足阳明十指间出血。

风疟，发则汗出恶风，刺足三阳经背俞之血者。胫酸痛，按之不可，名曰胕髓病，以镵针针绝骨出其血，立已。身体小痛，刺诸阴之并无出血，间日一刺。

【注释】

[1] 十二疟者：张介宾《类经·疾病类·诸经疟刺》注："十二疟者，如前指六经六脏也。"

【按语】

上述内容论述了不同证型疟疾的脉象和针刺方法，同时指出脉缓大虚的疟疾不宜用针，适合药物治疗，还强调了针刺治疗疟疾时应该"先发如食顷"。本部分还论述了六经疟疾、脏腑疟疾发病时的主治症状和治疗所用的经穴，介绍了十二疟通刺法，以及刺法和危重病刺法。

【原文】

痎疟，神庭及百会主之。

痎疟，上星主之，先取谚譆，后取天牖、风池。

痎疟，取完骨及风池、大杼、心俞、上髎、谚譆、阴都、太渊、三间、合谷、阳池、少泽、前谷、后溪、腕骨、阳谷、侠溪、至阴、通谷、京骨，皆主之。

疟，振寒，热甚狂言，天枢主之。

疟，热盛，列缺主之。

疟，寒厥及热烦心，善哕，心满而汗出，刺少商出血，立已。

热疟口干，商阳主之。

疟，寒甚（《千金》下云欲呕沫），阳溪主之。

风疟，汗不出，偏历主之。

疟，面赤肿，温溜主之。

痎疟，心下胀满痛，上气，灸五里，左取右，右取左。

疟，头痛，目涩暴变，液门主之。

疟，发有四时，面上赤，目眩眩无所见，中渚主之。

疟，食时发，心痛，悲伤不乐，天井主之。

风疟，支正主之。

疟，背脊振寒，项痛引肘腋，腰痛引少腹中，四肢不举，小海主之。

疟，不知所苦，大都主之。

疟，多寒少热，大钟主之。

疟，咳逆，心闷不得卧，呕甚，热多寒少，欲闭户牖而处，寒厥，足热，太溪主之。

疟，热少气，足胻寒不能自温，腹胀彻痛引心，复溜主之。

疟，不嗜食，厉兑主之。

疟，瘛疭，惊，股（《千金》作转）膝重，胻转筋，头眩痛，解溪主之。

疟，日西发，临泣主之。

疟，振寒，腋下肿，丘墟主之。

疟从胻起，束骨主之。

疟，多汗，腰痛不能俯仰，目如脱，项如拔，昆仑主之。

疟，实则腰背痛，虚则鼽衄，飞扬主之。

疟，头重，寒从背起，先寒后热，渴不止，汗乃出，委中主之。

疟，不渴，间日作，昆仑主之。

【按语】

上述为《明堂经》佚文，治疗选穴时沿袭了《针灸甲乙经》的特点，就是头面、躯干按部位选，四肢按经脉顺序排列。整体看，治疗以四肢部穴位为主，是从"疟之且发也，阴阳之且移也，必从四末始"的病机着眼选穴的。

三、阴受病发痹

【提要】

"阴受病发痹"在《针灸甲乙经》第十卷第一节。本篇论述了各种痹症的发病、病机、主要症状及针灸取穴。其主要内容有：

1. 指出体质因素对痹病发病的影响，如腠理粗疏、肌肉脆弱的人好发痹病。

2. 风、寒、湿三气是引起痹病的主要原因，以及三气偏盛所出现的行痹、着痹、痛痹等不同的痹病。

3. 周痹、众痹的不同特点及痹病痛与不痛的病理。

4. 皮、脉、肉、筋、骨五痹与五脏的关系。

5. 各种痹病的症状和主治腧穴。

【原文】

黄帝问曰：周痹之在身也，上下移徙，随其脉上下，左右相应[1]，间不容空[2]，愿闻此痛在血脉之中耶？将在分肉之间乎？何以致是？其痛之移也，间不及下针[3]，其蓄痛[4]之时，不及定治而痛已止矣，何道使然？岐伯对曰：此众痹也，非周痹也。此各在其处，更发更止，更居更起[5]，以左应右，以右应左[6]，非能周也，更发更休。刺此者，痛虽已止，必刺其处，勿令复起。

曰：周痹何如？曰：周痹在于血脉之中，随脉以上，循脉以下，不能左右，各当其所。其痛从上下者，先刺其下以通之（通一作遏），后刺其上以脱[7]之；其痛从下上者，先刺其上以通之，后刺其下以脱之。

曰：此病安生，因何有名？曰：风寒湿气客于分肉之间，迫切而为沫，沫得寒则聚，聚则排分肉而分裂，分裂则痛，痛则神归之，神归之则热[8]，热则痛解，痛解则厥[9]，厥则他痹发，发则如是。此内不在脏，而外未发于皮，独居分肉之间，真气不能周[10]，故名曰周痹。故刺痹者，必先循切其上下之大经，视其虚实，及大络之血结而不通者，及虚而脉陷空者而调之，熨而通之[11]，其瘛紧者，转引而行之。

曰：何以候人之善病痹者？少俞对曰：粗理而肉不坚者善病痹，欲知其高下，视其三部[12]。

曰：刺有三变[13]何也？曰：有刺荣者，有刺卫者，有刺寒痹之留经者。刺营者出血，刺卫者出气，刺寒痹者内热[14]。

曰：营卫寒痹之为病奈何？曰：营之生病也，寒热少气，血上下行[15]。卫之生病也，气痛时来去，怫忾贲向[16]，风寒客于肠胃之中。寒痹之为病也，留而不去，时痛而皮不仁。

曰：刺寒痹内热奈何？曰：刺布衣者，用火焠之[17]。刺大人者，药熨之。方用醇酒[18]二十升，蜀椒一升，干姜一升，桂一升，凡四物，各细咬咀[19]，着清酒中。绵絮一斤，细白布四丈二尺，并内酒中，置酒马矢煴中[20]，善封涂，勿使气泄。五日五夜，出布絮曝干，复渍之，以尽其汁，每渍必晬[21]其日，乃出布絮干之，并用滓与絮布长六七尺为六巾[22]，即用之生桑炭炙巾，以熨寒痹所乘之处，令热入至于病所；寒，复炙巾以熨之，三十遍而止；即汗出，炙巾以拭身，亦三十遍而止。起步内中[23]，无见风，每刺必熨，如此病已失，此所谓内热。

曰：痹将安生？曰：风寒湿三气合至杂而为痹。其风气胜者为行痹，寒气胜者为痛痹，湿气胜者为著痹。曰：其有五者何也？曰：以冬遇此者为骨痹，以春遇此者为筋痹，以夏遇此者为脉痹，以至阴[24]遇此者为肌痹，以秋遇此者为皮痹。曰：内舍五脏六腑，何气使然？曰：五脏皆有合[25]，病久而不去者，内舍于合，故骨痹不已，复感于邪，内舍于肾；筋痹不已，邪复感于，内舍于肝；脉痹不已，复感于邪，内舍于心；肌痹不已，复感于邪，内舍于脾；皮痹不已，复感于邪，内舍于肺。所谓痹者，各以其时感于风寒湿之气也。

诸痹不已，亦益内[26]也。其风气胜者，其人易已。

曰：其时有死者，或疼久者，或易已者，何也？曰：其入脏者死，其留连筋骨间者疼久，其留连皮肤间者易已。

曰：其客六腑者何如？曰：此亦其饮食居处为其病本也[27]。六腑各有俞[28]，风寒湿气中其俞，而食饮应之，循俞而入，各舍其腑也。

曰：以针治之奈何？曰：五脏有俞[29]，六腑有合[30]，循脉之分，各有所发。各治其过[31]，则病瘳[32]矣。

曰：营卫之气亦令人痹乎？曰：营者，水谷之精气也，和调五脏，洒陈六腑，乃能入于脉，故循脉上下，贯五脏，络六腑。卫者，水谷之悍气也，其气剽疾滑利，不能入于脉也，故循皮肤之中，分肉之间，熏于肓膜[33]，聚（《素问》作散）于胸腹，逆其气则病，顺其气则愈，不与风寒湿气合，故不为痹也。

【注释】

[1] 上下移徙……左右相应：徙，移也，迁也。移徙，移动之意。相应，互相和应之意。此指痹痛的发作，左右部位此伏彼起的交替发作。

[2] 间不容空：没有间隔时间之意。

[3] 间不及下针：《太素·痹论》注："间不及下针者，痹痛之中，未及下针，其痛已移也。"

[4] 蓄痛：蓄，聚也。蓄痛，聚在一起作痛之意。

[5] 更（gēng）发更止，更居更起：形容疼痛时发时止和疼痛部位交替移易。更，更代或交替之意。居，止之意。

[6] 以左应右，以右应左：是说人身的经脉左右相同，所以疼痛的部位也左右更替的发作。

[7] 脱：除掉的意思。

[8] 痛则神归之，神归之则热：痛则精神专注痛处，气血也因此而注于此，故痛处觉热。

[9] 厥：此作气逆解。

[10] 真气不能周：真气，在此指经气。不能周，是指经气阻滞、不能流行之意。

[11] 熨（wèi）而通之：加热熨敷以温通经络之意。

[12] 三部：人体上、中、下三部。

[13] 三变：指三种不同的刺法，即刺营、刺卫、刺寒痹三法。

[14] 内热：《张氏医通》云："内，纳同。谓温其经，使热气内入，血脉流通也。"内热，即下文所说的火淬、药熨纳热法。

[15] 营之生病……血上下行：《类经·刺有三变营卫寒痹》注："营主血，阴气也，病在阴分则阳胜之，故为寒热往来。阴病则阴虚，阴虚则无气，故为少气。邪在血，故为上下妄行。"

[16] 卫之生病也……贲响：卫属于气，病则气阻滞而为痛，气行则痛止，故时来时去。怫（fú），郁也。忾（kài），满也。怫忾，气郁满闷之意。贲响，肠鸣之意。

[17] 用火淬（cuì 翠）之：指用火针和艾灸等法治疗。焠，烧灼之意。

[18] 醇酒：气味浓厚的酒。

[19] 㕮咀（fǔ jǔ）：古人将药咬成细块叫㕮咀，后改用切片，也沿用㕮咀之名。

[20] 置酒马矢煴（yūn）中：即把酒放在马粪火中煨烤。矢，同屎。煴，无焰的火。

[21] 晬（zuì）：周时也。一日一夜叫晬时。

[22] 巾：指做成的夹袋。

[23] 内中：密室之中。

[24] 至阴：六月，一称长夏。

[25] 五脏皆有合：合，应和之意。《素问·五脏生成》篇曰："心之合脉也，肺之合皮也，肝之合筋也，脾之合肉也，肾之合骨也。"

[26] 益内：不断向内发展之意。

[27] 此亦其饮食居处为其病本也：由于饮食不节，起居失常，致使六腑先伤于内，给外邪以可乘之机，成为六腑痹发病的内因。

[28] 六腑各有俞：此指背部足太阳经六腑的俞穴而言，如胃俞、胆俞等。

[29] 五脏有俞：此指手足的五脏俞穴，如肝之太冲、心之大陵、脾之太白、肺之太渊、肾之太溪。

[30] 六腑有合：荥输所入为合。此指六阳经的合穴，如胃合三里、大肠合于巨虚上廉、小肠合于巨虚下廉、三焦合于委阳、膀胱合于委中、胆合于阳陵泉。

[31] 循脉之分……各治其过：分，此为部分之意。发，此指脉气所发。过，此指病气而言。

[32] 瘳（chōu）：病愈的意思。

[33] 肓膜：《类经·痹症》注："凡腹腔肉理之间，上下空隙之处，皆谓之肓。膜，筋膜也。"

【按语】

上述内容包含了《灵枢·周痹》《灵枢·五变》《灵枢·寿夭刚柔》《灵枢·痹论》部分内容。本节所说的血脉是指经脉，周痹和众痹与病邪侵入经脉后流注部位的上下、深浅不同有关。

【原文】

黄帝问曰：痹或痛，或不痛，或不仁，或寒，或热，或燥，或湿者，其故何也？岐伯对曰：痛者，其寒气多，有寒故痛。其不痛不仁者，病久入深，营卫之行涩，经络时疏[1]，故不痛，皮肤不营，故不仁。其寒者，阳气少，阴气多，与病相益[2]，故为寒。其热者，阳气多，阴气少，病气胜，阳乘阴，故为热。其多寒汗出而濡者，此其逢湿胜也。其阳气少，阴气盛，两气[3]相感，故寒汗出而濡也。

夫痹在骨则重，在脉则血凝而不流，在筋则屈而不伸，在肉则不仁，在皮则寒，故具此五者则不痛。凡痹之类，逢寒则急，逢热则纵。

曰：或有一脉生数十病者，或痛，或痈，或热，或痒，或痹，或不仁，变化无有穷时，其故何也？曰：此皆邪气之所生也。

曰：人有真气，有正气，有邪气，何谓也？曰：真气者，所受于天，与水谷气并而充身者也。正气者，正风，从一方来，非虚风也（《太素》云非灾风也）。邪气者，虚风也。虚风之贼伤人也，其中人也深，不得自去；正风之中人也浅而自去，其气柔弱，不能伤真气，故自去。

虚邪之中人也，凄索动形，起毫毛而发腠理，其入深，内薄于骨则为骨痹；薄于筋则为筋挛；薄于脉中则为血闭而不通，则为痈；薄于肉中，与卫气相搏，阳胜则为热，阴胜则为寒，寒则其气去，去则虚，虚则寒；薄于皮肤，其气外发，腠理开，毫毛摇，气（一本作淫气）往来微行则为痒；气留而不去，故为痹；卫气不去，则为不仁。

病在骨，骨重不可举，骨髓酸痛，寒气至，名曰骨痹，深者，刺无伤脉肉为故。其道[4]大小分[5]，骨热病已止。病在筋，筋挛节痛，不可以行，名曰筋痹，刺筋上为故。刺分肉间，不可中骨，病起筋热，病已止。病在肌肤，肌肤尽痛，名曰肌痹，伤于寒湿，刺大分小分，多发针而深之，以热为故。无伤筋骨，筋骨伤，痈发若变[6]。诸分尽热，病已止。

曰：人身非衣寒[7]也，中非有寒气也，寒从中生者何？曰：是人多痹，阳气少而阴气多，故身寒如从水中出。曰：人有身寒，汤火不能热也，厚衣不能温也，然不为冻栗，是为何病？曰：是人者，素肾气胜，以水为事[8]，太阳气衰，肾脂枯不长。一水不能胜两火。肾者，水也，而主骨，肾不生则髓不能满，故寒甚至骨。所以不能冻栗者，肝，一阳也；心，二阳也；肾，孤脏也，一水不能胜上二火，故不能冻栗[9]，病名曰骨痹，是人当挛节。

着痹不去，久寒不已，为肝痹（一作骭痹）。

骨痹举节不用而痛，汗注烦心，取三阴之经补之[10]。厥痹者，厥气上及腹，取阴阳之络，视主病者，泻阳补阴经也。

风痹注（《灵枢》作淫泺）病不可已者，足如履冰，时如入汤中，肢胫淫泺，烦心头痛，时呕时闷，眩已汗出，久则目眩，悲以喜怒，短气不乐，不出三年死。足髀不可举，侧而取之，在枢阖中[11]，以员利针，大针不可。

膝中痛，取犊鼻，以员利针，针发而间之。针大如氂，刺膝无疑。

足不仁，刺风府。

腰以下至足清不仁，不可以坐起，尻不举，腰俞主之。

痹，会阴及太渊、消泺、照海主之。

嗜卧，身体不能动摇，大温（一本作湿），三阳络主之。

骨痹烦满，商丘主之。

足下热，胫痛不能久坐，湿痹不能行，三阴交主之。

膝内廉痛引髌，不可屈伸，连腹引咽喉痛，膝关主之。

足大趾搏伤，下车挃地，适臂指端伤，为筋痹，解溪主之。

痹，胫重，足跗不收，跟痛，巨虚下廉主之。

胫痛，足缓失履，湿痹，足下热，不能久立，条口主之。

胫苕苕[12]（一本作苦）痹，膝不能屈伸，不可以行，梁丘主之。

膝寒痹不仁，痿不可屈伸，髀关主之。

肤痛痿痹，外丘主之。

膝外廉痛，不可屈伸，胫痹不仁，阳关主之。

髀痹引膝股外廉痛，不仁，筋急，阳陵泉主之。

寒气在分肉间，痛上下，痹不仁，中渎主之。

髀枢中痛，不可举，以毫针寒留之，以月生死为痏数，立已，长针亦可。腰胁相引急痛，髀筋瘈，胫痛不可屈伸，痹不仁，环跳主之。

风寒从足小趾起，脉痹上下带，胸胁痛无常处，至阴主之。

【注释】

[1] 疏：此为弛废空虚的意思。

[2] 与病相益：《素问集注》张兆璜注："与病气相益者，言人之阴气多，而益其病气之阴寒也。病气胜者，言人之阳气多也，而益其病气之热也。此论天有阴阳之邪，而人有寒热之气也。"

[3] 两气：指寒湿两气而言。

[4] 道：此指针体通行的道路。

[5] 大小分：分，指肌肉会合处。较大肌肉会合处为大分，较小肌肉会合处为小分。

　［6］病发若变：若发生病变，就要生痛。

　［7］衣寒：衣服单寒的意思。

　［8］以水为事：有两种含义，一是指工作和生活环境非常接近寒湿；二是指性生活过度。

　［9］肝，一阳也……不能冻栗：肝、心都属于阳，肾独为阴，是孤阴，即孤脏。一水不能胜二火，故身虽寒冷而不战栗。《类经·骨痹肉苛》注："肝有少阳之相火，心为少阴之君火，肾一水也，一水已竭，二火犹存，是阴气已虚于中，而浮阳独胜于外，故身骨虽寒而不至冻栗。"

　［10］取三阴之经补之：《类经·刺厥痹》注："骨痹者，病在阴分也，支节不用而痛，汗注烦心者，亦病在阴分也。真阴不足，则邪气得留于其间，故当取三阴之经，察病所在而补之也。"

　［11］枢阖中：指环跳穴。

　［12］迢迢（tiáotiáo）：日久深远之意。

【按语】

　　上述内容是皇甫谧汇集《灵枢·痹论》《素问·长刺节论》《素问·逆调论》《灵枢·刺节真邪》《灵枢·寒热论》《灵枢·厥论》《灵枢·杂病》《明堂经》部分内容编写而成。本节主要讨论痹病的证候和治疗方法。

　　《阴受病发痹》上、下两篇治疗肢体痹的选穴特点，《针灸甲乙经》在下篇共列举了19种肢体痹证的主治穴，其中除1例为组穴外，其余均为单穴。即："痹，会阴及太渊、消泺、照海主之。"说明那时，虽单穴主病为主流，但数穴配用已被认识。此外，19例中尚有1例明确的远端取穴法，即"足不仁，刺风府"。关于单穴主治病证，必须关注的是大多数单穴所主治病证关联着远近两处的病变。如"腰已（以）下至足清不仁，不可以坐起，尻不举，腰俞主之"。即腰俞穴既主足清不仁，又主腰尻不举。说明腧穴主治特征中的近治作用与远治作用已被人们认识并用于临床。除根据部位选取穴位外，从《阴受病发痹》（下）还可看出，当时已经有了全身整体辨证取穴的治疗思想与方法。如："痹，会阴及太渊、消泺、照海主之。""嗜卧，身体不能动摇，大温，三阳络主之。"这些都是全身整体性的症状，多叙述简短，又无明确的脏腑经脉归属，但在治疗选穴上却都有明确的选择，至少可以反映出这时针灸医学的经验已相当丰富和成熟了。

　　应该注意：皮、脉、肉、筋、骨五痹都没有疼痛的症状，究其原因，汪昂认为："痛则血气犹能周流，五者为气血不足，皆重于痛，故不复作痛。"一般来说，痹病都有疼痛的主症。因为痹病的形成是风寒湿三气阻滞气血，使得气血瘀闭不通所致。疼痛说明正气尚能与病邪争斗，而不痛则是气血虚衰无力抗邪的表现。临床实践表明，无痛的"痹病"较有疼痛的"痹病"更难治愈就是这个道理。

四、阳受病发风

【提要】

　　"阳受病发风"在《针灸甲乙经》第十卷第二节。本篇论述了阳分受邪发风病的病机、症状、诊查特点、针刺手法和腧穴主治等问题。主要内容有：

　　1. 指出风邪伤人的结果是或热，或寒，或为厉风，或为偏枯，并且进一步探讨了上述病证的病机和症状。

2. 论述了五脏风、脑风、胃风、漏风、泄风等风证的发病、病机、症状表现和诊断要点。

3. 强调了风病治疗过程中，掌握正确的诊断方法和针刺时机的重要性。

4. 分析对比了"偏枯"与"痱"两个风病的诊断要点及治疗。

5. 记载了风病临床不同表现时的针灸配方取穴和中药处方。

【原文】

黄帝问曰：风之伤人也，或为寒热，或为热中，或为寒中，或为厉风，或为偏枯。其为风也，其病各异，其名不同，或内至五脏六腑，不知其解，愿闻其说。岐伯对曰：风气藏于皮肤之间，内不得通，外不得泄[1]。风气者，善行而数变[2]，腠理开则凄（《素问》作洒）然寒，闭则热而闷[3]，其寒也则衰食饮，其热也则消肌肉[4]，使人解㑊（《素问》作快栗），闷而不能食，名曰寒热[5]。

风气与阳明入胃，循脉而上至目内眦。其人肥则风气不得外泄，则为热中而目黄[6]；人瘦则外泄而寒，则为寒中而泣出[7]。

风气与太阳俱入，行诸脉俞，散分肉间，卫气悍，邪时与卫气相干（《素问》无卫气悍邪时五字），其道不利，故使肌肉膹胀而有疡，卫气凝而有所不行，故其肉有不仁。厉者，有荣气热浮，其气不清，故使鼻柱坏而色败，皮肤疡以溃[8]，风寒客于脉而不去，名曰厉风，或曰寒热[9]。

以春甲乙伤于风者为肝风，以夏丙丁伤于风者为心风，以季夏戊己伤于风者为脾风，以秋庚辛伤于风者为肺风，以冬壬癸伤于风者为肾风。

风气中五脏六腑之俞，亦为脏腑之风，各入其门户，风之所中则为偏风[10]。风气循风府而上则为脑风，入系头则为目风眼寒，饮酒中风则为漏风[11]，入房汗出中风则为内风[12]，新沐[13]中风则为首风，久风入中则为肠风[14]飧泄，而外在腠理则为泄风。故风者，百病之长也，至其变化，乃为他病，无常方，然故攻有风气也。

肺风之状，多汗恶风，色皏[15]然白，时咳短气，昼日则瘥，暮则甚[16]。诊在眉上，其色白。

心风之状，多汗恶风，焦绝[17]善怒，色赤，病甚则言不则快。诊在口，其色赤。

肝风之状，多汗恶风，善悲[18]，色微苍，嗌干，善怒，时憎女子[19]。诊在目下，其色青。

脾风之状，多汗恶风，身体怠惰，四肢不欲动，色薄微黄，不嗜食。诊在鼻上，其色黄。

肾风之状，多汗恶风，面庞然浮肿，腰脊痛不能正立，色炲，隐曲不利[20]。诊在肌上，其色黑。

胃风之状，颈多汗恶风，食饮不下，膈塞不通，腹善满，失衣则膜胀[21]，食寒则泄。诊形瘦而腹大。

首风之状，头痛面多汗恶风，先当风，一日则病甚[22]，头痛不可以出内，至其风日则病少愈。

漏风之状，或多汗，常不可单衣，食则汗出，甚则身汗，喘息，恶风，衣常濡，口干善渴，不能劳事。

泄风之状，多汗，汗出泄衣上，咽（《素问》作口中）干，上渍[23]其风，不能劳事，身体尽痛则寒。

【注释】

[1] 内不得通，外不得泄：《素问集注》张志聪注："皮肤肌腠之间，乃三焦通会元真之处，风邪客之，则气不内通，邪不外泄。"

[2] 善行而数变：变化多而快的意思。数，作多解。

[3] 腠理开则凄然寒，闭则热而闷：《类经·风证》注："风本阳邪，阳主疏泄，故令腠理开，开则卫气不固，故洒然而寒，若寒胜则腠理闭，闭则阳气内壅，故烦热而闷。"

[4] 其寒也……消肌肉：《类经·风证》注："寒邪伤阳，则胃气不化，故衰少食饮；热邪伤阴，则津液枯涸，故消瘦肌肉。"

[5] 名曰寒热：《素问识》简按："脉要精微论云：'风成为寒热'。并谓虚劳寒热，即后世所谓风劳也。"

[6] 其人肥……而目黄：《太素·诸风数类》注："以其人肥，腠理密实不开，风气壅而不得外泄，故内为热中，病目黄也。"

[7] 人瘦……而泣出：《太素·诸风数类》注："人瘦则腠理疏虚，外泄温气，故风气内以为寒中，足阳明脉虚冷，故目泣出也。"

[8] 厉者……皮肤疡以溃：《素问·风论》王注："荣行脉中，故风入脉中，内攻于血，与荣气合，合热而血胕坏也，其气不清言溃乱也，然血脉溃乱，荣复夹风，阳脉尽上于头，鼻为呼吸之所，故鼻柱坏而色恶，皮肤破而溃烂也。"

[9] 名曰厉风，或曰寒热：《素问·风论》王注："始为寒热，热成曰厉风。"

[10] 各入其门户……为偏风：门户，指孔穴言，邪中左侧或右侧的俞穴而为病，故名偏风。

[11] 漏风：《素问·风论》王注："热郁腠疏，中风汗出，多如液漏，故曰漏风，经具名曰酒风。"

[12] 内风：《素问集注》张志聪注："入房则阴精内竭，汗出则阳气外弛，是以中风则风气直入于内而为内风矣。"

[13] 沐：洗头为沐。

[14] 肠风：风邪伤人日久，影响胃肠，而出现赤痢或便血，即名肠风。

[15] 骿（píng）：淡白色。

[16] 昼日则差，暮则甚：《素问·风论》王注："昼则阳气在表，故瘥；暮则阳气入里，风内应之，故甚也。"

[17] 焦绝：焦躁烦乱之意。

[18] 善悲：《素问·风论》王注："肝病则心脏无养，心气虚故善悲。"

[19] 时憎女子：《吴注素问》云："肝脉环阴器，肝气治则悦色而欲女子，肝气衰则恶色而憎女子。"

[20] 隐曲不利：即生殖功能衰退。隐曲，指生殖器官。《素问·风论》王注："隐曲者，谓隐蔽委曲之处也。肾藏精外应交接，今脏被风薄，精气内敛，故隐蔽委曲之事，不通利所为也。"

[21] 失衣则䐜胀：寒冷可致消化功能失常而引起腹胀。

［22］先当风，一日则病甚：《类经·风证》注："凡患首风者，止作无时，故凡于风气将发，必先风一日而病甚头痛，以阳邪居于阳分，阳性先而速也。"《素问集注》张兆璜注："风将发而所舍之风亦发，故先一日病甚，人气之通于天也。"

［23］上渍：意思是上半身湿如水渍。

【原文】

曰：邪之在经也，其病人何如？取之奈何？曰：天有宿度[1]，地有经水[2]，人有经脉。天地温和则经水安静；天寒地冻则经水凝泣；天暑地热则经水沸溢；风暴起则经水波举（《素问》作涌）而陇起。夫邪之入于脉也，寒则血凝泣，暑则气淖泽，虚邪因而入客也，亦如经水之得风也[3]。经之动脉[4]，其至也亦时陇起于脉中循循然，其至寸口中手也，时大时小，大则邪至，小则平，其行无常处，在阴与阳，不可为度[5]，循而察之，三部九候，卒然逢之，早遏其路，吸则内针，无令气忤，静以久留，无令邪布。吸则转针，以得气为故。候呼引针，呼尽乃去，大气[6]皆出，故名曰泻。

曰：不足者补之奈何？曰：必先扪而循之，切而散之[7]，推而按之，弹而怒之，抓而下之，通而散之，外引其门，以闭其神[8]。呼尽内针，静以久留，以气至为故，如待所贵，不知日暮，其气已至，适以自护。候吸引针，气不得出，各在其处，推阖其门，令真气（《素问》作神气）存，大气留止，故名曰补。

曰：候气奈何？曰：夫邪去络入于经，舍于血脉之中，其寒温未相得[9]，如涌波之起也，时来时去，故不常在，故曰方其来也，必按而止之，止而取之，无迎（《素问》作逢）其冲而泻之。真气者，经气也，经气太虚，故曰其气（《素问》作其来）不可逢，此之谓也。故曰候邪不审，大气已过，泻之则真气脱，脱则不复，邪气复至而病益畜[10]，故曰其往不可追，此之谓也。不可挂以发者[11]，待邪之至时，而发针泻焉，若先若后者，血气已尽，其病不下。故曰知其可取如发机，不知其取如叩椎[12]。故曰知机道者，不可挂以发，不知机者，叩之不发，此之谓也，

曰：真邪以合，波陇不起，候之奈何？曰：审扪循三部九候之盛虚而调之。不知三部者，阴阳不别，天地不分，地以候地，天以候天，人以候人，调之中府[13]，以定三部，故曰刺不知三部九候病脉之处，虽有太过且至，工不得（《素问》作能）禁也。诛罚无过，命曰大惑。反乱大经，真不可复。用实为虚，以邪为正（《素问》作真），用针无义，反为气贼，夺人正气；以顺为逆，营卫散乱，真气已失，邪独内著，绝人长命，予人夭殃。不知三部九候，故不能久长。固（《素问》作因）不知合之四时五行，因加相胜[14]，释邪攻正，绝人长命。邪之新客来也，未有定处，推之则前，引之则上，逢而泻之，其病立已。

曰：人之善病风，洒洒[15]汗出者，何以候之？曰：肉不坚、腠理疏者，善病风。曰：何以候肉之不坚也？曰：䐃肉不坚而无分理者，肉不坚；肤粗而皮不致者，腠理疏也。

黄帝问曰：刺节言解惑者，尽知调诸阴阳，补泻有余不足相倾移也，何以解之？岐伯对曰：大风[16]在身，血脉偏虚，虚者不足，实者有余，轻重不得，倾侧宛状[17]，不知东西南北，乍上乍下，反复颠倒无常，甚于迷惑。补其不足，泻其有余，阴阳平复，用针如此，疾于解惑。

淫邪偏客于半身，其入深，内居营卫，营卫稍衰，则真气去，邪气独留，发为偏枯。其邪

气浅者，脉偏痛。

风逆[18]，暴四肢肿，身漯漯[19]，唏然时寒，饥则烦，饱则善变，取手太阴表里、足少阴、阳明之经。肉反清取营；骨清取井、经也。

偏枯，身偏不用而痛，言不变，智不乱，病在分腠之间，巨针取之，益其不足，损其有余，乃可复也。

痱[20]之为病也，身无痛者，四肢不收，智乱不甚，其言微知，可治；甚则不能言，不可治也。

病先起于阳，后入于阴者，先取其阳，后取其阴，必审其气之浮沉而取之。病大风骨节重，须眉坠，名曰大风[21]，刺肌肉为故，汗出百日；刺骨髓汗出百日，凡二百日，须眉生而止针。

曰：有病身热懈惰，汗出如浴，恶风少气，此为何病？曰：名酒风[22]，治之以泽泻、术各十分，麋衔五分，合以三指撮[23]，为后饭。

身有所伤，出血多，及中风寒，若有所坠堕，四肢解㑊不收，名曰体解，取其少腹脐下三结交。三结交者，阳明、太阴（一本作阳）脐下三寸关元也。

风眩，善呕，烦满，神庭主之。

如颜青者，上星主之。取上星者，先取譩譆，后取天牖、风池；如头痛颜青者，囟会主之。

风眩引颔痛，上星主之，先取譩譆，后取天牖、风池。

风眩目瞑，恶风寒，面赤肿，前顶主之。

顶上痛，风头重，目如脱，不可左右顾，百会主之。

风眩目眩，颅上痛，后顶主之。

头重项痛，目不明，风到脑中寒，重衣不热，汗出，头中恶风，刺脑户。

头痛项急，不得倾侧，目眩，鼻不得喘息，舌急难言，刺风府。头眩目痛，头半寒（《千金》下有痛字），玉枕主之。

脑风目瞑，头痛，风眩目痛，脑空主之。

颈颔榰满，痛引牙齿，口噤不开，急痛不能言，曲鬓主之。

项痛引颈，窍阴主之。

风头耳后痛，烦心及足不收失履，口㖞僻，头项摇瘛，牙车急，完骨主之。

眩，头痛重，目如脱，项似拔，狂见鬼，目上反，项直不可以顾，暴挛，足不任身，痛欲折，天柱主之。

腰脊强，不得俯仰，刺脊中。

大风[24]汗出，膈俞主之。

风，譩譆主之（《素问·骨空论》云：大风汗出灸譩譆）。

眩，头痛互引，目中赤䀮䀮，刺丝竹空。

口僻，颧窌及龈交、下关主之。

面目恶风寒，䪼肿痈痛，招摇[25]视瞻[26]，瘛疭口僻，巨窌主之。

口不禁水浆，㖞僻，水沟主之。

口僻噤，外关主之。

NOTE

瘛疭，口沫出，上关主之。

偏枯，四肢不用，善惊，大巨主之。

大风，逆气，多寒，善悲，大横主之。

手臂不得上头，尺泽主之。

风汗出，身肿，喘喝多睡，恍惚善忘，嗜卧不觉，天府主之（在腋下三寸，臂内动脉之中）。

风热，善怒，中心喜悲，思慕歔欷，善笑不休，劳宫主之。

两手挛不伸及腋偏枯不仁，手瘈偏小，筋急[27]，大陵主之。

头身风热，善呕，怵惕，寒中少气，掌中热，肘挛腋肿，间使主之。

足不收，痛不可以行，天泉主之。

足下缓失履[28]，冲阳主之。

手及臂挛，神门主之。

痱痿，臂腕不用，唇吻不收，合谷主之。

肘痛不能自带衣，起头眩，颔痛面黑，风，肩背痛不可顾，关冲主之。

嗌外肿，肘臂痛，手上类类也，五指瘈不可屈伸，头眩，颔额颅痛，中渚主之。

马刀肿瘘，目痛，肩不举，心痛楷满，逆气，汗出，口噤不可开，支沟主之。

大风默默，不知所痛，嗜卧善惊，瘛疭，天井主之（《千金》云：悲伤不乐）。

偏枯，臂腕发痛，肘屈不得伸手，又风头痛，涕出，肩臂颈痛，项急烦满，惊，五指挛不可屈伸，战怵，腕骨主之。

风眩，惊，手腕痛，泄风，汗出至腰，阳谷主之（《千金》手腕痛作手卷）。

风逆，暴四肢肿，湿则唏然寒，饥则烦心，饱则眩，大都主之。

风入腹中，夹脐急，胸胁楷满，衄不止，五指端尽痛，足不得践地，涌泉主之。

偏枯不能行，大风默默不知所痛，视如见星，溺黄，小腹热，咽干，照海主之。泻左阴跷、右少阴俞，先刺阴跷，后刺少阴，在横骨中。

风逆，四肢肿，复溜主之。

四肢肿，身湿，丰隆主之。

风从头至足，面目赤，口痛啮舌，解溪主之。

大风，目外眦痛，身热痱[29]，缺盆中痛，临泣主之。

善自啮颊，偏枯，腰髀枢痛，善摇头，京骨主之。

大风，头多汗，腰尻腹痛，腨跟肿，上齿痛，脊背尻重不欲起，闻食臭，恶闻人音，泄风从头至足，昆仑主之。

痿厥，风头重，颜痛，枢股腨外廉骨痛，瘛疭，痹不仁，振寒，时有热，四肢不举，付阳主之。

腰痛，颈项痛，历节汗出而步失履，寒，复不仁，腨中痛，飞扬主之。

【注释】

[1] 宿度：宿，即二十八宿。度，即天之三百六十五度。

[2] 经水：指当时我国境内的海水、清水、渭水、湖水、沔水、汝水、江水、淮水、漯水、河水、漳水、济水12条大水。

［3］经水之得风也：《太素·真邪补泻》注："邪入脉变，如风动水也。"

［4］经之动脉：经血动于脉中的意思。

［5］其行无常处……不可为度：《素问·离合真邪论》王注："然邪气者，因其阴气，则入阴经；因其阳气，则入阳脉，故其行无常处也。以随经脉之流运也。"

［6］大气：指针下所聚之邪气。

［7］扪而循之，切而散之：《素问·离合真邪论》王注："扪循，谓手摸。切，谓指按也。扪而循之，欲气舒缓。切而散之，使经脉宣散。"

［8］外引其门，以闭其神：《太素·真邪补泻》注："疾出针已，引皮闭门，使神气不出。"

［9］寒温未相得：若邪气与经气已合，则经气虚寒者化而为寒；经气盛热者化而为热，现邪气与经气未合，故寒温未想得。

［10］畜：通蓄，作积聚解。

［11］不可挂以发者：《吴注素问》："言取邪之时，不可毫发间差，所谓不可挂以发者，待邪适至之时而施针，则邪泻去矣。"

［12］如叩椎：《类经·候气察三部九候》注："椎，木椎也……不知而攻之，则顽钝莫入，如叩椎之难也。"

［13］调之中府：中府：指五脏而言，经大络小，故谓之大经。调之中府，就是以五脏的正常现象为依据，分析太过、不及的虚实病变。

［14］因加相胜：《素问集注》张志聪注："此言不知三部九候者，因而不知合于四时五行之道，六气之加临，五运之相胜；邪反释之，正反攻之，则绝人长命矣。"

［15］洒洒：恶风寒貌。

［16］大风：指中风一类的疾病。

［17］倾侧宛状：身体倒仆屈伏的意思。宛，此作屈解。

［18］风逆：《类经·刺厥痹》注："风感于外，厥气内逆。"

［19］漯漯：水湿积聚之意。

［20］痱（féi）：风病的一种，主症是身不痛而四肢不能活动。

［21］大风：也叫厉风，即麻风病。

［22］酒风：指漏风。

［23］三指撮：即用三个指头撮药末，以定药量。

［24］大风：此指感受严重的风邪而言，非指大风病。

［25］招摇：指肢体伸缩摇动的意思。

［26］视瞻：在此指两目直视或上视的意思。

［27］偏小，筋急：是说病偏在手臂内侧屈肌紧急。筋，指手臂内侧屈肌而言。

［28］失履：此处作难于行走解。履，步履，即行走。

［29］痱：在此作"痱疮"解，即俗所谓痱子。

【按语】

本节内容是皇甫谧汇集《素问·风论》《素问·离合真邪论》《灵枢·五变》《灵枢·刺节真邪》《灵枢·癫狂》《灵枢·热论》《灵枢·寒热病》《素问·长刺节论》《素问·病能论》

和《明堂经》佚文的部分内容编写而成。

本节对五脏风及胃风、首风、漏风、泄风等症进行了论述，虽然文中对症状和诊断的叙述比较具体，但今天已很难肯定属于何病。《诸病源候论》《千金要方》有五脏中风之病候，其所列症状与本书同者少而异者多。《圣济总录》将本文与《诸病源候论》《千金要方》综合在一起，列为五脏中风之病，并详列治法，可作为学习本文的参考。

文中指出了正确的候邪方法。当邪气侵入经脉之后，初期即有明显反应，如文中所说"如涌波之起也，时来时止，"这时是比较容易诊断的。当真邪相合之后，正气较虚而反应迟钝时则"波涌不起"，此时必须结合三部九候作全面的诊查和分析，判断清楚病是在阴在阳、属虚属实，然后才能做出正确的诊断和治疗，否则就会释邪攻正，绝人性命。文中强调的保存真气在临床上有重要意义，因为真气不足则抗邪无力，所以针刺时用补或泻法主要就是根据真气的强弱，强时可以攻邪为主，弱时必以扶正为主。如果能根据这些原则针刺治病并且能熟练运用针刺手法，才合乎文中所说的"知其可取如发机"的精神。

五、阳脉下坠阴脉上争发尸厥

【提要】

"阳脉下坠阴脉上争发尸厥"在《针灸甲乙经》第十一卷第三节。本篇论述了尸厥的发病机理，并提出了尸厥的主治腧穴。

【原文】

尸厥，死不知人，脉动如故，隐白及大敦主之。

恍惚尸厥，头痛，中极及仆参主之。

尸厥暴死，金门主之。

【按语】

以上内容是皇甫谧汇集《黄帝明堂经》的部分内容编写而成，主要论述了尸厥的发病机理和主治腧穴。

尸厥是以突然昏倒、不省人事，或伴有四肢逆冷为主要临床表现的病证，又称暴厥、尸厥等。发病后多可在短期内神志苏醒，重者也可一厥不复。《史记·扁鹊仓公列传》中记载了秦越人（扁鹊）救治虢国太子尸厥之事，此为现存最早的中医急症治疗病例。其中更有扁鹊对于尸厥病因病机的精辟论述："所谓尸厥者也，夫以阳入阴中，动胃缠缘，中经维络，别下于三焦、膀胱，是以阳脉下遂，阴脉上争，会气闭而不通，阴上而阳内行，下内鼓而不起，上外绝而不为使，上有绝阳之络，下有破阴之纽，破阴绝阳，色废脉乱，故形静为死状。"

关于尸厥的病因病机，《肘后备急方》明确提出："凡卒死、中恶及尸厥，皆天地及人身自然阴阳之气，忽有乖离否隔，上下不通，偏竭所致。故虽涉死境，犹可治而生，缘气未都竭也。"可见，尸厥之症是因阴阳失调，气机暴乱，气血运行失常，气血上逆，夹痰夹食，使清窍闭塞；或气血虚亏、精明失养而引起的急病昏迷性病证。

针灸治疗尸厥着重固护元气，调整厥证的阴阳逆乱，针法调经气可使经气阴阳顺接，讲求选经脉，定补泻。昏不知人，但脉象与平常一样，为阳坠阴逆所致，可取隐白和大敦穴疏调气机；如意识不清，突发昏厥且头痛，可取中极与仆参疏通气血；如昏厥发作若死，可取金门穴回阳救逆。

六、阳厥大惊发狂痫

【提要】

"阳厥大惊发狂痫"在《针灸甲乙经》第十一卷第二节。本篇详述了阳气逆厥及大惊等精神刺激所致的狂病及癫痫病。主要内容有：

1. 癫痫的病机。

2. 狂病的病机、症状、诊断要点、治法及主穴等。

3. 癫痫的预后、症状、治发以及骨癫、脉癫、筋癫的症状与本病的主治腧穴。

【原文】

黄帝问曰：人生而病癫疾者，安所得之？岐伯对曰：此得之在腹中时，其母有所数大惊，气上而不下，精气并居[1]，故令子发为癫疾。

病在诸阳脉，且寒且热，诸分且寒且热，名曰狂，刺之虚脉，视分尽热，病已止。病初发岁一发，不治月一发，不治四五日一发，名曰癫疾。刺诸分，其脉尤寒者，以针补之，病已止（《素问》云诸脉诸分其无寒者，以针调之，病已止）。

曰：有病狂怒者，此病安生？曰：生于阳也。曰：阳何以使人狂也？曰：阳气者，因暴折而难决，故善怒，病名曰阳厥[2]。曰：何以知之？曰：阳明者常动，太阳少阳不动。不动而动大疾，此其候也。曰：治之奈何？曰：衰（《素问》作夺）其食即已。夫食入于阴，气长于阳，故夺其食即已。使人服以生铁落，为后饭。夫生铁落[3]者，下气疾也。

癫疾，脉搏大滑，久自已；脉小坚急，死不治（一作脉沉小急实，死不治，小牢急可治）。癫疾，脉虚可治，实则死。

厥成为癫疾。

贯疽（《素问》作黄疸），暴病厥，癫疾，狂，久逆之所生也。五脏不平，六腑闭塞之所生也。

癫疾始生，先不乐，头重痛，直视举目赤[4]，其作极已而烦心，候之于颜[5]，取手太阳、阳明、太阴，血变而止。癫疾始发而反强，因而脊痛，候之足太阳、阳明、太阴、手太阳，血变而已。癫疾始作，而引口啼呼喘悸者，候之手阳明、太阳，左强者攻其右（一本作左），右强者攻其左（一本作右），血变而止。治癫疾者，常与之居，察其所当取之处，病至，视之有过者，即泻之，置其血于瓠壶[6]之中，至其发时，血独动矣；不动，灸穷骨三十壮。穷骨者，尾骶也。

骨癫疾者，颔齿诸俞分肉皆满，而骨倨[7]强直，汗出烦闷，呕多涎沫，气下泄，不治。脉癫疾者，暴仆，四肢之脉皆胀而纵，脉满，尽刺之出血，不满，灸之夹项太阳[8]，又灸带脉于腰相去三寸，诸分肉本俞，呕多涎沫，气下泄，不治。筋癫疾者，身卷挛急，脉大，刺项大经之大杼，呕多涎沫，气下泄，不治。

狂之始生，先自悲也，善忘善怒善恐者，得之忧饥，治之先取手太阴、阳明，血变而止，及取足太阴、阳明。狂始发，少卧不饥，自高贤也，自辨智也，自尊贵也，善骂詈，日夜不休，治之取手阳明、太阳、太阴、舌下少阴，视脉之盛者，皆取之，不盛者释之。狂，善惊善

NOTE

笑，好歌乐，妄行不休者，得之大恐，治之取手阳明、太阳、太阴。狂，目妄见，耳妄闻，善呼者，少气之所生也，治之取手太阳、太阴、阳明，足太阳及头两颔。狂，多食，善见鬼神，善笑而不发于外者，得之有所大喜，治之取足太阴、阳明、太阳，后取手太阴、阳明、太阳。狂而新发，未应如此者，先取曲泉左右动脉及盛者。见血立顷已，不已以法取之，灸骶骨二十壮。骶骨者，尾屈也。

癫疾呕沫，神庭及兑端、承浆主之；其不呕沫，本神及百会、后顶、玉枕、天冲、大杼、曲骨、尺泽、阳溪、外丘（当上脘旁五分）通谷、金门、承筋、合阳主之（委中下二寸为合阳）。

癫疾，上星主之，先取谚语，后取天牖、风池。

癫疾呕沫，暂起僵仆，恶见风寒，面赤肿，囟会主之。

癫疾瘛疭，狂走，颈项痛，后顶主之。

癫疾狂走，瘛疭摇头，口喎，戾，颈强，强间主之（后顶项后一寸五分）。

癫疾，骨酸，眩，狂，瘛疭，口噤（《千金》作喉鸣），羊鸣，刺脑户。

狂易，多言不休，及狂走欲自杀，目反妄见，刺风府。

癫疾僵仆，目妄见，恍惚不乐，狂走，瘛疭，络却主之。

癫疾大瘦，脑空主之。

癫疾僵仆，狂疟，完骨及风池主之。

癫疾互引，天柱主之。

癫疾，怒欲杀人，身柱主之（《千金》又云瘛疭身热狂走，谵语见鬼）。

狂走癫疾，脊急强，目转上插，筋缩主之。

癫疾发如狂者，面皮厚敦敦，不治；虚则头重洞泄，癃痔，大小便难、腰尻重，难起居，长强主之。

癫疾，憎风时振寒，不得言，得寒益甚，身热狂走欲自杀，目反妄见，瘛疭，泣出，死不知人，肺俞主之。

癫疾，膈俞及肝俞主之。

癫疾互引反折，戴眼及眩，狂走不得卧，心中烦，攒竹主之。癫疾，狂，烦满，刺丝竹空。癫疾互引，水沟及龈交主之。

惊狂，瘛疭，眩仆，癫疾，暗不能言，羊鸣沫出，听宫主之。

癫疾互引，口喎，喘悸者，大迎主之，及取阳明、太阴，候手足变血而止。

狂癫疾，吐舌，太乙及滑肉门主之。

太息善悲，少腹有热，欲走，日月主之。

狂易，鱼际及合谷、腕骨、支正、小海、昆仑主之。

狂言，太渊主之。

心悬如饥状，善悲而惊狂，面赤目黄，间使主之。

狂言，善见鬼，取之阳溪及手足阳明、太阳。

癫疾多言，耳鸣，口僻颊肿，实则聋龋，喉痹不能言，齿痛，鼻鼽衄，虚则痹膈、偏历主之。

癫疾吐舌，鼓颔[9]，狂言见鬼，温溜主之（在腕后五寸）。

目不明，腕急，身热，惊狂，躄痿痹，瘛疭，曲池主之。

癫疾吐舌，曲池主之。

狂疾，腋门主之，又侠溪、丘墟、光明主之。

狂，互引，头痛耳鸣，目痛[10]，中渚主之。

热病汗不出，互引，颈嗌外肿，肩臂酸重，胁腋急痛，四肢不举，痂疥，项不可顾，支沟主之。

羊痫，会宗下空主之。

癫疾，吐血沫出，羊鸣，戾颈，天井主之（在肘后）。

热病汗不出，狂，互引，癫疾，前谷主之。

狂，互引，癫疾数发，后溪主之。

狂，癫疾，阳谷及筑宾，通谷主之。

癫疾，狂，多食，善笑不发于外，烦心，渴，商丘主之。

癫疾，短气，呕血，胸背痛，行间主之。

痿厥，癫疾，洞泄，然谷主之。

狂仆，温溜主之。

狂癫，阴谷主之。

癫疾发寒热，欠，烦满，悲，泣出，解溪主之。

狂，妄走，善欠，巨虚上廉主之。

狂，易见鬼与火，解溪主之。

癫疾互引，僵仆，申脉主之，先取阴跷，后取京骨，头上五行。目反上视，若赤痛从内眦始，复下半寸各三痏，左取右，右取左。

寒厥癫疾，噤龂瘛疭，惊狂，阳交主之。

癫疾，狂，妄行，振寒，京骨主之。

身痛，狂，善行，癫疾，京骨主之（补诸阳）。

癫疾僵仆，转筋，仆参主之。

癫疾，目䀮䀮，鼽衄，昆仑主之。

癫狂疾，体痛，飞扬主之。

癫疾反折，委中主之。

凡好太息，不嗜食，多寒热汗出，病至则善呕，呕已乃衰，即取公孙及井俞。

实则肠中切痛，厥头面肿起，烦心，狂，多饮不嗜卧，虚则鼓胀，腹中气大满，热痛不嗜食，霍乱，公孙主之。

【注释】

［1］精气并居：惊则气乱，气乱则精亦随之而不能下养胎儿，同"精气并居"。

［2］阳厥：阳气被折郁不散，患者多怒，亦曾因暴折而心不舒畅。这些均由阳逆躁极所生，故曰阳厥。

［3］生铁落：为煅铁时砧上打落之铁屑。可治肝郁畏怯、暴怒发狂。

［4］举目赤：眼上视红赤。

［5］候之于颜：颜，指天庭。即要观察天庭的变化。

[6] 瓠壶：指葫芦。

[7] 倨：直的意思。

[8] 夹项太阳：足太阳膀胱经夹项的天柱穴。

[9] 颌：指下巴。此处意为腮部。

[10] 痛：据《外台秘要》卷 39 改为痛。

【按语】

以上内容是皇甫谧汇集《素问·奇病论》《素问·长刺节论》《素问·通评虚实论》《素问·脉要精微论》《灵枢·癫狂》《素问·病能论》和《明堂经》佚文的部分内容编写而成。

1. 癫痫的病因病机　癫痫可分为原发性和继发性两种。①原发性：痫病乃"病从胎气而得之"。《素问·奇病论》云"在母腹中时，其母有所大惊"，从而导致痫病。明·徐桓《小儿卫生总微论方·惊痫论》云："儿在母胎中时……母调适乖宜，喜怒失常，或闻大声，或有击触，母惊动于外……因有所犯，引动其痰……是胎痫也。"若母体突受惊恐，一则导致气机逆乱，一则导致精伤肾亏，所谓"恐则精却"。母体精气之耗伤，必使胎儿发育异常，出生后，遂易发病。妊娠期间，如母体多病，或服药不当，损及胎儿，更容易引发此症。②继发性：《素问·举痛论》曰"恐则气下""惊则气乱"。明·万全《幼科发挥》指出："小儿神志怯弱，有所惊恐，则神志失守而成痫矣。"如果突受大惊大恐，气机逆乱，则会损伤脏腑。肝肾受损，易致阴不敛阳而生热生风；脾胃受损，易致精微不布，痰浊内聚，经久失调，一遇诱因，痰浊或随气逆，或随火炎，或随风动，蒙蔽心神清窍，是以发病。明·楼英《医学纲目·癫痫》记载："癫痫者，痰邪逆上也……孔窍不通。故耳不闻声，目不识人，而昏眩倒仆也。""百病皆由痰作祟"，或因六淫之邪所干，或因饮食失调，或因患他病后，脏腑受损，导致积痰内伏。一遇劳累过度，生活起居失于调摄，遂致气机逆乱，触动积痰，生热动风，壅塞经络，闭塞心窍，上扰脑神，发为痫病。明·鲁伯嗣《婴童百问·惊痫》云："血滞心窍，斜风在心，积惊成痫。"清·周学海《读医随笔·证治类》云："癫痫之病，其伤在血……凝滞于血脉，血脉通心，故发昏闷，而又有抽掣叫呼者，皆心肝气为血困之象。"由于跌仆撞击，或出生时难产，导致脑窍受损，瘀血阻络，经脉不畅，脑神失养，使神志逆乱，昏不知人，遂发病。

痫之为病总以痰为主，每由风、火触动，痰瘀内阻，蒙蔽清窍而发病。本病以心脑神机失用为本，风、火、痰、瘀致病为标，主要责之于心、肝，顽痰闭阻心窍，肝经风火内动。其中痰浊内阻，脏气不平，阴阳偏盛，神机受累，元神失控是病机的关键所在。而痫病之痰，具有随风气而聚散和胶固难化两大特点，因而痫病之所以久发难愈，反复不止，正是由于胶固于心胸的"顽痰"所致。

2. 狂病病名及治法　"狂"字在《诗经》中见于多处。《诗经》之"狂"除"痴"义外，另有狂妄、轻狂之义，《诗经》之"狂"可能包括了"狂病"之义，但不明确。"狂"具有明确的病的含义，始见于《老子》第 12 章："驰骋畋猎，令人心发狂。"《汉语大词典》释为"风癫"，即神志异常之病。《韩非子·解老篇》对"狂"的认识是："思虑过度，则智识乱……智识乱，则心不能审得失之地……心不能审得失之地，则谓之狂……（故）忧则疾生，疾生而智慧衰，智慧衰则失度量，失度量则妄举动。""狂"作为病，始于先秦，直至《内经》时期，不拘病性之阴阳、病状之动静，皆称为"狂"。

第四节　其他类病证

一、大寒内薄骨髓阳逆发头痛

【提要】

"大寒内薄骨髓阳逆发头痛"出自《针灸甲乙经》第九卷第一节。本篇主要论述了大寒之邪侵入骨髓或者阳邪逆于阳经所致各种头痛的证候、主治腧穴及刺法。主要内容为：

1. 头痛日久不愈的原因。
2. 列举 14 种头痛、3 种颔痛的病证针刺方法及取穴。

【原文】

黄帝问曰：病头痛，数岁不已，此何病也？岐伯对曰：当有所犯大寒，内至骨髓。骨髓者，以脑为主，脑逆，故令头痛，齿亦痛[1]。

阳逆头痛，胸满不得息，取人迎。

厥头痛[2]，面若肿起而烦心，取足阳明、太阳（一作阴）。

厥头痛，脉痛，心悲喜泣，视头动脉反盛者，乃刺之，尽去血，后调足厥阴。

厥头痛，噫（《九墟》作意）善忘，按之不得，取头面左右动脉，后取足太阳（一作阴）。

厥头痛，员员[3]而痛（《灵枢》作贞贞头痛），泻头上五行，行五[4]，先取手少阴，后取足少阴。

头痛，项先痛，腰脊为应，先取天柱，后取足太阳。

厥头痛，痛甚，耳前后脉骨（一本作涌）热，先泻其血，后取足太阳、少阴（一本亦作阳）。

厥头痛，痛甚，耳前后脉涌[5]有热，泻其血，后取足少阳。

真头痛[6]，痛甚，脑尽痛，手足寒至节，死不治。

头痛不可取于俞，有所击坠，恶血在内，若内伤痛，痛未已，可即刺之，不可远取。

头痛不可刺者，大痹[7]为恶风日作者，可令少愈，不可已。

头寒痛，先取手少阳、阳明，后取足少阳、阳明。

颔痛，刺手阳明与颔之盛脉出血。

头项不可俯仰，刺足太阳；不可顾，刺手太阳（一云手阳明）。

颔痛刺足阳明曲周[8]动脉见血，立已；不已，按经刺人迎，立已。

头痛，目窗及天冲、风池主之。

厥头痛，孔最主之。

厥头痛，面肿起，商丘主之。

【注释】

[1] 当有所犯……齿亦痛：大寒之邪入于骨髓，流入于脑，因其脑中有寒逆，故头痛数年不愈。齿为骨之会，所以也会牙齿疼痛。

［2］厥头痛：厥，逆的意思。邪气上逆所致的头痛。

［3］员员：旋转的意思。

［4］头上五行，行五：头部的 25 个腧穴，分布在五条经脉上，每行五穴。

［5］耳前后脉涌：耳前后的动脉搏动如泉水一样。

［6］真头痛：手三阳经受风寒侵袭，伏留不去，叫厥头痛；入连于脑者，叫真头痛。

［7］大痹：寒湿之气侵入于脑，即为大痹头痛。

［8］刺足阳明曲周：即足阳明胃经环绕颊车处，故为颊车主之。

【按语】

"大寒内薄骨髓阳逆发头痛"是皇甫谧汇集《素问·奇病论》《灵枢·寒热病》《灵枢·厥病》《灵枢·杂病》和《明堂经》的内容编写而成。

1. 对厥头痛、真头痛的认识　在古代医籍中，厥头痛又有肾厥头痛、痰厥头痛、风厥头痛、热厥头痛等区别。"厥"，指气机上逆，是由风寒之邪上逆于头部所导致的头痛。《难经·六十难》曰："手三阳之脉受风寒，伏留而不去者，则名厥头痛。"《类经·针刺类·刺头痛》曰："厥，逆也。邪逆于经，上干头脑而为痛者，曰厥头痛也。"

有人认为，六经中任何经气上逆都可引起厥头痛，而且不同的经气厥逆有不同的证候表现。后来秦越人在《难经》中总结了《内经》所论，根据病因和病机来解释厥头痛，《素问·奇病论》又云："人有病头痛，以数岁不已，此安得之，名为何病？岐伯曰：当有所犯大寒，内至骨髓，髓者以脑为主，脑逆故令头痛，齿亦痛，病名曰厥逆。"

厥头痛是由于外感风寒侵袭三阳经脉，伤及经脉，邪气循经上逆，犯及头部而致头痛。《伤寒论》《灵枢·厥病》都有论厥逆，两者所论之厥逆意义是相同的，都有寒厥、热厥之分，是指手足厥逆而言。《伤寒论·厥阴篇》云："凡厥者，阴阳气不相顺接便为厥，厥者，手足逆冷是也。"《灵枢·厥病》云："阳气衰于下则为寒厥，阴气衰于下则为热厥。"所谓厥逆是指猝然倒地，昏不知人，轻则渐苏，重则即死之昏厥症，乃精气内夺、寒热偏盛、阴极阳反所致，在机理上与《灵枢·厥病》厥头痛之经气厥逆有所不同。

真头痛为邪气直中脑髓，阴邪盛极，元阳败亡而见头痛剧烈，手足厥冷。真头痛发病急骤，预后险恶，为头痛之危症。《灵枢·厥病》曰："真头痛，头痛甚，脑尽痛，手足寒至节，死不治。"《证治准绳·头痛》曰："真头痛，天门真痛，上引泥丸，旦发夕死，夕发旦死。脑为髓海，真气之所聚，卒不受邪，受邪则死，不可治。"

治疗头痛，古人多采用祛风之法。因头为诸阳之首，在高颠之上，唯风可到，故以风药取效；外感头痛以发汗解表为主。但厥头痛之治法不同，它虽亦为外感所致，但机转有异。厥头痛为经气厥逆之病，所以应以经脉来治。《灵枢·厥病》皆采用针刺取穴，从经脉病变来治。若用一般治头痛之法如大剂荆芥、防风、羌活、白芷治厥头痛，则恐其燥血，反使头痛更甚。燥能动火，火性炎上，可载经气上逆，致头痛加剧；若大剂发汗解表，则汗出而阴更伤、阳越燃而邪逆莫制矣。厥头痛既病在经脉之风寒伏留所致，故宗治病求本原则，须升散经脉伏留之风寒。因风寒从外入，还须从外解。如《伤寒论》："太阳病，下之后，脉促胸满者，桂枝去芍药汤主之。"脉促胸满，非桂枝症，但脉促者，是邪仍有向外之势，故仲景用桂枝汤以外解之。厥头痛因经脉伏留之邪，仍有向外向上之势，故宜"因势利导"，用升散风寒之法以祛散之，其理正同。

2. 厥头痛分型

（1）阳明经厥头痛 《灵枢·厥病》云："厥头痛，面若肿起而烦心，取之足阳明、太阴。"其主症表现为头胀痛、跳痛或灼痛，胃脘部灼热，嘈杂，恶心呕吐，胸满，口渴引饮，舌红，苔黄，脉数。病机为胃热壅盛，阳明炽热，经气上逆，清窍不利。治宜清泄胃热，降逆止痛，选足阳明经下关、头维、人迎、解溪、厉兑，足太阴经公孙、太白等穴，用泻法。方选清胃散、白虎汤、玉女煎等。

（2）太阳经厥头痛 《灵枢·厥病》云："厥头痛，项先痛，腰脊为应，先取天柱，后取足太阳。"其主症为头痛，其势较剧，多见于一侧，项强，腰脊疼痛，或周身酸痛，恶寒，苔薄白，脉浮。病机为风寒客表，太阳经气不疏，气逆于上，清窍不利。治宜疏风散寒，解表疏经止痛，选足太阳经天柱、玉枕、承光、风门、大杼等穴，加用风池穴，用平补平泻法。方选葛根汤、九味羌活汤等。

（3）少阳经厥头痛 《灵枢·厥病》云："厥头痛，头痛甚，耳前后脉涌有热，泻出其血，后取足少阳。"其主症为颞部痛甚，伴耳前后脉涌有热，寒热往来，口苦，咽干，目眩，苔白，脉弦。病机为邪客少阳，经气不利，气逆于上，滞于清窍。治宜和解少阳，清泻郁滞，以三棱针点刺耳前后小动脉放血，穴选足少阳经上关、颔厌、天冲、率谷、风池、侠溪、足窍阴等，用泻法。方选小柴胡汤、蒿芩清胆汤等。

（4）太阴经厥头痛 《灵枢·厥病》云："厥头痛，意善忘，按之不得，取头面左右动脉，后取足太阴。"其主症为头昏痛，头胀，头晕目眩，口流痰涎，纳差，腹胀，舌淡苔腻，脉沉滑。病机为脾失健运，痰湿内生，随脾经经气上逆于脑，壅遏清窍。治宜健脾化痰，利湿通窍，选足太阴经公孙、三阴交、腹结、大横、大包等穴，用补泻兼施法。方选香砂六君子汤、苓桂术甘汤、半夏白术天麻汤等。

（5）少阴经厥头痛 《灵枢·厥病》云："厥头痛，贞贞头重而痛，泻头上五行，行五，先取手少阴，后取足少阴。"少阴经厥头痛分为两类，一为阳虚，一为阴虚，其主症为头部空痛、坠痛，遇寒加重，畏寒肢冷，腰膝酸软，舌淡，脉沉细；或头痛隐隐不休，腰酸乏力，耳鸣如蝉，头发枯槁无泽，舌红少苔，脉细。病机为肾阳不足，寒气伏于肾经，肾经经气艰涩不行，逆而向上致清窍不利；或肾阴不足，阴不制阳，肾经阳气浮越，上逆于脑，发为头痛。

（6）厥阴经厥头痛 《灵枢·厥病》云："厥头痛，头脉痛，心悲善泣，视头动脉反盛者，刺尽其血，后调足厥阴。"其主症为颠顶痛，或头胀痛，心悲善泣，吐涎沫，泛吐，肢厥，舌淡，脉沉弦，或面赤头晕，急躁易怒，口苦，苔薄黄，脉弦数。病机为寒邪留滞肝经，肝经经气不利，浊阴上泛；或肝经火盛，上扰清窍，清窍气机不利。治宜温肝散寒或清肝泻火，疏利经气。选足厥阴经太冲、蠡沟、中都、期门等穴，寒证用补法，并可加灸百会；热证用泻法，并可太阳、太冲穴放血。方选吴茱萸汤、暖肝煎或天麻钩藤饮、羚羊角汤等。

二、八虚受病发拘挛

【提要】

"八虚受病发拘挛"出自《针灸甲乙经》第十卷第三节。本篇主要论述"八虚"的概念，以及所致筋骨关节疾病的病因、病机、证候和腧穴主治。主要内容为：

1. 人身的八虚部位所诊察的部位。

2. 关节拘挛的针刺取穴。

【原文】

黄帝问曰：人有八虚[1]，各以何候？岐伯对曰：肺心有邪，其气留于两腋；肝有邪，其气留于两肘；脾有邪，其气留于两髀；肾有邪，其气留于两腘。凡此八虚者，此机关之室[2]，真气之所过，血络之所由。是八邪气恶血因面得留，留则伤筋骨，机关不得屈伸，故拘挛。

暴拘挛，痫眩，足不任身，取天柱主之。

腋拘挛，暴脉急，引胁而痛，内引心肺，谵语主之。从项至脊，自脊以下至十二椎，应手刺之，立已。

转筋者，立而取之，可令遂已。痿厥者，张而引之，可令立快矣[3]。

【注释】

[1] 八虚：指两肘、两腋、两髀、两腘而言。因这些部位都是较大的关节，外邪侵袭后容易留止于此，故称为八虚。

[2] 机关之室：机关，即活动的枢纽。室，作部位解。意思是这些部位是人体活动的枢纽。

[3] 转筋者……快矣：《类经·刺四支病》注："转筋者必拘挛，立而取之，筋可舒也。痿厥者，必体废，张其四肢而取之，故血气可令立快也。"

【按语】

"八虚受病发拘挛"是皇甫谧汇集《灵枢·邪客》《灵枢·寒热病》《灵枢·本输》和《明堂经》佚文的部分内容编写而成。

关于八虚，《灵枢·邪客》云："人有八虚……以候五脏……肺心有邪，其气留于两肘；肝有邪，其气留于两腋；脾有邪，其气留于两髀；肾有邪，其气留于两腘，凡此八虚者，皆机关之室、真气之所过，血络之所游，邪气恶血，固不得住留。"可见"八虚"与五脏血气密切相关。有报道称，运用推拿手法弹拨"八虚"，有调节五脏、激发气机、畅达血脉、醒神开窍之功。从现代解剖学看，"八虚"所处的部位有丰富的血管神经，弹拨刺激可反射性地冲击心脏及大脑皮层，通过提高有关神经相应的痛感，达到镇痛目的。可用于急症昏厥患者的救急手段之一，亦可配合其他抢救措施使用。

三、寒气客于厌发喑不能言

【提要】

"寒气客于厌发喑不能言"出自《针灸甲乙经》第12卷第2节。本篇主要论述了邪气侵犯会厌，不能发音的病机和治法。主要内容为：

1. 会厌、唇、舌、悬雍垂对于发音的作用，及会厌大小厚薄对发音的影响。

2. 寒邪侵犯会厌，不能发音的病机及治法。

【原文】

黄帝问曰：人之卒然忧恚而言无音者，何气不行？少师对曰：咽喉者，水谷之道路也。喉咙者，气之所以上下者也。会厌者，音声之户也。唇口者，音声之扇[1]也。舌者，音声之机[2]

也。悬雍垂者，音声之关也。颃颡者，分气之所泄也[3]。横骨者，神气之所使，主发舌者也。故人之鼻洞，涕[4]出不收者，颃颡不闭，分气失也。其厌小而薄，则发气疾，其开阖利，其出气易；其厌大而厚，则开阖难，其出气迟，故重言也，所谓吃者，其言逆，故重之。卒然无音者，寒气客于厌，则厌不能发，发不能下至其机扇，机扇开阖不利，故无音。足少阴之脉上系于舌本，络于横骨，终于会厌，两泻血脉，浊气乃辟。会厌之脉上络任脉，复取之天突，其厌乃发也。

暴暗气硬，刺扶突与舌本出血。

不能言，刺脑户。

暴暗不能言，喉嗌痛，刺风府。

舌缓，暗不能言，刺暗门。

喉痛，暗不能言，天窗主之。

暴暗气哽，喉痹咽肿不得息，饮食不下，天鼎主之。

食饮善呕，不能言，通谷主之。

暗不能言，期门主之。

暴暗不能言，支沟主之。

暗不能言，合谷及涌泉、阳交主之。

【注释】

[1] 唇口者，音声之扇：扇，门户之意，形容口唇的张合像门扇一样。

[2] 舌者，音声之机：张志聪："舌动而后能发言，故为音声之机。"

[3] 颃颡者，分气之所泄也：颃颡即后鼻道。张志聪云："颃颡者，腭之上窍，口鼻之气及涕唾，从此相通，故为分气之所泄，谓气之从此而分处于口鼻也。"

[4] 涕：同涕。

【按语】

"寒气客于厌发暗不能言"是皇甫谧汇集《灵枢·忧恚无言》《灵枢·寒热病》和《明堂经》佚文的部分内容编写而成。

人之所以能发声，与会厌、唇、舌、悬雍垂及会厌大小厚薄对发音都有影响。其中，会厌在喉咙之间是声音的门户，口唇开合，是发音的门扇，舌动能协助发音，是发音的枢机，悬雍垂是发音成声的关键所在。可见，古人对发声器官的研究相当深入。失音的原因首先是外感致病，多与肺有关，内伤则多与心、肝、肾有关，且临床表现不同，针灸的取穴不同。现代临床对于语言的治疗，常用通里和廉泉穴。

关于通里，《马丹阳天星十二穴歌》及历代各家针灸专著均言其能治暴暗，因本穴属心经之络脉。心经络脉，从心系，上夹咽，复从心系却上肺，络脉通里，别而上行，入于心中系舌本。舌为心之苗，言为心之声，心气通于舌，心肺脉气相通。肺为声之门，厌为声之户，寒邪客于会厌；或因肺为热遏，化火灼金，金实不鸣；或因阴虚久咳伤肺，金破亦不鸣放无音。针刺通里，通心气，清心热，开肺气，养肺阴，故可通音。

廉泉是阴维脉、任脉之会穴，又名本池、舌本。五脏经脉皆会于咽喉，连舌本。虽属任脉，与肾关系密切。《灵枢·根结》篇云："少阴结于廉泉。"《灵枢·五癃津液别》张隐庵注云："肾主藏精液，所以灌精濡孔窍者也。"所谓廉泉者，津液之窍也，言此穴主生津液，以少阴经脉结聚于此，其液不绝如泉故名。又因穴居结喉上缘凹陷处，其处有缺，不能盛水，故曰廉泉。任脉上络会厌。会厌者，声音之户也；舌者，声音之机也；喉咙者，气之上下也。《素问·宣明五气》篇指出，"搏阴则为喑"，即指外邪搏击于心、肝、脾、肺、肾五脏阴经之脉，则阴气受伤，故声为之喑哑。刺廉泉，生津养液，固护阴气，调理舌本，疏通气机，故可治喑。风寒所致，加肺经之郄孔最，祛在表之邪，宣调肺气；风热所致，加大肠之原合谷，大肠与肺互为表里，可清肺中风热；加天突可利喉开音，使肺金得鸣；毒热过盛，则取手太阴之荥鱼际、足阳明之荥内庭，泻肺胃之积热。

四、邪气聚于下脘发内痈

【提要】

"邪气聚于下脘发内痈"出自《针灸甲乙经》第十卷第八节。本篇主要论述邪气聚于下脘发生内痈的病机，证候和治疗方法。主要内容为：

1. 下脘病的病机、症状及治法。
2. 胃痈、肺痈、肝痈、肾痈的病机和证候。

【原文】

黄帝问曰：气为上鬲[1]，上鬲者，食入而还出，余已知之矣。虫为下鬲[2]，下鬲者，食晬时乃出，未得其意，愿卒闻之。岐伯对曰：喜怒不适，食饮不节，寒温不时，则寒汁留于肠中，留则虫寒，虫寒则积聚守于下脘，守下脘则肠胃充郭，卫气不营，邪气居之。人食则虫上食，虫上食则下脘虚，下脘虚则邪气胜，胜则积聚以留，留则痈成，痈成则下脘约。其痈在脘内者则沉而痛深，其痈在脘外者则痈外而痛浮，痈上皮热。按其痈，视气所行，先浅刺其旁，稍内益深，还而刺之，无过三行，察其浮沉，以为浅深，已刺必熨，令热入中，日使热内，邪气益衰，大痈乃溃。互以参禁，以除其内，恬澹无为，乃能行气，后服酸苦，化谷乃下膈矣。

曰：有病胃脘痈者，诊当何如？曰：诊此者，当候胃脉，其脉当沉涩（《素问》作细）。沉涩者气逆，气逆者则人迎甚盛，甚盛则热。人迎者，胃脉也，逆而盛则热聚于胃口而不行，故胃脘为痈。

肝满肾满肺满皆实，则为肿。肺痈喘而两胁（《素问》作胠）满；肝痈两胁（《素问》作胠）下满，卧则惊，不得小便；肾痈胠（《素问》作脚）下至少腹满，胫有大小，髀胫跛，易偏枯。

【注释】

[1] 上鬲：鬲，通膈，即隔膜上下壅阻不通。上鬲指食后即吐的噎膈症。

[2] 下鬲：食后经一段时间，仍吐出的病证，又称反胃。

【按语】

"邪气聚于下脘发内痈"是皇甫谧汇集《素问·病能论》《素问·大奇论》而成。

1. 噎膈病的渊源　《内经》虽无噎膈之名，但对其病因病机、临床表现等皆有论述。《素问·通评虚实论》云："膈塞闭绝，上下不通，则暴忧之病也。"关于病机，《临证指南医案》提出，"脘管窄隘"。《景岳全书》认为："噎膈一证……盖忧思过度则气结，气结则施化不行。酒色过度则伤阴，阴伤则精血枯涸，气不行则噎膈于上，精血枯涸，则燥结病于下。"并指出：

"少年少见此证，惟中衰耗伤者多有之。"《医学心悟》指出："凡噎膈症，不出胃脘干槁四字。"《类证治裁》说："噎膈初起，多因忧患悲悒，以致阳结于上，阴涸于下。"本病初期，以标实为主，由痰气交阻于食道，故吞咽之时哽噎不顺，继则瘀血内结，痰、气、瘀三者交互搏结，胃之通降阻塞，上下不通，因此吞咽格拒，饮食难下。久则气郁化火，或痰瘀生热，伤阴耗液，病机由标实转为正虚为主，病情由轻转重。

2. 胃脘痛的病因病机　胃脘痛发生的常见原因有寒邪客胃、饮食伤胃、肝气犯胃和脾胃虚弱等。胃主受纳腐熟水谷，若寒邪客于胃中，寒凝不散，阻滞气机，可致胃气不和而疼痛或因饮食不节，饥饱无度，或过食肥甘，食滞不化，气机受阻，胃失和降引起胃痛；肝对脾胃有疏泄作用，如恼怒抑郁，气郁伤肝，肝失条达，横逆犯胃，亦可发生胃痛；若劳倦内伤，久病脾胃虚弱，或禀赋不足，中阳亏虚，胃失温养，内寒滋生，中焦虚寒而痛；亦有气郁日久，瘀血内结，气滞血瘀，阻碍中焦气机，而致胃痛发作。总之，胃痛发生的病机分为虚实两端，实证为气机阻滞，不通则痛；虚证为胃腑失于温煦或濡养，失养则痛。可见，胃痛的关键是"气"，所谓不通则痛。因此，治疗胃痛的关键是理顺胃气。

五、水浆不消发饮

【提要】

"水浆不消发饮"出自《针灸甲乙经》第十卷第六节。本篇主要论述水饮病不同症状的穴位主治。

【原文】

溢饮[1]，胁下坚痛，中脘主之。

腰清脊强，四肢懈惰，善怒，咳，少气郁郁然不得息，厥逆，肩不可举，马刀瘘，身䐃，章门主之。

溢饮，水道不通，溺黄，小腹痛，里急肿，洞泄，体痛（一云髀痛引背），京门主之。

饮渴，身体痛，多唾，隐白主之。

腠理气，臑会主之。

【注释】

[1] 溢饮：指水液滞留于体表及皮下组织的水气病。

【按语】

"水浆不消发饮"是皇甫谧汇集《明堂经》佚文的部分内容编写而成。

溢饮是因饮食不节，或情志失调，年高体弱，阳气素虚，致使脾失健运，肾失开合，气机阻滞，水湿内停，以头面、下肢或全身浮肿、畏冷、乏力等为主要表现的水肿累积病。《金匮要略·痰饮咳嗽病脉证并治》云："饮水流行，归于四肢，当汗出而不汗出，身体疼痛，谓之溢饮。"有学者认为，本病相当于西医的内分泌失调性水肿。

本节所取的中脘、章门、京门三穴为募穴，其擅长疏通脏腑经络，调节气机；隐白为足太阴脾经井穴，可醒脾化湿；臑会穴属手少阳三焦经，能开通腠理气滞，行气化水。以上说明，早在《针灸甲乙经》时代，针灸疗法就是治疗水肿等疾病的常用有效手段。

六、胸中寒发脉代

【提要】

"胸中寒发脉代"出自《针灸甲乙经》第11卷第1节。本篇主要论述胸中有寒而致脉代不至寸口或脉代经常发作所出现的症状特点，以及主治腧穴。

【原文】

脉代不至寸口，四逆，脉鼓[1]不通，云门主之。

胸中寒，脉代时至，上重下轻，足不能地，少腹胀，上抢心，胸胁楂[2]满，咳唾有血，然谷主之。

【注释】

[1] 脉鼓：指脉的搏动。鼓，凸起，胀大之意。

[2] 楂（zhī）：支撑之意。

【按语】

"胸中寒发脉代"是皇甫谧汇集《明堂经》佚文的部分内容编写而成。

1. 胸中有寒而脉代的主症及主治腧穴 寸口如果出现代脉，脉的搏动不畅，四肢厥冷，则取手太阴肺经的云门穴。胸中有寒，心阳不振，频频出现代脉，患者感到头重脚轻，站立不稳，少腹胀满，气逆冲心，胸部支满，咳嗽，痰中带血，应取足少阴肾经的然谷穴。

2. 肺经虚寒之证取云门 手太阴少血多气。《难经》云："脉有是动，有所生病。是动者，气也；所生病者，血也在气，气为是发；邪在血，血为所生病。是动则病，肺胀满，膨膨而喘咳，缺盆中痛，甚则交两手而瞀，是为臂厥。主肺所生病者，咳嗽上气，喘渴烦心胸满，臂内前廉痛，掌中热。气盛有余，则肩背痛，风寒汗出中风，小便数而欠；气虚则肩背痛，寒，少气，溺色变，卒遗矢无度。"

本条脉证见胸中积寒，为肺经气虚之候，故取手太阴肺经腧穴云门。《针灸甲乙经》云："暴心腹痛，疝发上冲心，云门主之。"《千金要方》云："瘿上气胸满，灸云门五十壮。"根据古籍记载，云门主治咳嗽、喘息、呕逆、胸中烦满、气上冲心、胸痛彻背、暴心腹痛、喉痹、瘿气、肩引缺盆痛、肩痛不可举、四肢热不已、上肢麻木、脉代不至寸口等。《锦囊秘录》云："人之气血，周行无间，始于手太阴，出云门穴，归足厥阴肝经，入期门穴。"故在治疗上，寒则补之、灸之，热则泻针出气。

3. 肺肾不交之证取肾经然谷 足少阴肾经如出病变，就会出现肾气不能上交于心，感觉饥饿，但不想吃东西。肾气不能上交于肺，便会发生咳嗽、唾中有血，或者气促、喝喝气喘。肾中精气不能上升，便会视物不清，心如悬在空间一样，坐立不安，易发生恐惧，被人抓捕的幻想。

本条脉证为"胸中寒，脉代时至，上重下轻，足不能地，少腹胀，上抢心，胸胁楂满，咳唾有血"，此为肺肾不交之候。肾经被寒气郁遏，阳不化气，则不能上交于肺，故上重下轻，少腹胀，逆上抢心；肺气不宣，则胸满咳唾、痰中有血，故取足少阴肾经腧穴然谷。《针灸甲乙经》云："痉互引身热，然谷主之。"《通玄指要赋》云："然谷泻肾。"然谷，别名龙渊穴、龙泉穴，可升清降浊，平衡水火，清泻肾经之寒热，固护少阴之肾气。《子午流注说难》载：

"然谷乃肾所溜之荥穴，阴荥为火穴，坎中有一阳，无根之少火能生气，其穴亦名龙渊，潜龙在渊之义也，男女精溢，不孕者皆取之，此火能然于深谷之中，不受水克，故名然谷。"《针灸穴名解》指出："谷而得然者，犹龙雷之火出于渊也。养生家谓水中有真火，今学者谓地心有真热。观本穴所治，凡肾火衰微所生种种弱症，刺此穴俾以发动内热也。"治疗上寒则补之，热则泻之。然谷补之能温肾，泻之可泻肾。如本条肺肾不交之候可采用艾炷灸或温针灸 3～5 壮，艾条温灸 5～10 分钟。

七、五气溢发消渴黄瘅

【提要】

"五气溢发消渴黄瘅"出自《针灸甲乙经》第十一卷第六节。本篇主要论述消渴、黄疸等病的病因、病机、外候、治则、主穴及禁忌等内容。主要内容有：

1. 消瘅病的发病和诊断。
2. 消瘅病的禁服药物。
3. 消瘅及各种兼证的针灸选穴。

【原文】

黄帝问曰：人之善病消瘅者，何以候之？岐伯对曰：五脏皆柔弱者，善病消瘅[1]。夫柔弱者必刚强，刚强多怒，柔者易伤也。此人薄皮肤而目坚固以深者，长衡直扬[2]，其心刚，刚则多怒，怒则气上逆，胸中蓄积，血气逆留（《太素》作留积），腹皮充胀（《太素》作䐃皮充肌），血脉不行，转而为热，热则消肌，故为消瘅。此言其刚暴而肌肉弱者也。

面色微黄，齿垢黄，爪甲上黄，黄瘅也，安卧，小便黄赤，脉小而涩者，不嗜食。

曰：有病口甘者，病名曰何？何以得之？曰：此五气之溢也，名曰脾瘅。夫五味入口，藏于胃。脾发于胃，胃之行其精气，津液在脾，故令人口甘，此肥美之所发也。此人必数食美而多食甘肥，肥令人内热，甘令人中满，故其气上溢，转为消瘅（《素问》作渴），治之以兰，除陈气也[3]。

凡治消瘅，治偏枯、厥气逆满，肥贵人则膏粱之病也。膈塞闭绝，上下不通，暴忧之病也。消瘅，脉实大，病久可治；脉悬绝小坚，病久不可治也。

曰：热中消中[4]，不可服膏粱芳草石药，石药发疽（《素问》作癫），芳草发狂。夫热中消中者，皆富贵人也，今禁膏粱，是不合其心，禁芳草石药，是病不愈，愿闻其说。曰：夫芳草之气美，药之气悍，二者其气急疾坚劲，故非缓心和人，不可以服此二者。夫热气剽悍，药气亦然，二者相遇，恐内伤脾，脾者，土也，而恶木，服此药也，至甲乙日当愈甚（《素问》作当更论）。

瘅成为消中。

黄瘅，刺脊中（《千金》云腹满不能食）。

黄瘅善欠，胁下满欲吐，身重不欲动，脾俞主之（《千金》云身重不动作）。

消渴身热，面（《千金》作目）赤黄，意舍主之。

消渴嗜饮，承浆主之。黄瘅目黄，劳宫主之。

嗜卧，四肢不欲动摇，身体黄，灸五里，左取右，右取左。

消渴，腕骨主之。

黄瘅，热中善渴，太冲主之。

身黄，时有微热，不嗜食，膝内廉内踝前痛，少气身体重，中封主之。

消瘅，善喘，气走喉咽而不能言，手足清，溺黄，大便难，嗌中肿痛，唾血，口中热，唾如胶，太溪主之。

消渴黄瘅，足一寒一热，舌纵烦满，然谷主之。

阴气不足，热中，消谷善饥，腹热身烦，狂言，三里主之。

【注释】

[1] 消瘅：消，指消渴病。瘅，因劳累、身体虚而得的病。

[2] 长衡直扬：衡，指眉上。扬，即眉。本句是指视物深远，两眉直竖之意。

[3] 治之以兰，除陈气也：兰草气芳香，味辛。芳香可以化湿，辛能发散，故可除去陈久不化之气。

[4] 热中消中：喝得多，尿得多为热中；吃得多，尿得多为消中。

【按语】

"五气溢发消渴黄瘅"是皇甫谧汇集《灵枢·五变》《灵枢·论疾诊尺》《素问·腹中论》《素问·脉要精微论》和《明堂经》佚文的部分内容而成。

消渴早在《内经》中即有相关记载。《素问·奇病论》云："夫五味入口，藏于胃，脾为之行其精气，津液在脾，故令人口甘也。此肥美之所发也，此人必数食甘美而多肥也。肥者令人内热，甘者令人中满，故其气上溢，转为消渴。治之以兰，除陈气也。"其明确指出了消渴的成因和治疗方法，其成因有两个前提，即饮食和体形肥胖，饮食的因素是主因。具体可分为禀赋不足，脏腑虚弱；内外杂因，气机失畅；火热炽盛，消损机体；病理产物，脏衰壅涩。

1. 禀赋不足，脏腑虚弱　《灵枢·五变》言："人之善病消瘅者，何以候？少俞答曰：五脏皆柔弱者，善病消瘅。"《灵枢·本脏》进一步指出："心脆则善病消瘅热中。""肺脆则苦病消瘅易伤。""肝、脾、肾脆则善病消瘅易伤。"消渴病之病变关系到肺、胃、肾、脾等，但以脾、肾不足为基础。现代医家多从脾、肾两脏论治消渴病。肾为先天之本，先天父母之精藏于肾，为一身精气阴阳之根本。肾精的先天缺陷，以及外界环境的改变对肾之气化活动的影响可导致元气不足，气化失常，精血津液不归正化而形成痰湿浊瘀等病理产物。脾为后天之本，主运化水谷精微，为气血生化之源。脾之健运，能布达精微和水液以濡养脏腑经络、四肢百骸，确保各器官之物质能源，使其正常工作。若脾气虚弱，运化水谷和输布水液的功能失常，清气不升，气血津液生化乏源，脾气不能散精上输于肺，肺津无以输布，临床可见口渴多饮。四肢失养，则四肢无力而倦怠；肌肉失养，故形体日见消瘦。脾阴不足，不能化生津液；脾阳虚衰，不能行其蒸津液、化精微和散精之功能，水谷与津液但输膀胱，则饮一溲一，皆导致气血无所化生，脏腑百骸官窍皆无所养，外邪更易乘虚而入成患，致糖尿病及变证丛生。

2. 内外杂因，气机失畅　人体的气机即指气的升降出入和气化功能，气机正常运动则肾精可化成元气，脾胃可化水谷精微成气血津液布达全身，肺可通调水道，肝可疏泄，心主血脉可畅通，全身各组织器官可阴阳转化，物质可化成能量，形成正常的新陈代谢。《素问·通评虚实论》云："凡治消瘅、仆击、偏枯、痿厥、气满发逆，甘肥贵人，则膏粱之疾也。"指出消渴多发于富贵之人，因其生活方式多食少动，过饱不节制，过食膏粱肥甘厚味，伤及脾胃，从而导致消渴的发生。《素问·奇病论》亦云："此肥美之所发也，此人必数食甘美而多肥也。肥者令人内热，甘者令人中满，故其气上溢，转为消渴。"肝主疏泄，调理气机，喜条达。若长期过度的精神刺激，七情内伤使气机逆乱，影响肝主疏泄之功能，肝郁而气滞，气滞而血瘀，郁瘀而化火，热消成疾。《素问·宣明五气》曰："五劳所伤：久视伤血，久卧伤气，久坐伤肉，久立伤骨，久行伤筋，是谓五劳所伤。"其中久视、久立、久行皆为过度劳累。若得不到及时或足够的休息调养，则会致精气耗伤。劳心劳神，思虑过度，脾气郁结。劳力劳心，脾虚脾滞，运化失职，生湿化热，转为消渴。可见，各种内外杂因均可导致气机失畅。气化失司，使脏腑功能失常，精不化气，三焦不利，元气通行受阻，气化障碍无以通行诸气，鼓舞脏腑功能；气血精液间转化、生成、利用障碍，使脏腑更加虚弱；代谢功能紊乱，精微物质不归正化，则形成湿浊、痰凝、气滞、血瘀，诸病理产物滞留于体内，进一步加重气机失畅、气化失司，最终郁久而化热乃成消渴。

3. 火热炽盛，消损机体　《诸病源候论》云："五脏六腑，皆有津液。若脏腑因虚实而生热者，热气在内，则津液竭少，故渴也。"指出热消津液则多饮。《素问·阴阳别论》云："二阳结谓之消。"《灵枢·师传》云："胃中热则消谷，令人悬心善饥。"指出热消水谷则多食。《诸病源候论》云："内消病者……所以服石之人，小便利者，石性归肾，肾得石则实，实则消水浆，故利。"论及热消水浆则多尿，此为肾热，水虚不能制火。然而肾为水火之脏，故下消可分寒热，若虚损日久，阴损及阳，阳气衰微亦可导致多尿。消渴之病，无论何种原因，无论何病位，皆由热火内盛，怫郁结滞，耗伤阴津，使津液亏损所致。

4. 病理产物，脏衰壅涩　《诸病源候论》云："利多不得润养五脏，脏衰则生诸病。"明确提出消渴病后期，阴津严重亏乏，损伤脏腑功能与实质，而产生并发症。热邪形成，伤阴耗气。阴伤则脏腑乏源，无以荣润，化为能量，从而影响正常工作，使气更伤；气伤则气化及推动脏腑无力，精微物质不能充分利用，使阴更亏。气不通畅即为气滞，血不通畅便为血瘀，水谷精微不能升清利用则为湿浊，津液不布则成为痰凝。精微物质若不能按正常生理运化利用，则会变成病理产物，从而反过来阻滞气机，邪气难去，火热更甚，脏腑重伤，成为恶性循环，导致多种并发症的发生。

八、血溢发衄（鼻鼽息肉著附）

【提要】

"血溢发衄"出自《针灸甲乙经》第十二卷第七节。本篇主要论述血溢发衄的病因及主治腧穴。主要内容有：

1. 口鼻出血及衄血不止致瘀的治疗。

2. 衄血诸症的主穴。

【原文】

暴痹内逆[1]，肝肺相薄，血溢鼻口，取天府，此为胃之大俞五部也（五部，按《灵枢》云：阳逆头痛，胸满不得息，取人迎；暴喑气哽，刺扶突与舌本出血；暴聋气蒙，耳目不明，取天牖；暴拘挛，痫疭，足不任地者，取天柱；暴痹内逆，肝肺相搏，血溢鼻口，取天府，此为胃之五大俞五部也。今士安散作五穴于篇中，此特五部之一耳）。

衄而不止，衃，血流[2]，取足太阳；大衄衃，取手太阳；不已，刺腕骨下；不已，刺䐓中出血。

鼻鼽衄，上星主之，先取谚语，后取天牖、风池。

鼻管疽，发为厉，脑空主之。

鼻鼽不利，窒洞气塞，喎僻多洟，鼽衄有痈，迎香主之。

鼽衄洟出，中有悬痈宿肉，窒洞不通，不知香臭，素髎主之。

鼻窒口僻，清洟出不可止，鼽衄有痈，禾髎主之。

鼻鼽不得息，鼻不收洟，不知香臭及衄不止，水沟主之。

鼻中息肉不利，鼻头额頞中痛[3]，鼻中有蚀疮，龈交主之。

衄血不止，承浆及委中主之。

鼻不利，前谷主之。

衄，腕骨主之。

【注释】

[1] 暴痹内逆：痹：据《灵枢·寒热病》《太素·寒热杂说》应改为"瘅"。暴瘅内逆，指突发热病而热结于内，使气机逆乱。

[2] 衃，血流：指带有血块的血流出。衃，指凝聚的血。

[3] 鼻头额頞中痛：鼻头、鼻梁及额头部疼痛。頞，指鼻梁。

【按语】

"血溢发衄"是皇甫谧汇集《灵枢·寒热病》《灵枢·杂病》和《明堂经》佚文的部分内容编写而成。

1. 鼽衄发生的病因　突发热病而热结于内，使气机逆乱，肝肺之气交迫，而致口鼻流血。治疗应取手太阴经的天府穴，这是胃的大腧五部之一。鼻衄，出血不止，带有血块的血直流，应取足太阳膀胱经的腧穴治疗；若带有血块的血大流不止，应取手太阳小肠经的腧穴治疗。若针刺后未愈，可刺腕骨下的腕骨穴；再不愈，可刺委中出血。

2. 血溢发衄的主治腧穴　鼻寒及出血，可取督脉的上星穴。治疗时，先取谚语，后取天牖及风池穴。鼻管疽，发为厉风的，可取足少阳胆经的脑空穴。鼻塞不利，口喎多涕，或鼻寒流血而有痈肿，可取手足阳明经的交会穴迎香。鼻塞、鼻衄或流涕，鼻生痈肿或息肉，以致鼻孔窒塞不通，嗅觉失灵，可取督脉的素髎穴。鼻寒口喎，清涕不止；或鼻塞、鼻衄，鼻中生痈，可取手阳明经的禾髎穴。鼻中生有息肉，以致呼吸不利，鼻头、鼻梁及额部疼痛，或鼻中生疮若虫食一般，可取督脉的龈交穴。鼻寒不得呼吸，鼻涕自流，嗅觉失灵，或衄血不止，可取督脉的水沟穴。衄血不止，可取任脉的承浆及足太阳经的合穴委中穴。鼻不通利，可取手太阳经的荥穴前谷。鼻出血，可取手太阳经的原穴腕骨穴。

3. 鼽衄发生的病因病机　鼽，为形声字，鼻形九声。《说文解字》："病寒鼻窒也。"释名："鼻塞曰鼽。鼽，久也，涕久不通遂致窒塞也。"衄，《说文解字》："鼻出血也。"

鼻出血是十分常见的病证，《内经》对此记载甚多，有衄、衄血、血溢鼻口、血见于鼻、鼽衄等不同术语，其中使用最多的是鼽衄。

《内经》对鼽衄的论述涉及发病季节、病因病机、经脉、治疗预防等诸多方面。《素问·金匮真言论》在讨论四季多发病时指出："春季多肝病，故春气者，病在头……故春善病鼽衄。"火热之邪易灼伤脉络，耗气动血，引起包括鼻出血在内的多种出血性疾病。如《灵枢·百病始生》所说："阳络伤则血外溢，血外溢则衄血。"《素问·五脏别论》记载："五气入鼻，藏于心肺，心肺有病，而鼻为之不利也。"说明心肺的疾患易致鼻病。《素问·至真要大论》在讨论司天之气的变化时说："少阴司天，热淫所胜…唾血，血泄，鼽衄，嚏，呕……病本于肺。"指出在少阴君火司天之年，热气偏盛，人体易发生吐血、便血、鼻出血、喷嚏、呕吐等肺系的病证。

九、气有所结发瘤瘿

【提要】

"气有所结发瘤瘿"出自《针灸甲乙经》第十二卷第九节。本篇主要论述瘤瘿的腧穴主治。

【原文】

瘿，天窗[1]及臑会主之。

瘤瘿，气舍主之。

【注释】

[1] 天窗：一本作天容，《千金要方》作天府。

【按语】

"气有所结发瘤瘿"是皇甫谧汇集《明堂经》佚文而成。

1. "瘿"之病名 中医学的病名多为自古流传而来，且其命名规则皆秉承汉字造字的"音、形、意"原则，同时结合临床的病证表现。"瘿病"等名，亦有其成词之理。明代李梴所著《医学入门》对"瘿"之症做了如下描述："瘿、瘤所以两名者，以瘿形似樱桃，一边纵大亦似之，椎槌而垂，皮宽不急。原因忧恚所生，故又曰瘿气，今之所谓影囊者是也。"

2. 瘿瘤的病因病机 据古籍文献记载，历代医家认为，瘿瘤发病多与先天禀赋、情志失畅、劳倦内伤及地域水土等因素密切相关。隋代巢元方的《诸病源候论·瘿候》载："瘿者由忧恚气结所生，亦由饮沙水……搏颈下而成。"宋代陈言在《三因极一病证方论·瘿瘤证治》中谓："此乃因喜怒忧思有所郁而成也。"中医学认为，先天禀赋的不同决定了体质差异的存在，故禀赋有阴阳，脏气有强弱。同时，长期内伤劳倦会损伤脾气，导致运化失司，水液输布失常，痰湿内聚，遇有情志因素常易引起痰湿随气火上行聚集于颈前、颈后等，而发为瘿疾。

十、动作失度内外伤发崩中瘀血呕血唾血

【提要】

"动作失度内外伤发崩中瘀血呕血唾血"出自《针灸甲乙经》第十一卷第七节。本篇主要论述了由于动作失度等原因，可造成人体外伤，并能诱发崩中、呕血等疾患。主要内容有：

1. 养生的意义。

2. 血枯、劳风的病因、症状及治疗。

3. 男子失精、精不足、阴上缩等病证的针灸取穴。

4. 女子崩中、唾血、呕血、咯血等内伤虚损病证的针灸取穴。

【原文】

黄帝问曰：人年半百而动作皆衰者，人将失之耶？岐伯对曰：今时之人，以酒为浆[1]，以妄为常[2]，醉以入房，以欲竭其精，以好散其真，不知持满，不时御神，务快其心，逆于生乐，起居无节，故半百而衰矣。夫圣人之教也，形劳而不倦，神气从以顺，色欲不能劳其目，淫邪不能惑其心，智愚贤不肖[3]，不惧于物[4]，故合于道[5]数，年度百岁而动作不衰者，以其德全不危故也。

久视伤血，久卧伤气，久坐伤肉，久立伤骨，久行伤筋。

曰：有病胸胁榰满，妨于食，病至则先闻腥臊臭，出清涕，先唾血，四肢清，目眩，时时前后血，病名为何？何以得之？曰：病名曰血枯，此得之少年时，有所大夺血，若醉以入房中，气竭肝伤，故使月事衰少不来也，治之以乌贼鱼骨、蔄茹，二物并合，丸以雀卵，大如小豆，以五丸为饭后[6]，饮以鲍鱼汁，以饮利肠中及伤肝也。

曰：劳风为病何如？曰：劳风法在肺下，其为病也，使人强上而瞑视，唾出若涕，恶风而振寒，此为劳风之病也。曰：治之奈何？曰：以救俯仰。太阳引精者三日中若五日，不精者七日（《千金》云候之三日五日，不精明者是其症也），咳出青黄涕，其状如脓，大如弹丸，从口中若鼻空出，不出则伤肺，伤肺则死矣。

少气，身漯漯也，言吸吸也，骨酸体重，懈惰不能动，补足少阴。短气，息短不属，动作气索，补足少阴，去血络。

男子阴端寒，上冲心中佷佷[7]，会阴主之。

男子脊急目赤，支沟主之。

脊内廉痛，溺难，阴痿不用，少腹急引阴，及脚内廉痛，阴谷主之。

善厌梦者，商丘主之。

丈夫失精，中极主之。

男子精溢，阴上缩，大赫主之。

男子精溢，胫酸不能久立，然谷主之。

男子精不足，太冲主之。

崩中，腹上下痛，中郄主之。

胸中瘀血，胸胁榰满，膈痛，不能久立，膝痿寒，三里主之。

心下有隔，呕血，上脘主之。

呕血，肩息，胁下痛，口干，心痛与背相引，不可咳，咳则引肾痛，不容主之。

虚热，洒淅直毛恶风，舌上黄，身热，热争则喘咳，痹走胸膺背不得息，头痛不堪，汗出而寒，刺鱼际及阳明出血。

唾血，振寒，嗌干，太渊主之。

呕血，大陵及郄门主之。

呕血上气，神门主之。

内伤不足，三阳络主之。内伤唾血不足，外无膏泽，刺地五会（《千金》云凡唾血，泻鱼际，补尺泽）。

【注释】

[1] 以酒为浆：浆，饮料之意。本句意为饮酒无度。

［2］以妄为常：本句意为肆意妄为，想做什么就做什么。

［3］不肖：指品德不好的人，与贤相对而言。

［4］不惧于物：物，指外界事物，即对外界事物无所动心。

［5］道：即规律。此处指养生之道。

［6］饭后：饭后药先，谓之后饭。

［7］佷佷：《针灸铜人》卷四改为"很很"，即扭转之意。

【按语】

"动作失度内外伤发崩中瘀血呕血唾血"是皇甫谧汇集《灵枢·癫狂》《明堂经》佚文的部分内容编写而成。

1. 养生的重要意义 养生，又称摄生、道生、养性、养慎、摄卫，是指通过养精神、调饮食、炼形体、慎房事、适寒温等各种方法实现的一种综合性的强身益寿活动。它最早见于战国时代成书的《庄子·内篇》，其含义是摄养身心，保养身体。所谓"生"，是指生命、生存、生长之意。所谓"养"，是指保养、调养、补养、护养之意。因此，养生的现代含义是指以追求身心健康、生活和谐幸福为目的的体验性的实践活动。中医养生学是中医关于人体生命养护的理论、原则，以及经验、方法的知识体系。《素问·上古天真论》指出："上古之人，其知道者，法于阴阳，合于术数，食饮有节，起居有常，不妄作劳，故能形与神俱，而尽终其天年，度百岁乃去。"并指出，人应以恬愉为务，且强调"治未病"以养生，如《素问·四气调神大论》云："圣人不治已病治未病，不治已乱治未乱……夫病已成而后药之，乱已成而后治之，譬犹渴而穿井，斗而铸兵，不亦晚乎。"可见，古人在两千年前就认识到预防疾病的重要意义。

2. 血枯病的病机、症状和治疗 胸胁支满，有碍饮食，发病时先闻到腥臊气味，鼻流清涕，先吐血，四肢清冷，头晕目眩，前阴及大便时常出血，这种病叫作血枯病，是由于患者在少年时期患过大失血的病，或醉酒后同房，使得肾中气劫，肝血受伤，因此使得月经量少或经闭。治疗时，用乌贼骨和藘茹两药混合，研成粉末，用雀卵调和，做成豆子大的药丸，每次饭前吃五丸，再喝鲍鱼汁，能养精活血通经，有利于这种损伤肝血的疾病。

3. 劳风病的病名、病因病机 "劳风"之劳字，考诸辞书有多条义项，年代最早者解为"用力辛勤"，其次为"疲劳"。据此两项可以顺解为用力辛勤劳动，外感风邪而病为劳风。此与杨上善注"劳中得风而为病"之义不同。杨氏认为，因劳而虚，因虚而感受风邪。诚然因劳而虚者有之，但劳风之虚大多为一时抵抗力低下，感受风邪而得病。很显然，此与后世所谓"劳者败也"之劳字其义迥然不同，明确劳字的含义，其命名与病因自不难理解。"劳风病法在胁下"，按法字作常字解，解为劳风病常发在肺，此义与原文无二。病位在肺，历代医家亦无异议。《金匮要略》有"风中于卫……热过于营……风伤皮毛，热伤血脉，风舍于肺"之论。风邪侵上，肺为五脏之华盖，劳风病常发在肺，是为常理。

十一、水肤胀鼓胀肠覃石瘕

【提要】

"水肤胀鼓胀肠覃石瘕"出自《针灸甲乙经》第八卷第四节。本篇主要论述了水肿、肤肿、鼓胀、肠覃、石瘕等病的症状，以及起因、病机、治法及腧穴主治。主要内容有：

1. 水肿、肤肿、鼓胀、肠覃、石瘕的鉴别方法和病因病机。

2. 肤胀、鼓胀的针刺方法。

3. 鼓胀的病因病机。

4. 治疗风水和放水的方法。

【原文】

黄帝问曰：水与肤胀、鼓胀、肠覃、石瘕，何以别之？岐伯对曰：水之始起也，目窠上微肿，如新卧起之状，颈脉动，时咳[1]，阴股间寒，足胫肿，腹乃大，其水已成也。以手按其腹，随手而起，如裹水之状，此其候也。肤胀者，寒气客于皮肤之间，壳壳然不坚，腹大，身尽肿，皮肤厚，按其腹，陷而不起，腹色不变，此其候也。鼓胀者，腹胀身肿大，与肤胀等，其色苍黄，腹筋（一本作脉）起，此其候也。肠覃[2]者，寒气客于肠外，与卫气相薄，正气不得营，因有所系，瘕而内著，恶气乃起，息肉乃生。其始生也，大如鸡卵，稍以益大，至其成也，如怀子状，久者离岁月，按之则坚，推之则移，月事时下，此其候也。石瘕者，生于胞中，寒气客于子门，子门闭塞，气不通，恶血当泻不泻，血𤷒乃留止，日以益大，状如怀子，月事不以时下，皆生于女子，可导而下之。

曰：肤胀、鼓胀可刺耶？曰：先刺其腹之血络，后调其经，亦刺去其血脉。

曰：有病心腹满，旦食则不能暮食，此为何病？曰：此名为鼓胀，治之以鸡矢醴。一剂知，二剂已。曰：其时有复发者，何也？曰：此食饮不节，故时有病也。虽然，其病且已，因当风，气聚于腹也。

风水肤胀，为五十九刺（《灵枢》作五十七刺），取皮肤之血者，尽取之。徒水，先取环谷下三寸[3]，以铍针刺之而藏之，引而纳之，入而复出，以尽其水，必坚束之，束缓则烦闷，束急则安静，间日一刺之，水尽乃止，饮则闭药[4]，方刺之时徒饮之，方饮无食，方食无饮，无食他食，百三十五日[5]。

水肿，人中尽满，唇反者死，水沟主之。

水肿，大脐平，灸脐中，腹无理不治。

水肿，水气行皮中，阴交主之。

水肿腹大，水胀，水气行皮中，石门主之。

石水[6]，痛引胁下胀，头眩痛，身尽热，关元主之。

振寒，大腹石水，四满主之。

石水，刺气冲。

石水，章门及然谷主之。

石水，天泉主之。

腹中气盛，腹胀逆（《千金》作水胀逆），不得卧，阴陵泉主之。

水肿留饮，胸胁支满，刺陷谷出血，立已。

水肿胀，皮肿，三里主之。

胞中有大疝瘕积聚，与阴相引而痛，苦涌泄上下出，补尺泽、太溪、手阳明寸口，皆补之。

【注释】

[1] 水之始起也……时咳：足阳明胃经，从人迎下循腹里，现水邪乘之，故颈动脉可察；水之标当在肺，故发作时咳。目窠，指眼睑而言。

[2] 肠覃：指肠部赘生的恶肉病，形态如蘑菇。

[3] 环谷下三寸：肚脐下三寸，即关元穴。

[4] 饮则闭药：当饮通闭之药，以利其水。

[5] 无食他食，百三十五日：水肿已消，当禁忌伤脾发湿等物，直至 135 天之外，方保其不再复发。

[6] 石水：水气积于少腹中，坚硬如石。

【按语】

"水肤胀鼓胀肠覃石瘕"是皇甫谧汇集《灵枢·癫狂》《明堂经》佚文的部分内容编写而成。

1. 鼓胀的病因病机 鼓胀的病因比较复杂，往往虚实互见。历代医家对鼓胀病因的论述，大致可以分为酒食不节、情志所伤、劳欲过度、虫毒感染、六淫侵袭及他病迁延 6 类。正如朱丹溪《格致余论·鼓胀论》所述："今也七情内伤，六淫外侵，饮食不节，房劳致虚，遂生胀满，经曰鼓胀是也。"

（1）酒食不洁，损伤脾胃 酒食无节，损伤脾胃，运化无权，酒食浊气，蕴结不行，清阳不升，浊阴不降，清浊相混，壅阻气机，水谷精微失于输布，湿浊内聚，遂成鼓胀。早在《素问·腹中论》就指出鼓胀反复发生的原因：帝曰：其时有复发者，何也？岐伯曰：此饮食不节，故时有病也。《景岳全书·论证》："少年纵酒无节，多成水鼓，其有积渐日久而成水鼓者，则尤多也。"首次提出，饮酒致鼓的理论，还明确指出：于诸鼓之中，则尤以酒鼓为最危难治之证。说明酒食无节是形成鼓胀的重要病因。

（2）情志郁结，气失调畅 情志所伤，气逆伤肝，肝脉瘀积，日久而成鼓胀，或肝气郁结不舒，横逆犯脾，脾胃受克，运化失职，而致水湿内停，气、血、水壅结亦可形成鼓胀。《三因极一病证方论·胀满》载："鼓胀，假如怒伤肝，肝克脾，脾气不正，必胀于胃。"《杂病源流犀烛·肿胀源流》同样认为："鼓胀病根在脾，或由怒气伤肝，渐蚀其脾，脾虚之极，故阴阳不交，清浊相混，隧道不通，郁而为热，热留为湿，湿热相生，故其腹胀大。"又指出："有因忧思太过而成者，必二便不利，脉虚涩，肠鸣而胀"。可见，暴怒、忧思也能引起鼓胀。

（3）劳欲过度，伤及脾肾 肾为先天之本，脾为后天之源，二者为生命之根本。劳欲过度，伤及脾肾，脾伤则不能运化水谷以资化源，气血不足，水湿内生；肾伤则气化不行，不能温化水液，故湿聚水生、气血凝滞而成鼓胀。

（4）水毒污染，虫积作胀 多由接触疫区、疫水，感染虫毒，瘀阻经络，脉道不通，内伤肝脾，升降失常，清浊相混，积渐而成鼓胀。正如巢元方《诸病源候论》所说："自三吴以东及南，诸山郡山县，有山谷溪源处，有水毒病，春秋辄得，一名中水，一名中溪，一名中洒，一名中水病，亦名溪温。"《诸病源候论·水毒候》又曰："由水毒气结聚于内，令腹渐大，动摇有声，常欲饮水，皮肤粗黑，如似肿状，名水蛊也。"《诸病源候论·水蛊候》指出，在三吴以东等沼泽地带的水中有水毒。溪毒等结聚于内，可致腹内生虫而成水蛊，此为历史上寄生虫致鼓的早期文献记载。

（5）外感六淫，疫毒侵袭　六淫之中，以湿热引起者为多。湿热之邪侵袭，郁久不去，脾为湿困，中气方耗，升降失职，则水湿停滞而成鼓胀。故《素问·至真要大论》云："诸湿肿满，皆属于脾。"此外，寒邪为患亦可导致腹部胀满，日久也常发为鼓胀。

（6）他病失治，迁延日久　凡因他病损伤肝脾，导致肝失疏泄、脾失健运者，均有续发鼓胀的可能。故肝气郁滞、血脉瘀阻、水湿内停是形成鼓胀的三个重要病机，又如《医碥·肿胀》所述："气水血三者，病常相因，有先病气滞而后血结者，有病血结而后气滞者，有先病水肿病血随败者，有先病血结而水随蓄者。"故喻嘉言在《医门法律·胀病论》中概括说："胀病亦不外水裹、气结、血凝。"

2. 对"肠覃"的认识　"肠覃"二字最早见于《灵枢·水胀》。曰："肠覃何如？岐伯曰：寒气客于肠外，与卫气相薄，气不得荣，因有所系，癖而内著，恶气乃起，息肉内生，其始生也，大如鸡卵，稍以益大，至其成如怀子之状，久者离岁，按之则坚，推之则移，月事以时下，此其候也。石瘕何如？岐伯曰：石瘕生于胞中，寒气客于子门，子门闭塞，气不得通，恶血当泻不泻，衃以留止，日以益大，状如怀子，月事不以时下，皆生于女子，可导而下。"对"肠覃"的释义，历代医家多有论述，总体来看，对"肠"字的理解较为统一，大多数认为意指大肠。如《证治准绳·杂病·肠覃》说："夫肠者大肠也。"《医原·女科论》提到："又有肠覃一证……此肠外脂膜受病，未入脉中者也"，进一步指出本病病位在"肠外脂膜"。少数医家则另有新解，如《先哲医话·荻野台州》中说："肠覃在脐下子宫内，几与胎相似。"提出肠覃的病位在子宫内。对"覃"字的理解则相对歧义较多。单就文字而言，"覃"字读音有四，一读作"tán"，意为"长、延、深"。《说文解字》曰："覃，长味也。"此与酉部醰音同义近，醰以覃会意也，意酒味醇厚，味长也。引申之，凡长皆曰覃。二读作"qín"，用作姓氏。三读作"yǎn"，通"剡"，意为"锐利"。四读作"xián"，作咸味解。此外，本字又通于"蕈"。对于本病的病位，我们认为，《灵枢·水胀》所说的肠覃既非位于大肠、小肠肠管之内，亦非《先哲医话》所认为的子宫内。原因在于：第一，《内经》原文中已明确指出"寒气客于肠外"，这里所说的"肠外"，应该不是指子宫。因为子宫在《内经》中有其专有名称"女子胞"。据考证，"子宫"之名首见于《内经》（先秦战国至西汉初）稍后的《神农本草经》（西汉末至东汉初）中的"紫石英"条："主女子风寒在子宫。"《素问·五脏别论》中称之为"女子胞"，与脑、髓、骨、脉、胆六者共为奇恒之腑。《类经·藏象类·奇恒脏腑藏泻不同》写道："女子之胞，子宫是也。"明确指出了女子胞与子宫的对等关系。因此，在《灵枢·水胀》中弃"女子胞"不用而改以"肠外"代称子宫，这一假设难以令人信服。第二，从症状描述来看，肠覃即便大如"怀子之状"时，仍可"月事以时下"，且不伴有消化道症状（后世描述为"饮吃谈笑如故"），如病变在子宫内或肠管内则显然不会仅止于上述的症状体征。因此，我们认为，"肠外"实指腹腔以内，肠道、子宫之外的某个部位，具体到女性而言，这一部位应相当于女性生殖系统。《景岳全书·妇人规·辨古》引朱丹溪之言曰："阴阳交媾，胎孕乃凝，所藏之处，名曰子宫，一系在下，上有两歧，中分为二，形如合钵，一达于左，一达于右。"这段描述与西医学中子宫及其附件（包括卵巢和输卵管）的解剖形态颇为相似。因此，"肠外"应该指相当于子宫之外附件（卵巢和输卵管）的位置。纵观历代中医典籍，以"肠"代指女性生殖系统某一部分的例子并不鲜见，如《神农本草经》将"石瘕"称为"伏肠"；《妇人大全良方·产难门》有"子肠先出"；《妇人大全良方·产后门》有"子肠下出，不能收拾"的记载，相当于今之子宫脱垂，及阴道前后壁膨出。

十二、欠哕唏振寒噫嚏軃泣出太息涎下耳鸣啮舌善忘善饥

【提要】

"欠哕唏振寒噫嚏軃泣出太息涎下耳鸣啮舌善忘善饥"出自《针灸甲乙经》第十二卷第一节。本篇主要论述欠、哕、唏、耳鸣等病的病因病机及刺法。主要内容为：

1. 呵欠频繁的病因、病机及针刺治疗原则和处方。
2. 呃逆的形成原因及治疗。
3. 哭泣抽息、振栗的病因、病机和治疗。
4. 厥气上逆所致目疾的病因、病机和治疗。
5. 耳鸣的病因、病机和治疗。
6. 奇邪走于空窍而发生病证的临床表现、病因、病机和治疗。

【原文】

黄帝问曰：人之欠者，何气使然？岐伯对曰：卫气昼行于阳，夜行于阴，阴主夜，夜主卧，阳主上，阴主下，故阴气积于下，阳气未尽，阳引而上，阴引而下，阴阳相引，故数欠。阳气尽，阴气盛，则目瞑；阴气尽，阳气盛，则寤。肾主欠，故泻足少阴，补足太阳。

曰：人之哕[1]者何？曰：谷入胃，胃气上注于肺，今有故寒气与新谷气俱还入于胃，新故相乱，真邪[2]相攻相逆，复出于胃，故为哕。肺主哕，故补手太阴，泻足太阴。亦可以草刺其鼻，嚏而已；无息而疾引之立已；大惊之亦可已。

曰：人之唏[3]者何？曰：此阴气盛而阳气虚，阴气疾而阳气徐，阴气盛而阳气绝，故为唏。唏者，阴盛阳绝，故补足太阳，泻足少阴。

曰：人之振寒者何？曰：寒气客于皮肤，阴气盛，阳气虚，故为振寒寒栗，补诸阳。

曰：人之噫[4]者何？曰：寒气客于胃，厥逆从下上散，复出于胃，故为噫。补足太阴、阳明（一云补眉本）。

曰：人之嚏者何？曰：阳气和利，满于心，出于鼻，故为嚏。补足太阳荣[5]、眉本（一云眉上）。

曰：人之軃[6]者何？曰：胃不实则诸脉虚，诸脉虚则筋脉懈惰，筋脉懈惰则行阴[7]用力，气不能复，故为軃。因其所在补分肉间。

曰：人之哀而泣涕出者何？曰：心者，五脏六腑之主也；目者，宗脉[8]之所聚也，上液[9]之道也；口鼻者，气之门户也。故悲哀愁忧则心动，心动则五脏六腑皆摇，摇则宗脉感，宗脉感则液道开，液道开故涕泣出焉。液者所以灌精濡空窍[10]者也，故上液之道开则泣，泣不止则液竭，液竭则精不灌，精不灌则目无所见矣，故命曰夺精。补天柱经夹颈，夹颈者，头中分也。

雷公问曰：有哭泣而泪不出者，若出而少涕，不知水所从生，涕所从出也？黄帝答曰：夫心者，五脏之专精也，目者其窍，华色其荣。是以人有德，则气和于目；有亡，忧知于色。是以悲哀则泣下，泣下水所由生也。众精（《素问》作水宗）者，积水也；积水者，至阴也；至阴者，肾之精也。宗精之水所以不出者，是精持之也，辅之裹之，故水不行也。夫气之传也，

水之精为志，火之精为神，水火相感，神志俱悲，是以目之水生也。故谚言曰：心悲又名曰志悲。志与心精共凑于目也。是以俱悲则神气传于心，精上下传于志，而志独悲，故泣出也。泣涕者，脑也；脑者，阳（《素问》作阴）也；髓者，骨之充也，故脑渗为涕。志者，骨之主也，是以水流涕从之者，其类也。

夫人厥则阳气并于上，阴气并于下，阳并于上，则火独光也，阴并于下则足寒，足寒则胀。夫一水不能胜五火[11]，故目盲。是以气冲风泣下而不止。夫风之中目也，阳气内守于精，是火气燔目，故见风则泣下也。有以比之，夫（《素问》下有火字）疾风生，乃能雨，此之类也（《九卷》言其形，《素问》言其精，亦互相发明也）。

黄帝问曰：人之太息者何？岐伯对曰：忧思则心系急，心系急则气道约，约则不利，故太息以伸出之，补手少阴、心主、足少阳留之。

曰：人之涎下者何？曰：饮食皆入胃，胃中有热，热则虫动，虫动则胃缓，胃缓则廉泉开，故涎下，补足少阴。

曰：人之耳中鸣者何？曰：耳者，宗脉之所聚也，故胃中空，空则宗脉虚，虚则下溜，脉有所竭者，故耳鸣，补客主人，手大指甲上与肉交者。

曰：人之自啮舌者何？曰：此厥逆走上，脉气皆至也。少阴气至则自啮舌，少阳气至则啮颊，阳明气至则啮唇矣，视主病者补之。

曰：人之善忘者何？曰：上气不足，下气有余，肠胃实而心肺虚，虚则荣卫留于下，久不以时上，故善忘也。

曰：人之善饥不嗜食者何也？曰：精气并于脾则热留于胃，胃热则消谷，消谷故善饥，胃气逆上，故胃脘塞，胃脘塞故不嗜食。

善忘及善饥，先视其腑脏，诛其小过，后调其气，盛则泻之，虚则补之。

凡此十四邪者，皆奇邪走空窍者也。邪之所在皆为不足，故上气不足，脑为之不满，耳为之善鸣，头为之倾，目为之瞑。中气不足，溲便为之变，肠为之善鸣，补之足外踝下留之。下气不足，则乃为痿厥，心悗，急刺足大指上二寸留之，一曰补足外踝下留之。

【注释】

[1] 哕：此处指呃逆。

[2] 真邪：真，指胃气。邪，指寒气。

[3] 唏：同歔。人在悲泣时的抽咽称为唏。此处唏原无，据《灵枢·口问》《太素·十二邪》补。

[4] 噫：嗳气之意。

[5] 荣：《太素·十二邪》杨上善注："太阳荣在通谷，足指外侧本节前陷中。"据杨注，"荣"应作"荥"。

[6] 軃：下垂之意。指肢体疲困、全身无力的懈惰状态。

[7] 行阴：指房事而言。

[8] 宗脉：许多脉的聚集处。宗，众也。

[9] 上液：出于头面诸窍的液体，如泪、汗等。上，头面。

[10] 灌精濡空窍：渗灌津液以濡润孔窍。灌，渗灌之意。精，津液。

[11] 一水不能胜五火：《素问》王冰注："一水目也，五火谓五脏之厥阳也。"

【按语】

"欠哕唏振寒噫嚏䭇泣出太息涎下耳鸣啮舌善忘善饥"是皇甫谧汇集《灵枢·口问》《灵枢·杂病》《素问·解精微论》《灵枢·大惑论》而成。

1. "生病起于过用"　《素问·经脉别论》曰："故饮食饱甚，汗出于胃；惊而夺精，汗出于心；持重远行，汗出于肾；疾走恐惧，汗出于肝；摇体劳苦，汗出于脾。故春秋冬夏，四时阴阳，生病起于过用，此为常也。"过：《正韵》作解，超也。顾名思义，过用即超过正常，过量的使用。人处天地之间，顺四时更替，生长化收藏，形成中医学最根本的原则——天人一体观。在这个理论渊源下，天地万物变幻，人体感受六气，调于七情，一旦某种协调超过常规，过度消耗，即可引起人体不适，发生疾病，即张仲景在《金匮要略》中所说的："夫人禀五常，因风气而生长。风气虽能生万物，亦能害万物，如水能浮舟，亦能覆舟。"生病之"过用"已经越来越威胁着人体健康，成为中医学发病的重要病因之一。

中医养生防病应立足于勿"过用"原则。《素问·上古天真论》的养生真理告诉我们："上古之人，其知道者，法于阴阳，和于术数，食饮有节，起居有常，不妄作劳，故能形与神俱，而尽终其天年，度百岁乃去。"养生防病要做到对外顺应自然规律，虚邪贼风避之有时，以求"春夏养阳，秋冬养阴"，避免因气候过用而造成疾病。对内倡导"无使过之，伤其正"，"尽力奢求，恬淡虚无，真气从之"，起居有常，劳逸适度，使人体本身"生物钟"与自然节律相吻合，即中医谓之"天人相应"。从中和观念上讲要节制饮食，"谨和五味"，不偏嗜，不贪吃。临证中注意防止药物不良影响，避免滥补，用药过度则损伤脏腑气血。《素问·五常政大论》曰"大毒治病，十去其六；常毒治病，十去其七；小毒治病，十去其八；无毒治病，十去其九；谷肉果菜，食养尽之，无使过之，伤其正也"，即是指此。

2. 呃逆的病机和治法　呃逆，古称"哕"，又称"打呃""哕症"，是指胃气上逆动膈，以气逆上冲、喉间呃呃有声、声短而频、难以自制为主要表现的病证。本病可因突然吸入冷空气、过食寒冷之品伤及脾胃，胃气上逆；或因进食过急、过饱、过食辛辣之品，腑热之气上冲；或有痰湿，情志不畅，痰凝气滞，厥而上逆；或因中阳耗损，胃失和降，上逆动膈；也可因手术伤及血络，致胃气上逆，膈间之气失畅，断续冲出喉间，发为呃逆。《内经》对呃逆首先提出为中、上二焦病。《灵枢·口问》云："谷入于胃，胃气上注于肺，今有故寒气与新谷气，俱还入于胃，新故相乱，真邪相攻，气并相逆，胃腑不受，复出于胃，故哕逆也。"其阐发了中、上二焦产生呃逆的病理机制。《金匮要略·呕吐哕下利病》则把它分为三种类型：属于寒呃者，如"干呕哕，若手足厥者，橘皮汤主之"。《景岳全书·呃逆》云："寒呃可温可散，寒去则气自舒也。"属于虚热者，如"哕逆者，橘皮竹茹汤主之"。属于实热者，如"哕而腹满，视其前后，知何部不利，利之愈"。这种分类和治法，成为后世划分虚实寒热、辨证施治的基础。《景岳全书》曰："致呃之由，总由气逆。"基本病机为气逆动膈，凡上、中、下三焦诸脏腑气机上逆或冲气上逆均可动膈而致呃逆。如上焦肺气或虚或郁，失于肃降；中焦胃气失于和降，或胃肠腑气不通，浊气上逆；下焦肝气郁结，怒则气上；肾气不纳，虚则厥逆等均可动膈。《中藏经》曰："三焦者，人之三元之气也，号曰中清之腑，总领五脏六腑，荣卫经络，内外、左右、上下之气。三焦通，则内外、左右、上下皆通，其于周身灌体，和内调外，荣左养右，导上宣下，莫大于此者也。"三焦是六腑之一，为津气升降出入之地。三焦在部位上分为上、中、下三部。心、肺居于上焦，居于上者，其气宜降；肝、肾居于下焦，居于下者，其气宜升；脾、胃居于中焦，为气机升降之枢纽，因此，生理情况下，三者之间相互协同；病理情况下，三者之间必然相互影响。《灵枢·口问》曰："寒气与新谷气俱还于胃，新故相乱，真邪相攻，气并相逆复出于胃，故为哕"（哕即今之呃逆）。《类证活人书·问咳逆》曰："凡咳逆多有先热而吃生冷或凉药，多相激而成。"《丹溪心法·咳逆》亦曰："乃胃寒所生，寒气自逆而呃上。"《证治汇补·呃逆》曰："瘀呃，心胸刺痛，水下即呃，脉芤沉涩。"治疗上主要以针灸为主，常常配合电针、穴位注射、穴位贴敷、推拿、耳穴、指压、中药等。

3. 耳鸣的现代研究　耳鸣是一种无外界声源刺激时，耳内主观存在的声音感觉，不包括声音幻觉和体声。声音幻觉表现为听到有意义的声音，如言语、音乐或警笛等。体声指来自身体其他部位的声音，如血管搏动声、腭咽喉肌阵挛的咔嗒声、咽鼓管异常开放的呼吸声等。耳鸣不是一个独立疾病，而是许多疾病伴随的一个症状。耳毒性药物中毒、老年性耳聋、突发性耳聋、梅尼埃病、听神经瘤、耳硬化症等耳科疾病均可引起耳鸣，糖尿病、高血压、高脂血症等一些全身性疾病也可引起耳鸣。耳鸣是一种听觉紊乱现象，由听觉传导通路的任一环节异常放电引起。其产生机制包括外周和中枢两部分。研究认为，心理因素在耳鸣产生的过程中起重要作用，非听觉系统，尤其是与情绪有关的边缘系统的神经活动异常，可导致耳鸣发生。耳鸣可随耳蜗损伤而出现，耳蜗损伤可能导致感觉细胞突触的同步去极化和听神经纤维的异常同步放电。这种异常同步化可扰乱正常神经听觉信号时间和空间分布，从而导致异常听觉感受，产生耳鸣。

十三、目不得眠不得视及多卧卧不安不得偃卧肉苛诸息有音及喘

【提要】

"目不得眠不得视及多卧卧不安不得偃卧肉苛诸息有音及喘"出自《针灸甲乙经》第十二卷第三节。本篇主要论述目不得眠等症的病机、治法及预后。主要内容为：

1. 根据卫气的生理变化，论述目不得眠、不得视、多卧、卧不得、不得偃卧的病机和治法。

2. 肉苛的病机和预后。

3. 喘息的不同病机及其与肺、胃、肾三脏的关系和腧穴主治。

【原文】

黄帝问曰：夫邪气之客于人也，或令人目不得眠者，何也？伯高对曰：五谷入于胃也，其糟粕津液宗气分为三隧。故宗气积于胸中，出于喉咙以贯心肺，而行呼吸焉。营气者，泌其津液，注之于脉，化而为血，而营四末，内注五脏六腑，以应刻数[1]焉。卫气者，出其悍气之剽疾，而先行于四末、分肉、皮肤之间，而不休息也，昼行于阳，夜行于阴，其入于阴也，常从足少阴之分间[2]，行于五脏六腑。今邪气客于五脏，则卫气独营其外，行于阳，不得入于阴。行于阳则阳气盛，阳气盛则阳跷满，不得入于阴，阴气虚，故目不得眠。治之，补其不足，泻其有余，调其虚实，以通其道，而去其邪，饮以半夏汤一剂，阴阳已通，其卧立至，此所以决渎壅塞，经络大通，阴阳得和者也。其汤方以流水千里以外者八升，扬之万遍，取其清五升，煮之，炊以苇薪火，沸煮秫米[3]一升，治半夏[4]五合，徐炊令竭为一升半，去其粗[5]，饮汁一小杯，日三，稍益，以知为度。故其病新发者，覆杯则卧，汗出则已矣；久者，三饮而已。

曰：目闭不得视者何也？曰：卫气行于阴，不得入于阳，行于阴则阴气盛，阴气盛则阴跷满；不得入于阳则阳气虚，故目闭焉（《九卷》行作留，入作行）。

曰：人之多卧者何也？曰：此人肠胃大而皮肤涩（《九卷》作湿，下同），涩则分肉不解焉。肠胃大则卫气行留久，皮肤涩，分肉不解，则行迟。夫卫气者，昼常行于阳，夜常行于阴，故阳气尽则卧，阴气尽则寤。故肠胃大，卫气行留久，皮肤涩，分肉不解[6]，则行迟，留于阴也久，其气不精（一作清）则欲瞑，故多卧矣。其肠胃小，皮肤滑以缓，分肉解利，卫气之留于阳也久，故少卧焉。

曰：其非常经[7]也，卒然多卧者何也？曰：邪气留于上焦，上焦闭而不通，已食若饮汤，卫气久留于阴而不行，故卒然多卧。

曰：治此诸邪奈何？曰：先视其腑脏，诛其小过，后调其气，盛者泻之，虚者补之，必先明知其形气之苦乐，定乃取之。

曰：人有卧而有所不安者何也？曰：脏有所伤，及情有所倚，则卧不安（《素问》作精有所倚则安，《太素》作精有所倚则不安），故人不能悬其病也。

曰：人之不得偃卧者何也？曰：肺者，脏之盖也，肺气盛则脉大，脉大则不得偃卧。

曰：人之有肉苛[8]者何也？是为何病？曰：营气虚，卫气实[9]也。营气虚则不仁，卫气虚则不用，营卫俱虚则不仁且不用，肉加苛也。人身与志不相有也，三十日死。

曰：人有逆气不得卧而息有音者，有不得卧而息无音者，有起居如故而息有音者，有得卧行而喘者，有不得卧不能行而喘者，有不得卧，卧而喘者，此何脏使然？曰：不得卧而息有音者，是阳明之逆也。足三阳者下行，今逆而上行，故息有音也。阳明者，胃脉也，胃者六腑之海也，其气亦下行，阳明逆不得从其道，故不得卧。《下经》曰胃不和则卧不安，此之谓也。夫起居如故而息有音者，此肺之络脉逆，不得随经上行下，故留经而不行，络脉之病人也微，故起居如故，而息有音也。夫不得卧，卧则喘者，水气客也。夫水气循津液而留（《素问》作流）者也，肾者水脏，主津液，主卧与喘也。

惊不得眠，善龄，水气上下，五脏游气[10]也，阴交主之。

不得卧，浮郄主之。

身肿皮痛，不可近衣，淫泺苛获，久则不仁，屋翳[11]主之。

【注释】

[1] 刻数：古代一昼夜分为一百刻，用以计算时间，从明代以后才有二十四时的分法。一小时约四刻强。营气循行于周身，以昼夜为五十周次，恰与百刻之数相应。

[2] 其入于阴也，常从足少阴之分间：指卫气入于阴分，是从足少阴肾经为起点。

[3] 秫米：指高粱米。

[4] 治半夏：经过炮制的半夏。

[5] 粗：药渣。

[6] 解：张景岳："解，利也。"

[7] 非常经：不是经常发生的。常经，经常。

[8] 肉苛：肌肉顽麻沉重之症。

[9] 卫气实：实当改为虚，与下文之意才符。

[10] 五脏游气：五脏，泛指内脏。游气，指游行不散之气。

[11] 屋翳：据《外台秘要》卷39改为"屋翳"。

【按语】

"目不得眠不得视及多卧卧不安不得偃卧肉苛诸息有音及喘"是皇甫谧汇集《灵枢·邪客》《素问·病能论》《素问·逆调论》《灵枢·大惑论》《黄帝明堂经》佚文的部分内容编写而成。

1. 邪气伤人导致失眠的病因病机　中医学认为，失眠是由于心神失养或不安而导致经常不能获得正常睡眠的一类病证，又称"不寐""不得眠""不得卧""目不瞑"等。早在《黄帝内经》中就有相关的论述，如《灵枢·口问》云："阳气尽，阴气盛，则目瞑；阴气尽，而阳气盛，则寤矣。"后世医家亦多有阐发，如《景岳全书·不寐》曰："盖寐本乎阴，神其主也。神安则寐，神不安则不寐。其所以不安者，一由邪气之扰，一由营气之不足耳，有邪者多实，无邪者皆虚。"故失眠的病机为阴阳失调，阳不入阴，具体临床有虚实之分，虚证多因气血失和、阴血不足、血不养心所致；实证则多由食滞痰阻、心肝火旺、痰火扰心而发。失眠的治疗应"谨察阴阳所在而调之，以平为期"，补虚泻实，因势利导，扶助正气，驱邪外出，调和五脏阴阳，使机体恢复"阴平阳秘"的健康状态。

2. 卫气、营气与失眠的关系　卫气与营气相对而言属阳，故又称卫阳。张景岳《类经》云："阴阳即营卫，营卫即气血……然营气者，犹天之有宿度，地之有经水，出入有期，运行有序者也。卫气者，犹天之有清阳，地之有郁蒸，阴阳昼夜，随时而变者也。"卫气是人体防病御邪最重要的依赖，《内经》强调对各种疾病的分析都应从卫气入手。即《灵枢·禁服》所云："审查卫气，为百病母。"张景岳《类经》解释曰："卫气者，阳气也，卫外而为固者也。阳气不固则卫气失常，而邪从卫入，易生疾病，故为百病母。"进一步指出阳气虚弱不固则卫气失常。在《景岳全书·杂证谟》他更强调："卫气者，阳气也。人于寐时，则卫气入于阴分。此其时，非阳虚于表者而何？"可见，卫气功能是否正常与阳气盛虚直接相关。或者说：卫气的强弱是阳气盛虚的重要表现。卫气行于阳分时当其用，卫气行于阴分时藏其养。故安寐时人的体温下降，心率呼吸变慢，需要覆被保暖，否则易受邪客生病。不寐时卫气不得入于阴分，留于阳分，不得藏养。结果是阴分不能用事，卫阳徒被损伤，短时尚受损浅小，病久则为害深大。

十四、妇人杂病

【提要】

"妇人杂病"出自《针灸甲乙经》第十二卷第十节。本篇主要论述妇人杂病的症状和治法。

1. 妇人重身九月而喑的道理。
2. 怀娠的脉象、产后热病的预后诊断。
3. 妇人杂病的不同症状和腧穴主治。

【原文】

黄帝问曰：人有重身，九月而喑，此为何病？岐伯对曰：胞之络脉绝也。胞络者，系于肾，少阴之脉贯肾系舌本，故不能言，无治也，当十月复。治法曰：无损不足益有余，以成其辜（《素问》作疹）。所谓不足者，身羸瘦，无用镵石也。无益其有余者，腹中有形而泄之，泄之则精出而病独擅中，故曰成辜。

曰：何以知怀子且生也？曰：身有病而无邪脉也。

诊女子，手少阴脉动甚者，妊子也。

乳子[1]而病热，脉悬小，手足温则生，寒则死。乳子中风病热，喘渴（《素问》作鸣），肩息，脉急大[2]。缓则生，急则死。

乳子下赤白，腰俞主之。

女子绝子，阴挺出，不禁白沥，上髎主之。

女子赤白沥，心下积胀，次髎主之（《千金》云腰痛不可俯仰），先取缺盆，后取尾骶与八髎。女子赤淫时白，气癃，月事少，中髎主之。

女子下苍汁，不禁赤沥，阴中痒痛，引少腹控䏚[3]，不可俯仰，下髎主之，刺腰尻交者两胂上，以月死生为痏数，发针立已（《千金》云肠鸣泄注，下髎主之）。

妇人乳余疾，膏门主之。

乳痈寒热，短气，卧不安，膺窗主之。

乳痈[4]，凄索寒热，痛[5]不可按，乳根主之。

绝子，灸脐中，令人有子。

女子手脚拘挛，腹满，疝，月水不通，乳余疾，绝子，阴痒，阴交主之。

腹满疝积，乳余疾[6]，绝子，阴痒，刺石门（《千金》云奔豚上膜少腹坚痛，下引阴中，不得小便）。

女子绝子，衃血在内不下，关元主之（《千金》云胞转不得尿，少腹满，石水痛，刺关元，亦宜灸）。

女子禁中痒，腹痛热，乳余疾，绝子内不足，子门不端，少腹苦寒，阴痒及痛，经闭不通，小便不利，中极主之。

妇人下赤白沃后，阴中干痛，恶合阴阳，少腹膜坚，小便闭，曲骨（《千金》作屈骨）主之。

女子血不通，会阴主之。

妇人子脏中有恶血，内逆满痛，石关主之。

月水不通，奔泄气上，下引腰脊痛，气穴主之。

女子赤淫，大赫主之。

女子胞中痛，月水不以时休止，天枢主之（《千金》云：腹胀肠鸣，气上冲胸，刺天枢）。

小腹胀满痛引阴中，月水至则腰脊痛，胞中瘕，子门有寒，引髋髀，水道主之（《千金》云：大小便不通刺水道）。

女子阴中寒，归来主之。

女子月水不利，或暴闭塞，腹胀满癃，淫泺身热，腹中绞痛，㿉疝阴肿，及乳难，子上抢心，若胞衣不出，众气尽乱，腹满不得反息，正偃卧，屈一膝，伸一膝，并气冲针上入三寸，气至泻之。

妇人无子及少腹痛，刺气冲。

妇人产余疾，食饮不下，胸胁榰满，眩目，足寒，心切痛，善噫闻酸臭，胀痹腹满，少腹尤大，期门主之。

　　妇人少腹坚痛，月水不通，带脉主之。

　　妇人下赤白，里急瘛疭，五枢主之。

　　妒乳，太渊主之（《千金》云：膺胸痛）。

　　绝子，商丘主之（穴在内踝前宛宛中）。

　　女子疝瘕，按之如以汤沃其股内至膝，飧泄，妇人阴中痛，少腹坚急痛，阴陵泉主之。

　　妇人漏下，若血闭不通，逆气胀，血海主之。

　　月事不利，见血而有身反败，阴寒，行间主之。

　　乳痈，太冲及复溜主之。

　　女子疝，及少腹肿，溏泄，癃，遗溺，阴痛，面尘黑，目下眦痛，太冲主之。

　　女子少腹大，乳难，嗌干嗜饮，中封主之。

　　女子漏血，太冲主之。

　　女子夹脐疝，中封主之。

　　大疝绝子，筑宾主之。

　　女子疝，小腹肿，赤白淫，时多时少，蠡沟主之。

　　女子疝瘕，按之如以汤沃两股中，少腹肿，阴挺出痛，经水来下，阴中肿或痒，漉青汁[7]若葵羹，血闭无子，不嗜食，曲泉主之。

　　妇人绝产，若未曾生产，阴廉主之（刺入八分，羊矢下一寸是也[8]）。

　　妇人无子，涌泉主之。

　　女子不字[9]，阴暴出，经水漏，然谷主之。

　　女子不下月水，照海主之（《千金》云：痹惊善悲不乐如坠堕，汗不出，刺照海）。

　　妇人，阴挺出，四肢淫泺，心闷[10]，照海主之。

　　月水不来而多闭，心下痛，目䀮䀮不可远视，水泉主之。

　　妇人漏血，腹胀满不得息，小便黄，阴谷主之（《千金》云：漏血，小腹胀满如阻，体寒热，腹偏肿）。

　　乳痈有热，三里主之。

　　乳痈，惊（《千金》云：痹，胫重，足跗不收，跟痛），巨虚下廉主之。

　　月水不利，见血而有身则败，及乳肿，临泣主之。

　　女子字难[11]，若胞不出，昆仑主之。

【注释】

[1] 乳子：指哺乳期间的妇女。

[2] 脉急大：据《素问·通评虚实论》改为"脉实大"。

[3] 胠：指胁下部位。

[4] 乳痈：原脱简，据《千金方》卷三十、《外台秘要》卷三十九等增补。

[5] 痛：疼痛。

[6] 乳余疾：指哺乳期间的其他疾病。

[7] 漉青汁：流沥出青色菜汤样水液。漉，液体往下渗之意。

[8] 刺入八分，羊矢下一寸是也：疑为后人粘注，混入正文。故语译中不译。

［9］女子不字：应为"女子不孕"，与文章相符。

［10］心冈：原为"身冈"，据《外台秘要》卷三十九改。

［11］字难：即难产。

【按语】

"妇人杂病"是皇甫谧汇集《素问·奇病论》《素问·腹中论》《灵枢·论疾诊尺》《素问·通评虚实论》《明堂经》佚文的部分内容编写而成。

1. 失音的病因病机 《景岳全书·声喑》云："喑哑之病，当知虚实。实者其病在标，因窍闭而喑也。虚者其病在本，因内奇而喑也。"关于发音的文献记载，最早见于《黄帝内经》。《灵枢·忧恚无言》说："喉咙者，气之所以上下也；会厌者，音声之门户也；口唇者，音声之扇也；舌者，音声之机也；悬雍垂者，声音之关也；颃颡者，分气之所泄也；横骨者，神气所使，主发舌也。"这段论述说明，两千多年前古人对发声器官的观察已相当深入，已经认识到发声在会厌，与咽、喉、口唇及舌有关。此外，会厌、喉等虽为发声的直接器官，但由于肺脉通会厌，肾脉夹舌本，咽喉又为手少阴心、足厥阴肝、足少阴肾等经脉所过，故《黄帝内经》又指出声音之弘怯清浊、言语之謇涩流畅尚与脏腑密切相关。《黄帝内经》将失音称作"喑"，对它的病因，归之为两大类：一为外感所致，由风寒侵袭，内舍于肺，肺气失宣，邪客会厌，机窍不利，则声音嘶哑。如《灵枢·忧恚无言》说："人卒然无音者，寒气客于会厌，则厌不触发，发不能下，至其开合不致，故无音。"《素问·气交变大论》有"岁火不及，寒乃大行，民病……暴喑"之说。二为内伤所致，总由脏腑功能失调发病，如《灵枢·九针》说："五邪……邪入于阴，转则为喑。"《素问·宣明五气》亦说："五邪所乱……搏阴则为喑。"所谓阴者，代言五脏，此二句皆指五脏被邪所扰而失音；而各脏腑病变所致失音，病因病机又迥然不同。《素问·脉解》记载："入中为喑者，阳盛已衰，故为喑也。内夺而厥，而为喑俳，此肾虚也。"乃肾阴不足或肾气虚衰不能濡养于咽喉而致失音。《灵枢·邪气脏腑病形》云"心脉……涩甚为喑"，《素问·脉解》云"手少阴之别，名曰通里……循经入于心，系舌本，属目系，其实则支膈，虚则不能言"，乃心脉涩、血虚不能上荣而为喑。《素问·大奇论》云"肝脉骛暴，有所惊骇，脉不至若喑"，《灵枢·忧恚无言》云"人之卒然忧恚言而无音"，乃情志所伤、肝气郁结或逆乱致喑。概而言之，外感致喑，病多责之于肺；内伤致喑，病多责之于心、肝、肾。此外，《黄帝内经》中还有因妇女妊娠、胞脉阻绝不通、肾气不能上承而致喑的记载。《素问·奇病论》说："人有重身，九月而喑……胞之络脉绝也……胞络者，系于肾，少阴之脉贯肾系舌本，故不能言……无治也，当十月复。"后人称之为"子喑"。

2. 脉象与妊娠 关于妊娠不同时期及临产时脉象，《内经》中亦有所记载。"如阴搏阳别，谓之有子（《素问·阴阳别论》）"。"身有病而无邪脉也（《素问·腹中论》）"。《脉经·平妊娠分别男女将产诸证第一》在此基础之上进一步强调，肾脉旺盛为妊娠脉象主要特点。云："肾名胞门、子户，尺中肾脉也。尺中之脉按之不绝，法妊娠也。"并且详细记载了妊娠早期、三月、五月不同时期的脉象特征。云："妊娠初时，寸微小，呼吸五至；三月而尺数也。脉滑疾，重以手按之散者，胎已三月也。脉重手按之不散，但疾不滑者，五月也。"《脉经》提出："妇人怀妊离经，其脉浮，设腹痛引腰脊，为今欲生也。但离经者，不病也。又法妇人欲生，其脉离经，半夜觉，日中则生也。"所谓离经之脉，是指脉象背离常度，不同于正常节律。怀妊而见离经之脉且伴有腹痛引腰脊为临产征兆。从原文也可以看出，《脉经》有关临产症状表现及分娩时间推算非常符合临床实际。后世医家逐渐完善了对临产脉象形态的描述，如《产孕集》曰："尺脉转急，如切绳转珠者，欲产也。"《景岳全书·妇人规·产要》云："试捏产母手中指本节跳动，即当产也。"

3. 逐月分经养胎法　最早记载逐月分经养胎法的是《金匮要略》。其在妊娠病中云："怀身七月，太阴当养不养，此心气实，当刺泻劳宫及关元，小便微利则愈。"本条经文可视为逐月分经养胎学说之源。王叔和在《脉经·平妊娠胎动血分水分吐下腹痛证第二》中最早记载了十月养胎之法："妇人怀胎，一月之时足厥阴脉养，二月足少阳脉养，三月手厥阴脉养，四月手少阳脉养，五月足太阴脉养，六月足阳明脉养，七月手太阴脉养，八月手阳明脉养，九月足少阴脉养，十月足太阳脉养。诸阴阳各养三十日活儿。手太阳、少阴不养者，下主月水，上为乳汁，活儿养母。怀娠者不可灸刺其经，必堕胎。"其中尤其强调手太阳、太阴两经与月经、乳汁生成密切相关，具有"活儿养母"的重要作用。并明确指出，妊娠期间应慎用针灸疗法。《脉经》所载此段内容对后世北齐·徐之才的《逐月养胎法》影响很大，《诸病源候论》《千金要方》《外台秘要》等亦有此内容。

十五、小儿杂病

【提要】

"小儿杂病"出自《针灸甲乙经》第十二卷第十一节。本篇主要论述小儿惊痫、瘛痛、飧泄的诊断和预后，及杂病的主治腧穴。

1. 从婴儿头毛判断疾病预后。
2. 小儿痫症的腧穴主治。

【原文】

婴儿病，其头毛皆逆上者死。婴儿耳间青脉起者瘛，腹痛，大便青瓣，飧泄，脉大，手足寒，难已；飧泄，脉小，手足温者，易已。

痫惊脉五，针手足太阴各五，刺经太阳者五，刺手足少阴经络旁者一，足阳明一，上踝五寸刺三针。

小儿惊痫，本神及前顶、囟会、天柱主之；如反视，临泣主之。

小儿惊痫，瘛疭，脊急强，目转上插[1]，缩筋主之。

小儿惊痫，瘛疭，脊强互相引，长强主之。

小儿食晦[2]，头痛，譩譆主之。

小儿痫发，目上插，攒竹主之。

小儿脐风，目上插，刺丝竹空。

小儿痫瘛，呕吐泄注，惊恐失精，瞻视不明，眵䁾[3]，长强及瘛脉主之。

小儿痫，喘不得息，颅息主之。

小儿惊痫，如有见者，列缺主之，并取阳明络。

小儿口中腥臭，胸胁榰满，劳宫主之。

小儿羊痫，会宗下空主之。

小儿咳而泄，不欲食者，商丘主之。

小儿痫瘈，手足扰，目昏，口噤，溺黄，商丘主之。

小儿痫瘈，遗精溺，虚则病诸瘕癀，实则闭癃，小腹中热，善寐，大敦主之。

小儿脐风，口不开，善惊，然谷主之。

小儿腹满，不能食饮，悬钟主之。

小儿马痫[4]，金门及仆参主之。

风从头至足，痫瘈，口闭不能开，每大便腹暴满，按之不下，嚏（一作噫），悲，喘，昆仑主之。

【注释】

[1] 目转上插：目上视之意，俗称翻白眼。

[2] 食晦：指小儿饮食失常或吃的多，身体反而消瘦的病证。

[3] 眵䁾：指眼中的黄色分泌物。

[4] 马痫：形容发作的动作和声音，如马鸣欲反折一样。

【按语】

"小儿杂病"是皇甫谧汇集《灵枢·论疾诊尺》《素问·通评虚实论》《明堂经》佚文而成。

1. 小儿惊痫的病因病机　唐以前泛指惊风、痫证各种痫证。小儿痫证因惊而发者。《诸病源候论》卷45记载："惊痫者，起于惊怖大啼，精神伤动，气脉不定，因惊而作成痫也。"《小儿卫生总微论方》云："小儿惊痫者……轻者，但身热面赤，睡眠不安，惊惕上窜，不发搐者，此名惊也；重者，上视身强，手足拳，发搐者，此名痫也。"

（1）先天因素　《素问·奇病论》云："人生而有病癫疾者，病名曰何？何所得之？岐伯曰：病名为胎病，此得之在母腹中时，其母有所大惊，气上而不下，精气并居，故令子发为癫疾也。"此说广泛影响后世医家对本病的认识，而成为共识。《诸病源候论·养小儿候》曰："小儿所以少病痫者，其母怀娠时，时劳役，运动骨血则气强，胎养盛故也；若侍御多，气血微，胎养弱，则儿软脆易伤，故多病痫也。"明确指出胎养失宜是造成小儿易发惊痫的原因之一。

（2）后天因素　《诸病源候论·小儿杂病诸候·风痫候》云："风痫者，由乳养失理，血气不和，风邪所中，或衣厚汗出，腠理开，风因而入。"《备急千金要方》亦云："凡小儿所以得风痫者，缘衣暖汗出，风因入也。"《圣济总录·小儿诸痫》明确指出："痫为邪气乘间而作也。"《素问·奇病论》云："其母有所大惊，气上而不下，精气并居，故令子发为癫疾也。"古代医家认为，精神情志亦是导致惊痫的重要因素。各种精神情志刺激常常造成气机逆乱，进而伤及脏腑而发痫证。其中尤以惊恐所伤更易诱发。明·王肯堂在《证治准绳·幼科·痫》中曰："惊痫，因血气盛实，脏腑生热，或惊怖大啼，精神伤动，外邪所入为之。"指出惊痫的成因是综合性的。

综上所述，古代对小儿癫痫的病因病机，由《内经》时期的"胎惊"论逐渐过渡到先天不足和后天失养并提而丰富起来。一般认为，癫痫多因孕妇胎养失调、先天禀赋不足、后天调养不当、饮食不和、七情违和、外感六淫之邪、跌仆损伤或惊风等所致。其中，历代医家一致认为痰与痫证的关系最为密切。旧有"无痰不作痫"之说。这与近现代的认识大致相当，但未形成系统全面的理论。

2. 小儿飧泄的病因病机　小儿腹泻病属中医学"泄泻"范畴，"泄泻"一病《内经》以"泄"称之，汉唐方书包括在"下利"之内，唐宋以后方统称"泄泻"，其中"泄"与"泻"含义有别。泄者，漏泄之意，大便稀薄，时作时止，痛势较缓；泻者，倾泻之意，大便直下，如水倾注，病势较急，然两者虽有缓急之别，临床所见往往难以截然分开，故统称之"泄泻"。《素问·气交变大论》根据证候不同有"鹜溏""飧泄""濡泄""注下"等病名。有关论述成人泄泻之病因病机的古代文献很多，如《素问·阴阳应象大论》云："春伤于风，夏生飧泄。""湿胜则濡泄"，指出泄泻与气候变化的关系，体现了"天人合一"的古代朴素唯物主义观点。《景岳全书·泄泻》云，"泄泻之本无不由于脾胃……若饮食失节，起居不时，致脾胃受损，则水反为湿，谷反为滞，精化之气，不能输化，致合污下降而泻利作矣"，探讨了泄泻与脾胃的关系。成人泄泻病因的分型可归纳为感受外邪、饮食所伤、情志失调、脾胃虚弱和脾肾阳虚五型，而小儿泄泻病因病机因其自身的特点而与成人不同，最早给予阐述的《诸病源候论·小儿杂病诸候》就曾提出："小儿肠胃嫩弱，因解脱逢风冷乳食不消而变生吐利也。"首先谈到小儿泄泻与其脾胃虚弱有关。《小儿药证直诀》指出"吐利久不瘥"者，可导致"脾虚生风而成慢惊"，"吐泻久病……津液燥损，亦能成疳"对小儿泄泻的转归有了一定的认识。《幼幼集成·泄泻证治》也提出"夫泄泻之本，无不由于脾胃。盖胃为水谷之海，而脾主运化，使脾健胃和，则水谷腐化，而为气血以行营卫"。而《小儿卫生总微论方·吐泻论》指出："小儿吐泻者，皆由脾胃虚弱，乳哺不调，风寒暑湿，邪干于正所致也。"该书还以病因不同将泄泻分为"冷泻""热泻""冷热泻""惊泻"等，将小儿泄泻的病因初步分为冷、热、惊及冷热夹杂四型。《医宗金鉴·幼科杂病心法要诀》在此基础上又增加了伤乳停食、脾虚中寒两型，认为"小儿泄泻认须清，伤乳停食冷热惊，脏寒脾虚飧水泄，分消温补治宜精"。由此可见，对小儿泄泻与脾胃功能关系密切这一认识可以追溯到很久以前。

下篇 《针灸甲乙经》现代研究

《针灸甲乙经》是我国医学史上第一部理论系统、内容丰富的针灸专著，是晋代皇甫谧集《素问》《针经》（《灵枢》）《明堂孔穴针灸治要》三部书中针灸内容，采用"使事类相从，删其浮辞，除其重复，论其精要"的编写方法，加以比较类编而成。该书全称《黄帝三部针灸甲乙经》，亦有简称其为《甲乙针经》《甲乙经》或《甲乙》。

《针灸甲乙经》总计12卷，共128篇，具体内容：卷1为中医针灸基础理论；卷2为经络学说；卷3为腧穴学说；卷4为诊断部分；卷5讲述针道；卷6是疾病治疗总论；卷7至卷12是临床各科疾病的针灸治疗。

《针灸甲乙经》自问世起，备受历代针灸医家推崇，至今仍有不可替代的理论意义和临床应用价值，对针灸理论、临床研究贡献极大。近几十年来，针灸学科的理论与临床研究有了较大的发展。理论方面，结合历代医家对针灸的认识，利用现代科学技术对经络实质、脏腑经穴的相关性、腧穴的特异性等展开了深入的研究，为针灸临床研究提供了基础支持。刺灸法方面，在继承古人刺灸方法的同时，利用现代科学新兴技术的不断涌现，如针刺麻醉、电针、穴位注射、脐疗、督灸、热敏灸等，为临床治疗疾病提供了更丰富的手段。临床治疗方面，针灸在治疗神经系统及精神心理疾病、呼吸系统、心血管系统、消化系统、泌尿和生殖系统、运动系统、内分泌系统、妇产科、皮肤科、五官科等方面取得了长足进展，随着针灸作用机制研究的更加深入，其为针灸临床提供了科学依据。

第九章 经络理论研究

《针灸甲乙经》在中国独具特色的针灸疗法的发展中，起着承先启后、继往开来的重大作用，书中对经络腧穴、刺法灸法、临床治疗进行了比较全面系统的整理与论述。在经络方面，《针灸甲乙经》对经络学说进行了比较全面的整理研究，对人体的十二经脉、奇经八脉、十五络脉、十二经别、十二经筋、十二皮部、根结、标本等相关的概念、循行分布规律、生理功能、病理表现等做了比较系统的论述，与《黄帝内经》相比有了较大发展。

一、经脉与络脉

经络是经脉和络脉的总称，指人体运行气血、联络脏腑、沟通内外、贯穿上下的通路。经络学说作为中医学的基本理论，与我国独特的医疗保健方法如针灸、按摩、气功等应用是密不可分的。经络学说的内容最早见于 1973 年长沙马王堆三号汉墓出土的帛书，至《黄帝内经》时期，对经络的论述尤为详尽、系统，至此经络学说已基本形成。《针灸甲乙经》在经络方面，对经络学说进行了比较全面的整理研究，论述了人体经络的生理功能、循行路线规律及其发病特点，成为后世对经络学说研究、论述的依据，特别是对经脉、络脉的论述对后人启示较大，在针灸发展史上起到了承前启后的作用。

如以手厥阴心包经为例，通过查阅文献，并结合现代研究，手厥阴心包经的循行及各腧穴经《灵枢》《针灸甲乙经》《十四经发挥》而完善。《针灸甲乙经》关于手厥阴心包经循行的叙述直接引用《灵枢·经脉》篇的内容，在卷三记述了手厥阴心包经左右共 16 穴，即中冲、劳宫、大陵、内关、间使、郄门、曲泽和天泉，并提出了手厥阴经独立的五输穴，即中冲、劳宫、大陵、间使和曲泽。尔后的《十四经发挥》在此基础上增加了天池穴，为左右共 18 穴。至此，关于手厥阴心包经的循行及各腧穴的叙述则趋于完善，为现代针灸临床选穴及处方提供了完整的理论依据。

经脉、络脉由于在循行线路、粗细、深浅等方面的差异，在临床的指导意义也有不同。十二经脉循行有一定的部位，在病证方面有"是动则病""是主某所生病"，所以某一经脉变动就出现有关的病候，可以取此经脉腧穴来治疗。《黄帝内经》和《针灸甲乙经》都提及经脉之常动者，提及部位主要有手太阴的寸口、足阳明的人迎、足少阴的太溪等动脉搏动处，这是后世脉诊的理论渊源。有人在论及《针灸甲乙经》对脉诊的贡献时认为，本书提出了脉诊的重要性，详细论述了常见病态脉象的针灸治疗原则及大法，为后世针灸临床提供了宝贵的经验和理论基础。

《针灸甲乙经》在重视经脉的同时，亦重视络诊及治络。望、闻、问、切是中医的四诊内容，这里也包含了对经脉、络脉的望诊与切诊。"凡将用针，必先诊脉，视气之剧易，乃可以治也"即是此意。望皮肤浅层细小络脉（孙络和浮络）的颜色、光泽及形态的各种变化可以了解邪气的性质和气血津液的盛衰，测知内脏的病变，判断疾病的预后。络脉由于更易于观察，所以临床应用极广。体表络脉的浮沉、颜色、粗细是判断疾病的部位、寒热、虚实的重要依据。同时，为三棱针刺络放血治疗疾病提供了广阔前景。

关于"刺络放血"，古今历代医家多有论述，《针灸甲乙经》中也有提及。有人总结了《针灸甲乙经》对刺络疗法的操作工具、操作方法、施术部位、操作禁忌等相关内容的论述。如在《针灸甲乙经》中铍针主要用于痈脓的治疗，取大脓出血以通阴阳；而毫针主要用于取穴位或者局部血络、小络而出血。著名针灸专家贺普仁指出，"刺络放血"作为一种古老针术，可治疗多种疑难杂症，并提出了"以血行气"的刺络放血法，以强令血气经脉通行的强通法。其把它归纳为十个方面的作用，即退热、止痛、解毒、泻火、止痒、消肿、治麻、镇吐、止泻及急症解救，广泛用于治疗高血压、脱发、痤疮、黄褐斑、毛囊炎、丹毒、湿疹、带状疱疹、过敏性皮炎、牛皮癣等病证。如其治疗一舌肿患者，于金津、玉液、阿是穴以三棱针点刺放血，针治后，即感觉舌体肿痛减轻，运动较前灵活，共治疗 3 次，诸症皆除。络脉无论是在广义还是狭义均得到了广泛的运用，特别是一些疑难杂症久治无效，从络脉的角度论治可取得明显疗效。关于"刺络放血"的量，《针灸甲乙经》全文中虽然未对出血量有明确记载，但都强调了"尽去其血"的刺络原则，意即让出血自动停止，如此则瘀血、邪气可尽除而不留后患，达到"通则不痛"的目的。所以在相关文献报道中，我们看到的出血量相差较大，从 1～2mL 至 200～300mL 不等，但只要是"血尽乃止"，临床效果都很好。

临床治疗痹病经常采用放血治疗，但要分清在经在络的不同。高树中教授主编的《针灸治疗学》关于辨经络有如下论述：辨经络包含两个层次的内容，一是辨在经还是在络，二是辨在何经何络。以痹证为例，《灵枢·寿夭刚柔》说："有刺营者，有刺卫者，有刺寒痹之留经者。"寒痹既有"留经"者，也有"留络"者，对痹病"留络"者的诊断和治疗方法，要遵守"久痹不去身者，视其血络，尽出其血"。可见，辨别疾病是否在络有一个重要的方法，就是看体表有无肉眼可见的血络（小静脉），如果有则表明病在络脉，治疗当刺络出血。《灵枢·周痹》说："故刺痹者，必先切循其下之六经，视其虚实，及大络之血结而不通，及虚而脉陷空者而调之。"这就是辨痹病在何经何络。

二、奇经八脉

《黄帝内经》记载奇经的内容散见于各篇，有关经脉的特点有二：一是十二经脉的内容已经完备；二是出现了督脉、任脉、冲脉、带脉、阴跷脉、阳跷脉、阴维脉、阳维脉的记载。尽管还没有提出奇经八脉之名称，但也为以后奇经八脉内容的完整和整个经络体系的建立打下了基础。黄龙祥曾对《黄帝内经》记载的经脉内容有这样的论述："无论从《黄帝内经》，还是从《难经》来看，奇经八脉学说的建立都晚于十二经脉学说，而且晚于《灵枢·经脉》之经脉学说……奇经八脉学说形成的时间不同（冲任督跷较早），形成的方法也不同。与十二经脉相比，虽然也有相应的代表穴，但意义不同，《黄帝内经》针灸处方中只有'跷脉'，《明堂经》中有'冲脉'穴方，《素问·气府论》也只论及冲任督跷四脉之穴，所以在《黄帝内经》时代还难以提出奇经八脉的概念。"之后《难经》中最早提出奇经八脉的概念。

晋代皇甫谧编撰的《针灸甲乙经》中记载的奇经八脉，一方面是建立在《黄帝内经》《难经》的基础上；另一方面，作者又对相关的内容加以补充，提出了新的见解。皇甫谧以《黄帝内经》《难经》为基础，对奇经八脉的穴位进行了重新整理，补充了新的穴位。如《针灸甲乙经·卷之三》之"腹自鸠尾循任脉下行至会阴凡十五穴第十九"中补充了冲脉的穴位："会阴为任脉别络，夹督脉、冲脉之会。"同时在"腹自幽门夹巨阙两旁各半寸循冲脉下行至横骨凡二十二穴第二十"中认为，横骨、大赫、气穴、四满、中注、肓俞、商曲、石关、阴都、通谷、幽门乃冲脉与少阴之会。

从文献查阅看，奇经八脉的循行、相关穴位有一个发展完善的过程，不是一蹴而就的。如《灵枢》《难经》只有阴跷脉循行所过部位，未有阴跷脉所过之穴的记述。至晋代《针灸甲乙经》始载："照海，阴跷脉所生，在足内踝下一寸。""交信，在足内踝上二寸……阴跷之郄。"

关于带脉，在现存可考文献中，带脉最早出现在《灵枢·经别》。云："足少阴之正……当十四椎，出属带脉。"黄龙祥研究员认为，《灵枢》中只提及带脉，未言明其为经脉还是穴位，其涉及带脉病候主治时亦未确定带脉是诊断经脉还是针刺部位。《难经·二十八难》则出现了带脉定位的描述："带脉者，起于季肋，回身一周。"有人根据《黄帝内经》和《难经》的记载，认为带脉的循行有水平环状、前垂环状、交会穴连线、双"个"字形、起于季肋的交会穴连线等不同。《难经》二十八、二十九难正式提出带脉属于奇经八脉，且描述了带脉之病证。《针灸甲乙经》和《素问·气府论》举其交会穴，《针灸大成》则综合二者之所述，指出带脉"与足少阳会与带脉、五枢、维道"。现代根据古今文献对带脉上穴位功效的记载，提出带脉上的三个穴位可以治疗发生在腰部附近的腰、肾、膀胱、肠道、妇科疾患。文献记载，维道、五枢用于治疗急性腰扭伤，带脉用于治疗腰骶部疼痛，维道用于治疗尿潴留、慢性便秘。督脉与冲脉、任脉"一源三歧"，其行于身体后正中线，有"阳脉之海"之称。关于其穴位，有人研究发现，《太素》督脉经在二十一节之间各有一穴，共二十一穴。传世本督脉经后正中线脊柱段有十一穴，依据《针灸甲乙经·卷三》记载，为大椎、陶道、身柱、神道、至阳、筋缩、脊中、悬枢、命门、腰俞、长强（位置在单数脊柱棘突下，符合督脉为阳脉之海）。我们可以发现，两者虽然在腧穴数目上存在差异，但是具体腧穴在脊柱上的分布还是存在密切联系的。

督脉与脊柱关系密切，且可以振奋阳气，故临床以背腰部督脉的循行线作为刺激部位的督灸在临床应用广泛，用于治疗强直性脊柱炎及功能低下类疾病。督灸以灸法为手段，以《素问·骨空论》记载的"督脉生病治督脉，治在骨上"和《素问·调经论》记载的"病在骨，焠针药熨"为理论基础，将经络、腧穴、药物、艾灸综合运用，成为中医治疗强直性脊柱炎的特色疗法之一。崇桂琴等用督灸治疗强直性脊柱炎，所用的督灸粉中就有麝香，从临床治疗效果看，督灸总有效率为86.6%。

三、皮部

皮部是指与十二经脉相应的体表皮肤，属于十二经脉及其络脉散布的部位，亦是十二经功能活动反映于体表的部位。体表皮肤按手足三阴三阳划分，即形成十二皮部。十二皮部的分布区域是以十二经脉在体表的分布为依据而划分的。十二皮部与十二经脉、奇经八脉、十五络脉、十二经别、十二经筋等共同组成经络系统。

从位置而言，皮部位于人体最外层，是机体的卫外屏障。外邪侵犯人体，首先侵犯的即是皮部，对此《黄帝内经》《针灸甲乙经》都有论述。如："皮者脉之布也，邪客于皮则腠理开，开则邪入客于络脉，络脉满则注于经脉，经脉满则入舍于腑脏也。"因此，皮→络→经→腑→脏，成为疾病传变的层次；反之，脏腑、经络的病证也可以反映到皮部。

有人在探讨《针灸甲乙经》穴位主治规律时认为，纵向联系是《针灸甲乙经》所述穴位主治的主要规律。穴位常以一点而影响一个特定区域，上部穴位可治疗机体下部疾病，下部穴位能治疗机体上部疾病。这一特点恰好与六经皮部反映的联系面一致，即表现为人体一个特定纵行面之间有一定联系和具有基本相似的功能，将穴位主治与皮部有机地结合起来。

皮部对疾病的诊断、治疗也有着重要的意义。如可以通过外部的诊察和施治来推断和治疗内部的疾病，临床上常用的皮肤针、刺络、药物贴敷等方法都是皮部理论的临床应用。

中药贴敷法实际上即是皮部的应用，属于中医外治法之一。外治法是指选用药物、使用适当器物做某些操作，作用于人体一定部位以治疗疾病的方法。现在临床广泛应用的穴位药物贴敷即是通过皮部给药，经过皮肤、经脉、肌肉直至脏腑，从而治疗疾病的。穴位药物贴敷最早见于《五十二病方》，其记载了用芥子泥敷于百会穴使局部发疱以治疗毒蛇咬伤的方法。现在全国各地开展的"冬病夏治"即是通过皮肤给药以治疗疾病。

天灸又名自灸、发疱灸，也是现今临床常用的中药贴敷法之一，是采用对皮肤有较强刺激作用的中药贴敷或涂抹于穴位及患处（作用点即为皮部），利用药物的刺激作用，使局部皮肤充血、发疱甚至化脓，从而达到治病效果的一种疗法。有人对三伏天灸的经络腧穴作用机理进行了研究，认为经络腧穴与脏腑密切相关，五脏六腑的生理和病理能通过经络腧穴反映在外，刺激经络腧穴亦能治疗五脏六腑疾病。

三伏天灸疗法源于明末清初医家张璐的《张氏医通》。其载"冷哮灸肺俞、膏肓、天突，有应有不应，夏日三伏中用白芥子涂法，往往获效"。此后，三伏天灸法使用广泛，选用的发泡药物也较多，如白芥子、斑蝥、毛茛、附子、大蒜、生姜、毛盐、黑泥、石膏等，后世应用十分广泛。清代吴师机《理瀹骈文》中记载了众多药物外治法，至今仍在临床中应用。有人用三伏天灸治疗慢性支气管炎、支气管哮喘、变态反应性鼻炎三种肺系疾病共280例，3年为1个疗程，有效率慢性支气管炎组91.8%，支气管哮喘组90.2%，变态反应性鼻炎组86.2%，且长期疗效均优于西药治疗的对照组。有人治疗32例膝骨关节炎，选取大椎、曲池、阴陵泉、丰隆、内梁丘、鹤顶等穴位，以透骨草、细辛、白芥子、桂枝、川乌、麝香、生马钱子等药物发疱，总优良率75%。

由上可知，皮部具有抗御外邪、保卫机体、反映病候和协助诊断治疗的作用。另外，临床在诊察或治疗疾病时，还可将十二皮部合为六经皮部。六经皮部各有专名，三阳以太阳为"关"，阳明为"阖"，少阳为"枢"；三阴以太阴为"关"，厥阴为"阖"，少阴为"枢"。皮部名称对于说明六经辨证的机理有重要意义。有人认为，根据《针灸甲乙经》穴位主治规律（纵向联系规律、横向联系规律），用区域联系能真正反映经络学说的内涵，这种区域联系与六经皮部理论相一致，故经络学说应以皮部理论为基础。十四经穴位是皮部区域内所发现的有效刺激点，经络线是皮部区域内有效刺激点的连线。只有这样，才能较好地解释诸如十二经别、络脉、奇经八脉等问题。

四、经筋

十二经筋是指与十二经脉相应的筋肉部分，均起于四肢末端，结聚于骨骼和关节部，有的进入胸腹腔，但是并不像经脉那样属络脏腑，最后走向头面躯干，手三阴之筋到胸膈，足三阴之筋到阴部。十二经筋分布范围与十二经脉大体一致。全身筋肉按经络分布部位同样分为手足三阴三阳，即十二经筋。

关于《针灸甲乙经》经筋的记载，以《灵枢·经筋》为蓝本，详细论述了经筋的始末、循行分布、病理和治则，是对《黄帝内经》与《难经》经筋学理论的完善和补充。所以有人认为，《针灸甲乙经》在经筋理论的发展史上起了承前启后的作用，其理论与实践的结合，对指导教学与临床具有深远意义，是经筋疗法历史上的第二个里程碑。

十二经筋的主要生理功能表现为约束骨骼，活动关节，保持人体正常的运动功能，维持人体正常的体位姿势。在病理上，经筋病多为痛证，其次为转筋。《素问·长刺节论》云："病在筋，筋挛节痛，不可以行，名为筋痹。"此说明经筋功能失常是导致痹证的重要原因。临床上大多数肌肉、关节、肌腱韧带、神经等病变皆可归为经筋病，如风湿病、肩周炎、肱骨外上髁炎、冈上肌腱炎、关节炎、面肌痉挛、偏瘫、肌腱炎、腱鞘炎、腱鞘囊肿、坐骨神经痛、膝关节损伤、髌腱末端病、跟腱炎、扭挫伤等。

有人将十二经筋的病候分为一般筋病和特殊筋病两类。一般筋病主要是指运动系统疾病，是各经筋循行所过之处的筋肉、关节的疾患，以疼痛和运动障碍为主，如经筋的牵掣、拘挛、疼痛、转筋、强直、弛纵，以及关节活动不利、肢体偏废不用等。特殊筋病主要是经筋受邪后累及经脉及其所属脏腑和五官九窍的疾患。

临床上，十二经筋病理变化多见筋急与筋纵。筋急因于外感寒邪、肝胆气热、肝脉不荣、扭伤劳损等，治宜祛邪扶正，疏筋缓急。筋纵因于外感热邪、脾胃虚弱、阳气损伤、针刺中筋等，治宜补气益血，荣养经筋。

在治疗方面，《灵枢·经筋》提出"治在燔针劫刺，以知为数，以痛为输"。另有关刺法也是治筋为主，如《灵枢·官针》记载："关刺者，直刺左右尽筋上，以取筋痹，慎无出血，此肝之应也。"如有人在神经根型颈椎病治疗中发现，经筋疗法（理筋手法配合针刺调筋、循筋拔罐）与单纯针刺相比，治疗效果和治愈时间上经筋疗法均优于单纯针刺。也有人认为，面瘫责之面部经筋受累，特别对于顽固性面瘫，以经筋理论辨证施治，能收到较好的疗效。也有人采用关刺疗法治疗经筋相关病证，特别是颈腰椎相关的经筋病证取得了较好的疗效。具体操作为：探寻经筋病证所在经筋，根据该经筋循行分布部位与结局关系，探寻到阳性点，以阳性点为针刺点先刺 1 针，守气行针使针下松动，再在该起始部和经筋结聚处各刺 1 针，行针使针下松动后出针。

五、标本、根结与气街

标本、根结与气街等理论在现存文献中始见于《灵枢·卫气》《灵枢·根结》，其后的《黄帝内经太素·经脉标本》《针灸甲乙经·十二经标本第四》，以及《类经·诸经标本气街》也有记载。

有人通过对"标本气街"理论的生理基础、内涵及临床应用情况分析认为，"标本气街"理论运用于针灸临床时间久远、应用广泛，是针灸辨证论治的雏形，而且初步形成了具有辨证论治性质的临床模式。"标本"对人体纵向划分，"气街"对人体横向划分，一纵一横，将人体内外构成一个立体网状结构，形成病候分区和腧穴分区。通过病证所在确定病候分区，然后在"标本气街"理论指导下结合经脉辨证、脏腑辨证、形体辨证等选取相对应的腧穴分区进行诊治。另有人认为根结、标本、气街、四海是《针灸甲乙经》腧穴"头身分部四肢分经"的理论渊源。

标本、根结在《黄帝内经》《针灸甲乙经》中都有记载，从内容看，《黄帝内经》《针灸甲乙经》所记载的标本范围较根结为广。标本、根结用在针灸学中主要是指人体上下的对应关系，即人体之气，起于四肢末端，上行结于人体的上部。

有人认为，根和本是指四末部位；标、结指头面胸腹的有关部位，其特点有呈面状弥漫，有呈线状循行。标本、根结着重阐明经气散布于周身上下内外的原理。针灸临床根据这个原理来说明四肢与躯干之间的经气和腧穴主治的关系，也为肘膝关节以下腧穴为什么能治疗头面及胸腹部位疾病找到了理论根据。《标幽赋》说："更穷四根三结，依标本而刺无不痊。"说明标本配合根结应用，在治疗上的重要作用。所以，标本与根结理论的意义是头胸腹疾病可取四肢的穴位。

气街作为人体经络之经气聚集、联系的横向通道，可分为头、胸、腹、胫四个气街。《灵枢·卫气》明确指出四气街的部位在头、胸、腹、胫。气街是胸腹头胫之气所聚、所行之道路，即"胸气有街，腹气有街，头气有街，胫气有街，故气在头者，止之于脑。气在胸者，止之膺与背俞。气在腹者，止之背俞，与冲脉于脐左右之动脉者。气在胫者，止之于气街与承山踝上以下……"气街是经络系统中的一个组成部分，是经气在经络系统中的一种运行路径。如《新编中国针灸学》明确提出："气街意指经脉之气的共同通路……这些地方的穴位与脏腑直接相通，并前后相应……这些穴位能够治疗局部和有关内脏器官的病变，对全身有重要的影响。"这样则内外相应，可揣外知内，从而扩大了气街的作用。李鼎主编的《经络学》则指出："气街是经气汇聚、纵横通行的共同道路。气街与标本、根结中的标结范围相一致，是头、胸、腹（分上下腹）、胫的横斜通道。"

在对抗病邪方面，有人提出气街在人体受到伤害刺激、经脉闭阻之时具有对人体及经络系统的自我保护作用。在十二正经受邪、经气流行不畅之时，气街可以代经行气，以维持人体内经气的运行。气街的开放是人体对伤害刺激的保护，也是对人体病变的一种提示，亦有可能成为人体的一种致病因素。气街是只有在应激情况下才会开放的经气运行通道，有利于人体生理功能的维护，而在日常情况下气街开放或在损伤时的过度开放则可能成为人体的一种致病原因。

有人通过热敏灸临床的印证，揭示了气街是经气运行的规律之一，是经气运行主干道中的矢向通路，是联系体表与机体深部及脏腑组织器官的直接通路的本质内涵，补充了气街理论是腧穴近治作用的理论基础，完善了针灸基础理论，为临床治疗机体深部病变提供了一条简捷高效的途径，认为气街才是腧穴近治作用的理论基础。气街的特点就是联系体表与机体深部脏腑组织器官的直接通路，是经气运行的矢向通路，这是腧穴发挥近治作用的必然途径。通过悬灸百会穴，患者感觉热流灌注颅内直达病所，这种由头颅表面到颅内的透热灸感形象地表明了气街是经气运行的矢向通路，同时印证了头气街的存在。

有人采用荧光双标记法通过证实背俞穴、募穴与相应脏腑有着特异性的联系途径，验证了胸气街、腹气街的存在，认为实验中双标细胞的出现有力地说明了来自体表和内脏的信息在同一神经元汇聚，解释了司外揣内和从外调内，也解释了胸背部的同经异治和异经同治现象，更重要的是，俞募穴与脏腑这种广泛的横向联系也解释了经络学中研究甚少的气街理论，并为俞募穴与脏腑的联系及其临床应用提供了经络学理论依据。俞募穴是本脏本腑气血流注形式中横向流注生理现象的具体体现，俞募配穴法就是在气街理论的指导下产生的。

经络学说的气街理论着重阐明了在头、胸、腹、胫部位各有脉气汇合循行的通道。气街的分布具有横向为主、上下分布、紧邻脏腑、前后相连的特点，而横贯脏腑经络，纵分头胸腹胫是其核心所在，说明内脏与胸腹、背腰之间内外、前后相应，在部位上气街包括了俞、募穴。临床常用的胸腹切诊、俞募穴压诊等诊断方法均离不开气街理论的指导。

临床上，有人在气街理论指导下，选取人迎、风府、天柱作为主穴，观察针刺对癫痫患者生活质量的影响。该研究结果显示，两组癫痫患者平均生活质量偏低，与国内外的研究相符。两组患者总的生活质量评分没有差别，可能与癫痫患者心理适应能力差、认知功能低下、自我评价很低有关；在具体项目评分时治疗前后的变化才体现出来，而且治疗组经针刺干预后记忆情况、注意力情况、对发作的担忧、烦扰程度及自觉健康状况较对照组有更为明显的改善。

可见，经络的根结、标本、气街理论是经络理论的主要内容之一，在经络理论中占有重要的地位，同时对指导针灸临床辨证选穴有着重要意义。它扩大了腧穴的主治范围，使针灸选穴更全面，更具灵活性，对于提高针灸疗效、理解特定穴及临床选穴配伍，以及各种针刺方法的创新都有一定的指导意义。

第十章 腧穴理论研究

腧穴是人体脏腑经络之气输注于体表的部位，也是针灸推拿及其他一些外治法施术的部位。在临床上，正确运用针灸疗法治病，必须掌握腧穴的属性、定位、主治、操作等基本知识。《针灸甲乙经》对腧穴的贡献主要表现在以下几方面。

一、腧穴的增补

腧穴发展经历了以痛为腧、定位命名、归经分类三个阶段。腧穴的产生与发展是人们在长期的医疗实践中不断发现和完善的。从早期"按之痛解""以痛为腧"的初级阶段开始，人们对腧穴的认识逐渐由感性阶段向理性阶段进行转变。至《黄帝内经》时期，人们对腧穴的认识进一步加深。随着经络学说的逐步形成，开始了腧穴的分类及归经。《黄帝内经》对腧穴的部位、名称、分经、主治等已有记载，所记载的腧穴名称有 160 个左右。

《针灸甲乙经》在中国独具特色的针灸疗法的发展中，发挥了承先启后、继往开来的重大作用。《针灸甲乙经》对经络腧穴、刺法灸法、临床治疗进行了比较全面系统的整理与研究。全书定位孔穴达到 349 个，其中双穴 300 个，单穴 49 个，比《黄帝内经》增加了 189 个穴位，即全身共有针灸穴位 649 个。对针灸穴位之名称、别名、部位、取法、交会、脉气所发、刺灸方法等内容进行了具体论述。作为针灸史上第二次大的总结，后世历代对该书已厘定的腧穴变动较少，成为针灸取穴的标准而沿用至今。在腧穴定位方面，现在临床应用的 300 多个腧穴中，《针灸甲乙经》考订的穴位占多数。如八髎穴名称首见于《素问·骨空论》。云："腰痛不可以转摇，急引阴卵，刺八髎与痛上，八髎在腰尻分间。"其准确定位首见于我国晋代皇甫谧的《针灸甲乙经》。云："上髎在第一空，腰髁下一寸，夹脊陷者中；次髎在第二空，夹脊陷者中；中髎在第三空，夹脊陷者中；下髎在第四空，夹脊陷者中。""空"通"孔"，即八髎穴就在骶后孔中。此后，历代医家对八髎穴的定位多沿用《针灸甲乙经》的方法。

有人通过穴位数目的变化探讨了经络、腧穴出现的早晚与系统完整等问题，认为经络系统早于腧穴系统完备。如《黄帝内经》时代，经络系统就已经完备，此时经穴只有 160 个；到了晋代的《针灸甲乙经》，经穴发展到 349 个；至清代的《针灸逢源》，经穴发展为 361 个。经络系统的完备促进了腧穴系统的完备。而且作者发现，腧穴增长的数目在不同时间是不同的，如经穴从《黄帝内经》的 160 个到《针灸甲乙经》的 349 个，暴增了 189 个，再从《针灸甲乙经》的 349 个到《针灸逢源》的 361 个，仅仅增加了 12 个，从而认为《黄帝内经》到《针灸甲乙经》是腧穴学大发展时期，肯定了《针灸甲乙经》对针灸学的重要贡献。

后人也对其中个别不足予以指出和补充。如有人在探讨《外台秘要》对针灸学贡献时认为，《针灸甲乙经》除四肢腧穴有明确归属外，头面、躯干只言何经与何经交会，却未明腧穴归属，而且部分腧穴既不言经脉交会，也不明脉气所发，未单列任、督二脉腧穴。《外台秘要》明堂内容在继承《针灸甲乙经》的基础上对相关内容作了调整，以经统穴，凡穴必归于经。

二、腧穴的排列

《针灸甲乙经》对十四经的 349 个腧穴以头面躯干分部、四肢分经的方法进行排列，对腧穴首次作了系统分类。同时采用部分依线的方法，划分了头、面、项、胸、腹、四肢等 35 条路线。《针灸甲乙经》作为我国现存第一部针灸学专著，基本内容至今仍被遵循。但其对腧穴的排列方法，头面躯干以部排列，明清以降几乎不用。现在仍有不少学者从理论与教学等角度探索《针灸甲乙经》穴位排列的意义。

有人从局部与整体关系及复杂多元的经穴交会关系两个方面论述了以部列穴的临床价值，《针灸甲乙经》以部列穴是合理的，并具有理论和实践的意义，以部列穴应与现行的归经列穴并存。分析认为，《针灸甲乙经》在说明腧穴分布情况时，虽然采用了分割的形式——将头面躯干分为若干部，但实质上并没有使这些局部各自独立，也没有割断局部与整体的关系，反而使局部与整体的关系更显而易见。《针灸甲乙经》按部列穴，使局部腧穴分布一目了然，随手可取。其为中医治疗提供了方便。更需强调的是，该方法也对局部病变的整体治疗具有指导意义，更能从局部与整体的相关性出发而指导临床。

有研究者鉴于课时的压缩，为了达到教学大纲所要求的教学效果，对腧穴学教学进行了一些改革。按照《针灸甲乙经》的铺陈次序，教学基本采用《针灸甲乙经》头身分部、四肢分经的方法，以经带部讲腧穴的位置与主治，系统介绍了 349 经穴的别名、定位、主治、特定穴属性、刺灸方法等，打破了教材中经的概念，采用的是以经带部的方法。该方法节省了教学时间，加强了腧穴的比邻关系，更便于掌握腧穴的主治规律。

三、特定穴

特定穴是指十四经穴中具有特殊性能和治疗作用，并有特定称号的腧穴，包括四肢肘膝以下的五输穴、原穴、络穴、郄穴、八脉交会穴、下合穴；胸腹背腰部的背俞穴、募穴；四肢躯干部的八会穴，以及全身经脉的交会穴。特定穴在针灸临床上有着极为重要的应用价值，故有人提出"用活用不活，全在特定穴"，所以特定穴的应用是针灸处方的重要组成部分。《针灸甲乙经》对我国针灸学之特定穴理论发展具有卓越的贡献，主要为增补特定穴，提出郄穴、交会穴。

（一）补充完整特定穴

1. 五输穴　五输穴首见于《灵枢·九针十二原》，以经气的出溜注行入分属井、荥、输、经、合来总括五输穴的概念。《灵枢·本输》记载了手太阴肺经等 11 条经脉的五输穴，但对于手少阴心经的五输穴未予记述，而代之以心包经的五输穴。《针灸甲乙经·卷三》列出了手少阴心经的五输穴，"心出少冲……神门者，土也。一名兑冲，一名中都，在掌后锐骨之端陷者中，手太阴脉之所注也，为输"，填补了手少阴经五输穴的空白。其中改"心者，其原出于大陵"之说为"大陵者手心主脉之所注也，为输"，明确了手少阴心经之输穴为神门，又为原穴；手厥阴心包经之输穴为大陵，又为原穴。至此，才完备了十二原和五输穴的理论，并为后世多数医家所遵从，一直沿用至今。

在位置上，五输穴按井、荥、输、经、合的顺序，从四肢末端向肘、膝方向依次排列。其中井穴多位于手足之端；荥穴多位于掌指或跖趾关节之前；输穴多位于掌指或跖趾关节之后；经穴多位于腕踝关节以上；合穴多位于肘、膝关节附近。关于井穴的位置，有学者在查阅古籍及有关文献的基础上，探讨了历代对十二井穴的疑问和纷争，认为井穴由指"端"移向甲"角"始自《针灸甲乙经》，并且经历了由晋到唐这样一个过程而逐步完成。如《针灸甲乙经》记载："少商，手大指次指端内侧，去爪甲如韭叶。"原本在《灵枢·本输》和《素问·缪刺论》中定位在指端（正中）的商阳、至阴，却分别被移到了各自指端的内侧和外侧，加上补入的少冲。

2. 背俞穴　背俞穴是脏腑之气结聚于背腰部的腧穴，六脏六腑共有十二背俞穴。背俞穴临床常配合募穴用于治疗脏腑疾病。

背俞穴之名首见于《黄帝内经》，其中只记载了五脏背俞穴的名称和部位"……肺腧在三焦之间，心腧在五焦之间，膈腧在七焦之间，肝腧在九焦之间，脾腧在十一焦之间，肾腧在十四焦之间，皆夹脊相去三寸所……"《素问·气府论》提出"足太阳脉气所发者七十八穴……五脏之俞各五，六腑之俞各六……"但未列出穴名和位置。至晋代王叔和的《脉经》才明确了心俞、脾俞、肺俞、肝俞、胆俞、肾俞、胃俞、大肠俞、小肠俞、膀胱俞的名称和部位，但只有10个，后由皇甫谧在《针灸甲乙经》补充了三焦俞，唐代孙思邈在《备急千金要方》中补充了厥阴俞而完备。

有人从背俞穴的渊源、定位、刺灸法、主治等方面论述了《针灸甲乙经》对背俞穴的贡献。皇甫氏在《针灸甲乙经》中明确厘定了11个背俞穴的具体位置，如言"胆俞，在第十椎下两旁各一寸五分，足太阳脉气所发，正坐取之"。同时，皇甫谧还对背俞穴的针灸操作方法进行了较为详细的论述，其中包括针刺的深度、施灸的刺激量和留针的时间。这为预防针灸临床意外的发生设立了"安全线"。皇甫谧对背俞穴的针灸操作中有关针刺深度、留针时间、灸量、主治规律及病证做了相应分析，认为背俞穴的主治规律具有以下特点：治疗局部疾病，即"腧穴所在，主治所在"。同时背俞穴可用于治疗相应脏腑疾病，但以治疗五脏病、慢性病为主，也运用背俞穴治疗相表里之脏腑病。

此后，《千金翼方》《外台秘要》《铜人针灸腧穴图经》《十四经发挥》《针灸大全》《医宗金鉴》等著作在背俞穴定位上均遵《针灸甲乙经》和《备急千金要方》并沿用至今。

3. 募穴　募穴是脏腑之气结聚于胸腹部的腧穴，六脏六腑共有十二募穴。募穴临床常配合背俞穴用于治疗脏腑疾病。

有关募穴的记载首先见于《黄帝内经》。在《素问·奇病论》有"胆虚气上逆而口为之苦，治之以胆募腧"的记载。《素问·通评虚实论》则说："腹暴满，按之不下，取手太阳经络者，胃之募也。"但均未指出具体的穴名和位置。至晋代王叔和的《脉经》才明确指出了肝的募穴为期门、胆的募穴为日月、心的募穴为巨阙、小肠的募穴为关元、脾的募穴为章门、胃的募穴为太仓（中脘）、肺的募穴为中府、大肠的募穴为天枢、肾的募穴为京门、膀胱的募穴为中极，并确定了这些穴位的位置。皇甫谧在《针灸甲乙经》补充了三焦的募穴石门，后人又补充了心包的募穴膻中，至此六脏六腑的募穴才完备。

有人从募穴的渊源、定位、刺灸法、主治等方面论述了《针灸甲乙经》对募穴的贡献。皇甫谧在《针灸甲乙经》中明确厘定了十二募穴的具体位置，如言："中府，肺之募也，一名膺中俞。在云门下一寸，乳上三肋间上陷者中，动脉应手，仰而取之，手足太阴之会。"同时，还详细记述了十二募穴的针灸方法，对刺入的深度、施灸的壮数和留针的时间都进行了比较详细的记述，并在一定程度上预防了针灸临床意外的发生。认为募穴的主治规律具有以下特点："腧穴所在，主治所在"，即治疗该穴所在部位及邻近部位组织、器官的病证，又称近治作用。同时应用募穴可治疗相应脏腑疾病，但以治疗腑病、急性病为主，即"从阴引阳"，治疗六腑病当选募穴。

俞募配穴法是临床常用的一种配穴方法，古代俞募配穴的具体运用，如《针灸甲乙经》记载："腹中气胀引脊痛，饮食多，身羸瘦……先取脾俞后取季胁。"（季胁即脾募章门穴）

虽然现代疾病谱与古代有所不同，但仍然遵循《素问》"阳病治阴，阴病治阳"的治疗原则，治疗脏腑之疾多采用俞募配穴法。目前，俞募配穴治疗脏腑病已经广泛用于临床实践，现代文献报道运用俞募治疗疾病的有效率皆在90%以上。现代医学工作者在俞、募穴配伍治疗脏腑病方面进行了大量的临床和研究工作，如从文献统计看，肺脏的俞、募穴除了可以治疗肺结核、哮喘、慢性支气管炎等多种肺系疾病外，还可以治疗心绞痛、慢性湿疹、鼻炎、痤疮等。心脏的俞、募穴除了可以治疗心绞痛、冠心病、心房纤颤、心律失常等多种心系疾病外，还可以治疗顽固性失眠、更年期综合征、遗精、失眠及神志病变等。

俞募配穴治疗脏腑疾病的相应机理也在研究中，有学者从细胞形态学角度，用荧光双标法全面研究了十二俞募穴与相关脏腑的特异性联系通路，为俞募配穴治疗脏腑疾病提供了有力的基础支持。

（二）提出新的特定穴

1. 郄穴　郄，有空隙之义。郄穴是各经经气深聚的部位。该穴多分布于四肢肘膝关节以下。郄穴一名首见《针灸甲乙经》。十二经脉各有1个，阴跷、阳跷、阴维、阳维各有1个，总计16个。如《针灸甲乙经·卷三》记载："筑宾，阴维之郄，在足内踝上分中。""阳交，一名别阳，一名足髎，阳维之郄"，明确了阴阳维脉的郄穴。

郄穴的位置、主治首见于《针灸甲乙经》。如："郄门，手心主郄，去腕五寸。刺入三分，灸五壮。""心痛，衄哕呕血，惊恐畏人，神气不足，郄门主之。""咯血，大陵及郄门主之。"高等医学院校统编教材《经络腧穴学》中关于16郄穴的位置大多数沿用《针灸甲乙经》的记述，仅有地机、跗阳二穴略有差异。

古今诸多医家对《针灸甲乙经》中关于郄穴的记载进行了研究，有人认为，该书阐明郄穴的主治规律和主治病证，从而为后世医家提出"阳经郄穴多治痛证、急证，阴经郄穴多治血证"的理论奠定了基础。唐代以前中医包括针灸古籍文献，所载郄门穴的主治并未超出《针灸甲乙经》所论述的范围，如《备急千金要方》提出："郄门曲泽大陵主心痛。""郄门主衄血呕血。""呕血，大陵及郄门主之。""大钟郄门，主惊恐畏人，神气不足。"宋代以后，众多医家对郄门穴的主治多遵从唐代以前的论述，如《铜人腧穴针灸图经》《圣济总录》《普济方》《针灸聚英》《针灸大成》《类经图翼》《针灸逢源》《经穴图考》等古籍所载郄门穴的主治均与《针灸甲乙经》基本一致。

有人对《针灸甲乙经》有关郄穴位置、郄穴针灸法、郄穴主治规律等作了详细归纳，认为郄穴针灸法有以下几个特点：最浅刺入三分，皇甫谧针刺郄穴绝大多数为三分，仅有水泉、交信刺入四分，阳交、跗阳刺入六分。这一点与现代针灸刺法比较，略有不同，考虑现代针刺深度方面较前更为科学，但总体差距不大，即皇甫谧对十六郄穴的总体针刺深度与现代针灸之间无明显差异。由此可知，他对十六郄穴刺入深度的记述是正确的。灸郄穴最少三壮，皇甫谧记述十六郄穴可用灸法治疗，且一般最少也得用三壮。孔最、中都、水泉、筑宾及外丘用五壮。这一点与现代针灸相比，显得更科学。现代针灸郄穴用灸法，没有指出灸法的量，而皇甫谧则对每一穴均有量的要求。

临床上一般用郄穴治疗本经循行部位及所属脏腑的急性病证。如孔最治疗咯血，阴郄治疗吐血、衄血，地机、水泉、交信治疗经血不调，温溜治疗头痛、面肿，梁丘治疗胃痛、膝肿，养老治疗肩背腰痛等。另外，郄穴还常与八会穴配合使用，故有"郄会配穴"。如孔最配血会膈俞治疗肺病咯血效果尤佳，梁丘配腑会中脘治疗急性胃脘痛疗效更显著。

2. 交会穴　交会穴是指两条或两条以上经脉相交会的腧穴。其腧穴所归属的一经称为本经，相交会的经称为他经。交会穴主要分布在头面、躯干部，人体共有 108 个，其中在头面、躯干部有 92 个。交会穴主要是主治本经和相交会经脉的疾病。如三阴交是足三阴经的交会穴，除治疗本经脾经的疾病外，还治疗肾经和肝经的疾病。临床上也是这样。

《针灸甲乙经》不仅正式提出交会穴之名，而且对交会穴具有较为丰富的论述。据统计，书中记载交会穴 95 个，其中头面部 36 个，手足四肢部 13 个，躯干部 46 个。其分经为手三阴经 2 个，手三阳经 13 个，足三阳经 38 个，足三阴经 21 个。之后《外台秘要》《铜人腧穴针灸图经》《针灸聚英》等书又略有增加。交会穴大多分布于头面、躯干部，一般阳经与阳经交会，阴经与阴经交会。由于交会穴具有特殊的地位和作用，所以颇受历代医家重视。

（三）发展特定穴的配伍

在穴位配伍应用方面，《针灸甲乙经》的腧穴配伍方法灵活多样，内容丰富。从统计看，其所涉及的腧穴配伍主要是特定穴的互配，其中最常见的配穴形式是五输穴与五输穴相配，包括荥输相配、荥合相配、荥经相配、输经相配、输合相配、井井相配、井荥相配、井经相配、井荥输相配等，有同经的五输穴相配，也有不同经的相配，配穴方式丰富灵活，具有前后配穴、表里配穴、远近配穴、上下配穴等多种配穴方法，这些选穴、配穴的方法至今仍在临床上广泛应用。

四、腧穴的刺灸法

临床上，针刺有深、有浅，与穴位所在的部位、患者的体质、病情、季节诸多因素有关。《针灸甲乙经》在厘定腧穴位置的同时，对每个穴位的针刺深度、留针时间、艾灸壮数都进行了详细论述。《针灸甲乙经》的留针时间与现代不同，多以呼吸次数为准，按每分钟 20 呼左右计数，其 10 呼之数也不过半分钟左右，这与现代动辄留针数十分钟者差别很大。

《针灸甲乙经》在《黄帝内经》的基础上，对腧穴的艾灸壮数、禁忌穴位等多有论述。《针灸甲乙经》一般为每穴每次 3～4 壮，其中头、颈、肩、背等处多为 3 壮；胸、腹、腋多为 5 壮；最少如井穴，灸 1 壮，最多者为大椎，灸 9 壮；个别如环跳，则灸至 50 壮。在特定穴方面，灸募穴最少 3 壮。现代针灸募穴用灸法，没有指出灸法的量，而皇甫谧则对每一穴均有量的要求。

在腧穴针灸禁忌方面，《针灸甲乙经》卷之五，以《针灸禁忌第一》分上、下两篇，专篇对针灸临床禁针灸、慎针灸穴位进行了系统论述，指出了可刺灸而不易深刺及禁针灸的穴位，从多方面指出针灸禁忌和刺灸前后的注意事项，以及禁针的部位和误针所致的不良后果。关于《针灸甲乙经》的禁灸穴位，后世医家认识不一。《针灸甲乙经》论述石门时，明确指出"禁不可灸，灸中央不幸使人绝子"。而现代针灸只指出"孕妇慎用"，未明确相关原因机理。《针灸甲乙经》以《黄帝内经》为基础，对针灸操作的过程、注意事项记载较详细、全面，对后世影响很大。

总之，腧穴理论在《针灸甲乙经》时已渐趋完善。《针灸甲乙经》中共载腧穴 349 个，涉及腧穴的名称、部位、取穴方法、针灸禁忌、补泻、手法等内容。该书还重新厘定了穴位的位置，增补了典籍未能收入的新穴。与清代李学川《针灸逢源》记载的 361 个穴位相比，只少 12 个。可见，腧穴内容在《针灸甲乙经》中已成系统。

第十一章 刺灸理论研究

刺法灸法是针灸学的主要内容之一，包括各种刺法和灸法，主要研究针刺和艾灸等治疗方法的基本理论、操作方法和注意事项等。历代针灸学家在长期的临床实践中积累了丰富的临床经验，使刺法灸法的内容不断充实，理论不断完善，为针灸学科的发展奠定了理论和实践基础。《针灸甲乙经》对魏晋以前的针灸方法进行了全面总结，内容包括持针、针刺深浅、气至、守神养神、补泻、留针等，还详细论述了四时、不同体质、寒热等的刺法。在针灸禁忌方面，分别从时间、证候、浅深、精神情志、起居劳逸、特殊穴位等论述了针灸的各种禁忌。

一、针刺研究

古代的砭石是针具的前身，刺法古称"砭刺"，现代是指使用不同的针具（包括非针具），通过一定的手法，刺激机体的一定部位，或浅或深，激发经络气血，以调节整体功能，达到治疗疾病目的的一种方法。《黄帝内经》早有"九针"的记载，标志着针法的形成。"九针"中以毫针应用最广，如《标幽赋》即言："观夫九针，毫针最微，上应七星，众穴主持。"《黄帝内经》总结了上古以来的针刺方法，如在刺法方面有专篇论述，涉及刺法、补泻等，为后世的针刺方法奠定了基础。《针灸甲乙经》在《黄帝内经》的基础上，对针刺也有发挥。如在针刺方法、深度、留针时间、误刺后果等各方面多有自己的见解。

1. 针刺深浅 早在《黄帝内经》记载："病有浮沉，刺有浅深，各致其理，无过其道。"关于针刺深度，虽然《灵枢·经水篇》有某经刺几分的原则叙述，但很少涉及具体的穴位。《针灸甲乙经》则在厘定腧穴位置的同时，对每个穴位的针刺深度、留针时间和艾灸壮数都进行了详细论述。

《针灸甲乙经》第1~6卷提及较多，第7~12卷中亦涉及针刺深浅，如《针灸甲乙经》在第3卷详细论述了腧穴的定位、刺法与灸法的操作。根据人体不同部位的穴位，初步规范了腧穴的针刺深度。从统计看，一般头面部穴位刺3分，肢末、背部、胸胁等处刺3~4分，肩、大腿等处穴位刺5~7分，腹部穴位刺8~10分。关于各部位的针刺深度，有研究认为，虽然《灵枢·经水》篇有某经刺几分的原则性叙述，但《针灸甲乙经》对每穴针刺深度均有说明，且头面颊部、背、肢末、胸腹、胁、肩部、腹部据不同部位，针刺深度不同，保证了针刺的安全性，为后世针灸临床提供了可靠的经验。

在具体刺法上，《针灸甲乙经》涉及浅刺的较多，与浅刺针法相关的论述大部分源于《素问》《灵枢》，但更加系统。统计发现，《针灸甲乙经》所记载的腧穴中"刺入一分"的穴位有14个，如颅息、天牖、少商、天井、中冲、少冲等；"刺入二分"的腧穴共20个，如完骨、天柱、鱼际、阳池、蠡沟、足临泣、小海等，并提出不宜深刺穴位4个，即"云门、上关、缺盆、人迎"。

在浅刺的穴位中，《针灸甲乙经》非常重视背俞穴和募穴的刺法，并对背俞穴的针刺深度和留针时间有详细论述。有人总结：背俞穴的针刺深度，最深刺入五分（如胆俞、三焦俞），最浅刺入三分（如肺俞、小肠俞）。与现代针刺深度相比，《针灸甲乙经》的针刺深度较浅，且针刺背俞穴的深度较募穴的深度要浅。关于募穴针刺的深浅，有人总结了以下几个特点。

（1）最深刺入二寸（如关元、中极），最浅刺入二分（如中脘）。分析可知，现代针刺深度更为科学，但与皇甫谧对十二募穴的总体针刺深度相比，无明显差异。

（2）以呼吸的次数确定针刺留针时间是《针灸甲乙经》的一个重要特色。该书对《灵枢·经水》以气息定留针时间进行了发展，将以气息定留针时间的理论推广到每个募穴，甚至每个腧穴，并进一步论证了"刺之要，气至而有效"。

有人专门探讨了《针灸甲乙经》中腹部腧穴的针刺深浅，指出任脉脐下腧穴的针刺深度大于脐上，其中建里、神阙和石关比较特殊；任脉腧穴的针刺深度最深，胃经腧穴最浅，这与经络理论一致。阳经浅，阴经深，任脉经为诸阴经之汇，较其他阴经深；肾经和胃经腧穴在脐上下的针刺深度无变化。

《针灸甲乙经》的浅刺理论以《黄帝内经》为基础。如《黄帝内经》中的浅刺与"脉之深浅""脉象"等有关，《针灸甲乙经》对此加以引用。如："足少阴少血多气，刺深二分，留三呼。足厥阴多血少气，刺深一分，留二呼。手之阴阳，其受气之道近，其气之来也疾，其刺深皆无过二分，其留皆无过一呼。""刺缓者，浅内而疾发针，以去其热；刺大者，微泻其气，无出其血；刺滑者，疾发针而浅内之，以泻其阳气，去其热。""一方虚，浅刺之，以养其脉，疾按其痏，无使邪气得入……脉虚者，浅刺之，使精气无得出，以养其脉，独出其邪气。"

2. 刺络放血　用针具（主要为三棱针，九针称"锋针"）刺破人体的一定部位，放出少量血液，达到治疗疾病的目的，古人称之为"刺血络"或"刺络"，现代称为"放血疗法"。《灵枢·官针》还记载了"络刺""赞刺""豹文刺"等刺法，说明我国在很久以前就开始使用放血疗法治疗疾病，并且积累了丰富经验。

刺络放血临床应用广泛，《针灸甲乙经》中也有提及。有人对《针灸甲乙经》有关刺络疗法的操作工具、操作方法、施术部位、操作禁忌进行了论述。如《针灸甲乙经》中铍针主要用于痈脓的治疗，取大脓出血以通阴阳；毫针主要用于取穴或者局部血络、小络而出血。刺络疗法施术部位有局部、循经、脏腑刺等。

关于放血量，《针灸甲乙经》虽然没有明确记载，但却强调了"尽去其血"的刺络原则。《针灸甲乙经》设专篇论述刺络的操作禁忌，分别在《卷之五·针灸禁忌第一》上、下两篇对刺络后出血不宜多的穴位和络脉进行了论述，部分篇章对出血量不宜多的部位及穴位进行了论述，如颅息、复溜、然谷等穴位刺络后出血量不宜多。同时对出血不宜多的络脉、出血不宜多的刺法也有记载。刺络放血虽然散见于各卷各章，但理论基础完备，论述言简意赅，不仅对刺络疗法的发展做出重要贡献，而且进一步深化了刺络疗法的临床应用，对现代临床通过放血治疗某些疾病具有指导意义。

3. 留针时间　将针刺入腧穴内留置称为留针，留针是针刺过程中的重要环节。留针的方法有两种：静留针和动留针。留针时间的长短，视具体病情、患者体质及所取腧穴的部位而定，不能一概而论，一般病证通常留针 15～30 分钟，慢性、顽固性、疼痛性、痉挛性疾病适当增加留针时间，急性腹痛、三叉神经痛、痛经等留针时间可达数小时。有些病证，只要针下得气，施术完毕即可出针，如感冒、发热等。小儿一般不留针。

《针灸甲乙经》的留针时间与现代不同，多以呼吸次数为准，按每分钟 20 呼左右计数，10 呼之数不过半分钟左右，这与现代动辄留针数十分钟者差别很大。《针灸甲乙经》继承了《灵枢·经水》以气息定留针时间，并推广到每个背俞穴乃至每个腧穴。有研究发现，《针灸甲乙经》在《灵枢》的基础上，补充了近两百个常用穴的留针时间，一般每穴留 6～7 呼，少则 1 呼，多则 10 呼，并明确记载刺不可多留左角（左额角）1 穴。

二、灸法

灸法古称"灸火芮"，又称艾灸，是指采用艾绒等为主烧灼、熏熨体表的方法，还包括一些非火源的外治疗法。灸法在临床应用广泛，疗效显著。如《灵枢·官能》曰："针所不为，灸之所宜。"《医学入门》亦记载："凡病药之不及，针之不到，必须灸之。"灸法有温经散寒、扶阳固脱、消瘀散结、防病保健等作用。灸法早在春秋战国时代已很盛行，现代临床在传统灸法的基础上，又出现了脐疗、督灸、热敏灸等新的艾灸技术。

《针灸甲乙经》在《黄帝内经》的基础上，对灸法也有发挥，如对艾灸壮数、化脓灸、误灸后果等多有论述。其中专门论及灸疗的记载只有 24 条，另有禁灸腧穴 1 篇，其余在各腧穴介绍中言明所灸壮数，或在疾病介绍后只言某穴主之，意为灸刺皆可。强调根据脉象、生活环境、体质辨证施灸。在禁忌证中，指出息贲者禁灸、阴阳俱不足者禁灸、厥逆者禁灸。有研究认为，《针灸甲乙经》一书中关于灸疗的论述，与针刺的内容相比较，显得更简略、散在而不系统。然而，该书所提出的有关灸法理论和临证应用的一些基本思想，为后世灸法的发展奠定了基础，同时也对灸疗学理论的形成与发展产生了深远的影响。

艾灸壮数是临床艾灸的一个重要参数，与灸量相关。关于艾灸的壮数，历代文献多有记载，而且数量不一，有的灸一壮，有的上百壮。从统计看，《针灸甲乙经》一般为每穴每次三至四壮，其中头、颈、肩、背等处多为三壮；胸、腹、腋多为五壮；最少如井穴，灸一壮，最多者为大椎，灸九壮；个别如环跳，则灸至 50 壮。在特定穴方面，灸募穴最少三壮。皇甫氏记述十二募穴可用灸法治疗，且一般最少也得用三壮。中脘、关元最多用至七壮。现代针灸募穴用灸法，没有指出灸法的量，而皇甫氏则对每一穴均有量的要求。《针灸甲乙经》选取背俞穴施灸，灸量均为三壮，且明确指出心俞"禁灸"。

《针灸甲乙经》最早记载了化脓灸。化脓灸（瘢痕灸）是临床常用的一种灸法，而且灸疮的发和不发与疗效有密切关系。如《外台秘要》记载："得发则疾易愈。"《针灸资生经》记载："凡着艾得疮，所患即瘥，不得疮发，其疾不愈。"此法对后世各家强调用灸必发灸疮的主张影响较大。直到清代，李守先在《针灸易学》一书中还提到："灸疮必发，去病如把抓。"现在临床化脓灸主要用于治疗一些顽固性、慢性疾病。

三、针灸禁忌

针灸的禁忌主要包括施术部位、患者体质、病情性质、针灸时间等方面。历代关于针灸禁忌多有论述，《针灸甲乙经》卷之五以"针灸禁忌第一"分上下两篇，专篇对针灸临床禁针灸、慎针灸穴位的进行了系统整理论述，特别指出了可刺灸而不亦深刺及禁针灸的穴位，从多方面指出针灸禁忌和刺灸前后注意的事项，以及禁针的部位和误针所致的不良后果。所列禁忌各穴，虽非完全确切，但多数为临床所证实，足资后世借鉴，并对防范针灸意外、提高针灸疗效起到的重要作用。

1. 刺法禁忌 毫针针刺现在为临床针灸最常用的刺法之一，应用范围最广，所以古人对毫针的针刺禁忌记载的也最早、最全面。《针灸甲乙经》中对于针灸的禁忌基本遵从《黄帝内经》的说法。《针灸甲乙经》作为《黄帝内经》学术思想的继承之作，对《灵枢》中所论及的"十二禁""五夺不可泻""五逆不可刺"等学说进行了进一步的阐述。

《针灸甲乙经》首次对禁针穴作了集中总结，并将其进行系统归类。其禁忌或根据"病有浮沉，刺有浅深"，或基于穴位所在部位是否存在重要脏器和大血管而定，若针刺损伤它们会致意外事故的发生。如"神阙"最早在《针灸甲乙经》出现，同时还指出神阙穴不可刺，否则会造成"溃疡"，针神庭则"令人癫疾，目失精"。有人总结了《针灸甲乙经》禁针穴的分类：共提出 13 个禁针穴，它们是绝对禁针的神庭、乳中、脐中、伏兔、三阳络、承筋、鸠尾等 7 个穴位；禁深刺的上关、云门和人迎等 3 个穴位；针刺不可多出血的然谷、复溜、颅息等 3 个穴位，以及针刺不可久留的左角。左角是左额角、属禁针部位，不是禁针穴。从 13 个禁针穴看，头部 2 个，面部 1 个，颈部 1 个，胸部 2 个，腹部 2 个，上肢 1 个，下肢 4 个。从归经上看，阴经穴 5 个（包括任脉 2 个），阳经穴 8 个（包括督脉穴 1 个）。这对后世禁针穴的发展奠定了基础。

有人指出，《针灸甲乙经》记载的绝大多禁针穴是有科学依据的，针刺不当确实会引起意外事故。受解剖知识的限制，古人为求安全，指定的禁针范围较大。今天我们可不受古人划定的禁针穴限制，根据病情需要，掌握针刺深度、角度和方向，熟悉局部解剖，绝大多数禁针穴是可针刺的。

2. 灸法禁忌 古人对灸法的应用较多，所以对其禁忌证认识也较为全面。有人对禁灸穴位的起源和演变发展做了研究，我国现存最早的针灸专著《针灸甲乙经》卷三提出了 17 个禁灸穴，依次是头维、脑户、风府、承光、哑门、脊中、丝竹空、承泣、人迎、乳中、渊腋、鸠尾、气冲、经渠、天府、伏兔、地五会。该书卷五《针灸禁忌》又列出禁灸穴位 19 个，比卷三多下关、耳门、石门 3 穴，少鸠尾穴，其余诸穴相同。二者相加，本书中的禁灸穴共计 20 个，这就是晋隋时期流行的禁灸穴。

从研究看，《针灸甲乙经》禁灸穴位较多，关于《针灸甲乙经》禁灸穴位，后世医家认识不统一。《针灸甲乙经》论述"石门"时，明确指出"禁不可灸，灸中央不幸使人绝子"。而现代针灸过程只是提出"孕妇慎用"，未明确相关原因机理。这对今后女性石门穴禁针灸和进行避孕的机理研究很有意义。有人根据亲身体会，认为《针灸甲乙经》的禁灸穴就像中药"十八反"一样，是人们在实践中不断形成的新认识，随着隔物灸、艾条悬灸、熏灸器、万应点灸笔、灸疗仪、艾电熏灸器等的相继问世，《针灸甲乙经》所担心的问题会逐渐消除，在临床上应扩大灸法应用范围。《针灸甲乙经》提出的禁（慎）针禁（慎）灸腧穴有数十个，古今相关文献无论在这些腧穴的数量上还是名称上都各说不一，存在很大的差异。也有研究对这些腧穴作了类分，并对当时确立诸多禁针禁灸腧穴的原因进行了粗浅分析，认为可能与解剖知识欠缺和针刺未得法等诸多因素有关。

《针灸甲乙经》对针灸禁忌还提出应考虑患者体质强弱、病情性质、针刺时间等因素。如《针灸甲乙经·针灸禁忌第一（上）》记载："……无刺漉漉之汗，无刺浑浑之脉，无刺病与脉相逆者。"告诫临床应当把握脉象，辨证论治，切勿反其道而行之。《针灸甲乙经·卷五·针灸禁忌第一上》言："春刺夏分，脉乱气微……冬刺秋分，病不愈，令人善渴。"这是在《黄帝内经》基础上发展了季节禁忌。

现代临床上，灸法的禁忌从部位上讲，头部穴位、乳头、大血管等处均不宜直接灸，以免烫伤形成瘢痕。此外关节活动部位不宜化脓灸，以免溃破不易愈合，影响功能活动。孕妇的腹部及腰骶部不宜施灸。施灸时还应注意空腹、过饱、极度疲劳，对灸法恐惧者也要慎灸。体质虚弱者施灸时艾炷不宜过大，刺激量不应过强，以防出现"晕灸"。

作为针灸史上的第一部专著，《针灸甲乙经》在刺法灸方面以《黄帝内经》为基础，对针灸操作的过程、注意事项记载较详细全面，对后世影响极大。当然，其中个别观点可能与现代临床有出入，所以学习时应本着实事求是的态度，处理好继承与发展的关系，促进针灸学的发展。

第十二章　临床治疗研究

　　针灸治疗疾病即是运用"四诊"，通过经络辨证、脏腑及八纲辨证等，明确疾病的病因、病位、病机及标本缓急，并使用相应的配穴处方，依方施术达到治疗疾病的目的。在针灸治疗疾病方面，《针灸甲乙经》是晋以前针灸临证治疗经验的系统总结与发展，其中既有理论方面的阐释，也有临床疾病的相关取穴与治疗。

一、理论探讨

　　《针灸甲乙经》中，多处强调明确病因、准确诊断、实施正确方法对治疗疾病的重要性，突出了针灸临床治疗的特点。特别是对针灸治疗原则、临床诊治特点、针灸处方等内容尤为重视。针灸理论与针灸临床的有机结合，理、法、方、穴、术一线贯串是《针灸甲乙经》的优势和特点。

　　《针灸甲乙经》卷六及相关章节，重点对针灸的相关理论进行论述，主要涉及八方虚风、四时贼风、脏腑虚实、阴阳学说、体质等与治疗的关系，中医学的整体观与辨证论治思想。特别其对针灸的基本治疗原则、标本先后、三因制宜等论述，对指导针灸临床有重要意义。

　　针灸治疗原则是针灸治疗疾病时所遵循的基本法则，是确立治疗方法的基础，现在全国中医药高等院校使用的《针灸治疗学》教材概括为补虚泻实、清热温寒、治标治本和三因制宜。这些原则在《针灸甲乙经》中散见不同篇章。每一原则对针灸临床均具有重要意义。

　　在治标治本中，"标""本"是一个相对的概念，在中医学中具有丰富的内涵，可以说明病变过程中各种矛盾的主次关系。《针灸甲乙经》突出了"治病必求于本"的治疗原则，强调标本理论对指导针灸临床具有重要意义。所提出的"急则治标，缓则治本""治病必求于本""保胃气"等原则至今一直指导着针灸临床。

　　在因人制宜方面，人体由于性别、年龄不同，生理功能和病理特点也不相同，针刺治疗方法也有差别。从体质而言，患者个体差异更是决定针灸治疗方法的重要因素，如体质虚弱、皮肤薄嫩、对针灸较敏感者，针刺手法宜轻；体质强壮、皮肤粗厚、针感较迟钝者，针刺手法可重些。另外地理环境、气候条件不同，人体的生理功能、病理特点也有所区别，所以在治疗上也有差异。如在北方由于天气寒冷，治疗多用灸法。

　　八纲辨证的内容可以概括为阴阳、表里、寒热、虚实，《针灸甲乙经》的部分章节内论述了八纲辨证对针灸临床的作用，通过辨证可以确定具体的治疗方法和补泻手法。一般情况下，阳证多用针，阴证多用灸；疾病部位表里不同决定针刺深浅；寒属阴多用灸法，热属阳多用针法；实证用补，虚证用补。

二、针灸处方研究

　　针灸处方是在临床针灸治疗过程中，根据中医学基础理论，在整体观念与辨证论治原则的

NOTE

指导下，结合具体的病情及脏腑经络腧穴的功能、特性进行穴位配伍的用穴方案。

1. 针灸处方的发展　从针灸处方的发展看，长沙马王堆汉墓出土的《足臂十一脉灸经》《阴阳十一脉灸经》是我国现存最早的针灸医书，但无腧穴处方的记载。《黄帝内经》的问世，尽管没有明确提出针灸处方的概念，但是书中记载的针灸配穴却体现了针灸处方的指导思想，为针灸处方的萌芽时期。《针灸甲乙经》的出现，是对两汉以来针灸学文献的历史性总结，同时亦标志着针灸学理论体系的形成。

从统计看，《针灸甲乙经》书中卷七至卷十二，以将近一半的篇幅记述了 200 余种病证的 500 多个针灸处方，内容多是现存晋代以前其他古籍中所未记载的，晋代以后的许多文献都把该书奉为经典之一加以引用。可见，其针灸处方成就巨大。其后针灸处方的作用越来越受重视，在现代针灸临床处方中，针灸处方包括两大要素，即穴位和刺灸法。其中，腧穴是针灸处方的第一组成要素，只有依据经络、腧穴理论，结合临床具体实践，掌握取穴的一般原则，才能合理地选取适当的腧穴，为正确拟定针灸处方打下基础。

2. 针灸处方特点分析

（1）大量使用单穴　有学者分析了晋、隋、唐时期针灸处方配穴的原则及规律，认为针灸处方以单穴为主，多穴处方开始大量出现。具体到《针灸甲乙经》，其记载的针灸处方中，有单穴、双穴、多穴之别，多用特定穴。

大量的单穴治疗疾病是《针灸甲乙经》的一大特点。有人分析发现，在《针灸甲乙经》的 1045 个处方中，873 个为单穴处方，占 83.4%，处于绝对地位，可见单穴的应用之广，如"喉痹，天鼎主之"。单穴治病从古至今备受医家重视，华佗治病主张疏针简灸。《魏志》说："若当灸，不过一两处，每处七八壮，病亦应瘥；若当针，亦不过一二处。"明代李梴《医学入门》曰："百病一针为率，多则四针，满身针者可恶。"有学者对单穴的使用从现代科学角度进行了分析，认为单穴使用得当，取穴正确，也能取得很好的疗效。从现代神经生理学角度看，多种刺激可达到中枢所产生的综合作用，其结果可互相抵消，或彼此增强而产生另外的后果。承淡安先生也持有相同观点：取穴多会加重局部损伤，引起机体疲劳，使针灸疗效降低。

单穴处方是由疗效决定的。从古代医家的观点中可以看出，古人认为针灸一两处，只要选穴正确，施治得法，即足以治疗疾病，并不主张多取穴。山东中医药大学高树中教授编的《一针疗法》也介绍了诸多疾病的单穴治疗，效果显著。也有很多单穴治疗的临床报道，如委中穴单用治疗急性腰扭伤，大椎点刺放血治疗高热。临床取穴并非越多越好，只要配穴合理、施治得法，较少的穴位甚至单穴都可以取得很好的疗效。

有人对《针灸甲乙经》的针灸处方特别是单穴提出质疑。认为《针灸甲乙经》卷七至卷十二所载的内容，特别是录自《明堂经》的内容除少量针灸处方外，绝大多数不是针灸处方，而是腧穴主治。也有学者在仔细研究《针灸甲乙经》及相关文献后认为，将其归入腧穴主治的范畴似有不妥，而倾向于将其归属针灸处方，并从体例、配穴处方等方面进行了论述。

（2）特定穴的大量应用　《针灸甲乙经》中的穴位多为特定穴，而且特定穴之间有比较固定的配伍。有人总结出《针灸甲乙经》使用频率较高的 111 个主要穴位，其中特定穴 93 个，占 83.8%，说明其在临床处方中的作用是肯定的。其中，穴总频次中所占比率最高的是五输穴（363 条），13 条合穴治疗的条文多用于六腑病证，31 条背俞穴的条文主要用于所属脏腑及相关器官的疾病，60 条原穴条文主要治疗本经及表里经所在脏腑的病证，60 条募穴治疗的条文主要用于胸腹部疾病。

（3）选穴原则　　选穴原则是临证选取穴位的基本法则，现行《针灸治疗学》将选穴原则概括为近部选穴、远部选穴、辨证选穴和对症选穴。这些《针灸甲乙经》都有体现。

《针灸甲乙经》在单穴使用上多采用局部取穴，如"肩背髀痛，臂不举，寒热凄索，肩井主之。眩，头痛，刺丝竹空主之"。辨证取穴是《针灸甲乙经》又一明显特征，体现了中医辨证论治的思想。以卷九第一篇头痛为例，不同证型的头痛用不同穴位，同一证型头痛，伴随症状不同，也用不同穴，即同病用异穴，如"阳逆头痛，胸满不得息，取人迎""厥头痛，孔最主之""厥头痛，面肿起，商丘主之"等。

《针灸甲乙经》中还有治某病取某经的记载。如卷九第一篇"厥头痛，员员而痛，泻头上五行行五。先取手少阴，后取足少阴"。有学者分析认为，在《黄帝内经》中，针灸处方只是提及针取某经，很少明确穴位，《针灸甲乙经》的针灸处方大多都确定具体腧穴，这是针灸处方选穴的发展。但书中也有很多只取经的处方，还有一种特殊的配伍形式，即穴位与经脉配伍。如卷九第一篇"厥头痛，项先痛，腰脊为应，先取天柱，后取足太阳"。经穴配用是否存在临床意义，现在没有统一的标准和共识，尚需要进一步研究。

（4）配穴方法　　配穴方法是在选穴原则的指导下，针对疾病的病位、病因病机等，选取主治相同或相近，具有协同作用的腧穴加以配伍应用的方法。现行的《针灸治疗学》教材记载，具体的配穴方法主要有按部配穴和按经配穴两大类，其中按部配穴包括上下配穴法、前后配穴法、左右配穴法；按经配穴有本经配穴法、表里经配穴法、同名经配穴法、子母经配穴法和交会经配穴法等。

在对《针灸甲乙经》的穴位配伍研究中有人统计发现，《针灸甲乙经》中有两个及两个以上明确穴位配伍的条文中，两穴相配的条文55条，三穴相配的条文21条，四穴相配的条文17条，五穴相配的条文5条，六穴相配的条文3条，并运用前后配穴法、表里配穴法、上下配穴法、远近配穴法等多种配穴法。此外，文中还有5组固定穴位配合。特定穴互配使用的条文有71条，占70%；其余30条条文中，28条配穴由特定穴与一般经穴配伍，仅有2条是完全使用一般经穴配伍组方的。可见，重视选取特定穴配伍组方是《针灸甲乙经》配方的一个显著特点。

也有人从《针灸甲乙经》的针灸处方中对穴位的部位特点进行分析。40条局部配穴条文中，头面部和足部配穴的情况较多，其中头面部局部配穴13条，足部局部配穴10条。头面部腧穴互配多仅治疗头面部疾病如头痛、口眼㖞斜。足部腧穴互配不仅治疗足部疾病，还治疗远部或全身疾病。除了经脉穴，《针灸甲乙经》有72条远近相配取穴的条文。远则多为肘膝关节以下的腧穴。这些腧穴多具有特殊治疗作用，治疗范围较广；近则多为病变部位的腧穴。

有学者对穴位、经脉两方面进行了比较归纳，认为《针灸甲乙经》所载针方大多建立在辨别病证所属脏腑和经脉的基础上进行取穴配伍，配穴亦不局限于选择本经穴位，而是扩大到表里经、同名经穴位，但总原则都与病变脏腑或经脉相关。配穴形式多为五输穴与五输穴相配，俞、募穴与五腧穴相配。就穴位而言，特定穴占了相当大的比例。

关于特定穴在《针灸甲乙经》中的配伍应用，有学者指出，最常见的配穴形式是五输穴与五输穴相配，包括荥输相配、荥合相配等。俞、募穴的出现频次仅次于五输穴，但较少俞募相配（只有一条），而是多与五输穴相配，如俞输（原）相配、募荥相配、募合相配等。其他特定穴相配还包括原合相配、原经相配、络合相配、络井相配、郄郄相配、郄输相配、郄经荥相配、交会穴与交会穴相配、交会穴与井穴相配等。关于俞原配穴，古代文献记载很少，最早在《针灸甲乙经》中提到。如"肾胀者，肾俞主之，亦取太溪；肝胀者，脾俞主之，亦取太白；肺胀者，肺俞主之，亦取太渊"。但并没有"俞原配穴"这样的提法。"俞原配穴"是20世纪80年代由王富春教授最先提出的，将背俞穴和原穴这两个功能相似的特定穴联合应用，可增强单个腧穴对脏病的治疗作用。同时又能够辅助诊断，提高疾病诊断的可靠性。

三、临床治疗

《针灸甲乙经》从卷七至卷十二为临床治疗部分，主要涉及内、外、妇、儿、五官科疾病病因病机、证候、针灸治法、禁忌和预后。从统计看，《针灸甲乙经》内科篇共有43篇，其中外感6篇，内科杂病32篇，五官病5篇，外科共3篇（提出了近30种病），妇科1篇（提出了近20种妇科疾病），儿科1篇（提出了近10种儿科疾病）。

1. 头面躯体痛证　头面躯体痛证是临床常见病证，头痛、面痛、颈椎病、腰痛等皆属于此类。对于头面躯体痛证，多以不通则痛或不荣则痛为主，针灸的目的是调和气血，疏通经络以止痛。

头痛是患者自觉头部疼痛的一类病证，又称"头风"，是临床上常见的病证。西医学中，多种急慢性疾病均可出现头痛，如高血压、偏头痛、丛集性头痛、紧张性头痛、脑炎、脑膜炎、感染性发热、急性脑血管疾病、脑外伤、脑肿瘤及五官科等疾病。

《针灸甲乙经》中多处提及头痛的治疗，结合《黄帝内经》，有人研究了《针灸甲乙经》中相关头痛的条文发现，《针灸甲乙经》中包括了《黄帝内经》中所有头痛的治疗条文，共16条，使用腧穴27次，其中经脉穴24次，足太阳经穴使用频率最高，为6次；其次为足阳明经4次，足少阳经3次，其余经脉，除手厥阴经为零之外均为1～2次。

《针灸甲乙经》中关于"头痛"的针灸治疗条文中属于《明堂经》的有62条，使用腧穴65次。有人对《针灸甲乙经》治疗头痛的穴位及经脉进行了统计，结果显示，《针灸甲乙经》治疗本病共涉及60个腧穴，66个穴次。其中，未明确指出腧穴名称的涉及11条经脉，总计23经次；既未说明所选腧穴，又未标出涉及经脉治疗的共3个部位。通过分析60个腧穴所属经脉发现，膀胱经13个，胆经12个，督脉8个，任脉、三焦经、胃经各5个，小肠经4个，大肠经3个，心包经2个，肺经、脾经、肾经各1个，未采用肝经和心经腧穴。通过分析60个腧穴所属部位发现，头面部26个，肩颈部2个，背腰部6个，胸腹部4个，四肢部22个。《针灸甲乙经》治疗头痛通常采用局部取穴与远道取穴相结合的方法。局部取穴主要选用患侧头面部以膀胱经、胆经、督脉为主的腧穴；远道取穴选用相关经络四肢肘膝以下的腧穴，特别是特定穴，如胃经的丰隆、解溪、足三里，大肠经的合谷、阳溪，膀胱经的昆仑、京骨、束骨等。为了取得更好的疗效，常辅以放血疗法。

《针灸甲乙经》治疗头痛的方法，现在临床使用十分普遍。而且相关的针灸教材也秉承这一原则。如国家"十二五"规划教材《针灸治疗学》（中国中医药出版社）在头痛的治疗中指出，治法为调和气血，通络止痛，取局部穴位为主，配合循经远端取穴。

痹证是以肌肉、筋骨、关节酸痛、麻木、重着、屈伸不利或关节灼热、肿大为主症的一类病证。基本病机是经络不通，气血痹阻。西医学中，痹证多见于风湿热、风湿性关节炎、类风湿性关节炎、骨性关节炎等疾病中。关于痹证，《针灸甲乙经》记载的内容包括脏腑痹和肢体痹两大类，内容涉及病因病机、诊断、刺灸方法等各个方面。其中卷之十《阴受病发痹》上下两篇集中论述了肢体痹，脏腑痹主要在《六经受病发伤寒热病》《足阳明脉病发热狂走》等篇。《针灸甲乙经》中还记载有肩痛、臂痛、颈痛、膝痛、胫痛、髀痹、跟痛等多种肢体痹。如上肢痹就有"肩背痹痛，臂不举""肩重、肘臂痛不可举""肩胛周痹""肘臂腕中痛，颈肿不可以顾，头项急痛"；下肢痹有"髀痹引膝股外廉痛，不仁，筋急""膝内廉痛引髌，不可屈伸，连腹，引咽喉痛""痹，胫肿，足跗不收，跟痛"等。

有人分析发现，《针灸甲乙经》在《阴受病发痹》下篇中共列举了 19 种肢体痹证的主治穴。《针灸甲乙经》治疗痹证的选穴，内容比较丰富，方法不拘一端。临床既有治疗众痹痛虽已止，仍必刺其处的选穴方法，又有治疗周痹先刺其下（或上）后刺其上（或下），先截后脱的选穴方法；既有局部取穴的以痛为法，又有远端整体取穴的辨证选穴法；既有一穴主远近数处之病的精悍取穴法，又有数穴配伍共主一病的配方选穴法。在治疗肢体痹证的针灸穴位处方中，除 1 例为穴组外，其余均为单穴。如"痹，会阴及太渊、消泺、照海主之。"说明那时虽单穴主病为主流，但数穴配用已被人们所意识。此外，19 例中尚有唯一的 1 例为远端取穴法，即"足不仁，刺风府"。临床上，针灸治疗头面躯体痛证除了以局部取穴为主、配合循经远取及辨证选穴外，还可配合运动针刺法或左右交叉取穴进行治疗，且疗效显著。临床治疗急性腰扭伤、急性关节扭伤，一般首选先刺远端的后溪或养老等穴，采用强刺激并嘱患者活动。

2. 精神情志类疾病 精神情志类疾病临床常见，且有增加趋势。精神类疾病，如癫痫目前中西医治疗都有难度。

《针灸甲乙经》认为，精神疾病的病因与先天因素、后天因素有关。在治疗上，提出了精神疾病的针刺治疗总则，即"治之，补其不足，泻其有余，调其虚实，以通其道，而去其邪"。

《针灸甲乙经》治疗精神情志类疾病的穴位，有 24 个穴位主治焦虑症状，19 个穴位用于抑郁症状，50 穴主治下有"狂"等字眼，66 穴主治下有"癫疾"。如治疗焦虑症状（烦心、烦满、心澹澹、心惕惕、惊恐等）的穴位有大陵、内关、阳溪、间使、曲泽、隐白、丰隆、大杼、劳宫、至阴、神庭、完骨、光明、绝骨、临泣、三间、支正、涌泉、鱼际、照海、少泽、风池、丝竹空、解溪等。因此可以看出，治疗焦虑症状，主要以手厥阴、手足阳明经、足太阴经穴为主；治疗抑郁以手厥阴、足太阴、足少阳经穴为主；治疗兴奋症状以手足阳明、手足太阳、手足太阴经之穴为主；治疗癫痫以手足太阳、手阳明、手太阴、足少阴经及督脉穴位为主。可见，在《针灸甲乙经》时代，对精神类的疾病从发病到治疗都已非常深刻。

癫痫是临床疑难杂症之一，《针灸甲乙经》中多有论及。有研究发现，《针灸甲乙经》治疗癫痫的腧穴达 60 余个，腧穴分属肺经、胃经、小肠经、膀胱经、肾经、三焦经、胆经、肝经、督脉、任脉等。取穴上取能调整脏腑、经络功能的穴位，同时也遵循上下、前后取穴，针对有特殊主治作用及历代经验的有效穴位，进行配穴处方，可达到调整阴阳和整体调治的目的，使阴阳平衡，脏腑安和，神志正常。《针灸甲乙经》治疗癫痫的取穴多以能够到达头面、四肢部经脉的腧穴和阳经的腧穴为主。

有人运用计算机对《针灸甲乙经》癫痫的治疗进行了更为深入分析。结果显示，《针灸甲乙经》治疗本病共涉及 66 个腧穴，总计 73 穴次。通过分析 66 个腧穴所属经脉后发现，膀胱经 21 穴，督脉 14 穴，胆经 8 穴，大肠经 5 穴，肾经、小肠经、胃经各 4 穴，三焦经 2 穴，肺经、脾经、肝经、任脉各 1 穴，未采用心经、心包经腧穴。通过分析 66 个腧穴所属部位后发现：头面部 24 个，背腰部 8 个，胸腹部 4 个，四肢部 30 个。研究还发现，《针灸甲乙经》治疗癫病通常采用局部取穴与循经远取相结合的方法，局部取穴以头面部膀胱经、胆经、督脉的腧穴为主；远道取穴特别选用相关经络四肢肘膝以下的腧穴，特别是特定穴，且常常针灸并用。对于癫病的治疗，《针灸甲乙经》在选用四肢腧穴时，全部选的是特定穴，且治疗过程中除应用放血疗法外，有些重症还倡导针灸并用或重用灸法，这较其他疾病的治疗方法更趋成熟。

癫病、狂病是临床常见的精神类疾病，病位在脑，涉及心、肝、脾、胆，基本病机是阴阳失调。但阴、阳属性不同，癫病属阴，狂病属阳。这两类疾病《针灸甲乙经》都有论述，但治疗不同。《针灸甲乙经》治疗癫病，阴经与阳经的使用也不尽相同。有人统计发现，《针灸甲乙经》在治疗癫证时，重用阳经，轻用阴经。重用足上的经络，轻用手上的经络。在阳经中，重用 3 条足三阳经和督脉，其中以足太阳膀胱经的选用频率最高。在阴经中，重用任脉和两条足三阴经，其中以任脉的使用频次最高。《针灸甲乙经》治疗狂证，重用阳经，轻用阴经；重用手上的经络，轻用足上的经络。在阳经中，重用 3 条手三阳经，其中以手阳明大肠经的使用频次最高；其次为两条足三阳，其中以手少阳胆经的使用频次最高。在阴经中，重用 3 条手三阴经，其次为两条足三阳，其中以手太阴肺经的使用频次最高，手足阴经的使用频次均相等。

关于精神情志类疾病，《针灸甲乙经》提出了阳厥、癫狂、不寐、阴阳交等与精神疾病相关的病名。分析发现，《针灸甲乙经》关于精神障碍的描述较多，但不外乎以上五大类病。

3. 内科疾病　《针灸甲乙经》作为与临床关系密切的针灸专著，在其卷七至卷十二的临床治疗部分中，涉及了多种内科疾病的治疗。在《针灸甲乙经》对内科部分疾病记载的基础上，结合现代研究探讨其对针灸临床的贡献。

不寐，即失眠，是临床常见的疾病之一。中医学认为，该病多由情志过极、劳逸失度、久病体虚、饮食不节等引起阴阳失调、阳不入阴所致。关于不寐，《针灸甲已经卷十二》记载："阳气盛则阳跷满，不得入于阴，阴气盛，故目不得眠，治之，补其不足，泻其有余，调其虚实，以通其道，而去其邪。"有人对《针灸甲乙经》中针灸治疗失眠的内容进行总结，发现治疗取穴以循经取穴、局部取穴为主。其中循经多取膀胱经穴、脾胃经穴、任督二脉穴、阴跷、阳跷脉穴；分部取穴多取头部穴及四肢末端穴。这与现代临床应用和教材有相通之处。高等中医药院校"十二五"规划教材《针灸治疗学》（高树中主编）在论及治疗失眠时，治法为交通阴阳，宁心安神，取阴、阳跷脉及手少阴经穴为主，主穴包括照海、申脉、神门、三阴交、安眠、四神聪等，也体现了《针灸甲乙经》的思想。

《针灸甲乙经》多次提到呼吸系统疾病的治疗，如咳嗽。咳嗽是指肺失宣降、肺气上逆作声、咳吐痰液而言，为肺系疾患的主要证候之一。西医学中，咳嗽多见于上呼吸道感染、急慢性支气管炎、慢性阻塞性肺疾病、支气管扩张、肺炎、肺结核、肺心病、肺癌等。有人运用现代检索方法，通过计算机对《针灸甲乙经》论述咳嗽的原文进行检索，分析了《针灸甲乙经》治疗咳嗽方面的特点。结果发现，《针灸甲乙经》治疗咳嗽通常采用局部取穴与循经远道取穴相结合的方法。局部取穴主要选用肺部周围以膀胱经、肺经、任脉、肾经为主的腧穴；远道取穴主要选用相关经络四肢肘膝关节以下的腧穴，特别是特定穴。《针灸甲乙经》治疗咳嗽共涉及 44 个腧穴，总计 50 穴次。通过分析 44 个腧穴所属经脉后发现，肺经 9 穴，膀胱经 7 穴，肾经 6 穴，任脉 4 穴，小肠经、脾经、胃经各 3 穴，大肠经、心包经、肝经各 2 穴，胆经、心经、三焦经各 1 穴，未采用督脉腧穴。通过分析 44 个腧穴所属部位后发现，肩颈部 6 穴，背部 6 穴，胸部 15 穴，上肢部 12 穴，下肢部 5 穴。书中所记载穴位有的至今仍在应用。

胁痛是以一侧或两侧胁肋部疼痛为主要表现的病证。西医学中，胁痛多见于肋间神经痛、急慢性胆囊炎、胆石症、急慢性肝炎、肝硬化、肝癌、胆道蛔虫症等疾病。《针灸甲乙经》关于胁痛的论述比较分散，大多作为兼症而出现，治疗方面的条文主要见于《卷之七·六经受病发伤寒热病第一·上》《卷之七·六经受病发伤寒热病第一·中》《卷之七·六经受病发伤寒热病第一·下》《卷之八·五脏传病发寒热第一·上》《卷之八·五脏传病发寒热第一·下》《卷之九·肝受病及卫气留积发胸胁满痛第四》，在《卷之九·寒气客于五脏六腑发卒心痛胸痹心疝三虫第二》《卷之十·阴受病发痹第一·下》中亦有散在记载。

分析《针灸甲乙经》关于胁痛的诊治特点可以看出，胁痛的病因病机主要有经络病变、经筋病变、局部机械压迫、脏器位置异常、外感寒热之邪等，治疗方法有缪刺、刺血法、燔针劫刺等。有人总结了《针灸甲乙经》治疗胁痛的取穴规律：一是以肝胆经腧穴为主；二是以特定穴为主，在选用的 26 穴中，特定穴有 16 穴，占 61.5%；三是以痛为腧。

痿证也是临床常见病，针灸治疗痿证在《黄帝内经》中就有论述。痿证是指以肢体筋脉弛缓、软弱无力、日久因不能随意运动而致肌肉萎缩的一类病证。临床以下肢痿弱多见，故又有"痿躄"之称。痿证的发生常与感受外邪、饮食不节、久病房劳、跌打损伤、药物损伤等因素有关。本病病位在筋脉肌肉，根于五脏虚损。基本病机实证多为筋脉肌肉受损，气血运行受阻；虚证多为气血阴精亏耗，筋脉肌肉失养。西医学中，痿证多见于运动神经元疾病、周围神经损伤、急性感染性多发性神经根炎、重症肌无力、进行性肌营养不良、外伤性截瘫等。

《针灸甲乙经》对痿证病因的认识继承了《黄帝内经》中关于痿证的成因："五脏因肺热叶焦，发为痿"，"湿热不攘，大筋软短，小筋弛长，软短为拘，弛长为痿。"还认为痿证病因，可因脾虚引起，认为脉"缓甚为痿厥，微缓为风痿，四肢不用"，"脾病而四肢不用"。在痿证的治疗上，皇甫谧不但遵循《黄帝内经》关于"治痿独取阳明"的治疗总则，而且有所发挥。如《针灸甲乙经》指出："痿不相知，太白主之。"太白乃脾之原穴，脾胃相表里，治痿不但要"独取阳明"，还要健脾，取太白、隐白、三阴交、阴陵泉等穴。在治痿之配穴中，常用脾胃表里经配穴。另外，皇甫谧治痿尚以取诸阳经穴为主，其先后所列治疗痿证 8 个穴，阳经穴占 6 个（地仓、京骨、绝骨、丘墟、光明、阳谷），这一取穴原则，对现代临床也有一定的指导作用。

《针灸甲乙经》对男科疾病也有涉及，如白浊、茎中痛、窍中热、阴疾、卒阴跳、阴上人腹中、阴下纵、阴挺长、两丸骞痛、阴暴痛暴痒等。有人指出，其在《足厥阴脉动喜怒不时发癫疝遗溺癃第十一》中描述的"日大不休，俯仰不便，趋翔不能，荥然有水，不上不下"类似今天的睾丸鞘膜积液，病因是"饮食不节，喜怒不时，津液内流，而下溢于睾，水道不通"，治法是"……形不可匿，裳不可蔽，名曰去衣（放水疗法）"。还提出肾气虚者"不当刺"，刺则"病气复至"。在针灸治疗男科疾病方面，《针灸甲乙经》在总结前人经验的基础上，在理、法、方、穴、术等方面都有较大的发展。

慢性前列腺炎是男科临床常见病之一，《针灸甲乙经》有专门条文记载治疗慢性前列腺炎

NOTE

的有效穴位，如"胞转不得溺，少腹满，关元主之"；"小便难，水胀满，溺出少，胞转不得溺，曲骨主之"；"溺难痛，白浊，卒疝，少腹肿，咳逆呕吐，卒阴跳，腰痛不可以俯仰，面仓黑，热，腹中膜满，身热厥痛，行间主之"等。有研究将慢性前列腺炎患者随机分为针刺皇甫谧经穴的治疗组与内服前列康的对照组各50例，治疗1个月后比较疗效。结果治疗组总有效率为98%，对照组总有效率为70%（P<0.01）。关于关元、曲骨、行间能够治疗慢性前列腺炎，从现代研究来看，针刺关元穴可以提高机体的免疫功能。针刺曲骨可直接作用于前列腺包膜周围，具有改善前列腺微循环和抗炎的作用，可调节神经功能，缓解盆底肌群痉挛，松弛周围肌肉，有益于前列腺管的引流通畅，促使前列腺分泌功能康复，且能够改变膀胱基底部及尿道括约肌的舒缩功能，从而改善慢性前列腺炎患者排尿异常的症状。针刺行间有抗炎和抗变态反应、扩张外周血管、改善微循环等作用。

4. 妇科疾病　妇科学是临床一门重要的学科。女性由于其自身的生理、病理特点，所以在疾病的反应上也有特点。历代医家关于妇科疾病的论述颇多，专著不少。《针灸甲乙经》就列举了诸多妇科疾病，如月经病、带下病、妊娠病、产后病、妇科杂病，具体包括月经过多（少）、痛经、闭经、崩漏、难产、癥瘕、阴挺、不孕症等，为后世针灸治疗妇科病奠定了良好基础。

关于妇科疾病的治疗，在《针灸甲乙经》之前，针灸治疗的妇科病证较少，仅有"转胞""死胎不出""热入血室"等记载。《针灸甲乙经》则记载了有关经、带、胎、产等方面的多种病证，如有月事少、胞衣不出、无子、血不通、血闭、漏血、漏下、下赤白、白沥、赤沥等病的治疗。《针灸甲乙经》在治疗妇科疾病取穴上特点明显，即以局部取穴、循经选穴为主。《卷十二第十》记述了50条"妇人杂病"的针灸治疗方法。其中有25条取少腹部或臀骶部腧穴，如水道、归来、曲泉、带脉、次髎、会阴等，在病变部位附近，为局部取穴，所属经脉有任脉、胃经、胆经、膀胱经及肾经；其余25条中绝大部分为小腿或足部的腧穴，如中封、蠡沟、行间、然谷、照海等，均为远部取穴，且多为肝经、肾经的特定穴。

《针灸甲乙经》之前多刺经，少见刺穴。自《针灸甲乙经》开始，系统记载了主治女科病证的腧穴47个，取穴方法也多种多样。有辨证取穴，如"女子绝子，衃血在内不下，关元主之……绝子内不足……少腹苦寒……中极主之"；有循经取穴，如"女子疝瘕，按之如以汤沃两股中，少腹肿，阴挺出痛……曲泉主之"。而且其提到的穴位如关元、中极、天枢、血海、蠡沟、太冲、神阙（脐中）、次髎等，现代临床仍是治疗妇科疾病常用的穴位。

神阙穴也是治疗妇科疾病的常用穴位。脐疗是中医外治法的一种，是中医学科体系中最具优势和特色的学科。它操作简便，针对性强，安全快捷，疗效肯定。由于给药途径特殊，无副作用，避免了口服及注射给药的缺点，患者无痛苦，易于接受，被称为绿色疗法。山东中医药大学高树中教授一直致力于脐疗的理论、临床与实验研究，在脐疗的临床、科研和教学等方面都成绩显著。目前已有30多名研究生完成了脐疗治疗相关疾病的毕业论文，涉及疾病包括原发性痛经、肠易激综合征等，内容有相关疾病的临床研究、穴位特异性研究、代谢机制研究等。

有人观察了针刺天枢穴治疗子宫肌瘤的效果，选取天枢穴再配以中极、归来、气海、关元、三阴交、血海等穴位。15次为1个疗程，治疗1~2个疗程。结果显示，所治36例中，11例痊愈，16例明显好转，6例症状略有减轻，3例无效。针刺治疗子宫肌瘤，天枢穴起到举足轻重的作用。

5. 五官科疾病　临床上，针灸对五官科疾病的治疗也有一定疗效，如牙痛、目赤肿痛、近视眼、耳鸣耳聋等。其中，耳鸣是以耳内鸣响、如蝉如潮、妨碍听觉为主症；耳聋是以听力不同程度减退或失听为主症。西医学中，耳鸣、耳聋多见于耳科疾病、高血压病、动脉硬化、脑血管疾病、贫血、红细胞增多症、糖尿病、感染性疾病、药物中毒及外伤性疾病等。

有人对《针灸甲乙经》治疗耳鸣耳聋的特点进行了统计分析，结果显示，《针灸甲乙经》治疗本病共涉及 41 个穴位总计 45 穴次。其中，未明确指出腧穴名称的治疗条文共涉及 3 条经脉；只说明取穴部位和所在经脉，但能推导出腧穴名称的条文涉及 4 条经脉，4 个腧穴；耳鸣、耳聋以兼症形式出现的经文共 9 条，涉及 9 个腧穴。通过分析 41 个腧穴所属经脉后发现，三焦经 11 穴，小肠经 10 穴，胆经 8 穴，大肠经 5 穴，胃经与心包经各 2 穴，督脉与肺经、肾经各 1 穴；没有选用其他经脉腧穴。从穴位所属部位分析，头面部 13 个，肩颈部 3 个，四肢部 25 个，以上腧穴分布在耳郭周围的有 12 个。取穴方面通常采用局部取穴与远道取穴相结合的方法，局部取穴主要选用患侧耳廓周围腧穴，远道取穴则选用以经脉循行过程中入耳的经脉为主的腧穴，特别是上肢肘关节以下的特定穴。

6. 急症　急症是指发病急骤、病势发展变化较快、病情较重甚至危及患者生命而需要及时诊治的病证。古代文献中，有关急症的病名常冠以"中""暴""卒"等字样，如中恶、暴厥、卒中、卒心痛、卒死等。

针灸治疗急症历史悠久，源远流长。《史记·扁鹊仓公列传》记载的扁鹊令其弟子用针灸治疗虢太子"尸厥"即是证明。历代医家都非常重视急症的治疗，并积累了很多有效经验，特别推崇用针灸治疗急症。《针灸甲乙经》是我国第一部针灸专著，急症救治内容较《黄帝内经》又进一步充实。《针灸甲乙经》所载的疾病中，急症占了相当比例，这些证候，大多是对《黄帝内经》的发挥或补充。其中妇科急症如崩中、难产则《黄帝内经》没有记载。

针灸治疗急症，方便易操作是关键，所以选穴多以头面、四肢部为主，在特定穴中以郄穴和井穴较为常用。在《针灸甲乙经》中，35 条使用郄穴的条文主要治疗血证、痛证、痹证、癫痫、狂证等急性病证，特点明显。除了上述穴位，其他的部分穴位也被赋予了急救的作用，如神阙穴，《针灸甲乙经》记载灸神阙治疗"霍乱卒死"，及"卒腹痛"等脾胃病。"小便难，小腹满出少，转胞不得溺，曲骨主之"，指出曲骨可以治疗癃闭类急症。

急性脑血管疾病是临床常见病，针刺治疗急性脑血管疾病取得了很大进展，肯定了运用针刺的必要性和良好疗效。如天津中医药大学石学敏院士创立的醒脑开窍针刺法，对此类疾病疗效可靠，而且施术手法规范，可操作性强，已在国内外数十个单位及地区推广，现在全国部分中医院的针灸科设有卒中病房。

总之，皇甫谧在《素问》《灵枢》《明堂孔穴针灸治要》基础上编撰成的《针灸甲乙经》，既有理论，又有临床，做到了理论与临床的紧密结合。这也是其备受历代医家推崇的主要原因。随着时代的发展，特别是对经络腧穴认识的加深，以及新的刺灸方法的出现，现在针灸临床治疗疾病与《针灸甲乙经》的时代比较，既有相同又有不同。认为经典著作早已过时或经典著作不敢越雷池一步，对经典著作之外的新理论、新知识一概排斥的想法都是错误的。我们要本着严谨、求实的态度认真学习《针灸甲乙经》等古代文献。

NOTE

主要参考文献

［1］陈志煌，孙维峰．天灸治疗膝骨性关节炎 32 例疗效观察．中国中医药信息杂志，2010，17（2）：71．

［2］焦琳，迟振海，陈日新．气街在热敏灸临床中的应用．中国针灸，2010，30（9）：759-762．

［3］赵欲晓．浅谈《针灸甲乙经》对于失眠的治疗特点．中国民族民间医药，2010（2）：39-40．

［4］范郁山，况彦德．《针灸甲乙经》浅刺针法理论研究探析．江苏中医药，2010，42（5）：54-55．

［5］口锁堂．经筋理论及经筋病症的关刺治疗．中国中医基础医学杂志，2010，16（6）：513-514．

［6］陈淑珍．论《针灸甲乙经》对脉诊的贡献．中医文献杂志，2010（2）：25-26．

［7］潘艳霞，刘志顺．俞募配穴的临床特点分析．中华中医药杂志，2011，26（4）：656-659．

［8］张永臣，张春晓．浅析《针灸甲乙经》对募穴的贡献．江西中医药，2011，42（344）：50-52．

［9］马艳春，周波，宋立群，等．《针灸甲乙经》学术思想及针灸治疗癫痫的探究．针灸临床杂志，2011，27（12）：42-44．

［10］王会霞，李菊莲．《针灸甲乙经》胁痛的诊治特点．上海针灸杂志，2011，30（11）：787-788．

［11］张春晓，张永臣．浅论《针灸甲乙经》对腧穴学的贡献．江西中医药，2011，42（7）：50-52．

［12］张永臣，张春晓．浅析《针灸甲乙经》对背俞穴的认识与应用．针灸临床杂志，2012，28（10）：50-52．

［13］刘婧，王凡，杜小正，等．腧穴配伍源流及规律．上海针灸杂志，2012，31（4）：280-282．

［14］赵耀东，韩豆瑛，徐燕，等．针刺皇甫谧经穴治疗慢性前列腺炎 50 例疗效观察．甘肃中医学院学报，2012，29（3）：59-60．

［15］霍小宁，刘新发，雒成林，等．《针灸甲乙经》中精神疾病病名浅释．甘肃科技，2012，28（12）：130-131．

［16］王桐，刘炜宏．"标本气街"理论——针灸辨证论治的雏形．中国中医基础医学杂志，2012，18（6）：650-652．

［17］刘君奇．浅述《针灸甲乙经》腧穴刺灸学成就．内蒙古中医药，2012（11）：72-73．

［18］王然芸，郭义，郭永明．针灸处方的历史考析．上海针灸杂志，2012，31（3）：200-201．

［19］郝重耀，张天生，靳聪妮，等．三伏贴治疗肺系疾病 280 例．光明中医，2012，27（4）：765-766．

［20］阳晶晶，刘密，李金香，等．《针灸甲乙经》论灸法．国医论坛，2013，28（2）：22-24．

［21］洪营东．探索《针灸甲乙经》中针灸治疗癫证的经络运用规律．针灸临床杂志，2013，22（2）：64．

［22］李瑞超，李岩，焦召华，等．手厥阴心包经刍议．山西中医，2013，29（6）：37-38.

［23］王钰珏，钟兰，丰芬．三伏天灸疗法研究概述．实用中医药杂志，2013，29（4）：319-322.

［24］洪营东．探索《针灸甲乙经》中针灸治疗狂证的经络运用规律．中医外治杂志，2013，22（3）：11.

［25］卢长龙．关于经络发现的质疑．江苏中医药，2013，45（8）：61-62.

［26］郭瑞，朱成慧，朴盛爱，等．《针灸甲乙经》刺络疗法施术部位的选择．山东中医药大学杂志，2013，37（6）：466-467.

［27］褟达科，毋桂花．石门穴"女子禁不可灸"的中医理论探微．中国针灸，2013，33（5）：460-462.

［28］郭瑞，朴盛爱，朱成慧，等．《针灸甲乙经》刺络疗法操作方法特点初探．上海针灸杂志，2013，32（6）：525-526.

［29］黄龙祥．中国针灸学术史大纲．北京：华夏出版社，2001.

［30］吴富东．针灸医籍选读．北京：中国中医药出版社，2003.

［31］李鼎．经络学．上海：上海科学技术出版社，1995.

［32］谷世喆，李瑞．针灸学．北京：中国工人出版社，1998.

［33］裴沛然，陈汉平．新编中国针灸学．上海：上海科学技术出版社，1992.

［34］张永臣，贾红玲，卢承顶，等．人体特效穴位之交会穴．上海：上海科学出版社，2010.

［35］高希言．中国针灸辞典．郑州：河南科学技术出版社，2002.

［36］张涛杭．针灸现代研究与临床．北京：中国医药科技出版社，1998.

［37］高树中．针灸治疗学．北京：中国中医药出版社，2012.